科学出版社"十四五"普通高等教育研究生规划教材

中西医结合甲状腺病学

主 编　丁治国

科学出版社
北　京

内 容 简 介

本教材是科学出版社"十四五"普通高等教育研究生规划教材之一。甲状腺病是内分泌系统的常见病,近年来患病率持续升高,中西医结合诊治甲状腺病的疗效优势尤为显著。但目前尚无聚焦于甲状腺病诊治领域的研究生教材,因此本教材的撰写具有重要意义。本教材共二十一章,第一至九章主要介绍了甲状腺病概述、甲状腺生物学概论、现代检查诊断技术、甲状腺发育异常与畸形等内容;第十至十四章分别论述了甲状腺功能亢进症,甲状腺功能减退症,甲状腺炎症,甲状腺肿、结节与肿瘤,特殊类型甲状腺病等甲状腺常见疾病的诊断与治疗;第十五至二十一章拓展深度、着眼前沿,针对甲状腺病诊治的热点与难点,分别从甲状腺与微量元素、手术治疗、介入治疗、放射性碘难治性分化型甲状腺癌的综合诊疗、桥本甲状腺炎的症状学与生活质量、中医学术源流、甲状腺病动物模型等方面进行阐述。

本教材可供中医和中西医结合内分泌、外科等相关专业研究生及临床工作人员参考使用。

图书在版编目(CIP)数据

中西医结合甲状腺病学 / 丁治国主编. —北京:科学出版社,2024.1
科学出版社"十四五"普通高等教育研究生规划教材
ISBN 978-7-03-077679-2

Ⅰ. ①中… Ⅱ. ①丁… Ⅲ. ①甲状腺疾病—中西医结合疗法—研究生—教材 Ⅳ. ①R581

中国国家版本馆 CIP 数据核字(2023)第 246544 号

责任编辑:刘 亚 / 责任校对:张小霞
责任印制:徐晓晨 / 封面设计:陈 敬

科学出版社 出版
北京东黄城根北街 16 号
邮政编码:100717
http://www.sciencep.com

北京虎彩文化传播有限公司 印刷
科学出版社发行 各地新华书店经销
*
2024 年 1 月第 一 版 开本:787×1092 1/16
2024 年 1 月第一次印刷 印张:22 1/2
字数:621 000
定价:118.00 元
(如有印装质量问题,我社负责调换)

编 委 会

前　言

甲状腺是人体最大的内分泌器官，甲状腺病是临床常见的内分泌疾病之一。随着经济的发展、社会竞争的加剧、生活节奏的加快、生态环境的变化等，流行病学研究显示近年来本病发病率逐年升高。与此同时，我们对甲状腺病的认识也在不断深入，诊断水平不断提高，治疗方法不断进步。现代医学的优势在于疾病的诊断及部分常见甲状腺病的规范治疗；中医学擅长辨证论治，尤其在防治部分甲状腺疑难疾病方面有独特优势，因此将现代医学与中医学的优势互补，采用中西医结合的诊疗模式，临床疗效往往更为显著。鉴于此，我们组织编写了《中西医结合甲状腺病学》这部研究生规划教材，广泛且深入地探究甲状腺病的发生与发展、诊断与中西医结合治疗等内容。

本教材共二十一章，第一至九章主要介绍了甲状腺病概述、甲状腺生物学概论、现代检查诊断技术、甲状腺发育异常与畸形等内容；第十至十四章分别论述了甲状腺功能亢进症，甲状腺功能减退症，甲状腺炎症，甲状腺肿、结节与肿瘤，特殊类型甲状腺病等甲状腺常见疾病的诊断与治疗；第十五至二十一章拓展深度、着眼前沿，针对甲状腺病诊治的热点与难点，分别从甲状腺病与微量元素、手术治疗、介入治疗、放射性碘难治性分化型甲状腺癌的综合诊疗、桥本甲状腺炎的症状学与生活质量、中医学术源流、甲状腺病动物模型等方面进行阐述。本书吸收了国内外先进的诊断治疗技术与方法，并继承了传统中医药诊疗的丰富经验，力求突出实用性、先进性和新颖性，可供内分泌及外科专业医生、研究生及相关院校医学生参考使用。

《中西医结合甲状腺病学》是面向高等中医药院校研究生阶段的规划教材，也是国内首部中西医结合甲状腺病教材。与本科生教材不同，本教材在编写过程中尤其注意广度与深度并重，重点突出中西医结合甲状腺病的临床研究热点、最新理论、最新方法和最新成果，图文并重。编写时注重以下几个方面。

1. 理顺源流，正本清源。全面梳理甲状腺病的体系架构，理清中医、西医两个医学体系对各类甲状腺病的不同认识角度和程度，准确把握各病种的内涵与外延，掌握基本的中西医结合思路与方法，正确处理甲状腺病中医辨证施治和西医综合诊治的互补与协同。

2. 加强临床与科研的联系。作为研究生教材，本教材不仅系统阐述了中、西医对甲状腺各病种的机制认识、诊疗技术与方法等，密切联系临床，注重临床技能、临床经验、临床思路的阐述,还加强了对中西医结合甲状腺领域科研动态的介绍和启发,注重架好沟通理论、实践与科研探索的桥梁。

3. 突出中西医结合思维与优势。本教材编写过程中坚持实事求是,坚持"宜中则中、宜西则西、中西结合"和"病证结合、优势互补、求同存异"原则,基于不同疾病及疾病的不同阶段中、西医诊治的实际临床疗效,合理把握中、西医知识点的选择。

4. 加强启发式教学方法的改革与尝试。适当改革编写体例,增加专题内容,增加名医大家对甲状腺病的诊疗经验总结和名家争鸣,有助于开拓视野,培养学生深层次发现问题、思考问题、解决问题的能力,使理论教学与临床实践有机结合。

5. 教材中融入思政教育环节,党的二十大报告中明确指出:促进中医药传承创新发展,推进健康中国建设,这更加坚定了我们推动中医药事业高质量发展的信心和决心。本教材帮助学生树立社会主义世界观、人生观和价值观,以良好的职业道德投入到将来的临床工作中。

6. 编写队伍组织广覆盖、高水平。编写人员首选国家、省级重点学科或博士点学科带头人,拥有丰富的临床、教学与科研经验,编委会由全国 11 个省和直辖市的 26 所高校附属院所(西医院所 7 家,中医及中西医结合院所 19 家)共 35 位专家组成,体现了规划教材的代表性和权威性。本教材采取充分讨论、分工编写、集体审定、主编把关的原则,编写方案及教材内容广泛采纳了全国相关专业专家及研究生的建议。

本教材作者均为各大医学院校的知名教授和专家,他们为教材的编写付出了辛勤劳动,谨此致以衷心的感谢! 同时,教材的出版得到了科学出版社的大力支持,谨代表全体编委在此深表谢意! 由于本书涉及面广、内容诸多,尽管我们竭尽全力,但内容编排难免有遗漏与不妥之处,恳请各院校的老师们在今后的教学过程中提出宝贵意见,在此表示由衷的感谢和诚挚的谢意!

丁治国

2022 年 10 月

目　　录

一、中西医结合甲状腺病学的内涵与定位

中西医结合医学是中医学与西医学相互融合组成的医学体系，中西医结合甲状腺病学是其重要组成部分。

中西医结合甲状腺病学是指运用中西医学的理论与方法，以及中西医学相互融合产生的新理论与新方法，系统阐述甲状腺系统疾病的病因、发病机制、临床表现、诊断、辨证、治疗与预防调护等问题的临床学科。

二、甲状腺病的中医学术发展源流

甲状腺病在中国的传统医学中有其特定名称，称为"瘿病"。本节将按照时间顺序简述其中医学术发展史。

（一）先秦两汉时期

《山海经》是在中国先秦历史上占有极其重要地位的一部古籍，其记载的内容涉及地理、神话、宗教、医术、民俗等多个方面。其中，关于医、药的内容对研究传统医学的萌芽和发展尤其重要。书中记载了包括内科、外科、五官科、皮肤科等五十余种疾病的症状。其中，按疾病特点给予固定病名的有"疠、疥、痹、风、疟、瘿"等二十余种。《山海经》也首次记载了药物的明确功效。如《山海经·西山经·第二》中记载："天帝之山……有草焉，其状如葵……名曰杜蘅……食之已瘿。"《山海经·中山经·第五》中记载："其上有木焉，名曰天楄，方茎而葵状，服者不瘿。"由此可见，《山海经》中即开始出现"瘿"及其防治药物的记载。虽没有系统的瘿病理论体系，但对其体系的形成和发展起到了奠基作用。

《黄帝内经》作为中医理论奠基之作，全面总结了秦汉以前的医学成就，标志着中国医学由经验医学上升为理论医学。书中诸多理论在瘿病的认识和诊治方面具有重要的指导作用，如《灵枢》中"马刀侠瘿"的记载即指出本病与少阳经病变有关。《黄帝内经》虽然没有将瘿病作为独立疾病提出，但在病因病机、经络辨证等方面为后世诊治瘿病提供了理论依据。

《神农本草经》作为我国现存最早的药学专著，奠定了中药理论体系的基础。书中所记载治疗瘿瘤的药物有海藻、白头翁、连翘、夏枯草、彼子五种。特别是记录了"味苦，性寒。主治瘿瘤结气，颈核肿大，可破结散气"的含碘中药海藻。夏枯草更是至今仍为临床治疗甲状腺病的常用药。

《伤寒杂病论》发展并确立了中医辨证论治的基本法则，对后世瘿病的诊治具有很强的指导意义。近现代众多医家运用小柴胡汤、柴胡桂枝汤等治疗甲状腺病，疗效显著。

除以上典籍外，先秦两汉时期的《庄子》《吕氏春秋》等诸多专著中也有关于"瘿"的记载。

这一时期，虽然尚未形成完整的理论体系，却已然成为瘿病中医药诊疗框架的奠基之石。

（二）魏晋隋唐时期

魏晋隋唐时期是我国医学迅速发展、成就斐然、承前启后的重要时期，涌现出如巢元方、孙思邈等著名医学大家，以及《诸病源候论》《备急千金要方》等重要的综合性医学著作。

这一时期，瘿病的中医药诊疗框架雏形已现。

魏晋《三国志》记载：贾逵"争公事，不得理，乃发愤生瘿，自启愿欲令医割之"，说明当时已经认识到瘿病与情志的密切关系，并且最早记载了手术治疗瘿病。晋代《针灸甲乙经》是我国医学史上时间最早、体系最为完备的针灸学专著，记载了瘿病的针刺治疗："瘿，天窗及臑会主之，瘤瘿，气舍主之。"晋代·葛洪在《肘后备急方》中记载了以海藻、昆布为主治疗瘿病的组方，十方中有九方以海藻为君，一个以昆布为臣使。

《小品方》是我国隋唐以前医学史上一部极为重要的方剂学医籍，共十二卷，由陈延之撰。其中在卷十"治瘿病诸方"中专论瘿病的病因、病机、病症及治法。书中记载："瘿病者，始作与瘿核相似。其瘿病喜当颈下，当中央不偏两边也，乃不急腄然，则是瘿也。"另外，"北方妇人饮沙水者"此类的描述，在瘿病的病因病机方面开辟了新的思路。

隋唐时期形成了我国第一部病因、病机、证候学专著《诸病源候论》。它对于瘿病病因"情志内伤及环境水土因素"的认识一直沿用至今。"诸山水黑土中，出泉流者，不可久居，常食令人作瘿病，动气增患"。《诸病源候论》最早对瘿病的证候有明确的描述，并进行了初步分类。"恚气结成瘿者，但核捶捶，无脉也；饮沙水成瘿者，有核瘰瘰无根，浮动在皮中""有血瘿，可破之；有息肉瘿，可割之；有气瘿，可具针之"。自此，将手术治疗作为重要手段引入，开启了瘿病外治法的新篇章。《诸病源候论》根据瘿病病因不同，分为恚气结之瘿与饮沙水所成之瘿；根据病理证候分为血瘿、肉瘿、气瘿。后世医家对瘿病的分型、证候的认识和研究多以此为依据。

这一时期还形成了第一部临床医学百科全书《备急千金要方》，从基础理论到临床各科理、法、方、药齐备，汇编了大量以前的书籍、民间验方和作者的医疗实践经验，记录了妇科、儿科、内科、外科等各种疾病的诊断、预防、食品营养、针灸治疗等，保存了大量唐代之前特别是东汉以后的医学文献。《备急千金要方》中首次明确提出灸治瘿病的方法。在卷二十四"瘿瘤篇"专论灸法治疗瘿病，记录了多个灸治处方，如"瘿恶气，灸天府五十壮。瘿上气短气，灸肺俞百壮。瘿劳气，灸冲阳，随年壮。瘿气面肿，灸通天五十壮"。《备急千金要方》将瘿分为石瘿、气瘿、劳瘿、土瘿与忧瘿五种，共载治疗瘿病的内服、外用药方十三首，常用海藻、昆布、海蛤、羊靥、鹿靥等，表明对富含碘的中药及动物脏器治疗有了相当深入的认识。

《外台秘要》的体例具有类书的特点，类目清楚，便于查阅，堪称我国第一部成熟的医学类书。书中卷二十三记载了瘿病方十八首、气瘿方十首、五瘿方八首、灸瘿法十三首等，并对瘿病的诊疗进展作了整理和归纳。

（三）宋金元时期

宋金元是中医理论深化与发展的重要时期，中医学各科皆取得较唐代更为全面的发展，从基础到临床涌现出了一批具有专科特色的著名医家和著作。

这一时期，瘿病的中医药诊疗框架得以充实。

《太平圣惠方》《圣济总录》《太平惠民和剂局方》被称为"北宋三大方书"。其中，《太平圣惠方》和《圣济总录》在瘿病的病因病机方面达成共识，在记载瘿病治疗方剂方面也达到了阶段性的顶峰。在病因病机方面，《太平圣惠方》认为"夫瘿者，由忧恚气结所生也。亦由饮沙水，随气入于脉，搏颈下而为之也"，即情志忧恚和环境因素是瘿病的主要致病因素，瘿瘤的病机是"脾肺壅滞，胸膈痞塞，不得宣通，邪气搏于咽颈"。《圣济总录》对导致瘿病的环境因素作了进一步补充，如"又山居多瘿颈，处险而瘿也"，对妇人瘿病总结为"妇人多有之，缘忧恚有甚于男子也"。《圣济总录》还从病因的角度将"石、泥、劳、忧、气"五瘿归类，其中"石与泥则因山水饮食而得之，忧劳气则本于七情"。在方剂数量方面，《太平圣惠方》和《圣济总录》分别记载了五十五首和四十一首，不仅数量大，剂型也较为丰富，表明瘿病的诊疗有了进一步发展。

"金元四大家"，即刘完素、李东垣、张从正、朱丹溪。刘完素阐发火热理论，李东垣提出脾胃内伤学说，张从正研究攻邪理论，朱丹溪阐释阳有余阴不足与相火论。宋金元时期，疑古创新争鸣风气浓厚，瘿病的诊疗也受其影响，有了新的发展。如张从正在《儒门事亲》中记录治疗瘿病时采用了汗、吐、下三法，如"新寨妇人，年四十余，有瘿三瓣。戴人令以咸吐之，三涌三汗三下，瘿已半消，次服化瘿之药，遂大消去"。这在瘿病治疗方法中独树一帜，且疗效显著。《儒门事亲》中另有"海带、海藻、昆布三味，皆海中之物，但得三味，投之于水瓮中，常食亦可消矣"，以之作为防治瘿病的方法。朱丹溪的学术思想对于后世医家治疗瘿病同样颇具启发意义。

宋金以前论述病因都沿袭《诸病源候论》理论。陈无择另辟蹊径，所著《三因极一病证方论》提出了"三因致病"理论，这是对中医病因学理论的系统总结。陈无择将不同的病因作了系统分类，将复杂的病因分为内因、外因和不内外因三类，并结合病证详细论述，对于病因学理论有着提纲挈领的作用，对后世病因学的发展影响巨大。陈无择根据瘿瘤的证候表现开创了"五瘿六瘤"分类法"坚硬不可移者，名曰石瘿；皮色不变，即名肉瘿；筋脉露结者，名筋瘿；赤脉交络者，名血瘿；随忧愁而消长者，名气瘿""一曰骨瘤，二曰脂瘤，三曰肉瘤，四曰脓瘤，五曰血瘤，六曰石瘤，瘤之种有六者此也"。

（四）明清时期

明清时期，中医学发展总体处于一种传统延续与创新并存的时期。这一时期的重大成就是李时珍的《本草纲目》，而对瘿病的中医药诊疗影响巨大的是中医外科学术思想之大成。中医外科理论逐渐完善，理法方药逐渐形成体系，继承与创新交相辉映，各种综合性著作和外科专著汇集了有关瘿病的大量理论、病因病机、辨证分型、治疗方药等有关内容。这一时期形成了著名的明清三大学术流派，即以陈实功《外科正宗》为代表的"正宗派"，以高锦庭《疡科心得集》为代表的"心得派"，以王维德《外科证治全生集》为代表的"全生派"。

《本草纲目》是一部集 16 世纪以前中国本草学大成的著作，提出了"靥属肺"，气瘿从肺论治的学术观点，进一步指出地理环境、饮水是导致瘿病的重要因素，并记载了预防的方药，同时对富碘药物和动物甲状腺进行了系统总结和规范。《本草纲目》明确指出黄药子有"凉血降火，消瘿解毒"的功效，并记载黄药子酒治疗时"常把镜自照，觉消即停饮""以线逐日度之，乃知其效也"的疗效观察方法。《本草纲目》全书明确记载治疗瘿病药物共计 70 余种，涵盖了理气、化痰、活血、解毒、利水、扶正等方面，为后人提供了宝贵的文献资料，至今仍在指导着我们的临床治疗。

《外科正宗·瘿瘤论》提出瘿瘤的主要病理因素是气、痰、瘀壅结，采用"行散气血""行痰顺气""活血消坚"治法，所载海藻玉壶汤沿用至今。《外科证治全生集》收录的犀黄丸、小金丹等家传方为现代中医外科所常用，对于瘿、瘤等均有较好的临床疗效。《外科心法要诀》对瘿瘤病因病机的总结最为全面，"多外因六邪，荣卫气血凝郁；内因七情，忧恚怒气，湿痰瘀滞山岚水气而成，皆不痛痒"，这与现代中医外科学瘿瘤的病因病机最为接近。

综上，瘿病的中医药学术演变可以总结为"奠基于秦汉，成形于魏晋，充实于宋元，完善于明清"。

三、中西医结合甲状腺病学的学习建议

中西医结合甲状腺病学是指运用中西医学的理论与方法，以及中西医学相互融合产生的新理论与新方法，系统阐述甲状腺系统疾病的病因、发病机制、临床表现、诊断、辨证、治疗与预防调护等问题的临床学科。本教材在保持学科的科学性、专业性、系统性、完整性的基础上，又重点突出学科的特殊性，在章节内容的选择上，坚持"宜中则中、宜西则西、基础与进展兼顾"，更注重优势互补、中西融合。力求系统阐述中西医结合诊治甲状腺病的优势，寻求理论体系的结合和创新，更好、更广、更深地指导临床实践。

基于此，以本教材为基础资料，掌握正确的学习方法，实现专业知识学习与综合能力培养相结合、理论学习与临床实践相结合，有助于真正学会、学好中西医结合甲状腺病学，成为中西医结合甲状腺病专科高层次人才。

1. 把握正确的学习方向和学习方法　在临床实践中，把握正确的学习方向至关重要。要学会运用中、西医两种方法诊断和治疗甲状腺系统疾病，掌握中、西医各自的优势和特色，善于观察分析它们各自的不足，取长补短，优势互补，融会贯通，寻求更有效的治疗方法，为人民的生命健康服务。

同时，要注重学习方法，善于学习，高效学习。学会独立思考，主动作为，深入理解，灵活运用，是新时代优秀医生的基本要求之一。

2. 注重基础理论、基础知识和基本技能的学习与培养　基本理论包括中、西医病因学，在本教材中即甲状腺病的发生原因、病理机制及病程演变规律；基本知识包括从中西医结合角度认识甲状腺病的症状、体征、诊断和鉴别诊断、药物或其他治疗方法等；基本技能则包括医疗文件的书写能力、体格检查和诊断性技术操作、手术基本操作等临床技能，以及重症抢救的技能。

扎实的基础理论、基础知识和基本技能是新时代优秀医生的基本要求之二。

3. 坚持理论学习与临床实践相结合　中西医结合医学是一种在临床实践中形成的应用科学。学好中西医结合甲状腺病学，更需要在理论与实践结合中发展和提高。在学好基础理论知识的基础上，更要重视临床实践，从临床中发现问题、认真思考、解决问题并总结经验，切实提高分析问题和处理问题的能力。

按照"理论-实践-再理论-再实践"的认识论与方法论，不断深化对知识体系的整体把握与创新探索，是新时代优秀医生的基本要求之三。

4. 培养良好的医德医风　不为良相，便为良医。从古至今，医生都把"大医精诚"奉为圭臬。现阶段既要业务水平求"精"，更应该要做到"以病人为中心"，对病人要有爱心、关心、耐心，从容易忽略的小事做起，把医疗服务做得更细致、更实在，坚持服务无小事。

既然选择医学为自己的人生之路，就要牢记医学生誓言，不忘初心，牢记使命，竭尽全力除人类之病痛，助健康之完美，维护医术的圣洁和荣誉，救死扶伤，不辞艰辛，执着追求，为祖国医药卫生事业的发展和人类身心健康奋斗终身，是新时代优秀医生的根本要求。

（丁治国）

第二章 甲状腺生物学概论

第一节　甲状腺的解剖学和组织胚胎学

一、甲状腺的解剖学

甲状腺（thyroid gland）是最大的内分泌器官，位于颈前偏下部，气管前方，环状软骨和胸骨上切迹之间，甲状软骨下方，对应第 5 颈椎和第 1 胸椎之间的区域。正常甲状腺重 20～30g，女性的甲状腺稍大于男性。甲状腺外形呈 H 形，分为左、右两个侧叶，中间以甲状腺峡相连，大多数人尚有一舌状突出的锥状叶（峡部向上伸展形成）。左右两叶基本对称，但右叶稍高于左叶。甲状腺侧叶近似上窄下宽的圆锥形，位于喉下部与气管颈部的前外侧，其左、右侧叶分为前后缘、上下端和前外侧面、内侧面；侧叶上端偏离甲状软骨板的斜线水平，达甲状软骨中部，下端至第 6 气管软骨环，后方平对第 5～7 颈椎高度。有时侧叶的下极可伸至胸骨柄的后方，称为胸骨后甲状腺。正常甲状腺每个侧叶通常长 4～5cm，其最大横径和前后径分别为 2～3cm 和 1.5～2cm。甲状腺后面有两对甲状旁腺，多位于侧叶的上中部后面。

甲状腺具有两层被膜，外层为甲状腺囊，由颈深筋膜（气管前筋膜）构成，向外侧与颈血管鞘紧密相连；内层为纤维囊，又称假被膜，是甲状腺本身的被膜，直接贴覆在腺组织的表面，并深入腺的实质，将腺组织分隔成若干小叶。两层被膜之间形成的间隙为囊鞘间隙，内有疏松结缔组织、血管、神经和甲状旁腺，间隙内的蜂窝组织易于分离解剖，手术分离甲状腺时应在此间隙进行。自舌骨至甲状腺峡或锥状叶，有时出现一条小的肌束，称为甲状腺提肌，有上提甲状腺的作用。甲状腺借假被膜固定于气管和环状软骨上，在甲状腺侧叶上极内面和甲状腺峡后面，由假被膜内层增厚形成的甲状腺悬韧带连于甲状软骨、环状软骨和气管软骨环之间；甲状腺侧叶的后内侧面（近峡部）借甲状腺外侧韧带（Berry 韧带）附于环状软骨的中下缘外侧，连接气管后外侧与甲状腺，因此甲状腺被固定在喉和气管壁上，故吞咽动作时，甲状腺可随喉的活动而上、下移动。

甲状腺血液供应丰富，每克组织血流达 4～6ml/min，为一般组织的 50 倍左右。甲状腺的血液供应由 2 对动脉构成：源于颈外动脉的甲状腺上动脉和源于锁骨下动脉的甲状腺下动脉。甲状腺上动脉起自颈外动脉起始部前壁，至甲状腺上端附近，分为前、后两支。前支沿甲状腺侧叶下缘下行，分布于侧叶前面；后支沿侧叶后缘下行，与喉返神经外支接近。甲状腺上动脉还发出喉上动脉，伴喉上神经内支穿甲状舌骨膜入喉。甲状腺下动脉是锁骨下动脉甲状颈干的分支，沿前斜角肌内侧缘上升，至第 6 颈椎平面，在颈动脉鞘与椎血管之间弯向内侧，近甲状腺侧叶下极潜入甲状腺侧叶的后面，发出上、下两支，分别与甲状腺上动脉吻合，分布于甲状腺、甲状旁腺、气管和食管等处。甲状腺最下动脉出现率约为 10%，主要起自头臂干或主动脉弓，沿气管颈部前方上行，至甲状腺峡部，参与甲状腺动脉之间的吻合。甲状腺的静脉包括甲状腺上、中、下静脉。甲状腺上静脉与同名动脉伴行；甲状腺中静脉起自甲状腺侧缘中部，经颈总动脉的前方，直接汇入颈内静脉；甲状腺下静脉起自甲状腺的下缘，经气管前方下行，主要汇入头臂静脉。

甲状腺的支配神经包括交感神经和副交感神经。交感神经起源于颈部交感神经节，随血管进入甲状腺内。副交感神经起源于迷走神经，经由喉上神经进入甲状腺。喉返神经由甲状腺附近经过，但并无神经纤维支配甲状腺。喉上神经起自迷走神经，沿咽侧壁下行，于舌骨大角处分为内、外两支。内支与同名动脉伴行穿甲状舌骨膜入喉，分布于声门裂以上的喉黏膜及会咽和舌根等处；外支伴甲状腺上动脉行向前下方，在距甲状腺上极 0.5~1cm 处，离开动脉弯向内侧，发出肌支支配环甲肌及咽下缩肌。喉返神经是迷走神经的分支，调节喉部运动与感觉。喉返神经走向较迁曲，先下降到喉部，然后上升至甲状腺背面，走行于气管和食管之间。左侧喉返神经绕主动脉弓下方，沿气管、食管间沟上行。右侧喉返神经从右锁骨下动脉前方由右迷走神经分出向下，绕右锁骨下动脉，然后沿气管、食管间沟上行。因此在甲状腺手术中容易损害喉返神经，引起发声困难和咳嗽无力。在甲状腺手术中，喉上神经的损伤也不少见，但喉上神经损伤引起的功能受损往往不明显，因为喉上神经主要控制声调的精细调节，不容易被发现。

甲状腺的淋巴引流具有广泛性和多向性特点。向上达上颈部，向下至纵隔，两侧达颈侧区及咽后区域，甚至可达对侧。一般情况下，可将甲状腺的淋巴引流分为以下 7 个区域：①腺体旁区；②气管前区；③气管旁区；④喉返神经链区；⑤前后纵隔区；⑥颈内静脉旁上、中、下区；⑦咽后、气管后区。甲状腺的淋巴引流分区：颈深淋巴结系指颈内静脉旁淋巴结，汇入颈内静脉。腺体内的毛细淋巴管引流至甲状腺包膜下淋巴网，并与峡部及对侧淋巴网形成横向联系。淋巴管多与静脉伴行。甲状腺下部淋巴液向下引流至气管前及纵隔淋巴结，汇入无名静脉。甲状腺上部淋巴液流入喉前、腺体旁淋巴结、颈深上组淋巴结及颈浅淋巴结；腺体两侧淋巴液流入颈总动脉及颈内静脉旁淋巴结（颈深中、下组淋巴结）。

二、甲状腺的组织胚胎学

甲状腺是人类胚胎最早出现的内分泌腺体，由两种不同的胚胎组织，即甲状腺原基及后鳃体聚集而成。胚胎发育过程中，甲状腺原基和后鳃体逐渐迁出，然后融合成最终的甲状腺。

（一）甲状腺大体形态学发育

人类甲状腺发育开始于妊娠第 3 周，结束于妊娠第 10 周。甲状腺原基是甲状腺形成的区域。甲状腺原基始发于原咽底部。妊娠第 3 周时，咽部增厚，胚胎鳃肠（原肠）前外侧壁出现 4 对突起，形成鳃囊（咽囊），甲状腺原基即起始于第 1、2 鳃囊，靠近心肌分化处。妊娠第 4 周，甲状腺原基向下移行，移行过程中，甲状腺原基借助甲状舌管与咽部相联系。妊娠第 6 周，甲状舌管出现退化，闭锁后遗留有舌管盲孔残迹；此时，向下移行的甲状腺原基与咽部失去联系，发育中的甲状腺形成左右两个细胞团，以后演变成为甲状腺的两个侧叶，其中间成为峡部。若此时甲状舌管由于某种原因退化不全，则可能会在颈部正中甲状腺向下移行的任何部位出现甲状舌管囊肿，出生前后还可能发生囊肿穿孔，并开口于舌盲孔或皮肤外形成甲状舌管瘘。到妊娠第 7 周，向下移行的甲状腺原基到达颈部气管前的最终位置，并与后鳃体相结合；此时，锥体叶与后鳃体相接触，使得 C 细胞整合到甲状腺中。妊娠第 8~9 周，散布有血管结缔组织的细胞的复杂互连索状排列取代了实体上皮块并成为小管样结构；此后不久，甲状腺出现无胶体的滤泡排列，到第 13~14 周，滤泡开始充满胶体。此后，甲状腺继续生长，直至出生才会停止。在甲状腺的早期发育过程中，要经历甲状腺原基向下移行的过程，当此过程中出现滞留，则可见异位甲状腺的形成，异位的甲状腺常见于舌盲孔处的黏膜下、舌肌内、舌骨附近及胸部，这样的异位甲状腺可能是唯一存在的功能甲状腺，如果手术切除，则会导致甲状腺功能减退；若这一过程中仅有部分甲状腺组织停留于异常部位，就会形成异位甲状腺组织，常见于喉、气管和心包等处，罕见者甚至可在心脏。

（二）甲状腺滤泡细胞的分化

如上文所述，甲状腺是由两种不同的胚胎组织结合而成。这种双来源反映了甲状腺的不同细胞组成：甲状腺滤泡细胞来自于甲状腺原基内胚层细胞，而甲状腺髓样C细胞由后鳃体的神经嵴分化而成。当前虽已基本明确滤泡细胞来源于甲状腺原基，但亦有一些证据表明含有胶质滤泡的滤泡细胞也能从后鳃体起源的细胞分化而成。

（三）甲状腺功能发育

现阶段对于人类胎儿甲状腺功能的个体发育及其调节的认识已经相当明确。在妊娠第4～5周，滤泡细胞前体即具有形成甲状腺球蛋白（thyroglobulin，Tg）的能力，但直至妊娠第11周，它们才具备浓集碘并合成甲状腺激素（thyroid hormone，TH）的能力，此为甲状腺滤泡细胞功能分化完成的标志。至妊娠第14周，垂体合成与分泌促甲状腺激素（thyroid stimulating hormone，TSH）的能力仍不十分明显，因此早期甲状腺的发育生长并不依赖于TSH。此后，垂体和甲状腺功能发生快速变化，这一现象的发生可能是由于下丘脑发育成熟和促甲状腺激素释放激素（thyrotropin-releasing hormone，TRH）的分泌增加。妊娠第18～26周，这一阶段，血清中TSH浓度不断增高，之后其浓度将持续高于母体水平。在妊娠第10周时，血清中可检测到甲状腺素结合球蛋白（thyroxine-binding globulin，TBG），且其浓度可随着妊娠期的推进而逐渐升高。甲状腺素结合球蛋白是甲状腺激素的结合载体，其浓度可直接影响血清甲状腺激素的总含量，这一现象可解释妊娠中晚期血清甲状腺激素浓度的进行性增高。

（四）甲状腺组织学

甲状腺分左右两叶，中间以峡部相连。甲状腺外有纤维囊包裹，伸入腺体组织，将甲状腺分成大小不等的小叶。腺实质由称为甲状腺滤泡的紧密堆积的球形单位组成，成人甲状腺大概有300万个甲状腺滤泡，滤泡间有少量疏松结缔组织和丰富的有孔毛细血管。

1. 甲状腺滤泡　甲状腺的基本组织结构和功能单位是甲状腺滤泡，是甲状腺质量的主要组成部分，滤泡细胞形态反映甲状腺功能状况。在横截面上，甲状腺组织表现为紧密堆积的环形结构，由围绕管腔的单层甲状腺细胞组成。甲状腺滤泡细胞存在两极——它们的顶部面向装满胶质的细胞腔侧，而底部面向滤泡间部分。滤泡呈圆形或不规则形，直径15～500μm，滤泡腔内含均质状、嗜酸性的胶质体，外周为一层排列较整齐的单层立方的滤泡上皮细胞，称为甲状腺滤泡细胞或腺细胞，滤泡上皮细胞可因功能状态不同而有形态差异。功能亢进时细胞增高呈柱状，线粒体集聚于近滤泡腔的胞质膜顶端，腔内胶质减少，可见空泡，常可见细胞分裂象。功能静止时细胞变矮呈扁平状，胞核位于基底部，腔内胶质较多。胶质是滤泡上皮细胞的分泌物，内储存有滤泡细胞分泌的甲状腺球蛋白（Tg）。滤泡上皮的顶部呈圆顶状，可见许多微绒毛，高约0.35μm，宽0.07μm。基底膜厚约40nm，与毛细血管基底膜相邻，毛细血管内皮层的微孔直径约45nm，上皮位于富含糖蛋白的基底膜上，将滤泡细胞与周围毛细血管分隔开。20～40个滤泡由结缔组织隔分界，形成由单动脉供血的小叶。

滤泡上皮细胞合成和分泌甲状腺激素。甲状腺激素的形成经过合成、储存、碘化、重吸收、分解和释放等过程。滤泡上皮细胞从血中摄取氨基酸，在粗面内质网合成甲状腺球蛋白的前体，继而在高尔基复合体进行糖基化并浓缩形成分泌颗粒，再以胞吐方式排放到滤泡腔内储存。碘通过甲状腺滤泡细胞底外侧膜的钠碘同向转运体（Na/I symporter，NIS）进入细胞之后，碘被运送到甲状腺滤泡细胞顶膜与滤泡腔的交界处。在H_2O_2存在条件下，甲状腺过氧化物酶（thyroid peroxidase，TPO）催化碘迅速被氧化为"活化碘"，同样在TPO催化下，活化碘迅即与Tg中酪氨酸残基反应，瞬间即可取代其苯环结构。Tg的这个作用称Tg碘化。Tg是甲状腺中含量最高的蛋白，大概占甲状腺重量的20%。当机体需要甲状腺激素的时候，滤泡上皮细胞在腺垂体分泌的促甲状腺激素的作用下，胞吞滤泡腔内的碘化Tg，成为胶质小泡。胶质小泡与溶酶体融合，小泡内的Tg被水解酶分解，形成甲状腺激素，即占90%的甲状腺素（3, 5, 3', 5'-tetraiodo thyronine，T_4）和占10%的三碘甲腺原氨酸（3, 5, 3'-triiodothyronine，T_3），T_3 和 T_4 于滤泡细胞基底部释放入血。甲状腺是唯一一个能将激素存储在胞外的内分泌腺体，其结构可能与碘来源不确定性和碘利用重要性密切相关。

2. 滤泡旁细胞（parafollicular cell） 位于甲状腺滤泡之间和滤泡上皮细胞之间。由第四咽部囊的后鳃体发展而来，只占甲状腺细胞总数的 0.1%。成人甲状腺滤泡旁细胞分布不均，主要集中在甲状腺两侧叶的上 1/3 和中 1/3 区的交界部，常单个或成群存在。

滤泡旁细胞以胞吐方式释放分泌颗粒内的降钙素（calcitonin，CT）。降钙素能促进成骨细胞的活动，使骨盐沉着于类骨质，并抑制胃肠道和肾小管吸收 Ca^{2+}，使血钙浓度降低。此外，滤泡旁细胞还释放许多其他细胞因子，如降钙素相关肽、生长抑素和其他肽类物质。近年来发现，滤泡旁细胞亦表达 TRH，提示滤泡旁细胞在甲状腺激素分泌的稳定方面可能扮演着重要角色。

第二节　甲状腺激素的合成、储存、释放、转运与代谢

一、甲状腺激素的合成

甲状腺激素的合成需要正常的甲状腺功能，包括正常的摄碘能力和一系列可调控的生物化学过程。

碘元素是合成甲状腺激素的原料，甲状腺每合成甲状腺激素 100μg 需要碘 60μg。碘化物在小肠内吸收，然后经血液循环运送到甲状腺，在甲状腺基底外侧部，通过钠碘同向转运体（NIS），被逆浓度转运到甲状腺滤泡细胞（碘捕获），NIS 依靠由 Na^+-K^+-ATP 酶产生的电化学梯度来发挥作用，继而碘被运送到甲状腺滤泡细胞顶膜与滤泡腔的交界处，在膜上的甲状腺过氧化物酶（TPO）的催化作用下活化（碘的有机化），活化的碘可使甲状腺球蛋白（Tg）分子中的酪氨酸端碘化，形成一碘酪氨酸甲状腺激素（MIT）和双碘酪氨酸甲状腺激素（DIT），然后两个碘化的酪氨酸分子产生偶联，分别由两个 DIT 分子偶联生成 T_4 或者由一分子 MIT 和一分子 DIT 偶联成 T_3，这一过程也是由 TPO 催化完成的。在甲状腺激素的合成中，TPO 则在催化碘的有机化、酪氨酸的碘化和碘化酪氨酸的偶联中起重要作用。

二、甲状腺激素的储存和释放

合成的甲状腺激素以胶质的形式储存在滤泡腔中，在需要时释放到血液中，运送到靶细胞发挥生理学作用，存储在甲状腺内的甲状腺激素可供机体使用 50~120 天。甲状腺激素分泌的前提是先将甲状腺球蛋白从滤泡腔中转运到滤泡细胞内，在 TSH 刺激下，甲状腺滤泡细胞通过胞饮作用吞入胶质，随即与溶酶体融合形成吞噬体，在溶酶体蛋白水解酶的作用下，将 T_4、T_3 从甲状腺球蛋白分子上水解下来，随后，T_4、T_3 扩散到细胞外液并进入血液循环。甲状腺所分泌的激素以 T_4 为主，大约 90% 的 T_4 和 10% 的 T_3 被释放到血液中，MIT 和 DIT 在胞质内碘酪氨酸脱卤酶（DEHAL1）作用下脱去碘，释放出的碘为下一次甲状腺激素的合成提供原料。

三、甲状腺激素的转运

甲状腺激素转运包括血液循环中的转运与进入细胞内的跨膜转运两部分，甲状腺激素转运是甲状腺激素到达靶器官及进入靶细胞发挥生物效应的重要过程。

1. 甲状腺激素在血液循环中的转运 甲状腺激素是亲脂蛋白，通过与血清中的运载蛋白结合而被转运。与甲状腺激素结合的主要的三种转运蛋白为 TBG、甲状腺素转运蛋白（transthyretin，TTR）和白蛋白，转运蛋白可以提高循环血中甲状腺激素的储存量，延缓激素的清除，虽然 TBG 的血浓度较低，但它对甲状腺激素有高亲和力，60%~75% 的结合甲状腺激素由 TBG 转运，值得注意的是

TBG 与 T_4 的结合力比 T_3 高 10～20 倍，而与 T_4 解离的速度比 T_3 慢；白蛋白的血浓度高，而与甲状腺激素的亲和力低，它可结合 10% 的 T_4；TTR 结合 15%～30% 的 T_4。根据是否与血浆转运蛋白结合，将血液循环中的甲状腺激素分为游离型和结合型，血液循环中 99.97% 的 T_4 和 99.7% 的 T_3 呈结合状态，虽然结合型甲状腺激素在血液中占绝大多数，但真正发挥生理作用的仍然是游离型甲状腺激素，即游离三碘甲腺原氨酸（free T_3，FT_3）和游离甲状腺素（free T_4，FT_4）。处于结合型的激素极大地提高了血液转运甲状腺激素的能力，同时作为甲状腺激素的巨大储存库，又能迅速与其载体解离，游离甲状腺激素与结合甲状腺激素的动态平衡是激素快速发挥生物效应的重要原因。

2. 甲状腺激素进入细胞内的跨膜转运　如前所述，T_3 是由 T_4 经脱碘酶的脱碘作用转化而来，T_3 到达靶器官后，与甲状腺激素受体结合启动一系列生物效应，然而，脱碘酶和甲状腺激素受体位于细胞内，甲状腺激素发挥作用就需要从细胞外转运到细胞内，由于甲状腺激素属于高脂溶性激素，近年来研究发现甲状腺激素进入细胞的跨膜转运需要转运体的作用。

四、甲状腺激素的代谢

甲状腺激素的代谢主要包括体内直接代谢、体内脱碘代谢、体内非脱碘代谢。

1. 体内直接代谢　部分甲状腺激素从肾脏直接滤出；20% 的 T_4 与 T_3 在肝内降解，经胆汁排入小肠，极少在小肠内重吸收，绝大部分随粪便排出。

2. 体内脱碘代谢　碘甲腺氨酸脱碘酶是调节甲状腺激素生物活性的重要蛋白，分为碘甲腺氨酸脱碘酶 I 型（D_1）、碘甲腺氨酸脱碘酶 II 型（D_2）和碘甲腺氨酸脱碘酶 III 型（D_3）。D_1、D_2 作用于外环（5-脱碘），使 T_4 转化为有生物活性的 3, 3', 5-三碘甲腺原氨酸（T_3）；D_3 作用于内环（5'-脱碘），使 T_4 转化为无生物活性的代谢产物 3, 3', 5'-三碘甲腺原氨酸（rT_3），使激素失活。D_1 的生理作用是为外周循环提供足够的 T_3，甲状腺功能亢进时该酶的活性增强，丙硫氧嘧啶可抑制该酶的活性，而甲巯咪唑对其没有影响，故降低 T_3 方面丙硫氧嘧啶比甲巯咪唑更为有效。组织中的 T_3 主要是由 D_2 从所在组织中的 T_4 转化，其余小部分是从血浆 T_3 转运而来，以维持局部组织尤其是中枢神经系统的 T_3 浓度。D_3 将 T_4 转化为 rT_3，将 T_3 灭活为 3, 3'二碘甲腺原氨酸（3, 3'-T_2）。饮食中硒的缺乏可减少三种酶的表达，使 T_4 向 T_3 转化减少，如果硒、碘同时缺乏，而先补硒会使甲状腺功能进一步减退，可能是由于 D_1 或 D_3 加速了 T_4 的降解。

3. 体内非脱碘代谢　T_4 和 T_3 可被氧化脱碘生成四碘甲腺乙酸和三碘甲腺乙酸；经 T_4 与葡糖醛酸结合、T_3 与硫酸根结合、丙氨酸侧链的脱氨和脱羧、醚键的断裂等方式从体外排出。

在生理情况下，T_4 主要通过 D_1 产生 T_3，而胎儿期这一过程受影响，此时 D_3 的活性升高，促使血清 T_3 水平降低，而中枢神经系统中 D_2 的作用保证了脑组织中有足够的 T_3 以维持其正常发育。

在病理状态下，如禁食、全身性疾病、创伤、口服造影剂及多种药物（丙硫氧嘧啶、普萘洛尔、胺碘酮）通过影响脱碘而抑制外周组织中 T_4 向 T_3 转化，出现 T_3 明显降低，rT_3 升高，T_4 的清除率降低。

第三节　甲状腺激素的生物学作用

甲状腺激素的生物学作用主要是促进物质与能量代谢及生长发育过程。甲状腺激素通过血液运输到全身各个部位，然后通过细胞受体发挥其生理作用。甲状腺激素影响全身各个系统，甲状腺功能异常，会引发全身各系统功能障碍。

（一）对神经系统的影响

甲状腺激素对哺乳动物中枢神经系统的发育极为重要。脑的发育依赖于碘的供应充足和正常的 T_3 浓度，脑组织中的 T_3 主要在局部经 T_4 脱碘转换而来，在脱碘酶的作用下，脑组织内的 T_3 恒定在生理范围内，从而保证了脑发育的需要，大脑及神经系统的发育有其特定的时期，因而一旦缺乏 T_3，其损害多是不可逆的。神经细胞和胶质细胞的生长、神经系统功能的发生与成熟等均有赖于甲状腺激素水平的正常，在宫内，由母体供给足够的甲状腺激素是确保胎儿正常发育，尤其是神经系统发育的基础，出生后半年内，甲状腺激素对生长发育的影响十分明显，先天性甲状腺发育不全的患儿，常于出生后 3~4 个月出现智力发育迟缓、骨骼生长停滞，因此，若发现新生儿甲状腺激素不足，而又未及时给予激素补充治疗，则会造成新生儿永久性的脑损害，患者可出现一系列无法逆转的行为异常，如智力减退，运动功能障碍等，即呆小病。成人脑对于甲状腺激素的表达也很敏感，甲状腺激素降低可导致患者情绪低落、抑郁、记忆力及认知力下降、肌肉运动障碍等。

（二）对心血管系统的影响

甲状腺激素对心血管系统的活动有明显影响，T_4 可使心率增快，心肌收缩力增强，心排血量与心脏做功增加。甲状腺功能亢进时，心排血量增加可提高收缩压；但由于组织耗氧量大增而处于相对缺氧状态，小血管扩张，外周阻力降低，舒张压不变或稍降，以致脉压增加。甲状腺功能亢进患者心脏长期处于高输出状态，心肌可因此而逐渐肥大，甚至出现充血性心力衰竭。甲状腺激素增加心肌收缩力的机制是该激素直接作用于心肌细胞，促进肌质网释放 Ca^{2+}，激活与心肌收缩有关的蛋白质（加强兴奋-收缩偶联），脉搏、心排血量增加，外周阻力增加，脉压增加。甲状腺功能减退时，可出现心动过缓，脉压下降。甲状腺功能减退患者血浆容量不增加，体力活动减少，代谢减慢，亦极少发生心力衰竭，对甲状腺功能减退发生充血性心力衰竭患者，洋地黄苷类药物治疗常不满意，且易引起洋地黄中毒，利尿剂对心力衰竭性水肿亦常无明显利尿效果。甲状腺功能减退的心肌损害包括多种因素，甲状腺功能减退时，心脏内儿茶酚胺水平并未降低，但因儿茶酚胺受体数目减少，受体结合有变化，对局部或循环中儿茶酚胺的敏感性降低，心肌代谢降低，心肌纤维肿胀及退行性变；心肌细胞间质中有黏蛋白、黏多糖沉积，水肿，毛细血管增厚，心肌呈假性肥大、苍白而松软，心肌重量增加，心肌张力降低，从而导致形成甲状腺功能减退性心肌病。因为甲状腺功能减退时 ATP 酶活性降低，肌浆网颗粒中钙含量减少，钙的摄取和转运能力降低，依赖钙的 ATP 酶水解颗粒明显减少，从而引起心肌的激动—收缩—舒张过程减退。

（三）对血液系统的影响

生理浓度的甲状腺激素为维持造血功能所必需，甲状腺激素具有增强促红细胞生成素的造血作用。在生理条件下，甲状腺激素对于血液系统无明显影响，但如果存在甲状腺激素过多或过少，则可导致血液系统的变化。甲状腺功能亢进时，患者常有轻度的白细胞降低，但红细胞、血小板正常。甲状腺功能减退时，由于消化吸收功能下降、食欲不振、胃酸缺乏及月经过多等而发生贫血。

（四）对呼吸系统的影响

甲状腺激素能保持低氧和高碳酸血症对呼吸中枢的兴奋作用，使肺泡表面活性物质生成增加，使呼吸频率加快、深度增大。甲状腺功能亢进时，呼吸频率加快；甲状腺功能减退时，呼吸频率减慢。

（五）对消化系统的影响

甲状腺激素可以影响胃肠道蠕动和消化吸收功能，其通过神经系统、胃肠激素或其他内分泌功能而发挥作用，因此，甲状腺功能亢进时患者可有食欲亢进、胃肠蠕动加速、胃排空增快、大便次数增多，个别患者可出现长期慢性腹泻。而甲状腺功能减退时，可以出现食欲减退、便秘等相反症状。甲状腺功能亢进时，尽管内脏血流增加，但由于代谢极其旺盛，因此肝脏供血依然相对不足，在长期慢性相对缺血、缺氧的条件下，可以出现肝功能异常、肝功酶学指标升高、黄疸、肝脏肿大等表现。

（六）对内分泌和生殖系统的影响

甲状腺激素可加速多种激素的代谢。甲状腺功能亢进患者在早期肾上腺皮质功能较活跃，随后可呈相对减退，甲状腺功能亢进时，女性患者有月经稀少、月经周期延长，男性患者有阳痿、乳腺发育。甲状腺功能减退的女性常伴有月经过多、经期紊乱及不育症，部分甲状腺功能减退患者可有泌乳素增高，甚至发生溢乳，治疗后泌乳素可恢复正常，严重甲状腺功能减退患者可有血、尿皮质醇降低，促肾上腺激素（adreno-cortico-tropic-hormone，ACTH）分泌正常或降低，ACTH 兴奋反应延迟，但通常无肾上腺皮质功能减退的临床表现。甲状腺功能亢进与甲状腺功能减退患者均可以出现排卵功能障碍，其可以在治疗后随着病情的控制而逐渐恢复。

（七）对运动系统的影响

甲状腺激素可刺激骨骼转换，主要是促进骨的吸收与形成。儿童期甲状腺激素不足可导致骨化中心发育不全，骨骺延迟愈合，长骨生长停滞，导致患儿身材矮小，而甲状腺激素过多则可使患儿骨骼生长超过正常骨龄，但是骨骺生长板却提前闭合，最终导致个体成年身高仍低于正常。成年期甲状腺激素可以保证正常的骨转换率。若机体甲状腺激素不足，则随着骨形成期的延长，骨转换率降低，骨矿化时间延长，最终导致骨密度增加，甲状腺激素增多时骨转换率加快，骨吸收大于骨形成，导致多部位骨密度下降，皮质骨变薄，引起骨质疏松症的发生，因此，长期甲状腺功能亢进未控制的患者，可有骨量减少、骨质疏松，严重者还可以出现轻度的高血钙、高尿钙。甲状腺激素可以促进肌肉蛋白质的合成与分解，其作用取决于甲状腺激素水平，甲状腺功能亢进时，肌肉蛋白质的转化加速，分解大于合成，肌肉组织丢失过多，肌肉软弱无力，可伴有急性或慢性疾病，尿肌酸增高，以周期性瘫痪、重症肌无力等为突出表现。

（八）对代谢的影响

1. 产热效应　甲状腺激素可加速体内细胞氧化反应的速度，提高绝大多数组织的耗氧量，增加产热。1mg 甲状腺激素可增加产热 1000kcal（1cal=4.18J）。在胚胎期大脑可因甲状腺激素的刺激而增加耗氧量，但出生后，大脑就失去了这种反应能力。

2. 对碳水化合物、脂肪、蛋白质代谢的影响

（1）碳水化合物代谢：T_4 可加速肠道内葡萄糖的磷酸化反应，促进糖的吸收与肝糖原分解，因此甲状腺功能亢进患者可出现血糖增高，甚至出现糖尿现象。小剂量 T_4 可促进糖原合成，大剂量则相反。

（2）脂肪代谢：T_4 可加速胆固醇的合成、分解及其在胆汁中的排泄。甲状腺功能亢进时血胆固醇分解和排泄加速，其血中浓度低于正常；相反，甲状腺功能减退时则高于正常。

（3）蛋白质代谢：生理剂量的甲状腺激素（T_4 或 T_3）对蛋白质合成代谢有促进作用。当甲状腺功能减退时，蛋白质合成率比正常人低，从尿中排出氮量增加。甲状腺功能亢进时蛋白质分解代谢增强，尿氮增加，肌肉蛋白质分解加强，肌酸转化为肌酐及磷酸肌酸发生障碍，使肌酐含量降低，肌肉无力，机体消瘦，但此时中枢神经系统兴奋性增高，频繁发出神经冲动，使肌肉受到频繁的刺激，表现为纤维震颤，因而消耗额外能量，是基础代谢率（basal metabolic rate，BMR）增加的重要原因之一。

3. 对水及电解质代谢的影响　对黏液性水肿患者给予较大剂量的 T_4，发现尿中有失钠、失钾现象，以失钠为主，而正常人也有失钾、失钠现象但以失钾为主。黏液性水肿患者有水钠潴留，水、钠与黏蛋白主要沉积在细胞外液中，而血液及脑组织均有失水现象。甲状腺功能亢进患者在低钙饮食时，尿中钙、磷排出量增加，由于饮食增多，大便增多，随粪便水分排出的钙也增多。

4. 对维生素代谢的影响　甲状腺功能减退患者血中胡萝卜素增多，使皮肤呈现黄色。甲状腺功能亢进患者因代谢旺盛而对维生素 B_2、烟酰胺、硫胺素、维生素 C 及维生素 B_{12} 的需要量增加。

5. 对肌肉代谢的影响　体内 T_4 过多时，肌肉中肌酸转化为肌酐及磷酸肌酸发生障碍，使肌酐含量降低，尿中肌酸增多，表现为不同程度的肌无力。

（九）对发育和生长的影响

甲状腺激素对生长和发育的影响与年龄有关。T_4（或T_3）对脑与长骨的生长发育具有促进作用，特别是在出生后头4个月内，影响最大，在此之前，影响不明显。由于各种原因导致先天性甲状腺发育不全的胎儿，不仅身体发育不良，大脑发育也不良，有时虽然出生时发育基本正常，但数周至3~4个月后即出现以智力迟钝、长骨生长停滞等现象为主要症状的呆小病。

第四节 甲状腺功能调控机制

甲状腺功能的调控受下丘脑-垂体-甲状腺轴、甲状腺自身调节、甲状腺功能的神经调节、甲状腺功能的免疫调节、年龄、其他激素等多方面的影响。

一、下丘脑-垂体-甲状腺轴的调节

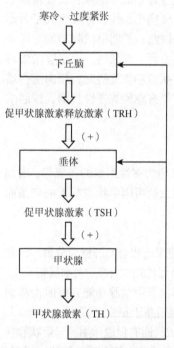

图 2-1 下丘脑-垂体-甲状腺轴

下丘脑-垂体-甲状腺轴（hypothalamus-pituitary-thyroid axis，HPT轴）是一个经典的内分泌反馈环路（图 2-1），下丘脑释放的 TRH 刺激垂体产生 TSH，TSH 刺激甲状腺滤泡增生，合成、分泌甲状腺激素（TH）；当机体血液中 TH 达到一定浓度时又通过负反馈机制抑制 TRH 及 TSH 的产生，从而形成了 TRH-TSH-TH 分泌的反馈自动控制环路。

（一）TRH 对垂体的调控

下丘脑通过释放 TRH 维持腺垂体 TSH 细胞的活动。TRH 是一种经过修饰的三肽激素，是 TSH 合成与分泌的主要正向调节剂。其由下丘脑室旁核（paraventricular hypothalamic nucleus，PVN）的细胞旁区域合成，沿着肽能神经元的轴突移动，穿过正中隆起，于接近下丘脑垂体门脉丛的地方释放。TRH 对 TSH 的分泌调控作用可归纳为"量"与"质"两方面。TRH 对 TSH"量"的调控作用体现在 TRH 对 TSH 分泌量的调控，TRH 作用于 TSH 细胞膜上的相应受体和 G 蛋白，激活磷脂酰肌醇信号转导系统，增加细胞内 Ca^{2+} 浓度，激活蛋白激酶 C，通过增强基因转录等作用，调控 TSH 的快速及持久释放，1 分子 TRH 可促使腺垂体释放约 1000 分子 TSH；而"质"的调节则多指 TRH 促进垂体 TSH 细胞合成在结构上和生物活性上完全正常的 TSH，其关键作用是使 TSH 的寡糖链具有完整的结构和活性；但有时垂体 TSH 细胞所分泌的 TSH 免疫活性正常但生物活性下降，此为"质"的调节障碍，其原因是修饰、糖化 TSH 链的寡糖合酶缺陷。只有当"质"和"量"两种调控作用均正常时，TRH-TSH-TH 的调节才可能正常。

TRH 是建立神经-内分泌联系并调节 HPT 轴功能的中介因子；下丘脑神经通路联系广泛，使得 TRH 神经元能够接收到神经系统其他部位传来的信息，受其影响，下丘脑脉冲生成神经元调控 TRH 分泌，使 TRH 分泌呈脉冲样释放；寒冷、过度紧张等刺激及一些激素、药物等亦能够对 TRH 的合成与分泌产生影响，进而影响到 TSH 的合成与分泌。

（二）TSH 对甲状腺的调控

TSH 在 HPT 轴的功能控制中起关键作用，也是 TH 作用中最有价值的生理标志物。TSH 是垂体 TSH 细胞合成的糖蛋白激素，是由 α 和 β 两个单位组成的异二聚体。TSH 的生物活性取决于 β 亚单位，但单独的 β 亚单位仅具有微弱活性，只有与 α 亚单位相结合时才能显示其全部生物活性。在 TRH 影响下，TSH 的分泌也呈脉冲式分泌，正常脉冲幅度均值为 $0.6\mu U/ml$，频率约为 1.8h 一个脉冲。正常人 TSH 分泌具有昼夜节律性，在睡眠后开始升高，午夜达到高峰，通常出现在午夜至凌晨 4 点之间，日间降低。TSH 半衰期较长（50min），同其他激素相比，TSH 波动幅度较小，因此，单次采血即可反映循环中 TSH 水平。目前 TSH 测定常用方法主要是高灵敏度免疫放射或免疫化学发光分析法，上述测定法均具有高度敏感性和特异性，因此，可用于诊断甲状腺功能亢进（表现为低 TSH）和甲状腺功能减退（表现为高 TSH）。TSH 通过与甲状腺细胞膜上特异性的促甲状腺激素受体（TSH receptor，TSHR）相结合，激活 G 蛋白-腺苷酸环化酶和磷脂酶 C 信号转导系统而发挥作用，是调控甲状腺滤泡细胞生长发育、TH 合成与分泌的重要因子，可全面促进甲状腺功能活动。TSH 的主要作用包括促进 TH 的合成与分泌、维持甲状腺滤泡细胞的生长发育。

1. 促进 TH 的合成与分泌 TSH 促进 TH 合成的机制包括：①促进钠碘同向转运体（NIS）基因的表达，加速碘的主动转运；②促进甲状腺球蛋白（Tg）基因表达，增加 Tg 合成；③增加甲状腺过氧化物酶（TPO）的表达和含量，促进 Tg 的碘化及 T_3 和 T_4 生成增加。

TSH 促进 TH 分泌的机制包括：①改变甲状腺细胞形态，使滤泡细胞伸出伪足，产生胞饮作用，吞饮胶质中的 Tg；②增加溶酶体内 Tg 水解酶活性，加速 Tg 分解反应，增加 T_3 和 T_4 的分泌。

2. 维持甲状腺滤泡细胞的生长发育 TSH 可刺激甲状腺细胞的生长，滤泡增生，使腺体增大；还能使甲状腺血管分布改变，供血量增加；此外，TSH 亦可保护滤泡细胞，使之不易发生凋亡。

（三）TH 的反馈调节

TH 的反馈调节包括 TH 对下丘脑 TRH 的反馈调节及对腺垂体 TSH 的反馈调节。

血清中 TH 水平是 TRH 分泌最主要的反馈调节因素。当血液中 TH 浓度升高（尤其是 T_3）时，可对下丘脑前促甲状腺激素释放激素原 mRNA 的合成产生抑制作用，进而抑制 TRH 合成。此外，TH 还具有阻止 TRH 刺激 TSH 从垂体 TSH 细胞释放的作用；相反，当血液中 TH 浓度长期降低时，其对腺垂体的负反馈抑制作用则会减弱。

TH 是 TSH 的主要调节剂，TH 对于 TSH 分泌负反馈作用的主要机制是调节垂体对 TRH 的敏感性，当血中 TH 浓度降低时，TRH 受体上调，垂体 TSH 细胞对 TRH 敏感性增加，加强了 TRH 对 TSH 的刺激作用；反之，TH 水平的升高则可使 TRH 受体下调，抑制 TRH 对 TSH 的刺激作用。此外，腺垂体 TSH 细胞内具有特异的高亲和力 TH 受体，TH 与细胞内特异性受体结合，可直接抑制 TSH 的 α 亚单位与 β 亚单位的基因转录，使得 TSH 的合成与分泌减少，由于 TSH 细胞内的 TH 受体对 T_3 的亲和力约为 T_4 的 20 倍，因此，T_3 对腺垂体 TSH 合成与分泌的反馈抑制作用较强。通常情况下，T_3、T_4 对垂体 TSH 细胞的反馈抑制和 TRH 对其的兴奋作用是相互拮抗、相互制约的，两者共同调节腺垂体 TSH 释放，其中以 T_4 与 T_3 对 TSH 的反馈调节作用占优势。在病理情况下，T_3、T_4 的反馈调节作用可占压倒性优势，致使 TRH 对 TSH 的兴奋作用无法体现。例如，格雷夫斯病（Graves disease）时，由于血清中 T_3、T_4 水平过高对腺垂体 TSH 细胞产生强烈的抑制作用，使得 TRH 不能兴奋 TSH 细胞（TSH 对 TRH 无反应），其主要是 T_3 反馈抑制的结果。

二、甲状腺自身调节

除外上述反馈调节外，甲状腺本身还有调节能力，即为甲状腺的自身调节。甲状腺的自身调节，是指甲状腺在不依赖垂体 TSH 的作用下，可自我调节对碘的摄取和 TH 合成的能力，以适应机体碘摄入量的变化，其意义在于随时缓冲 TH 合成和分泌量的波动。甲状腺摄取和浓集碘是 TH 合成的首要步骤。当机体碘摄入不足时，甲状腺可通过增强聚碘作用，即增强甲状腺碘捕获机制和碘的利用率，以达到促进 T_4 合成的目的，此阶段甲状腺最主要的自身调节是优先合成 T_3，以增加激素对代谢调控的有效性，故而即使 TSH 轻度缺乏，TH 合成也会增多。当碘摄入增加时，其有机化呈双向反应，即初期增加，而后由于碘化物有机结合的相对阻滞而降低，当血碘浓度高于 1mmol/L 时，甲状腺聚碘能力开始下降，当血碘浓度高于 10mmol/L 时，聚碘能力完全消失，这一现象被称为碘阻滞效应（Wolff-Chaikoff effeet）。这是甲状腺的一种自我保护效应，防止碘大量摄入时的毒性反应及过多的 TH 生成。这一效应的机制目前尚不清楚，一般认为是由于高浓度的碘抑制了甲状腺 TPO 的活性，使得碘的活化和碘化酪氨酸的缩合等环节的活动减弱所致。正常甲状腺对这些抑制作用有脱逸能力，碘阻滞效应对甲状腺功能的阻滞作用迅速，但其作用持续时间较短，仅能持续 10 天至 2 周。甲状腺在高碘条件下产生的碘阻滞效应和逃逸现象，构成了甲状腺功能亢进术前准备及甲状腺功能亢进危象时短期使用碘剂治疗的作用机制。

三、甲状腺功能的神经调节

甲状腺功能受交感神经及副交感神经纤维的双重支配，甲状腺内分布有交感神经和副交感神经纤维的末梢，且滤泡细胞膜上也含有 α 受体、β 受体和 M 受体，电刺激交感神经和副交感神经可分别促进和抑制 TH 的分泌。甲状腺功能的神经调节与 HPT 轴的调节作用相互协调。HPT 轴的主要作用是维持各级激素效应的稳态，交感神经-甲状腺轴调节作用的意义是在内、外环境发生急剧变化时能够确保应激情况下对高水平 TH 的需求；副交感神经-甲状腺轴可能在 TH 分泌过多时进行抗衡性调节；此外，支配甲状腺血管的自主神经也能够通过调节甲状腺血流量从而影响其活动。

四、甲状腺功能的免疫调节

甲状腺滤泡细胞膜上存在许多免疫活性物质和细胞因子的受体，因而诸多免疫活性物质可对甲状腺功能产生影响。多种甲状腺自身免疫性抗体的产生与一些自身免疫性甲状腺疾病（autoimmune thyroid disease，AITD）的发生密切相关，如 B 淋巴细胞所产生的 TSHR 抗体（TSH receptor antibody，TRAb），该抗体可与甲状腺滤泡细胞上的 TSHR 结合，阻断 TSH 的作用，进而表现出对甲状腺滤泡细胞的刺激或抑制作用，而这种免疫调节多发生于自身免疫功能紊乱状态下。

五、年龄与甲状腺

在青春期前，T_4 转化是最快的，此后逐渐下降至成人水平并保持稳定至 60 岁，之后又有轻度下降，且 T_4 的代谢清除可逐渐下降多达 50%。健康老年人 HPT 轴呈增龄性变化，具体表现为总三碘甲腺原氨酸（TT_3）、FT_3 水平下降，FT_4 水平轻度升高或保持不变，FT_3/FT_4 降低，TSH 水平升高。目前认为 HPT 轴的增龄性变化可能是机体减缓自身分解代谢的一种保护机制，老年人代谢减慢，T_4 转化为 T_3 减少，对 TSH 反馈抑制减弱，TSH 水平升高；也可能与 TSH 对 TH 反应的调定点升高或 TSH 生物活性随增龄下降有关。

六、其他激素对甲状腺功能的影响

1. 糖皮质激素 快速给予药理剂量的糖皮质激素，可以减少 TSH 的脉冲式释放；持续给药，正常机体可脱逸这一抑制效应，药理剂量的糖皮质激素可以降低正常人和甲状腺功能亢进或甲状腺功能减退患者左甲状腺素（L-T_4）替代维持治疗的 T_3 水平，同时伴随 rT_3 的升高，提示糖皮质激素可增加 D_3 活性。

原发性肾上腺功能不全可能伴有 T_4 降低，TSH 升高，提示应警惕同时存在原发性甲状腺功能减退的可能，如果按照肾上腺功能不全治疗后甲状腺功能完全恢复，则证明这类患者甲状腺功能的异常是由于肾上腺皮质功能不全所致，而不是原发性甲状腺疾病。此外，在自身免疫性肾上腺皮质功能减退患者原发性甲状腺功能减退的发生率也会上升，故需要注意鉴别。

2. 性激素 雌激素可使 TBG 半衰期延长，服用雌激素可使甲状腺功能正常的女性 TT_4 升高，而 FT_4 无变化。此外，雌激素还可使原发性甲状腺功能减退患者对 $L-T_4$ 的需求量增加。服用雄激素的女性，其 TBG 水平下降，T_4 的转化降低，也使原发性甲状腺功能减退患者对 $L-T_4$ 的需求降低。

3. 生长激素 对于正常人或服用 $L-T_4$ 的患者，生长激素可升高 FT_3 水平、降低 T_4 水平，提示生长激素可抑制 D_3 活性，或加强 T_4 向 T_3 转化。

第五节 碘在人体中的分布与代谢

（一）碘的来源

碘是人体必需的微量元素之一，是合成甲状腺激素的基本原料。碘在自然界广泛分布，并存在碘循环。人从食物、水与空气中每日摄取的碘总量为 $100\sim300\mu g$，不同年龄人群膳食碘摄入量的推荐值不同（表 2-1）。碘摄入量的 80% 以上来自食物，10%～20% 来自饮水，0～5% 来自空气。

表 2-1 膳食碘摄入量的推荐值

不同人群	碘摄入量
成年人	$150\mu g$
怀孕期间	$250\mu g$
儿童	$90\sim120\mu g$

（二）碘的吸收与代谢

消化道是人体吸收碘的主要途径，此外皮肤、呼吸道、黏膜也可吸收碘。食物中的碘化物在消化道转化为离子型后 $2\sim3h$ 经肠道上皮细胞几乎完全吸收入血。消化道吸收的碘进入门静脉，其中有机碘经肝脏改造为无机碘化物后，一部分进入血液循环，输送至甲状腺、心、肺、肾、肌肉、皮肤及其他组织，另一部分则由肝转入胆汁，进入消化道，有的经再吸收重新进入门静脉到肝，谓之"肝肠循环"。余下部分经肠道排出体外。膳食中的钙、镁及一些药物如磺胺类药物等，对碘吸收有一定影响。蛋白质、能量不足时，也妨碍胃肠道内碘的吸收。

体内碘的储存方式有两种，70%～80% 的碘储存在甲状腺内（甲状腺碘池），其余食物中的碘和循环中甲状腺激素经脱碘酶作用后脱下的碘，共同组成甲状腺外池中的无机碘，存在于甲状腺外（外周碘池，主要是细胞外液）。甲状腺内、外的碘储存量相对恒定，处于动态平衡状态。

血液中碘主要以下列两种形式存在：①无机碘化物，主要以碘的离子状态存在，占血清中总碘量的 5%～10%；②有机碘化物主要存在于 T_3、T_4 和 Tg 中，占血清中总碘量的 90%～95%。正常成人血清中碘的含量受饮食中碘的影响，但血清中与蛋白质结合的碘含量是相对恒定的，并在一定程度上间接反映 TH 的水平和甲状腺的功能状态。

碘的排泄途径主要为肾脏，其次为肠，一般有 80%～85% 的碘经肾排出，每日尿碘为 $50\sim100\mu g$；10% 的碘经粪便排出（主要是未被吸收的有机碘），仅为 $6\sim25\mu g/d$；也有少量随汗液（占 5%）或通过呼吸排出。

（段玉红 刘 阳）

第三章

甲状腺病的病史采集与体格检查

第一节 病史采集

　　详细的病史采集对甲状腺病的诊断具有十分重要的意义。在病史采集过程中,应特别关注甲状腺病患者的伴随症状、居住史、家族史和全身系统回顾。

　　1. 伴随症状　甲状腺病应询问有无相关伴随症状。如甲状腺结节伴有急性囊内出血时,患者往往会出现颈部肿物突然增大,伴有胀痛;亚急性甲状腺炎患者,往往出现颈部不适或疼痛,常牵涉至耳后、颈后;甲状腺毒症患者会伴有消瘦易饿、心悸等不适。

　　2. 居住史　有些甲状腺病有地区性,因此要询问患者的出生地、常年居住地。特别是生长在高寒山区,常因水及食物中缺碘,发生甲状腺肿较多;生活在沿海地区,可能会因为摄入碘过多,发生高碘性甲状腺肿。

　　3. 家族史　有些甲状腺病与遗传有关。因此,对甲状腺病患者应了解其家族成员是否患有甲状腺病。如 Graves 病是一种自身免疫性疾病,但有明显的家族聚集性,Graves 病患者的子女发病率明显高于普通人群,研究发现人类白细胞抗原(human leukocyte antigen,HLA)检测显示某些基因型与 Graves 病有显著相关性。慢性淋巴细胞性甲状腺炎亦有家族聚集性,该病被认为是一种多基因遗传病,与 $HLA-DR_3$、$HLA-DR_5$、$HLA-BW_{35}$ 有显著相关性。此外,碘化物摄取和代谢、甲状腺球蛋白合成和功能障碍等导致的甲状腺病,也有一定家族聚集性。

　　4. 全身系统回顾　甲状腺病属于内分泌系统疾病,内分泌紊乱会影响到全身系统器官,因此对甲状腺病患者必须进行系统回顾,在病史采集时,每个系统一般提问 2~4 个常见问题,如出现阳性症状再详细询问该系统的其他症状,根据实际情况灵活调整问诊内容。

　　(1)呼吸系统:甲状腺肿大会压迫气管,出现声音嘶哑、胸闷憋气等呼吸道症状,当出现呼吸困难时须立刻手术以解除局部压迫。甲状腺癌侵犯气管时会破坏解剖结构,从而造成咯血。

　　(2)循环系统:心脏是甲状腺激素的靶器官,甲状腺激素不仅会显著而持续地加快心率,增加心肌耗氧量,而且会导致氧化磷酸化脱偶联,加重心脏能量消耗。甲状腺功能亢进者会出现心率增快(90~120 次/分)、心律失常、心房颤动及心脏扩大,严重者引起甲状腺毒性心脏病,甚至病程较长的老年患者可以出现心包积液和心力衰竭。甲状腺功能减退患者的症状与甲状腺功能亢进相反,主要表现为心率减慢(40~50 次/分),血压正常或偏低。

　　(3)消化系统:大部分甲状腺功能亢进患者会出现消瘦、食欲亢进、恶心、呕吐及腹泻等症状,可能与甲状腺激素使尿钙、尿磷排出增多有关,而且甲状腺激素会刺激肠道蠕动,导致大便次数增多;部分甲状腺功能亢进患者检测出体内存在抑制胃壁细胞的抗体,导致胃酸分泌减少,影响食欲;少数甲状腺功能亢进患者伴有肝损害,可能与脂肪代谢紊乱及免疫功能失调有关。甲状腺功能减退患者因肠道运动功能障碍而导致便秘;甲状腺肿大或甲状腺癌压迫食管时会有吞咽困难的表现。

　　(4)泌尿系统:甲状腺病会造成肾损伤,主要表现为蛋白尿。其原因:一方面是因为甲状腺激素异常会引起血流动力学改变及水电解质紊乱,进而导致肾脏排泄功能受损;另一方面,自身免疫性甲状腺炎也会造成继发性肾脏免疫损伤。

（5）血液系统：甲状腺功能异常会影响凝血功能，甲状腺功能亢进患者多处于高凝状态，有形成血栓的倾向，而甲状腺功能减退患者凝血功能较弱，有出血风险。

（6）内分泌系统及代谢系统：甲状腺功能亢进患者体内甲状腺激素分泌过多不仅会加快新陈代谢，出现怕热、多汗、食欲亢进等症状，而且还会影响性腺功能及性激素水平，女性表现为月经减少、卵巢损伤、不孕、流产或闭经，男性出现性欲减退、乳腺增生、阳痿和不育等症状。甲状腺功能减退患者代谢率减低，主要有少汗、乏力、女性月经过多及不孕等表现，还会因黏多糖皮下堆积出现皮肤水肿。

（7）神经精神系统：甲状腺功能亢进患者精神兴奋性增高，可见急躁易怒、心烦意乱、注意力不集中、自制力差等，严重者会出现狂躁、谵妄等症状。甲状腺功能减退患者神经兴奋性减弱，表现为表情淡漠、反应迟钝、嗜睡、注意力下降及记忆力减退等症状。

（8）肌肉骨骼系统：甲状腺功能亢进患者可出现肢体震颤症状，甚至引发甲状腺功能亢进性肌病，出现近端肌肉萎缩、无力；另外，还会因钙磷代谢紊乱导致继发性骨质疏松。

第二节　体格检查

甲状腺的体格检查是诊断甲状腺病的重要手段，主要包括视诊、触诊及听诊。

（一）视诊

1. 操作方法　甲状腺在正常情况下外观无突出，两边对称，在甲状腺炎、单纯性甲状腺肿等甲状腺病可见明显肿大，女性在青春发育期或月经期可略增大。

检查甲状腺时，要在光线充足的房间，嘱被检查者坐下并朝向明亮处，仰颈抬头，充分暴露出颈部，检查者身体面对患者、背向光源进行观察。检查者应当从患者的前方和两侧分别观察颈部皮肤有无肿大、结节、手术瘢痕、颈静脉怒张等，如有肿大或结节注意其大小、位置及对称性。然后嘱被检查者做吞咽动作，观察甲状腺的上下移动情况。

2. 注意事项　被检查者的甲状腺辨认不清时，可以嘱被检查者将头向后仰的幅度更大一些，然后再次进行观察；在被检查者做吞咽动作前可以提前准备好一杯水，喝水时吞咽动作更大，更有利于观察甲状腺的移动情况；Graves病的体征之一为突眼，在做甲状腺体格检查的同时要注意被检查者眼球是否突出。

（二）触诊

甲状腺触诊能更加清晰地感知腺体生理病理状态，包括甲状腺峡部和甲状腺侧叶的大小、形态、活动度、柔韧性及软硬程度。

1. 操作方法　临床常用的是双手触诊法，分为前面触诊与后面触诊，具体如下。

（1）前面触诊

1）甲状腺峡部：检查者站于被检查者前面，用拇指从胸骨上切迹开始沿气管向上触摸，感觉到气管前有一块软组织，仔细触摸后嘱被检查者做吞咽动作，感受此软组织在手指下的滑动，判断其有无异常。

2）甲状腺侧叶：检查者用左手的拇指施压于被检查者甲状软骨下的气管右侧，将气管推向对侧，右手的示、中指从对侧胸锁乳突肌后缘向前推挤甲状腺侧叶，检查者拇指触摸对侧胸锁乳突肌前方的甲状腺侧叶，嘱被检查者做吞咽动作并仔细检查，然后用同样的方法检查另一侧甲状腺。

（2）后面触诊

1）甲状腺峡部：检查者站于被检查者身后，将双手拇指放于颈后，其余手指并齐触摸颈前区，先明确甲状软骨的位置，然后用一手示指沿着气管向下触摸，发觉有一团软组织就是甲状腺峡部，随被检查者做吞咽动作重复触诊。

2）甲状腺侧叶：检查者用右手示、中指施压于被检查者气管右侧，将气管推向对侧，左手拇指从对侧胸锁乳突肌后缘向前推挤甲状腺，左手示、中指触诊对侧胸锁乳突肌前方的甲状腺侧叶，配合吞咽动作重复检查，然后用同样的方法检查另一侧甲状腺。

临床把甲状腺肿大分为三度。

Ⅰ度：视诊不能看出甲状腺肿大但触诊可以触摸到肿大。

Ⅱ度：视诊和触诊均能检查到甲状腺肿大，且范围不超过胸锁乳突肌外缘。

Ⅲ度：甲状腺肿大范围超过胸锁乳突肌的外缘。

2. 注意事项　触诊时禁止过度用力按压颈部，避免因压迫颈动脉及气管引起头晕、咳嗽、憋气等不适；触诊时发现有肿块，先询问被检查者有无触痛，若疼痛明显则触诊手法须柔和；触诊时要手脑并用，思考与分析触摸得到的反馈信息，并快速做出判断。

（三）听诊

1. 操作方法　甲状腺听诊是检查者使用钟型听诊器或听诊器胸件轻贴于被检查者的甲状腺侧叶表面听诊。甲状腺结构和功能正常者一般无血管杂音，甲状腺出现某些疾病时可听到血管杂音，如甲状腺功能亢进患者可听到连续性静脉"嗡鸣"音，严重者还可听到动脉隆隆样杂音。

2. 注意事项　颈部血管较多，因此听诊甲状腺时要仔细分辨血管杂音的来源；颈静脉血回流入锁骨下静脉时在静脉角形成血液湍流，可听到生理性血管杂音。

（姜琪娜）

第四章

甲状腺的实验室检查

第一节　甲状腺功能

甲状腺激素是由甲状腺滤泡上皮细胞合成的酪氨酸碘化物，主要有三种：3, 5, 3′, 5′-四碘甲腺原氨酸，又名甲状腺素（T_4）、3, 5, 3′-三碘甲腺原氨酸（T_3），还有少量 3, 3′, 5′-三碘甲腺原氨酸（rT_3）。

血液循环中的甲状腺激素几乎全部与血清蛋白结合，主要的结合蛋白包括 TBG、甲状腺素结合前白蛋白（thyroxine-binding prealbumin，TBPA）、白蛋白（serum albumin，ALB）和脂蛋白。T_4 全部由甲状腺分泌，而 T_3 仅 20%左右直接来自甲状腺，其余的 80%是由 T_4 在外周组织中经脱碘代谢转化而来。血液中甲状腺激素的主要形式是 T_4，其半衰期比 T_3 长。在人体血液中，T_4 浓度是 T_3 的 30～50 倍。T_4 和 T_3 均有生理活性，区别在于作用时间和强度，T_4 活性低，起效较慢，持续时间长，T_3 活性高，起效快，持续时间短。甲状腺激素的生理作用几乎全是 T_3 核受体介导的，在细胞水平发挥生理作用的主要是 T_3，绝大多数 T_4 需要转化为 T_3 后才能发挥生理效应。

一、血清总甲状腺素

正常情况下，血液循环中约有 99.97%的 T_4 与特异的血浆蛋白结合，其中与 TBG 结合的 T_4 占 60%～75%，与 TBPA 结合的 T_4 占 15%～30%，与 ALB 结合的 T_4 约占 10%，游离型 T_4 仅占 0.03%。与蛋白结合的结合型 T_4 与游离型 T_4 共同称为总甲状腺素（TT_4）。T_4 半衰期约为 6.5 天。TBG 是由肝脏生成的单链糖蛋白，半衰期为 5～6 天，与 T_4 亲和力最强，TBG 的浓度变化和结合力的改变对血液中 T_4 的水平影响很大。TBG 又受妊娠、雌激素、病毒性肝炎等因素影响而升高，受雄激素、低蛋白血症、泼尼松等影响而下降，在临床上需注意。

（一）检测方法

血清 TT_4 检测方法有放射免疫法、酶标免疫法、竞争性蛋白结合法、免疫化学发光法、时间分辨免疫荧光法等。在过去 40 多年中，检测方法已经从蛋白结合碘和竞争性蛋白结合试验发展到非同位素免疫测定和液相色谱/串联质谱法（LC-MS/MS）。目前，大多数实验室通过在自动化平台上使用酶、荧光或化学发光分子作为信号的免疫测定来测量 TT_4 浓度。

（二）参考值范围

正常成人血清 TT_4 水平为 64～154nmol/L 或 5～12μg/dl。注意采集标本后应立即离心分离血清，−4℃可保存 48h，若超过 48h 需置−20℃保存。血清 TT_4 的正常值通常与测定方法有关，亦和采用的阻断剂、分离方法及实验室条件有关，国内各大医院不尽相同。此外，血清 TT_4 值依据年龄的不同而有相应的变化。

（三）临床意义

1. 血清 TT_4 升高 ①甲状腺功能亢进患者 TT_4 明显升高，但甲状腺功能亢进的早期及轻型甲状腺功能亢进时 TT_4 变化不如 TT_3 明显；②T_4 型甲状腺功能亢进患者 TT_4 升高，TT_3 正常；③亚急性甲状腺炎及桥本甲状腺炎的甲状腺毒症期，由于甲状腺滤泡被破坏，甲状腺激素释出增多，前期 TT_4 多增高；④高 TBG 血症，如受妊娠、雌激素、病毒性肝炎等因素影响，引起 TBG 升高，导致 TT_4 浓度升高；⑤甲状腺激素抵抗综合征（THRS），由于甲状腺激素受体缺陷或甲状腺激素转运、代谢异常，致使外周组织对 T_4 不敏感，T_4 代偿性分泌增多，表现为甲状腺功能代偿性正常或甲状腺功能减退，而血液中 TT_4 水平增高，多属常染色体显性或隐性遗传；⑥药物影响，如含碘药物胺碘酮、造影剂、β 受体阻滞剂、雌激素、奋乃静、苯丙胺、海洛因等均可使 TT_4 水平增高。

2. 血清 TT_4 降低 ①甲状腺功能减退患者，因甲状腺分泌甲状腺激素减少，血液中 TT_4、TT_3 均降低，TT_4 下降较 TT_3 更明显；②地方性甲状腺肿患者，除少数地区是由食物高碘和致甲状腺肿物质引起外，多因碘摄取不足导致甲状腺激素合成受限，导致 TT_4 降低，TT_3 正常；③亚急性甲状腺炎及桥本甲状腺炎后期，因甲状腺滤泡被破坏过多，甲状腺激素合成与释放减少，TT_4 水平可降低；④皮质醇增多症患者，因糖皮质激素增高，可使血中 TSH 和 TBG 水平下降，出现血清 TT_4 下降；⑤低 TBG 血症，如肾病综合征、大手术应激、严重肝功能衰竭、活动性肢端肥大症、生长激素等因素影响，TBG 水平降低导致 TT_4 水平降低；⑥药物因素：二硝基苯酚、肝素、硫氰酸盐等可竞争结合 TBG，使血清 TT_4 降低；⑦甲状腺功能亢进患者治疗中应用抗甲状腺药物（ATD）后，抑制了甲状腺激素的合成，但不抑制外周组织中 T_4 向 T_3 转化，可出现 TT_4 降低，TT_3 正常或增高的情况。

二、血清总三碘甲腺原氨酸

约 20% 的 3，5，3′-三碘甲腺原氨酸是由甲状腺直接合成的，余下的 80% 由 T_4 产生。大约 85% 的 T_3 是 T_4 在肝脏、甲状腺、肾脏和垂体前叶中通过脱碘酶脱碘而形成，T_3 的生物活性更强。人体血浆中 T_3 的浓度约为 T_4 的 1/40，半衰期约为 2.5 天。血液循环中约 99.7% 的 T_3 与血浆蛋白特别是 TBG 结合，比 T_4 的蛋白结合弱 10 倍。总三碘甲腺原氨酸（TT_3）包括与蛋白结合的 T_3、FT_3 及 rT_3。与蛋白结合的甲状腺激素不进入细胞，可作为甲状腺激素的储存库被认为具有生物学惰性，相比之下，微小的 FT_3 更容易通过特定的膜转运机制进入细胞以发挥其生物学作用。

（一）检测方法

血清 TT_3 检测方法与 TT_4 检测相同，多采用酶、荧光或化学发光分子等作为信号标记的可在自动化平台分析使用的免疫分析技术。

（二）参考值范围

正常成人血清 TT_3 水平为 1.2～2.9nmol/L 或 80～190ng/dl。具体值与试剂及测定方法有关，不同检测方法结果差异明显，建议对比检测时用同一种方法以提高临床参考价值。

（三）临床意义

1. 血清 TT_3 升高 ①甲状腺功能亢进患者 TT_3 增高，较 TT_4 更为明显，在早期诊断甲状腺功能亢进及轻型甲状腺功能亢进时 TT_3 较 TT_4 更为灵敏；②T_3 型甲状腺功能亢进患者，有甲状腺功能亢进的症状和体征，TT_4 正常或轻度增高，TT_3 增高明显，可高于常人 4 倍；③亚急性甲状腺炎及桥本甲状腺炎的甲状腺毒症期，甲状腺滤泡被破坏，TT_3 可能出现一过性增高；④高 TBG 血症，妊娠、雌激素、病毒性肝炎等因素引起 TBG 升高，也可引起 TT_3 升高；⑤甲状腺功能亢进患者进行药物治疗时，可通过血清 TT_3 评价其疗效，一般治疗后血清 TT_4 先于 TT_3 恢复正常，故治疗后如果 TT_4 正常，TT$_3$ 仍然较高，则仍需继续使用药物治疗；⑥甲状腺功能亢进患者进行复发判定时，若治疗完成后，血清 TT$_3$ 再次出现增高，而 TT$_4$ 正常，则复发的可能性大。

2. 血清 TT$_3$ 降低　①甲状腺功能减退患者，因甲状腺分泌甲状腺激素减少，血清 TT$_3$ 降低，但不及 TT$_4$ 下降明显；②低 T$_3$ 综合征患者的血清 TT$_3$ 降低。

三、血清反三碘甲腺原氨酸

反三碘甲腺原氨酸（rT$_3$）又称 3,3′,5′-三碘甲腺原氨酸，它是甲状腺激素的无活性代谢形式，血液中 rT$_3$ 约占甲状腺激素的 0.9%。血清中的 rT$_3$ 约 97% 是由 T$_4$ 通过 3 型 5′-脱碘酶的作用脱去酪氨酸环上的一个碘生成，甲状腺直接分泌的 rT$_3$ 仅占约 3%。约 98% 的 rT$_3$ 以与血清蛋白结合的形式存在，主要与 TBG 结合，TBG 的多少明显影响 rT$_3$ 的检测结果。rT$_3$ 在体内降解速度较快，半衰期仅为 30～60min。它在血液中含量甚微，生物活性很低，但在不同的生理及病理状况下，血清 rT$_3$ 含量有显著区别，因此，测定血清中 rT$_3$ 水平在临床上仍有一定意义。

（一）检测方法

血清 rT$_3$ 检测方法与 TT$_3$ 检测相同，可采用放射免疫分析法等，目前多采用荧光或化学发光免疫分析技术检测。

（二）参考值范围

正常成人血清 rT$_3$ 水平为 0.2～0.95nmol/L 或 13～62ng/dl。具体值与试剂及测定方法有关，不同检测方法结果差异明显，建议对比检测时用同一种方法以提高临床参考价值。

（三）临床意义

1. 血清 rT$_3$ 升高　①生理状态下，妊娠时脐血及羊水 rT$_3$ 含量较高，50 岁以上老年人 rT$_3$ 值上升；②甲状腺功能亢进患者的血清 rT$_3$ 水平增高，rT$_3$ 灵敏度较 T$_3$、T$_4$ 高；③非甲状腺病如慢性肝炎、肝硬化、肾功能不全、糖尿病等疾病出现低 T$_3$ 综合征时，血清 rT$_3$ 水平明显升高，TT$_3$ 降低，TT$_4$ 及 TSH 正常，病情好转时可恢复至正常；④T$_3$/rT$_3$ 对判断肝硬化患者预后有一定参考价值，如 T$_3$/rT$_3$ ＜3，预示肝功能极差，死亡率较高（正常比值为 5～8）；⑤甲状腺功能减退患者予以甲状腺激素替代治疗时，若 rT$_3$、T$_3$ 正常，反映用量适当，若 rT$_3$、T$_3$ 明显升高，T$_4$ 正常或偏高，则提示用量过大；⑥药物影响：胺碘酮抑制甲状腺摄碘，T$_4$ 向 rT$_3$ 转化增加，rT$_3$ 水平增高；丙硫氧嘧啶、地塞米松抑制脱碘酶对 T$_4$ 向 T$_3$ 的转化作用，引起 rT$_3$ 水平增高，TT$_3$ 降低。

2. 血清 rT$_3$ 降低　①生理状态下，随着年龄增长 rT$_3$ 水平呈下降趋势；②甲状腺功能减退时 rT$_3$ 浓度降低，T$_3$ 和 rT$_3$ 同时减低；③治疗甲状腺功能亢进进行疗效观察时，rT$_3$ 结合 T$_3$、T$_4$ 测定可判定疗效，若 T$_4$、rT$_3$ 均低于正常，表明用药过量。

四、血清游离甲状腺激素

血清游离甲状腺激素包括游离甲状腺素（FT$_4$）和游离三碘甲腺原氨酸（FT$_3$），分别占 TT$_4$ 的 0.03% 和 TT$_3$ 的 0.3%。两种微量的以游离形式存在的甲状腺激素能够穿过细胞膜在细胞水平上发挥重要生物活性，而与蛋白质结合的甲状腺激素被认为在生物学上无活性。血液中的游离激素与结合激素处于可逆平衡状态。游离的甲状腺激素在血清中虽然含量极少，但在甲状腺功能正常的人中，游离激素的绝对浓度保持基本恒定，不受 TBG 变化的影响，故检测游离甲状腺激素比总甲状腺激素能更为准确地反映甲状腺的功能状态，是甲状腺功能评估中最重要的参数。

（一）检测方法

检测方法包括直接检测法、间接估计检测法、抗体标记法、反向滴定法、游离甲状腺激素指数法等。目前临床应用的任何一种检测方法都未能完全准确地反映真正的游离甲状腺激素水平，需与TT_4、TT_3的检测结合评判甲状腺的功能状态。

（二）参考值范围

正常成人血清FT_4浓度为9～25pmol/L，或0.7～1.9ng/dl；血清FT_3浓度为2.1～5.4pmol/L，或0.14～0.35ng/dl。不同的检测方法及实验室测定标准的结果差异较大。一般男性FT_3平均水平高于女性，女性妊娠期间由于甲状腺素结合球蛋白增加，白蛋白减少，可能使用免疫学分析法测出的FT_4值低于非妊娠期正常参考值范围。肝素可升高FT_4/FT_3。

（三）临床意义

1. 血清FT_3、FT_4升高 ①甲状腺功能亢进患者的FT_3、FT_4均升高，较TT_3、TT_4更为敏感；②亚临床甲状腺功能亢进患者，TT_3、TT_4可能在正常范围，但FT_3、FT_4已升高，TSH降低；③甲状腺激素不敏感综合征患者，因靶器官对甲状腺激素不敏感或无反应，患者血清FT_3或FT_4升高，TSH可正常；④T_3型甲状腺功能亢进患者，可见FT_3升高而FT_4正常；T_4型甲状腺功能亢进患者则有FT_4升高，FT_3正常；⑤低T_3综合征患者，由于T_4向T_3转化受影响导致FT_4升高，FT_3降低；⑥一些非甲状腺病如急性发热性疾病、危重症患者等由于血清蛋白与甲状腺激素结合减少或结合力降低，导致结合型激素减少而FT_4增高；⑦药物影响如胺碘酮、肝素等可使FT_4升高。

2. 血清FT_3、FT_4降低 ①甲状腺功能减退患者常见有FT_4、FT_3降低，以FT_4更为明显，尤其是较轻或初期的甲状腺功能减退，FT_4比TT_4更敏感；②血清TBG异常、家族性异常白蛋白血症等均可影响FT_4水平，一些非甲状腺病如肾脏病变，可引起FT_4、FT_3降低，FT_3变化更为明显；③药物影响，如苯妥英钠、利福平等可使FT_4降低；④甲状腺功能亢进患者进行药物治疗时，FT_4先于TT_4下降，FT_4比FT_3下降更明显，若FT_3、FT_4均低于正常，则为药物过量引起的甲状腺功能减退。

第二节 碘 代 谢

碘是人体必需的微量元素，是合成甲状腺激素必不可少的重要原料，在维持机体健康的过程中发挥重要作用。健康成人体内的碘总量有20～50mg（0.3～0.8mg/kg），其中绝大部分存在于甲状腺中，甲状腺外各组织含碘甚微，其中血液含碘30～60μg/L。碘在人体内每天都在进行代谢，若停止碘摄入，体内储备的碘能够维持2～3个月的生理需要。

碘代谢在体内始终保持动态平衡，基于碘代谢的特点，可以通过检测血清碘（SI）和尿碘（UI）来反映机体的碘营养状态。由于碘在血中半衰期很短，血液样本中碘浓度较低，对检测方法的灵敏度要求很高。

（一）检测方法

1. 试验注意事项

（1）受试者最好在检测前1周（至少3天）进行正常饮食，不要饮酒或含酒精饮料，检查前应尽量停止服用各种药物。

（2）进行SI检测时，采用酒精而非碘酒清洁皮肤。

（3）为防止防腐剂的干扰，检测UI时不应添加防腐剂，且24h尿液样本收集过程中最好放置于2～8℃冰箱中冷藏保存，减少微生物生长，维持尿液pH恒定，如无条件也可放置于阴凉通风处，温度不宜超过 25℃，且样本留取过程中应避免混有血、脓或阴道分泌物等。

2. 试验方法　检测碘浓度的方法有直接滴定法、砷铈催化分光光度法、离子色谱脉冲安培法、基于全自动生化分析仪的比色法等，它们各有优缺点。目前，国内外公认的准确测定 SI、UI 的方法是电感耦合等离子质谱法（inductively coupled plasma mass spectrometry, ICP-MS）。ICP-MS 以 ICP 作为离子化源，样品在 ICP 高温下电离产生大量离子，通过接口引入到质谱仪中，应用离子按不同质荷比（m/z）分离的质谱分离检测技术，进行元素的定性与定量测定。优点：高灵敏度、高精密度、宽线性、样品需要量少，可同时进行多种同位素分析。

（二）参考值范围

UI 的表达方式有三种：①24h UI 排泄量：24h UI 排泄量（μg/24h）=24h UI 浓度×24h 尿量；②UI 浓度与尿肌酐浓度比值：晨 UI 与晨尿肌酐比值（μg/g）；③即时 UI 浓度。

以上三种表达方式各有利弊，实际工作中应根据具体情况使用。国际上通常使用平均 UI 浓度来评估人群体内碘的营养水平，并对碘的营养状况进行分析（表4-1）。

表4-1　电感耦合等离子质谱法测定碘代谢指标的国际参考范围

机构	血清碘（μg/L）	尿碘（μg/L）	24h 尿碘（μg/L）	尿碘/肌酐（μg/g）
世界卫生组织	45～90	100～199	–	
奎斯特诊断公司	52～109	93～1125	70～500	
梅奥医学中心	40～92	26～705	93～1125（≥16 岁）	70～530（16～40 岁）
				70～860（41～70 岁）
				70～1150（>70 岁）

（三）临床意义

长期缺碘或碘过多均可导致甲状腺结节、甲状腺功能减退或甲状腺功能亢进，这主要是由于甲状腺功能的自身调节和碘的毒性作用所致。

1. 长期缺碘　可导致缺碘性甲状腺肿和甲状腺结节，由于缺碘和甲状腺激素分泌减少，TSH 分泌增加，甲状腺呈代偿性增生。另外，结节形成可能还与甲状腺生长免疫球蛋白（TgI）、细胞生长因子、免疫因子等不依赖 TSH 而具有局部促细胞增生作用有关。

2. 碘过多　很多机制参与机体正常甲状腺激素水平的调控。其中最关键的是钠碘同向转运体（NIS）。过多的碘使 NIS 关闭从而节流碘向甲状腺细胞内转移（激素合成的关键限速步骤）。而在 NIS 发挥作用前，细胞内碘的超负荷还能使碘的有机化过程被阻断（碘阻滞效应）。碘过多可诱发甲状腺功能异常、甲状腺结节甚至甲状腺癌。

第三节　甲状腺球蛋白及自身抗体

一、甲状腺球蛋白

甲状腺球蛋白（Tg）是甲状腺滤泡上皮细胞分泌的一种大分子（660kDa）的碘化糖蛋白，是甲状腺激素合成的前体蛋白和储存的载体，它也能够调整钠碘同向转运体和甲状腺过氧化物酶等蛋白的基因表达和甲状腺转录因子-1（TTF-1）、甲状腺转录因子-2（TTF-2）和配对核转录因子-8（PAX-8）等转录因子的表达。含蛋白酶的溶酶体将 T_4、T_3 和 Tg 断开使 T_4、T_3 释放入血，同时少量的 Tg 也释放入血。刺激 Tg 分泌的因素主要包括促甲状腺激素（TSH）、胰岛素样生长因子-1（IGF-1）等；

抑制 Tg 分泌的因子包括 γ-干扰素、肿瘤坏死因子-α 和维 A 酸等。血液循环中的 Tg 半衰期约为 65h，可被肝脏的巨噬细胞清除。

（一）检测方法

放射免疫分析法（radioimmunoassay，RIA）是最早的常规检测血清 Tg 的方法，在此之后逐渐被免疫放射分析法（immunoradiometric assay，IRMA）、酶联免疫吸附法（enzyme-linked immunosorbent assay，ELISA）及化学发光免疫分析法（chemiluminescence immunoassay，CLIA）替代，后者灵敏度更高。液相色谱/质谱分析法是一种新兴的 Tg 检测方式，利用胰蛋白酶降解 Tg，根据蛋白降解后的多肽定量 Tg。该方法特异度较高，但灵敏度低、样本需求量较大，仍不能作为常规检测方法。目前化学发光免疫分析法在临床应用较广。

血清甲状腺球蛋白抗体（thyroglobulin antibody，TGAb）会干扰血清 Tg 检测。采用不同的检测方法所得结果可能有较大差异，建议采用同样的检测方法测定。

（二）参考值范围

成人 Tg 正常参考范围是 3～40μg/L，女性 Tg 略高于男性，新生儿 Tg 平均水平比正常成人高约 4 倍、妊娠晚期妇女比正常成人高约 2 倍。血清 Tg 没有昼夜节律和季节变化。

（三）临床意义

1. 血清 Tg 水平升高

（1）诊疗过程中的甲状腺损伤包括经皮穿刺活检、手术及 ^{131}I 治疗等都可能使血清 Tg 水平短时间内迅速升高。

（2）分化型甲状腺癌（differentiated thyroid cancer，DTC）等恶性肿瘤复发监测。甲状腺癌患者行甲状腺全切或次全切术后血清 Tg 浓度降至极低或无，若术后仍可检测出 Tg 则提示 DTC 残留或复发，若 Tg 明显升高常提示该疾病复发。

（3）甲状腺良性疾病：如甲状腺炎、桥本甲状腺炎、无痛性甲状腺炎、产后甲状腺炎、亚急性甲状腺炎、甲状腺功能亢进、甲状腺肿等多种良性的甲状腺病，由于甲状腺滤泡壁受到破坏，可造成 Tg 释放，出现血清 Tg 水平升高。

（4）补碘的患者，也可能出现 Tg 升高，因碘的合成是甲状腺激素在 Tg 基础上进行的。

（5）缺碘或碘过量亦可出现 Tg 水平明显升高，Tg 可作为反映人群碘营养状况的灵敏指标，但不能反映个体碘营养状况。

2. 血清 Tg 水平下降

（1）肝炎、肝硬化等疾病导致蛋白合成功能障碍，可能会引起 Tg 降低。

（2）甲状腺发育不全、甲状腺先天缺损等会出现 Tg 低于正常值。

（3）诊断口服外源性甲状腺激素所致的甲状腺毒症，其特征为血清 Tg 不增高。

二、甲状腺自身抗体

甲状腺自身免疫相关的自身抗体主要有甲状腺球蛋白抗体、甲状腺过氧化物酶自身抗体（thyroid peroxidase autoantibody，TPOAb）和促甲状腺激素受体抗体（TRAb）。检测血清中甲状腺自身抗体情况，对于疾病的诊断、治疗和预后评估均有重要的临床意义。

（一）甲状腺球蛋白抗体

甲状腺球蛋白抗体（TGAb）是甲状腺球蛋白（Tg）进入血液后产生的抗体，为非补体结合性抗体。TGAb 是自身抗体中最典型的器官特异性抗体，以 IgG 类为主，少部分为 IgA 和 IgM，IgA 类占 20%，IgM 类占 5%。TGAb 的靶抗原是 Tg，TGAb 与 Tg 结合后，可通过 Fc 受体与结合的抗体相互作用激活 NK 细胞，而攻击靶细胞，导致甲状腺细胞破坏，TGAb 还影响 Tg 抗原的摄取、加工，催化 Tg 水解，因而可以影响非显著性 T 细胞抗原决定簇的自身免疫反应，从而导致 AITD 发生恶化。TGAb 在 70% 的桥本甲状腺炎、60% 的原发性甲状腺功能减退、50% 的 Graves 病、部分甲状腺癌患者和 3% 的正常人均可测到。

1. 检测方法　主要有 RIA 法、ELISA 法、CLIA 法等。目前临床实验室测定 TGAb 主要采用 RIA 法和 CLIA 法。其中 RIA 为半定量法，检测范围为百分比，较为局限，并且采用的抗原为甲状腺球蛋白粗提取物，具有放射性污染和货架期短等缺点。CLIA 法采用纯化的人源性甲状腺球蛋白作为抗原，采用化学发光检测系统，能定量检测抗体水平，检测周期短，自动化程度高。但临床上也有人认为 CLIA 法阳性率高，不及 RIA 法符合临床诊断。

2. 参考值范围　阴性，或正常参考值为 0～85IU/ml。检测方式及试剂盒不同，各实验室参考值范围有较大差别。

3. 临床意义

（1）用于 AITD 的诊断。其意义基本与 TPOAb 相同，抗体滴度变化也具有一致性。TGAb 用于桥本甲状腺炎的鉴别诊断，且需同时检测 TPOAb，两者同时测定的互补阳性率高达 98%～100%。单 TGAb 阳性并不能直接用于确诊桥本甲状腺炎。Graves 病患者 TGAb 多阳性，经治疗后滴度下降提示治疗有效，如果滴度持续较高，易发展成黏液性水肿。

（2）甲状腺功能亢进患者若 TGAb 滴度高，提示 ATD 治疗效果不佳，且停药后易复发。若进行 ^{131}I 或手术治疗，如血清 TGAb 高浓度，则其治疗后发生永久性甲状腺功能减退的可能性增大。

（3）在其他自身免疫性疾病中，如干燥综合征、重症肌无力、麸质敏感性肠病、1 型糖尿病等非甲状腺自身免疫性疾病患者也可出现 TGAb 升高。TGAb 的滴度通常与甲状腺功能异常程度无相关性。

（4）分化型甲状腺癌患者随访检测血清 TGAb 测定主要作为血清 Tg 测定的辅助检查，若血清中存在低水平的 TGAb 则干扰 Tg 的测定，依据 Tg 采用的检测方法，可引起 Tg 检测浓度的假性增高或降低。

（5）有助于评价产后甲状腺炎发生的风险，甲状腺癌的诊疗方面，研究发现 TGAb 是甲状腺癌高危人群的主要风险因子。甲状腺癌患者、正常个体（尤其老年妇女）均可出现 TGAb 阳性。

（二）甲状腺过氧化物酶自身抗体

正常人体内甲状腺过氧化物酶（TPO）是一种大的、二聚体的、膜相关的球状糖蛋白，曾被称为微粒体抗原，在甲状腺细胞的顶端表面表达，能催化酪氨酸残基碘化合成甲状腺激素。一旦滤泡细胞结构受到破坏，TPO 释放入血，在具有遗传易感性患者体内 TPO 可刺激机体产生甲状腺过氧化物酶自身抗体（TPOAb），引发一系列免疫反应，进一步破坏甲状腺滤泡细胞。

TPOAb 是一组针对不同抗原决定簇的多克隆抗体，以 IgG 型为主，通常对完整 TPO 分子的免疫显性区域具有高亲和力，具有补体结合特性，可能对于甲状腺细胞具有细胞毒性作用。

1. 检测方法　目前测定 TPOAb 多应用高度纯化的天然或重组的人甲状腺过氧化物酶作为抗原，采用 RIA 法、ELISA 法、CLIA 法等方法进行测定。

2. 参考值范围　正常值为阴性，或参考值为 0～20IU/ml。TPOAb 测定的阳性切点值（cut-off value）变化大，由于各实验室使用的方法不同，试剂盒检测的敏感性和特异性不同而有差异。

3. 临床意义　TPOAb 主要用于诊断 AITD。90%～95% 的 AITD 患者、70%～80% 的 Graves 病患者和 10%～15% 的非 AITD 患者可检测到 TPOAb。

（1）诊断 AITD，有 90% 以上的 AITD 患者 TPOAb 升高，TPOAb 参与甲状腺组织破坏的过程。

TPOAb 不仅是 AITD 的一种重要自身抗体，也是慢性淋巴细胞性甲状腺炎的特异性诊断指标。

（2）评价 AITD 相关的危险因素。TPOAb 阳性是自身免疫性甲状腺炎患者发生甲状腺功能减退的危险因素，还用于辅助诊断自身免疫性甲状腺炎相关激素反应性脑病。

（3）干扰素 α、白介素-2（interleukin-2，IL-2）、锂盐、胺碘酮治疗期间，TPOAb 阳性是发生甲状腺功能减退或其他甲状腺功能异常的风险因素。

（4）TPOAb 阳性是唐氏综合征患者并发甲状腺功能减退的危险因素。

（5）TPOAb 阳性者妊娠期间甲状腺功能异常或产后甲状腺炎的危险性增加。

（6）TPOAb 阳性是流产和体外受精失败的危险因素。

（7）TPOAb 是自身免疫性甲状腺炎的主要疗效评价指标。

（三）促甲状腺激素受体抗体

促甲状腺激素受体抗体（TRAb/TSHRAb）是 B 淋巴细胞针对促甲状腺激素受体产生的一种自身抗体。TRAb 特异性表达于 AITD 患者体内，在正常人的血清中几乎不表达或微量表达。TRAb 依据功能可分为三类，促甲状腺激素受体刺激性抗体（thyroid stimulating hormone receptor-stimulating antibody，TSAb）、促甲状腺激素刺激阻断性抗体（thyroid stimulation blocking antibody，TSBAb）和中性 TSHR 抗体。TSAb 被称为刺激甲状腺免疫球蛋白（thyroid stimulating immunoglobulin，TSI），TSBAb 即抑制性促甲状腺激素结合免疫球蛋白（thyrotrophin binding-inhibiting immunoglobulin，TBII）。

TRAb 是异质的（多克隆的）抗体，在 TSH 受体上识别表位不同。TSAb 激活 TSH 受体并产生类似 TSH 的生物效应，引起甲状腺功能亢进。TSAb 与 TSH 竞争性结合于甲状腺滤泡上皮细胞膜的 TSHR 上，并模拟 TSH 通过刺激性 G 蛋白（Gs）偶联作用，激活腺苷酸环化酶（AC）刺激环磷酸腺苷（cAMP）生成，使 AC-cAMP 途径持续处于活跃状态，刺激甲状腺细胞增生，甲状腺合成与分泌甲状腺激素增加。TSH 受竞争抑制作用，无法正常发挥对 T_3、T_4 的反馈调节作用，导致 T_3、T_4 持续增加，引起身体一系列的反应，进而导致甲状腺功能亢进。

TSBAb 能阻断 TSH 与受体的结合，并抑制 TSH 对甲状腺滤泡上皮细胞的刺激，减少甲状腺激素分泌，引起甲状腺功能减退，引发自身免疫性甲状腺炎（特别是桥本甲状腺炎）。TSAb 和 TSBAb 共存于 Graves 病患者体内，当使用 ATD/L-T_4 治疗、孕期或新生儿短暂甲状腺功能紊乱时，TSAb 和 TSBAb 会发生相互转化。中性 TSHR 抗体识别位点与 TSH 不同，不能激活 AC-cAMP 信号通路产生相应的生物学效应，但中性 TSHR 抗体能通过多种信号通路诱导细胞凋亡。

1. 检测方法 TRAb 检测方法主要有两大类：受体分析法和生物分析法。受体分析法操作更简单，技术要求低，检测时间短，更适用于临床。生物分析法能区分 TSAb 和 TSBAb，具有一定临床研究意义。

2. 参考值范围 因检测方式不同，试剂盒不同，仪器不同，正常参考值范围也各不相同。罗氏电化学发光法正常值≤1.75IU/L，放射免疫分析法正常值≤12U/L 或≤14U/L。

3. 临床意义

（1）血清 TRAb 是诊断 Graves 病的特异性指标。Graves 病患者 TRAb 阳性率达 80%～100%，多呈高滴度阳性，即使甲状腺功能正常的 Graves 眼病患者的 TRAb 也多为阳性。《2022 ETA 指南：儿童 Graves 病的管理》建议对所有患有甲状腺功能亢进的儿童患者进行血清 TRAb 检测。

（2）协助 Graves 病诊疗方案的确定。TRAb 阴性或滴度低，轻度甲状腺肿大的女性患者可用 ATD 治疗，而对于 TRAb 水平非常高的 Graves 病患者适合甲状腺切除术治疗。ATD 总疗程为 1～2 年，TRAb 阴性提示可停止 ATD 治疗，停药后建议每 3 个月随访复查 TRAb。

（3）对预测 ATD 治疗后甲状腺功能亢进复发有一定意义，TRAb 阳性者复发的特异度和敏感度均约 50%，但抗体阴性预测意义不大。

（4）妊娠晚期测定血清 TRAb 有助于评估妊娠结局。抗体滴度升高提示可能发生胎儿/新生儿的甲状腺功能亢进或甲状腺功能减退（包括中枢性甲状腺功能减退）。

（5）除 Graves 病外，TRAb 还可能与甲状腺肿大、甲状腺腺体萎缩（细胞凋亡）等有一定关系。

第四节　降钙素和甲状旁腺激素

一、降　钙　素

降钙素（calcitonin，CT）是由甲状腺滤泡旁细胞（C 细胞）合成、分泌的一种由 32 个氨基酸组成的单链多肽激素，分子量约为 3.5kDa，半衰期为 4～12min。降钙素的靶器官主要是骨骼、肾脏和小肠。降钙素能抑制破骨细胞活动，减弱溶骨过程，抑制钙、磷的重吸收，降低血钙和血磷，促进肾小管对钙、磷、钠的排泄。生理状态下，血液中的降钙素在出生后 24h 内急剧增加，然后缓慢下降，至 20 岁左右达到成人值后其基础降钙素水平几乎不变。降钙素、甲状旁腺激素（parathyroid hormone，PTH）和维生素 D 是调节机体钙磷代谢、骨组织更新的三大重要激素。降钙素和 PTH 相互拮抗，和血钙相互呈负反馈性调节。

降钙素的分泌由 Ca^{2+} 通过称为 Ca 传感受体（CaSR）的 G 蛋白偶联受体控制，其在滤泡旁细胞上表达。C 细胞在高钙血症期间释放降钙素，并且随着低钙血症的加重而减少。CaSR 也由甲状腺髓样癌（medullary thyroid carcinoma，MTC）细胞表达，从而释放降钙素。降钙素的生理作用仍然存在疑问，但它被证明是治疗骨质疏松症或高钙血症的有效方法，以及诊断和随访 MTC 的肿瘤标志物。

MTC 是甲状腺滤泡旁细胞的恶性肿瘤，约占甲状腺癌的 5%，10 年存活率为 69%～89%，通常无典型症状，大部分患者确诊时已发生淋巴结转移。因此，MTC 早期诊治和规范管理对 MTC 预后至关重要。降钙素是 MTC 最敏感的标志物之一。C 细胞增生可以是微小 MTC 的早期组织学发现。降钙素是 MTC 最重要的肿瘤标志物，与肿瘤大小呈正相关，RET 原癌基因突变与本病有关，也是本病的标志物。降钙素的测定对起源于甲状腺滤泡旁细胞的甲状腺髓样癌及异位分泌的支气管肺癌等疾病的早期诊断有重要价值。

五肽胃泌素（pehtagastrin，Pg）是一种模仿天然胃泌素的肽，通过与胆囊收缩素-B /胃泌素受体结合，刺激氧细胞和胰腺分泌产生胃酸。正常甲状腺组织不能表达可测量量的胆囊收缩素-B/胃泌素受体，但 MTC 可以频繁表达胆囊收缩素-B/胃泌素受体。当 Pg 与该受体结合时，会增加 CT 的产生，因此 CT 会根据存在的受体数量而升高。

（一）检测方法及参考值范围

1. 基础降钙素测定　降钙素测定的敏感性和特异性尚待改进，其结果随不同方法而异。检测方法有生物法（只适用于甲状腺髓样癌患者血浆中降钙素含量的测定）、放射免疫分析法等，目前建议采用双位点免疫测定，可特异性测定降钙素水平。正常基础血清降钙素值应低于 10ng/L。

2. 钙激发试验　静脉给予葡萄糖酸钙 2.5mg/kg（30s 内），于注射前和注射后 1min、2min、5min 取血测定降钙素。血浆降钙素 >100ng/L（pg/ml）提示 C 细胞增生，本试验仅有轻度、暂时性、全身性温暖感觉，无明显副作用，但不如五肽胃泌素激发试验敏感，两个试验联合应用可提高敏感性。

3. 五肽胃泌素激发试验　静脉给予五肽胃泌素 0.5μg/kg（5s 内），注射前和注射后 1min、2min、5min 取血测定降钙素。降钙素峰值大于 100ng/L 提示存在 MTC；峰值在 50～100ng/L 提示为 MTC 或其他甲状腺病；如有 MEN-2 基因突变家族史，峰值在 30～100ng/L 提示良性 C 细胞增生或 MTC 微小癌。五肽胃泌素的主要不良反应有暂时性恶心、呕吐、胸骨下紧束感、皮肤发红和肢端麻木等。

（二）临床意义

（1）血清降钙素测定主要用于 MTC 的肿瘤标志物、诊断 MTC 及进行 MTC 术后随访监测。

（2）基础降钙素测定用于鉴别 MTC 以外疾病所引起的降钙素水平增高，如神经内分泌肿瘤、良性 C 细胞增生（HCC）、严重肾功能不全、局部或全身性脓毒血症等。

（3）五肽胃泌素激发试验可协助早期诊断 C 细胞异常。

二、甲状旁腺激素

血液中，钙和磷酸盐稳态平衡过程主要由功能正常的甲状旁腺维持。甲状旁腺激素（PTH）是甲状旁腺主细胞分泌的一种碱性单链多肽类激素，它可促进肾脏中活性维生素 D、骨化三醇（1, 25-二羟基胆钙化醇）的合成，并与骨化三醇一起，调节钙和磷酸盐平衡。PTH 主要作用于骨骼、肾脏和小肠。PTH 动员骨钙入血，促进肾小管对 Ca^{2+} 的重吸收和磷酸盐的排泄，使血钙浓度增加和血磷浓度下降，PTH 还间接促进肠道对 Ca^{2+} 的吸收。PTH 的分泌主要受血钙浓度的调节。血清钙水平下降，甲状旁腺分泌的 PTH 增加，活性 PTH 可在短短几秒钟通过胞吐作用机制分泌释放激素；当血清中钙水平升高时，可作为负反馈刺激，向甲状旁腺发出信号，以阻止 PTH 的释放。活化 PTH 的血清半衰期为几分钟，可由肾脏和肝脏迅速从血清中清除。PTH 与降钙素（CT）、维生素 D 一起构成对血液离子钙瞬间和慢性调节系统，使血钙浓度维持在一个狭窄的范围内，以保证机体矿物质代谢内环境相对稳定。PTH 对血压和糖代谢亦有一定调节功能。

甲状旁腺功能障碍的特征是腺体活动不足或过度活跃，需结合血清钙进行评估。每当怀疑或发现钙失衡时，可考虑以下指标的实验室检测：PTH、钙、磷酸盐、白蛋白、维生素 D 和镁。

（一）检测方法及参考值范围

PTH 的检测方法经过几代更迭，主要有放射免疫分析法（RIA）、免疫放射分析法（IRMA）、生物活性 PTH 检测法、非氧化型 PTH 检测法等。

PTH 的正常值范围为 10～65pg/ml。根据检测方法及实验室试剂不同，正常值有不同差异。

（二）临床意义

1. PTH 升高

（1）原发性甲状旁腺功能亢进症：甲状旁腺本身的异常，出现 PTH 水平升高、高钙血症和低磷血症。通常由腺瘤、增生等引起。腺瘤多为散发，可通过手术切除；增生见于多发性内分泌腺瘤（multiple endocrine neoplasia, MEN）Ⅰ型和Ⅱa型。在 MEN Ⅰ型患者中，表现为垂体、甲状旁腺和胰腺肿瘤。MEN Ⅱa 型的特征是存在甲状腺髓样癌、嗜铬细胞瘤和甲状旁腺增生；家族性低尿钙性高钙血症是常染色体显性遗传病，该病患者甲状旁腺和肾脏中的钙感应受体发生突变，导致缺乏对 PTH 分泌的抑制，PTH 升高，直到血清钙水平升高，从而导致骨吸收增加和高钙血症。随着肾脏对钙的吸收增加，高钙血症进一步恶化，导致低钙尿症。甲状旁腺功能亢进患者会出现相关的高钙血症，可引起过度口渴和排尿、便秘、骨痛、疲劳、抑郁和可能的肾结石等症状。

（2）继发性甲状旁腺功能亢进症：由于其他如肾衰竭、胃肠道吸收不良或维生素 D 缺乏症等疾病，导致血液中钙异常低而引起 PTH 代偿性分泌增多。如慢性肾衰竭中，PTH 升高，伴有钙降低和磷酸盐升高，而在胃肠道吸收不良或维生素 D 缺乏时，PTH 升高，但钙和磷酸盐会降低。

2. PTH 降低

（1）特发性甲状旁腺功能减退症、低镁血症性甲状旁腺功能减退症，由于 PTH 分泌减少引起低钙血症。

（2）非甲状腺功能亢进性高钙血症如恶性肿瘤、结节病、维生素 D 中毒及其他由于高钙血症抑制 PTH 分泌。

（3）自身免疫性多内分泌腺综合征 I 型患者，常先出现慢性黏膜皮肤念珠菌病变（1/3 病例），继之出现甲状旁腺功能减退（>70%），再后出现艾迪生病（40%～70%）与性腺功能减退（40%）。

（4）迪格奥尔格综合征是染色体 22q11 缺失引起的一种病症。表现为甲状旁腺功能减退、慢性感染（由于胸腺缺失的成熟 T 淋巴细胞增殖不足）、唇腭裂、先天性心脏缺陷（即永存动脉干、法洛四联症或室间隔缺损）和颅面异常等。

第五节　下丘脑-垂体-甲状腺轴功能

下丘脑分泌促甲状腺激素释放激素（TRH）经垂体门静脉系统调节腺垂体，促进腺垂体合成和释放促甲状腺激素（TSH），下丘脑分泌的生长抑素抑制 TSH 的合成与释放。TSH 促进 T_3、T_4 合成与分泌，影响甲状腺激素的合成，同时甲状腺激素又通过负反馈机制调节 TRH 和 TSH 的分泌，从而维持下丘脑-垂体-甲状腺轴的生理平衡。某些甲状腺病可导致甲状腺激素水平下降导致 TRH 和 TSH 水平升高，反之，其水平的升高导致 TRH 和 TSH 的产生减少。

下丘脑-垂体-甲状腺轴功能检查可根据下丘脑、垂体和甲状腺三者之间存在的反馈关系来评估甲状腺功能障碍的疾病过程影响的主要部位，即原发性（甲状腺）、继发性（垂体或下丘脑）功能障碍。常用检查包括促甲状腺激素释放激素（TRH）兴奋试验、促甲状腺激素（TSH）兴奋试验、三碘甲腺原氨酸（T_3）抑制试验。

一、促甲状腺激素

促甲状腺激素（TSH）是由腺垂体嗜碱性细胞分泌的一种糖蛋白，由 α 和 β 两条肽链组成，含 211 个氨基酸，糖类约占 15%。TSH 每日分泌 40～150mU，分泌量占垂体激素总量的 10%～30%，半衰期约 54min。TSH 主要负责调节甲状腺细胞的增殖和生长、甲状腺激素血液供应及甲状腺激素的合成和分泌。

TSH 的分泌除受下丘脑 TRH 调控外，甲状腺激素浓度可直接影响 TSH 的分泌，对垂体 TSH 分泌进行负反馈调节。TSH 与甲状腺激素相互调控，甲状腺激素水平偏低时，垂体分泌 TSH 升高，促进甲状腺激素分泌，反之亦然。TSH 作用于甲状腺，全面促进甲状腺功能，使其腺体细胞分泌量增加，释放大量甲状腺激素。早期 TSH 可直接促进甲状腺激素的释放，晚期 TSH 可通过加强碘泵活性，增强过氧化物酶活性，促进甲状腺球蛋白合成及酪氨酸碘化等，促进 T_3、T_4 的合成。

（一）检测方法及参考值范围

血清 TSH 测定已成为目前最常用、最可靠和最有临床意义的检测项目。用 IRMA、放射受体分析法（RRA）或双位点夹心法测得的 TSH 称为高敏 TSH（sTSH）。sTSH 较以前的 RIA 法有了明显进步，主要优点是敏感性明显提高，其最低检出值可达 0.04mU/L。IRMA 法的正常 TSH 血浓度为 0.4～3.0mU/L 或 0.6～4.0mU/L。约 96%的甲状腺功能亢进患者测得值低于正常低值。因此，对甲状腺功能亢进的诊断来说，sTSH 测定已基本取代 TRH 兴奋试验和 T_3 抑制试验。用化学发光免疫分析法（CLIA）或时间分辨免疫荧光法（TRIFA）测定的 TSH 灵敏度可达 0.01mU/L，其特异性高，称为超敏 TSH（uTSH）。uTSH 的正常范围为 0.5～5.0mU/L。在大多数情况下，结合临床表现，如血 uTSH（或 sTSH）<0.5mU/L 即可诊断为甲状腺功能亢进。甚至可以省略其他检测项目（如 TT_3、TT_4、FT_3、FT_4 等）。怀疑甲状腺功能亢进的患者也不必再作 TRH 兴奋试验或 T_3 抑制试验。

（二）临床意义

TSH 是测试甲状腺功能非常敏感的特异性指标，TSH 广泛应用于甲状腺病的筛查、诊断、疗效评估和预后判断，是诊断治疗甲状腺功能亢进和甲状腺功能减退及研究下丘脑-垂体-甲状腺轴的重要指标之一。血 TSH 测定的临床意义主要有：①筛选甲状腺病；②诊断亚临床甲状腺病；③监测原发性甲状腺功能减退 L-T$_4$ 替代治疗的疗效；④监测分化型甲状腺癌（DTC）L-T$_4$ 抑制治疗的疗效。

1. 血 TSH 升高

（1）原发性甲状腺功能减退患者，表现为血清 TSH 浓度升高，T$_3$、T$_4$ 降低。无论原发性甲状腺功能减退程度如何，最先表现出来的都是 TSH 升高，同时，血清 TSH 升高的幅度与原发性甲状腺功能减退程度成正比，血清 TSH 越高，甲状腺功能越低。

（2）亚临床甲状腺功能减退患者，只表现血清 TSH 升高，血清 FT$_4$ 可在正常范围。

（3）碘缺乏的地方性甲状腺肿：缺碘时当甲状腺合成甲状腺激素不足，对 TSH 负反馈抑制调节减弱，垂体分泌 TSH 增加，血清 TSH 升高。

（4）甲状腺制剂疗效评价：原发性甲状腺功能减退等疾病应用甲状腺制剂替代治疗时监测 TSH 评估用药方案。

（5）继发性甲状腺功能亢进：因垂体或下丘脑病变，血清 TSH 值可高于正常，同时伴有 T$_3$、T$_4$ 升高。

（6）某些急性疾病（如急性肾衰竭）或急性疾病的恢复期、甲状腺激素抵抗综合征、肾上腺皮质功能减退等。

2. 血 TSH 降低

（1）原发性甲状腺功能亢进：绝大多数情况下，血 TSH 降低意味着血 T$_3$ 和 T$_4$ 过多。但甲状腺功能亢进患者伴碘缺乏、甲状腺功能正常的 Graves 病（GD）、毒性甲状腺瘤或毒性甲状腺结节或甲状腺炎伴甲状腺功能亢进（急性、亚急性或慢性）时引起的 TSH 抑制，在 T$_3$ 和 T$_4$ 转为正常后，血 TSH 降低仍可维持 3 个月左右，此段时间内（如抗甲状腺药物或 ^{131}I 治疗）评价甲状腺功能的最恰当指标是 FT$_4$。

（2）其他原因引起的甲状腺毒症：外源性 TH（如外源性甲状腺激素制剂）引起的甲状腺毒症使血 TSH 降低，但维持的时间较短。

（3）严重的躯体疾病：严重的躯体疾病伴血 TSH 降低的原因有低 T$_3$ 综合征、使用过多巴胺或糖皮质激素等。

（4）继发性甲状腺功能减退：因垂体或下丘脑病变，血清 TSH 值可低于正常，同时伴有 FT$_4$ 降低。

二、促甲状腺激素兴奋试验

促甲状腺激素（TSH）兴奋试验是判断下丘脑-垂体-甲状腺轴功能的一项检查。正常情况下，TSH 对甲状腺具有兴奋效应，能增强甲状腺摄碘能力。通过观察注射外源性 TSH 前后甲状腺摄 ^{131}I 率的变化（以兴奋值表示），对原发性与继发性甲状腺功能低下进行鉴别诊断，或了解甲状腺的储备功能。

（一）检测方法及参考值范围

1. 受检者准备 检查前必须停服能影响碘摄取的食物和药物，根据食物和药物种类不同，停服的试剂长短不等，一般要求在 2～4 周或以上。检查当天需空腹，服用 ^{131}I 后仍须禁食 1h。

2. 检测方法 给予空腹口服 ^{131}I 222kBq（6μCi），然后测量 24h 的摄 ^{131}I 率。肌内注射 TSH10U；如为重症患者，可改为 5U/d，连续 3 天。24h（次日）后空腹口服 ^{131}I 222kBq（6μCi），再测量 24h 的摄 ^{131}I 率。

计算兴奋值：兴奋值=第 2 次 24h 甲状腺摄 ^{131}I 率（%）-第 1 次 24h 摄 ^{131}I 率（%）

3. 参考值范围 正常人给予外源性 TSH 后，多数人在 12～24 h 出现摄 ^{131}I 率增高并达到峰值。

（二）临床意义

TSH 兴奋试验适用范围如下。

1. 鉴别诊断
（1）原发性甲状腺功能减退与继发性甲状腺功能减退。
（2）功能自主性甲状腺腺瘤与先天性甲状腺一叶缺如。
2. 功能评价 脑垂体-甲状腺轴功能的评价。

三、促甲状腺激素释放激素兴奋试验

下丘脑分泌的促甲状腺激素释放激素（TRH）作用于垂体前叶，促使 TSH 的合成和释放，而血液循环中 TSH 含量又受到游离甲状腺激素（尤其是 FT_3）浓度的影响。若血中游离甲状腺激素增高，则内源性 TSH 受抑制，注射 TRH 后内源性 TSH 不增加或稍增加，若血中游离甲状腺激素降低，则内源性 TSH 增加，注射 TRH 后内源性 TSH 增加更明显。因此，注射定量的 TRH 后，动态观察血清 TRH 浓度的变化，可了解垂体对 TSH 的储备功能状况，并可进行甲状腺病病变部位的鉴别。

（一）检测方法及参考值范围

检测前无特殊准备，注射前采集受试者静脉血检测 TSH 水平，再予以静脉注射 TRH 400～600μg（一般 500μg 可达最大刺激作用），5min 内静脉注射完成，在注射后的第 15min、30min、60min、90min、120min 采集静脉血检测 TSH 水平。

正常人注射后 3min 血清 TSH 开始上升，20～30min 达到高峰，为 8.5～27.0μU/ml（mU/L）；60min 值低于 30min 值。少数患者于 60min 达到 TSH 分泌高峰；TSH 峰值较基础值升高 10～30mU/L；女性的 TSH 反应高于男性。120min 后降至基线水平。

将垂体对 TRH 的反应结果总结为 4 型：①正常反应：若血清 TSH 绝对值已升高，女性的 TSH 升高幅度为 4～10mU/L，男性为 3～9mU/L，高峰见于 30min；②活跃反应：女性>10mU/L，男性>9mU/L；③低弱反应：女性<4mU/L，男性<3mU/L；④无反应：静脉注射 TRH 后，血清 TSH 值与基础值对比无升高。如 TSH 峰值在 60min 或以后出现则为延迟反应。

（二）临床意义

TRH 兴奋试验作为常用的诊断试验已有 30 多年历史。可用 TRH 试验来鉴别高 TSH 血症是可抑制性或不可抑制性，对早期甲状腺功能亢进也有重要诊断价值。新近认为，TRH 兴奋试验可鉴别 TSH 瘤伴甲状腺功能亢进（多为无反应）和垂体性甲状腺激素抵抗综合征（全部有反应）。Graves 病甲状腺功能亢进应为无反应，经治疗后如恢复 TSH 对 TRH 的反应性，提示停药后复发的可能性较小。但是，在诊断甲状腺功能亢进前应先排除垂体疾病或其他各种影响因素。

1. 用于甲状腺功能亢进诊断 甲状腺功能亢进患者血中 T_3、T_4 增高，阻碍了垂体对 TRH 的反应，故 TRH 兴奋试验表现为低弱反应或无反应。因垂体的 TSH 储备功能差，也可用于亚临床甲状腺功能亢进的诊断。TRH 兴奋试验优于 T_3 抑制试验。TRH 兴奋试验亦不受碘剂的影响，但雌激素、茶碱、抗甲状腺药物等可强化垂体对 TRH 的反应，而皮质醇、TH 制剂、左旋多巴可抑制垂体对

TRH 的反应，故试验前应停用上述药物 2~4 周。偶尔，甲状腺功能正常的甲状腺肿患者亦可出现血 TSH 下降，TRH 不能兴奋 TSH 分泌，摄 ^{123}I 率正常，提示其体内存在未知的甲状腺刺激因子。由于 TSAb 和超敏 TSH 的推广应用，目前已渐少用 TRH 兴奋试验来确诊甲状腺功能亢进或作为停药后复发可能性的预测指标。但本试验对了解垂体 TSH 细胞和 PRL 细胞的储备、GH 细胞的功能状态、诊断甲状腺相关性突眼等仍不失为一种安全可靠的诊断方法。

2. 用于甲状腺功能减退病因鉴别 TRH 兴奋试验结果为活跃反应或延迟反应，TRH 兴奋试验是灵敏的诊断原发性甲状腺功能减退的检查方法。TRH 兴奋试验还特别适用于继发性甲状腺功能减退的诊断。原发性甲状腺功能减退时血清 T_4 降低，TSH 基础值升高，对 TRH 的刺激反应增强。继发性甲状腺功能减退者的反应不一致，如病变在垂体，多无反应；如病变来源于下丘脑，则多呈延迟反应。

3. 了解腺垂体储备功能 腺垂体的许多病变可累及 TSH 细胞功能，其影响程度反映在 TSH 分泌上主要是"量"的差异而非"质"（无或有）的区别。借助 TRH 兴奋试验可了解 TSH 细胞的储备功能。垂体瘤、希恩综合征（Sheehan syndrome）、肢端肥大症等可引起 TSH 的分泌不足，在注射 TRH 后，高峰值<10mU/L。

4. TSH 抵抗综合征诊断 在 TRH 兴奋试验的同时采血测血清 T_3、T_4，于 90min 或 120min 后每小时测定 1 次，共 4h。根据血 TSH、T_3、T_4 的反应性可进一步了解垂体-甲状腺对 TRH 的反应。正常情况下，血清 T_3 应于注射 TRH 后 2~4h 达到高峰，增加 30%~70%。如 T_3、T_4 无反应或反应减弱，而 TSH 的分泌正常，提示甲状腺对 TSH 有抵抗，甲状腺功能减退的病因要考虑 TSH 抵抗综合征可能。

5. 溢乳和（或）闭经的病因分析 该类患者在多巴胺阻滞剂的作用下，给予受试者一定量的 TRH 后，仍不引起催乳素分泌，则应高度怀疑下丘脑中产生多巴胺的组织存在功能性或器质性损害。亦可能同时并发垂体病变，若 TSH 及催乳素均不能分泌呈现弱反应，病变部位可能在垂体，常见于垂体切除术后或席汉综合征。原发性甲状腺功能减退特发性闭经溢乳综合征，主要是因甲状腺功能不足，下丘脑 TRH 分泌增加，从而使垂体分泌泌乳素的细胞增生而致 PRL 分泌增加。TRH 兴奋试验常表现为 TSH 高峰延迟，提示亚临床甲状腺功能减退所致的溢乳和（或）闭经。

四、三碘甲腺原氨酸抑制试验

正常人服用外源性三碘甲腺原氨酸（T_3）后，血清 T_3 浓度明显升高，强烈抑制垂体 TSH 细胞，致 TSH 分泌减少，甲状腺的摄碘能力下降（被抑制，抑制试验阳性）。Graves 病甲状腺功能亢进患者的 T_3、T_4 过度分泌不是通过 TSH 刺激，而是由于 TSAb 引起的，给予外源性 T_3 后，并不影响摄碘功能，故呈阴性结果（不被抑制）。多发性结节性甲状腺肿或毒性腺瘤（单发或多发）患者，由于基础 T_3、T_4 分泌已增多，TSH 分泌处于抑制状态，应用外源性 T_3 已无进一步抑制 TSH 分泌作用，故呈阴性结果。另外，非毒性甲状腺肿，尤其是缺碘性甲状腺肿患者，外源性 T_3 可显著抑制 TSH 分泌，故呈阳性结果。因此，本试验的主要用途是明确摄 ^{131}I 率升高的病因，鉴别非毒性甲状腺肿和 Graves 病。T_3 抑制试验可被 TSH 测定替代。

（一）检测方法及参考值范围

1. 检测方法 先测定患者的甲状腺摄 ^{131}I 率，于测定第 1 次摄 ^{131}I 率后，服用 T_3，每次 20μg，每日 3 次，共服 6 天，第 7 天作第 2 次摄 ^{131}I 率测定；或服用甲状腺粉（甲状腺粉片），每次 60mg，每日 3 次，连服 8 天，于第 9 天作第 2 次摄 ^{131}I 率测定。用口服 T_3 前后摄 ^{131}I 率差值计算出抑制率。

$$T_3抑制率（\%）=\frac{第2次摄^{131}I率-第1次摄^{131}I率}{第1次摄^{131}I率}\times100\%$$

2. 参考值范围　甲状腺功能正常者，摄 ^{131}I 率在服用 T_3 后被明显抑制，24h 摄 ^{131}I 率绝对值＜25%（国外标准），或＜20%（国内常用值），抑制率≥50%。

（二）临床意义

1. 甲状腺功能亢进患者　摄 ^{131}I 率基础值升高，T_3 抑制率＜50%，一般＜10%，但也有个别患者呈正常反应。

2. 非毒性甲状腺肿患者　摄 ^{131}I 率基础值升高，但 T_3 抑制率＞50%，其符合率约 90%。单侧突眼眼科疾病或颅内病变所致的突眼患者的抑制率正常（＞50%），而内分泌性突眼有 75%～88% 的患者不被 T_3 抑制。

3. 甲状腺功能亢进经药物治疗后　不宜用 T_3 抑制试验观察病情和评价药物疗效，但可用于预测停药后复发的可能性。一般来说，如 T_3 抑制试验正常，停药后复发的机会较小，相反则容易复发。

第六节　甲状腺激素在机体组织中效应评价

甲状腺激素促进糖、脂肪、蛋白质、水、电解质、矿物质、维生素等的代谢，促进神经细胞分化、增殖、发育、生长，影响骨骼生长发育，对机体外周组织物质代谢起重要的调节作用。甲状腺激素在机体组织中的效应评价主要包括基础代谢率的测定、深腱反射松弛时间试验、心血管功能相关检查等。虽然有多种检测方法能反映甲状腺激素对外周组织的效应，但由于缺乏特异性，限制其在临床中的应用。

一、基础代谢率的测定

人体为了维持生命各器官进行最基本的生理功能所消耗的热能需要量称为基础代谢。单位时间内人体每平方米体表面积所消耗的基础代谢热量称为基础代谢率（BMR）。BMR 在甲状腺功能评估方面有着悠久的历史。它是人体在清醒而极端安静情况下，不受精神紧张、肌肉活动、食物和环境温度等因素影响时的能量代谢率。测量夜间禁食后，精神和体力在静息的基础条件下的氧气消耗量。测定基础代谢率，要在清晨未进早餐以前，静卧休息 30min（但要保持清醒），室温维持 20℃上下，按间接测热法利用仪器进行测定。

结果表示为对年龄、性别和体表面积进行适当校正后偏离正常的百分比。基础代谢率的单位为 kJ/（m²·h）[千焦/（平方米·小时）]，即每小时每平方米体表所散发的热量千焦数。在同一性别、体重和年龄组的正常人中基础代谢率很接近，其中约 90% 以上的人其代谢率与平均值相差不超过 15%。故临床上以此百分值作为正常值的界限。超过这一界限就被认为基础代谢异常。如甲状腺功能亢进患者，其基础代谢率可比正常值高 20%～80%；而甲状腺功能减退患者则比正常值低 20%～40%。虽然这种测试不再是常规诊断的一部分，但它在研究中仍然有用。

基础代谢率的测定是临床上诊断甲状腺病的简便而有效的方法。其他如肾上腺皮质和垂体前叶激素分泌不足时，也可表现为基础代谢率降低。体温升高时，基础代谢率也升高。通常体温每升高 1℃，基础代谢率就升高 13%。人在长期饥饿或营养不足时，会出现基础代谢率降低。此外，测定基础代谢率和在不同活动强度下的能量代谢率也是合理制订营养标准，安排人们膳食的依据。

二、深腱反射松弛时间试验

甲状腺功能减退患者的深腱反射的松弛时间延迟，由几种仪器来量化跟腱反射的各个阶段。尽管正常值根据所测得的腱反射的相位、所使用的装置和各个实验室标准而变化，但成人半松弛时间的近似正常范围为 230～390ms。据报道，昼夜变化、与性别的差异及随年龄、发热、运动、肥胖和妊娠等而变化。然而，该试验不能作为甲状腺功能障碍的诊断方法的主要原因是特异性不足，甲状腺功能障碍患者与甲状腺功能正常者获得的值有很大重叠，并且有些非甲状腺病也可引起。

三、心血管功能相关检查

甲状腺激素可诱导心血管系统变化，可以通过无创技术来测量。可检测心电图 Q-K 时限[QRS 波群开始（Q）和脉搏波到达肱动脉的时间间隔]，由胸前窝的 Korotkoff 音（K）检测到。确定收缩期（STI）的相关测试测量射出前期（PEP），该周期是通过从总肌电收缩期（Q-A2）中减去左心室射血时间（LVET）获得的。LVET 也受甲状腺状态的影响，可以通过 M 模式超声心动图测量。PEP/LVET 也有助于评估心血管系统中甲状腺激素的作用。与其他甲状腺激素作用测试一样，这些测量的主要缺陷是它们在各种非甲状腺病中也有类似改变。

（董　艳）

第五章 甲状腺的影像学检查

第一节 超声检查

超声是甲状腺评估的首选影像学检查方法。自 20 世纪中叶 B 型超声应用于甲状腺病诊断以来，甲状腺超声经历了灰阶成像、彩色多普勒显像等常规超声技术和超声弹性成像、超声造影、三维超声等新技术的不断发展，尤其高分辨率超声应用于临床，新技术与常规超声联合应用，明显提高了甲状腺病的诊断准确性。

一、常规超声

（一）检查方法

1. 仪器 选用具有高频线阵探头（7～12MHz）的彩色多普勒超声诊断仪，肥胖或甲状腺位于胸骨后、锁骨后患者，可采用 5MHz 探头。

2. 体位 仰卧位，颈后垫枕使头略向后仰，充分暴露颈前区。

3. 方法 横切扫查，将探头放置于颈前部气管旁，在甲状软骨和胸骨上窝之间从上到下滑行扫查，取最大横切面测量左、右甲状腺的前后径和横径；再左右两侧叶纵切扫查，取最大切面测量上下径，从上向下扫查峡部，显示峡部最厚处测量厚度。

4. 标准断面及测量

（1）左、右侧叶最长纵切面：从甲状腺腺体最上缘测至最下缘。

（2）左、右侧叶的最大横切面：选侧叶中下方进行测量。

（3）峡部最厚处横断面：选气管前方峡部正中处进行测量。

（二）检查内容

1. 大小 与体重、年龄显著相关，个体之间有较大差异。正常值：（4～6cm）（上下径）×（2～2.5cm）（左右径）×（1.5～2cm）（前后径），峡部<0.3cm。多以前后径作为判断甲状腺是否肿大的重要指标，>2cm 为可疑甲状腺肿大，>2.5cm 则明确为甲状腺肿大。

2. 腺体回声 主要以胸锁乳突肌为参照物，正常腺体回声与正常颌下腺和腮腺相似，高于肌肉回声，呈均匀细点状中等回声。判断甲状腺结节的回声时，应与正常部分的甲状腺回声进行比较，从而确定为低、等或强回声。

3. 血供 检查时嘱患者平静呼吸，并避免用探头挤压甲状腺。声像图上，正常腺体内的血流较少，呈点状分布，上下极可见较大的动静脉，正常动脉收缩期峰值流速为 20～40cm/s，舒张末期流速为 10～15cm/s，RI 为 0.5～0.7。

4. 结节 对结节的位置、数目、大小、纵横比、边界、有无晕征、有无钙化、与被膜关系等特征进行观察和描述，此外还要用彩色多普勒血流成像（color Doppler flow imaging，CDFI）来观察结节内部及周边的血流状况，包括血流是否丰富、血管的走行及分布等，必要时记录动脉的多普勒频谱，测量收缩期峰值流速（PSV）、舒张末期流速（EDV）、平均流速（MV）和阻力指数（RI）。

5. 甲状腺周围的引流淋巴结和双侧颈部淋巴结 判断异常淋巴结与甲状腺病变的关系。

常规超声应包含以上检查内容，正常甲状腺如图 5-1 所示。

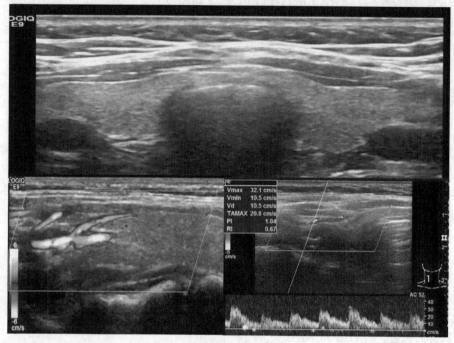

图 5-1　常规超声检查正常甲状腺

（三）注意事项

1. 甲状腺长轴 由于探头较短，甲状腺长轴矢状切面和横切面难以在一幅图像上完整显示，需用双幅图像进行上下和左右拼接，必要时用低频探头。

2. 锥状叶 若有锥状叶存在，还需加做锥状叶长轴矢状切面及最大横切面。

3. 非甲状腺病变 有些非甲状腺病变，如甲状旁腺腺瘤、食管憩室等可呈现类似甲状腺肿物的声像图表现，需加以鉴别。

4. 颈部淋巴结 颈部淋巴结的扫查，应鉴别淋巴结：良性、恶性、反应增生性。

二、超 声 造 影

（一）原理

超声造影又称声学造影，是利用造影剂使后散射回声增强，明显提高超声诊断的分辨力、敏感性和特异性的技术。随着仪器性能的改进和新型声学造影剂的出现，超声造影能有效地增强心肌、肝、肾、脑等实质性器官的二维超声影像和血流多普勒信号，反映正常组织和病变组织的血流灌注情况，成为超声诊断一个十分重要和很有前途的发展方向。

超声造影剂可改变组织超声声学特性（如背向散射系数、声速及非线性效应等）产生造影效果，超声造影剂浓度、尺寸及超声发射频率等将影响超声造影效果。

（二）适应证

1. 鉴别诊断 甲状腺结节的超声诊断与鉴别诊断。

2. 穿刺活检 甲状腺结节或病变穿刺活检部位的判断。

3. 判断性质 有可疑甲状腺癌转移的颈部肿大淋巴结时，判断甲状腺结节性质。

（三）检查前准备

1. 知情同意 检查前应告知患者，并签署知情同意书。

2. 了解病史 检查前详细了解病史，严格掌握造影剂禁忌证，避免不良后果。

3. 急救准备 为防止造影剂出现不良反应，应配有心肺复苏设备及抢救药品。

4. 其他事宜 检查前应避免甲状腺穿刺活检，以免影响诊断；充分暴露颈前区。

（四）检查方法

1. 超声造影剂的使用 超声造影剂多选用六氟化硫微泡，经外周静脉注射，每次用量为 1.2～2.4ml（用量以造影效果达到最佳为宜，必要时可用至 4.8ml）。如需多次注射，间隔时间至少大于10min，以保证循环中的微泡已经清除。

2. 仪器、探头及超声造影条件设置

（1）仪器：配有超声造影成像技术的超声诊断仪及阈值匹配的高频探头。

（2）条件设置：选择预设甲状腺造影条件，机械参数（MI）0.05～0.08，单点聚焦置于病灶深部边缘，调整增益抑制甲状腺背景回声，维持气管、筋膜等在可见水平。

（3）患者取仰卧位，在颈后及双肩后垫一枕头后仰，呈头低颈高位，充分暴露颈前及侧方。

3. 超声造影方法

（1）显示甲状腺病灶。对于多发病灶者，选取常规超声为可疑恶性病灶或拟行穿刺活检病灶为造影对象。调整探头位置、增益、脉冲重复频率（PRF）等，将图像调至最佳。

（2）选定甲状腺病灶最大切面或血流最丰富切面（应显示部分周围腺体组织作对照），切换至造影模式。

（3）保持探头位置、患者体位等不变，调整好所需参数。

（4）开始注入造影剂前嘱患者检查过程中不做吞咽动作，以防止病灶图像移位；嘱患者平静呼吸，避免深呼吸对超声造影观察的影响。上述准备完毕后，经外周静脉快速注射准备好的造影剂，连续实时观察病灶的动态灌注过程，并进行图像存储。若一次造影结果不满意，可在安全剂量范围内进行第二次造影剂注射，再次观察病灶的造影剂灌注情况。

（5）注射造影剂后，除保持探头位置、体位等不变进行超声造影观察外，也可以对甲状腺进行全面扫查，有助于发现常规超声难以显示的甲状腺病灶。

（6）造影动态图像储存：在刚开始注射造影剂同时，后列计时软件，并启动图像储存软件，储存时间 1～3min。

（五）观察内容

1. 病灶边界观察 病灶与周围甲状腺组织分界分为边界清晰、边界不清。边界清晰是指实质50%以上病灶边缘清晰可见；边界不清是指不足 50%的病灶边缘清晰可见。

2. 增强方向 病灶内血流灌注增强方向分为向心性、离心性、弥漫性增强。向心性增强指由病灶周边开始向中央增强；离心性增强指由病灶中央开始向周边增强；弥漫性增强指病灶周边及中央同时增强。

3. 增强水平 将病灶增强的强度与周围甲状腺组织对照分为高增强、等增强、低增强及无增强。高于周围甲状腺组织者为高增强；等同于甲状腺组织者为等增强；低于甲状腺组织者为低增强；病灶内未见造影增强信号者为无增强。

4. 增强强度分布 根据病灶组织内增强强度分布的均匀性分为均匀和不均匀增强。

5. 时间-强度曲线 应用超声造影专用软件,对感兴趣区进行造影剂灌注的时间-强度曲线分析,得到开始增强时间、增强持续时间、达峰时间、峰值强度、廓清时间及曲线下面积等数据(图5-2)。

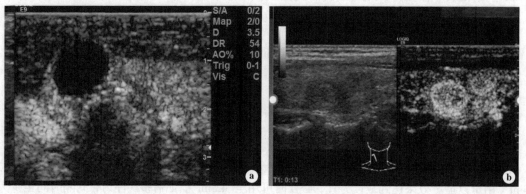

图 5-2 超声造影

a. 甲状腺结节超声造影边界清晰、内呈无增强;b. 甲状腺左叶结节周边呈环状增强,结节内部呈不均匀低增强

(六)临床应用

1. 甲状腺良恶性结节的鉴别诊断 甲状腺良恶性结节的增强模式总体上存在差别。研究表明,甲状腺恶性结节多数呈向心性或弥漫性低增强,但也有少部分呈等增强或高增强,分布均匀或不均匀。结节性甲状腺肿多呈弥漫性等增强,部分呈低增强,液化时呈无增强,分布均匀或不均匀。滤泡状腺瘤多呈弥漫性高增强,分布均匀或不均匀。结节周边环状增强多见于良性结节,特别是滤泡状腺瘤或腺瘤样结节。

2. 识别出血 甲状腺良性结节在出血囊变后,囊液缓慢吸收,可出现钙化、边界不清、回声等恶性超声征象。此时超声造影多表现为结节内部无增强或少许条索状等增强,有助于诊断和鉴别诊断。

3. 甲状腺结节射频消融术后监测 甲状腺结节进行射频消融术后,超声造影可用于判断治疗效果,消融完全时结节多呈无增强。

4. 引导甲状腺穿刺 对甲状腺结节进行细针吸取细胞学检查(fine-needle aspiration cytology,FNAC)时,对超声造影显示的甲状腺病变增强区域进行细针抽吸活检,可能有助于提高甲状腺病变活检的阳性率。

(七)局限性

超声造影对甲状腺良恶性结节鉴别诊断的准确性尚未得到公认。超声造影结果的最终判断必须建立在常规超声基础之上。对于甲状腺的微小病灶,特别是小于0.5cm的病灶,由于受到空间分辨率的制约及呼吸、脉搏搏动的影像,超声造影很难提供可靠信息。

三、超声弹性成像

(一)原理

超声弹性成像技术能通过组织间的硬度差异区别病灶的良恶性,为甲状腺结节良恶性鉴别诊断提供了新方法,根据原理及成像方式不同把超声弹性成像分为应变成像(SE)和剪切波成像(SWE)。SE是利用探头对目标组织加压使其产生一定的形变,形变大的组织较软,形变小的组织较硬。根据产生形变的大小进行编码成像,即实现了应变弹性成像,它是一种定性或半定量的方法(图5-3)。SWE

的基本原理是通过超声换能器自身发射聚焦脉冲作用于感兴趣区，使其产生瞬间的微米级位移，继而形成横向剪切波，仪器再通过超高速成像系统采集剪切波，计算出横向剪切波速度或杨氏模量值，从而对组织硬度进行评估，杨氏模量值越大，组织越硬，属于定量方法（图5-4）。这两种弹性成像方法相比，各有优势，互为补充，联合应用将更能促进超声弹性成像技术在甲状腺病诊断中的应用。

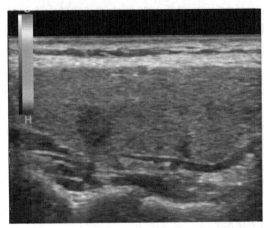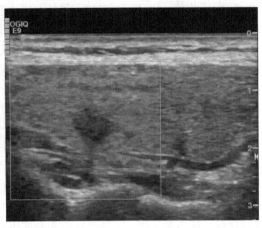

图 5-3 甲状腺结节应变成像（SE）

结节评分：4分

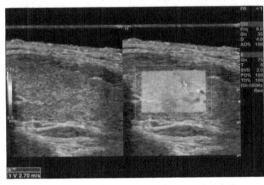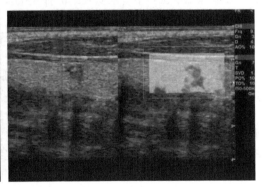

图 5-4 甲状腺结节剪切波成像（SWE）

左侧结节：剪切波 2.7m/s，16kPa；右侧结节：剪切波 5.5m/s，88kPa

（二）适应证

1. 鉴别诊断 超声弹性成像应用于甲状腺结节良恶性鉴别诊断。

2. 预测判断 超声弹性成像可以用来预测甲状腺外浸润及颈部淋巴结转移。

（三）检查方法

在检查时，患者取平卧位，充分暴露颈部，先行常规超声检查确定病灶，并调节频率、聚焦、深度和增益等使图像质量调至最佳，并尽量将病灶放于图像中央，大小适中，探头轻放于甲状腺表面，涂抹足够耦合剂，让患者保持体位不动，无过度后仰或转向，嘱患者屏气。启动弹性成像软件，双幅实时观察二维及弹性图像，选定和调节感兴趣区，感兴趣区应覆盖整个病灶和部分正常甲状腺组织。

（四）诊断阈值

1. 弹性成像分级 结节硬度分级 1~5 分，以甲状腺结节内显示区域颜色与周围腺体显示颜色比较，基于 Fukunari 评级标准，进行评级，结节硬度越高，评级越高，病灶内蓝色区域也越大。分级标准：①0 级：病灶内基本呈液性，具有红绿蓝相间表现；②1 级：病灶呈均一绿色；③2 级：病灶内多为绿色，间有少许蓝色；④3 级：病灶具有蓝绿相间表现，且以蓝色为主；⑤4 级：病灶呈均匀蓝色，且周边可为蓝色覆盖。0~4 级分别记 0~4 分。良性结节多分布于 0~2 级，恶性结节多分布于 3~4 级。

2. 应变成像（SE） 初步研究表明甲状腺良恶性病灶鉴别诊断的 SE 最佳诊断阈值为 66kPa（4.70m/s），平均值（E_{mean}）≥85kPa 和最大值（E_{max}）≥94kPa 是甲状腺恶性结节的独立预测因子。因目前尚缺乏前瞻性多中心研究结果，阈值判断需慎重对待。

3. 剪切波成像（SWE） 与其他应变弹性成像技术相比较，其优势在于：①对操作者的主观依赖性小，可重复性较好；②可定量测量组织的硬度值（剪切波速度/杨氏模量）；③适用于较大结节或多发结节的硬度测量；④甲状腺可测量的杨氏模量量程大，最高可达 300kPa；⑤提供的定量参数较多，如 E_{mean}、E_{max}、E_{min}、SD 值（E_{SD}），可同时测量剪切波速度和杨氏模量。其不足之处包括：①检查时加压可影响目标组织的测数值；②操作者需具有一定的培训及操作经验；③因为皮肤和气管的影响，SWE 在对峡部结节测量时存在困难；④在囊性或大钙化结节中易造成假阳性。

（五）局限性

弹性成像是在普通超声检查的基础上进行的，与超声图像质量具有相关性，应变弹性和剪切波弹性均存在一定的主观性，应变弹性受人为加压因素影响较大，检测部位、检测深度及颈部血管搏动等也可影响检测结果的准确性，采用规范化的检查方法及统一的评判标准才能发挥其在临床的作用，弹性成像是甲状腺结节性质判断的补充手段，不能代替普通超声或 FNAC。

四、甲状腺影像与报告系统分类解读

甲状腺影像与报告系统（TIRADS）对甲状腺结节恶性程度进行评估，以确定需要活检或超声随访的结节。

目前国内外具有代表性的甲状腺结节超声分类及管理指南至少有 10 个，其临床意义在于为结节提供了描述词典、分类系统和管理建议。其中，词典用于描述结节的超声特征，分类系统用于评估结节的恶性风险程度，管理指南建议用于决定结节是否需要进行 FNAC 或结节的随访间隔。

由于这些指南对于结节的分类、恶性风险程度及管理指南建议均不一致，故我国专家组建议：目前在尚未达成统一结论的情况下，推荐使用 2017 年美国放射协会（ACR）发表的 TIRADS 词典，规范甲状腺结节的描述术语，此外，该版本是通过"积分法"分类，参照结节的特征得分总和进行分类，现将 ACR TIRADS 词典及分类方法介绍如下。

（一）ACR TIRADS 甲状腺超声报告词典

1. 结构 描述结节的内部成分，即实性或囊性成分及其所占比例。具体分为：①囊性或几乎完全囊性；②海绵状，是指结节中微小囊性结构占比 50%以上，形似海绵；③囊实性；④实性或几乎完全实性。

2. 回声 描述结节中实性部分（非钙化）的回声水平，参照物为周围正常甲状腺实质。具体分为：①无回声，主要为囊性或几乎完全为囊性；②高回声，结节回声高于周围甲状腺实质回声；③等回声，结节回声与周围甲状腺实质回声相近；④低回声，结节回声低于周围甲状腺实质回声；⑤极低回声，结节回声低于颈前带状肌群的回声。

3. 纵横比 一般用于横切面评估，即结节的前后径和左右径的比值（A/T），也称为纵横比。具体分为：①A/T>1，即在横切面测量时，结节的前后径与其左右径的比值>1；②A/T<1，即在横切面测量时，结节的前后径与其左右径的比值<1。

4. 边缘 描述结节与其周围甲状腺实质或相邻的非甲状腺结构之间的边界。具体分为：①光滑，指结节边缘规整，与周围组织分界清晰，多呈圆形或椭圆形；②模糊，指结节与周围组织间缺乏明确界限；③分叶，指结节表面一个或多个宽大或细小的弧形突起；④不规则，指结节表面出现毛刺、成角或锯齿状突起；⑤甲状腺外浸润，指结节边缘延伸突破甲状腺被膜。

5. 局灶性强回声 在结节内，相对于周围组织，局灶性区域有显著回声增强。具体分为：①大彗星尾征，指点状强回声后方伴有深度>1mm的"V"形强回声，与浓缩胶质有关，当大彗星尾征存在于囊性成分中时，强烈提示良性；②粗大钙化，指粗大的强回声后方伴声影，良、恶性甲状腺结节中均可出现；③边缘钙化，指结节边缘部分或全部为钙化，是否提示恶性存在争议，但钙化环中断部位出现结节内的实性成分向外突出，则高度提示恶性；④点状强回声，指小于粗大钙化且后方无声影的点状强回声（长度≤1mm），包括实性结节中伴小彗星尾征的点状强回声，应注意与大彗星征相鉴别。

（二）ACR TIRADS 评分系统

1. 评分原则 ACR TIRADS 的评分原则如下（表 5-1）。

表 5-1 ACR TIRADS 评分原则

超声特征	评分标准	
结构（选择1项）	囊性或几乎完全囊性；海绵状	0分
	囊实混合性	1分
	实性或几乎完全实性	2分
回声（选择1项）	无回声	0分
	高回声或等回声	1分
	低回声	2分
	极低回声	3分
形态（选择1项）	纵横比>1	3分
	纵横比<1	0分
边缘（选择1项）	光滑；边界不清	0分
	分叶或不规则	2分
	腺体外侵犯	3分
强回声灶（选择多项）	无或大彗星尾征	0分
	粗大钙化	1分
	周边钙化	2分
	点状强回声	3分

2. 恶性风险程度评估及管理建议 ACR TIRADS 中对于甲状腺结节的恶性风险程度评估及管理建议如下（表 5-2）。

表 5-2 ACR TIRADS 的恶性风险程度评估及管理建议

评级	分值	恶性风险及处理
TIRADS 1 级	0分	良性，无须 FNAC
TIRADS 2 级	2分	非可疑恶性，无须 FNAC
TIRADS 3 级	3分	轻度可疑恶性，≥2.5cm，FNAC；≥1.5cm，随访（每1、3、5年）
TIRADS 4 级	4~6分	中度可疑恶性，≥1.5cm，FNAC；≥1.0cm，随访（每1、2、3、5年）
TIRADS 5 级	≥7分	高度可疑恶性，≥1.0cm，FNAC；≥0.5cm，随访（每5年）

3. 临床意义 ACR TIRADS 是一个相对客观的分级系统，基于常规二维图像，学习起来相对容易，使超声报告更容易达到同质化，目前被临床和影像广泛采用，以确定需要活检或超声随访的结节。

（三）C-TIRADS 分类解读

过多 TIRADS 版本导致目前其在国内超声检查中的应用混乱，不同医院使用不同的分类体系，给临床解读甲状腺超声报告带来很多困扰，不利于甲状腺结节的诊治，且国外的分类系统及处理建议与中国医疗现状间存在一些不匹配之处，其中最明显的不匹配之处是 FNAC 的应用。在发达国家，对具有可疑恶性超声特征的甲状腺结节，当其大小达到相应的阈值时，一般需行 FNAC，然后再制订下一步的诊疗方案。然而，我国 FNAC 开展尚不广泛，因而在结节的诊治流程方面与发达国家有诸多差异。中华医学会超声医学分会浅表器官和血管学组专家委员会完成了《2020 甲状腺结节超声恶性危险分层中国指南：C-TIRADS》（简称 C-TIRADS 指南）的制订。该指南提出了甲状腺超声成像的质量控制、影像学词典，超声分类系统以计数法实施超声特征，计数恶性超声特征的数量，每一项恶性超声特征计 1 分，而如果患者存在体现良性特征的彗星尾伪像，则减去 1 分，根据最终的总计分值进行结节的风险分层（表 5-3）。

表 5-3 C-TIRADS 分类

分类	评价	超声表现	恶性风险
0	无结节	弥漫性病变	0
1	阴性	正常甲状腺（或术后）	0
2	良性	囊性或实性为主，形态规则、边界清楚的良性结节	0
3	可能良性	不典型的良性结节	<5%
4	可疑恶性	恶性征象：实质性、低回声或极低回声、微钙化、边界模糊/微分叶、纵横比>1	5%～85%
4a		具有 1 种恶性征象	5%～10%
4b		具有 2 种恶性征象	10%～50%
4c		具有 3～4 种恶性征象	50%～85%
5	恶性	超过 4 种恶性征象，尤其是有微钙化和微分叶者	85%～100%
6	恶性	经病理证实的恶性病变	100%

C-TIRADS 分类的结节恶性风险呈逐步递进，从 2 类的 0 到 5 类的 85%～100%，具有较好的临床可操作性，为临床制订处置结节的方案提供了较清晰的信息。C-TIRADS 指南分类作为一个新的危险分层系统，还有待于在临床推广和应用中不断发现其优势和该不足。

五、常见甲状腺病的超声表现

（一）甲状腺舌管囊肿

1. 位置 多见于颈前区中线上部（舌骨下方），随吞咽活动。

2. 回声 通常为无回声，大小为 1～2cm，呈圆形或不规则形，包膜完整，后方回声增强。当囊肿内部液体黏稠时，可表现为类实性低回声；当合并感染时，内见大小不等的点状回声；当囊肿内残留甲状腺组织时，其内可见显示正常甲状腺组织结构。

3. 血流信号 病灶内部无明显血流信号（图 5-5）。

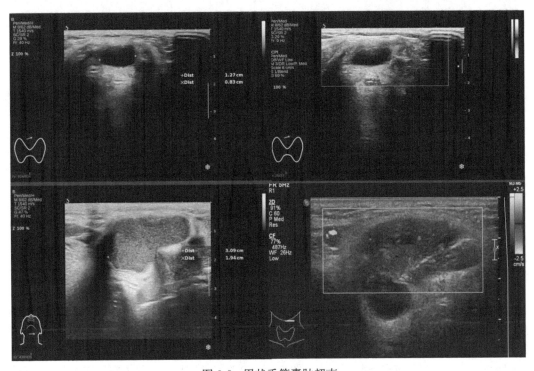

图 5-5　甲状舌管囊肿超声

颈前区舌骨下方无回声，边界清，形态规则，后方回声增强，CDFI 未见明显血流信号

（二）亚急性甲状腺炎

1. 普通超声

（1）患侧甲状腺肿大，甲状腺与颈前肌之间的间隙模糊或消失。

（2）早期病灶呈云雾状低回声区，形态不规则，边界模糊，被称为"冲洗征"（wash-out sign），为本病的特征性表现，炎症恢复期则回声增强、不均，低回声区可缩小甚至消失，腺体可完全恢复正常。

（3）病灶内血流信号轻度增多或无明显改变（图 5-6）。

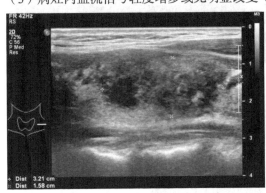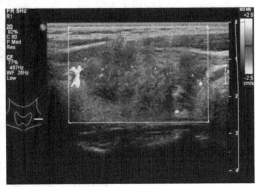

图 5-6　甲状腺左叶亚急性甲状腺炎超声

甲状腺左叶体积增大，内见边界不清、形态不规则的云雾状低回声区，有"冲洗征"

2. 超声造影　表现为甲状腺病变叶内的云雾状弱回声区与周围正常甲状腺组织同步增强或略晚于周围甲状腺组织，呈弥漫性均匀性等增强，增强后减低区迅速与周围组织融为一体，减低区与周围正常甲状腺组织同步消退（图 5-7）。

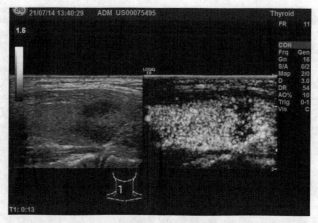

图 5-7 亚急性甲状腺炎超声造影

甲状腺右叶低回声动脉早期呈不均匀低增强，20s 后增强强度与周围腺体组织相似，无明显边界

（三）桥本甲状腺炎

1. 普通超声 表现为甲状腺弥漫性肿大，以前后径为著，峡部也可明显增厚，病变后期腺体可萎缩。病变早期，甲状腺内血流信号弥漫性增多，晚期由于腺体纤维化，腺体内血流信号仅轻度增多或无明显增加。桥本甲状腺炎声像图特点大致可分成以下五种类型。①弥漫性低回声型：肿大腺体以低回声为主，其内伴有点条状高回声（图 5-8）；②弥漫性网格型：腺体内见许多散在分布的细小低回声和条状高回声，呈网格样改变（图 5-9）；③弥漫性小结节型：腺体内可见大量小的低回声结节，其无包膜，边界尚清（图 5-10）；④散在条状强回声型：甲状腺回声不均匀，内见条状强回声；⑤散在结节型：腺体回声增粗，内见大小不等的结节，回声多样（图 5-11）。

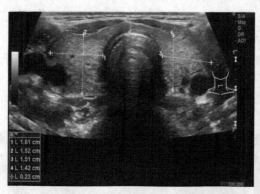
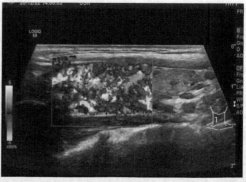

图 5-8 甲状腺弥漫性病变，弥漫性低回声型

甲状腺体积未见明显增大，腺体组织回声欠均匀，CDFI 血流信号丰富，呈"火海征"

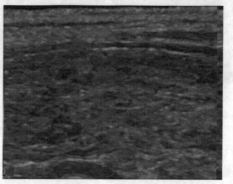

图 5-9 甲状腺弥漫性病变，弥漫性网格型

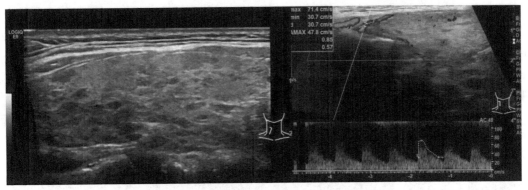

图 5-10　甲状腺弥漫性病变，弥漫性小结节型

甲状腺体积增大，内回声不均，呈多发散在分布的低回声，CDFI 血流信号丰富，甲状腺上动脉流速增快，PSV71.4cm/s

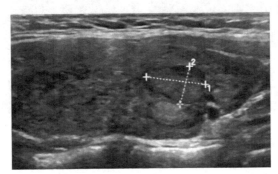

图 5-11　甲状腺弥漫性病变，散在结节型

2. 超声造影　桥本甲状腺炎早期阶段，炎性反应明显，约在 10s 造影剂进入，在 15s 左右达峰，20s 内消退。在早期为不均匀性增强，达峰时为均匀性高增强。桥本甲状腺炎背景不均匀难以分辨是否合并结节时，超声造影可以鉴别结节存在与否。合并真性结节则具有相应的异常增强改变（图 5-12）。

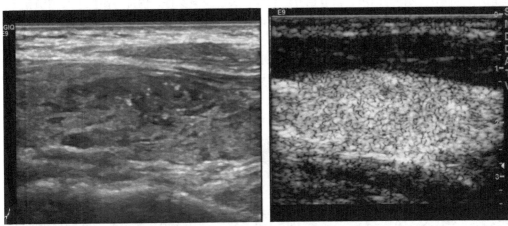

图 5-12　桥本甲状腺炎超声造影

背景不均匀难以分辨是否合并结节，可疑结节超声造影无异常增强改变

（四）毒性弥漫性甲状腺肿

毒性弥漫性甲状腺肿的超声表现如下。

1. 形态 甲状腺呈弥漫性、对称性肿大，腺体边缘相对不规则，包膜欠光滑。

2. 回声 初发且未经治疗者腺体表现为两种类型。①弥漫回声减低型：甲状腺呈弥漫性、均匀性回声减低；②散在回声减低型：甲状腺内可见多个片状回声减低区，边界模糊；病程长或反复发作者腺体回声不均匀，可与正常腺体相当，部分可因形成纤维分隔而出现条状高回声，类似桥本甲状腺炎回声。

3. 血流信号 甲状腺上、下动脉内径增宽，流速增快，阻力降低，CDFI甲状腺内血流信号明显增多，呈"火海征"（图5-13）。

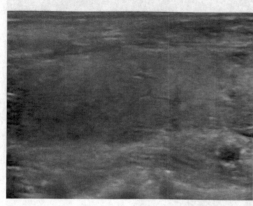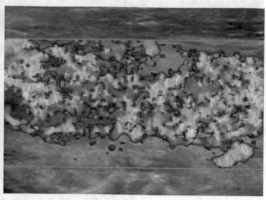

图5-13 甲状腺功能亢进超声

甲状腺体积增大，组织回声减低、不均匀，CDFI呈"火海征"

（五）结节性甲状腺肿

结节性甲状腺肿的超声表现如下。

1. 形态 由于病变范围及病程不同而使声像图表现复杂多样，结节一般多发，大小不等；甲状腺大小正常或两侧甲状腺呈不对称性增大，包膜不光滑。

2. 回声 甲状腺内可见单个或多个大小不等的结节，边界清晰或模糊，结节内部回声多种多样，可呈低回声、等回声及稍高回声，结节也可呈囊性、实性及囊实性，内部可出血（突然明显增大），结节内部和边缘可伴有弧形或颗粒状钙化。结节以外的甲状腺腺体回声可均匀或不均匀，或可见散在点条状高回声。

3. 血流信号 结节内血供状态不等，若结节以增生为主，则血流信号可多可少，但结节周边血流信号多于内部，呈"彩球状"；若结节以退化为主，超声表现为囊性、囊实性，结节内无或有少许血流信号。

甲状腺上、下动脉内径正常或稍增宽，其血流速度为正常或稍增快（图5-14）。

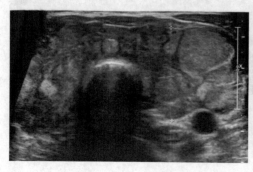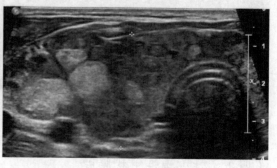

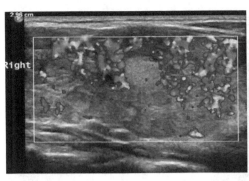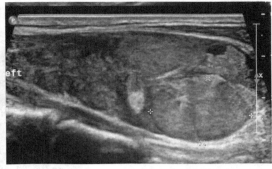

图 5-14 结节性甲状腺肿超声

双侧甲状腺多个大小不等结节，伴囊性变

（六）甲状腺腺瘤

1. 普通超声

（1）甲状腺组织回声正常，大小形态无明显变化。

（2）腺瘤单发多见，仅少数多发，圆形或椭圆形，边界清，有完整、厚薄一致的包膜。

（3）腺瘤可呈低回声，但多为等回声或高回声，周边有声晕，较大者易合并囊性变，内部可见不规则无回声区。后方回声可增强或无变化，如伴粗大钙化，后方可伴声衰减。

（4）内部血供程度不等，环绕的血流信号一般大于半圈（图 5-15）。

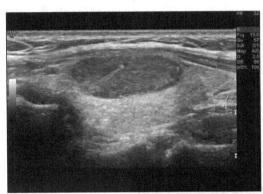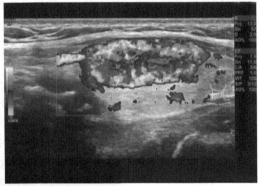

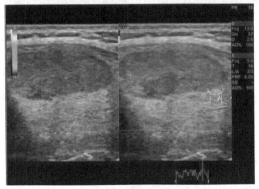

图 5-15 甲状腺滤泡腺瘤超声

甲状腺左叶内实性中等回声肿物，形态规则，回声均匀，CDFI 肿物内血流信号丰富，应变弹性评分 2 分

2. 超声造影 典型腺瘤超声造影表现为结节增强早于周围甲状腺组织，呈周边向中心快速充填，达峰时呈均匀性高增强，增强后结节边界很清晰，形态规则，有较明显的增强环。结节内造影

剂较周围组织消退较快，在结节周缘呈现增强环（图 5-16）。

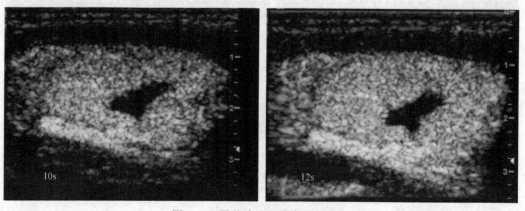

图 5-16　甲状腺滤泡腺瘤超声造影
二维超声有包膜，边界清楚，周缘有声晕，超声造影后结节呈高增强（10s，12s），有典型的增强环

（七）甲状腺癌

1. 普通超声

（1）内部回声多为实性不均质低回声，微小癌回声常低于颈前肌肉回声，为极低回声；部分结节内可见伴有钙化，分为微钙化（1mm 左右的点状强回声）、粗大钙化、环状钙化及弥漫微钙化。其中微钙化预测恶性的特异性较高，但敏感性很低；弥漫微钙化是弥漫性硬化型甲状腺乳头状癌的特征性超声表现。

（2）较小的甲状腺癌形态多呈圆形或类圆形，较大者则形态不规则，前后径/横径≥1。此外，结节由于浸润性生长可导致边缘呈蟹足样改变。

（3）结节无包膜，边界多模糊，但小于 1cm 的微小甲状腺癌和髓样癌边界可清楚。部分癌灶周边可见不规则、不完整、厚薄不均声晕，表现为环绕于结节周围的带状低回声或无回声。

（4）多见后方回声衰减，当癌细胞成分多于间质成分时，癌肿后方回声可增强；当间质成分多于癌细胞成分时，癌肿后方衰减；当两种成分相等时后方回声无改变。

（5）内部血流信号分布不规则，可见穿支血管。

（6）甲状腺癌可合并颈部淋巴结转移，淋巴结表现为皮质不均匀增厚、髓质变窄甚至消失，内部可见微钙化，较大的淋巴结可伴有囊性变。转移淋巴结血流信号较丰富。

2. 超声造影　甲状腺乳头状癌超声造影后，一般是癌结节内造影剂稍晚于周围正常甲状腺组织，从周边向中心充，达峰时呈不均匀性等增强或低增强，增强后结节边界不清，形态不规则，结节较二维增大，结节内造影多与周围组织同步消退，少部分可早于周围甲状腺组织消退（图 5-17）。

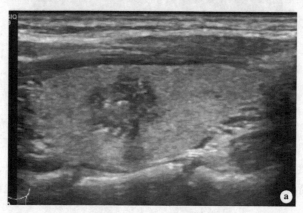

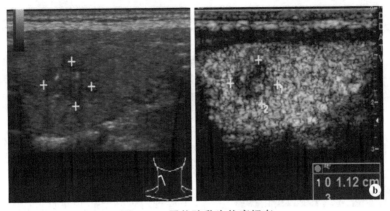

图 5-17　甲状腺乳头状癌超声

a. 普通超声：甲状腺右叶低回声结节，边界不清，边缘毛糙、呈角，内回声不均匀，见多发微钙化；

b. 超声造影：早期呈不均匀低增强

（王　宁）

第二节　X 线 检 查

颈部一般摄正、侧位 X 线片。侧位片可清楚显示颅底及颈椎骨结构，正位片可显示软组织钙化、积气，气管形态等，但由于 X 线检查对软组织密度分辨率差，因此，其在甲状腺病的诊断中作用有限，一般不作为甲状腺病的常规检查。

一、X 线平片正常表现

气管居中，管腔未见狭窄，颈部软组织密度均匀，两侧基本对称。正常甲状腺在 X 线不显影，只有当甲状腺肿大，压迫、侵蚀周围组织和器官及甲状腺内有钙化时，才会有影像学改变。

二、X 线平片异常表现

肿大甲状腺向胸骨后伸延，可见上纵隔增宽和气管移位；甲状旁腺肿瘤一般较小，平片上不易发现，但甲状旁腺功能亢进所致骨骼病变和尿路结石可经平片证实。

第三节　计算机断层扫描

计算机断层扫描（computed tomography，CT）不仅可以很好地显示甲状腺形态、体积变化、病灶数目、钙化、囊变等，还能清晰定位病变，显示病变与周围结构的关系及有无淋巴结肿大，可进行术后随访等。与超声相比，CT 不受检查者经验和手法的影响，且对颈部淋巴结的显示不受骨性结构和含气器官的干扰，是超声检查的有力补充。目前《中国老年人甲状腺疾病诊疗专家共识（2021）》建议：对临床怀疑为晚期甲状腺病的患者进行术前增强 CT 扫描，增强扫描可提高病灶的显示率和病变的检出率，CT 的密度分辨率和空间分辨率很高，也可以评估颈部淋巴结转移，尤其在Ⅵ、Ⅶ区。

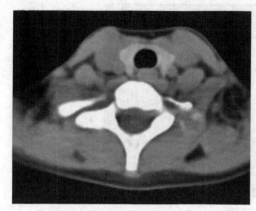

图 5-18　正常甲状腺 CT 图像

一、正常 CT 表现

由于正常甲状腺含大量碘，且血流丰富，CT 平扫表现为位于气管两侧的三角形的均匀高密度影，强化均匀明显（图 5-18）。

二、异常 CT 表现

（一）病变部位

CT 检查对于确定病变性质非常重要。发生于颈前甲状腺区的病变，多来源于甲状腺，如甲状腺囊肿、弥漫性甲状腺肿、甲状腺腺瘤和腺癌。

（二）病变密度

CT 检查对于区分囊性和实性肿物有重要价值，增强扫描对于区分病变为血管病变与非血管病变、富血供病变与少血供病变也有重要作用。

如果超声发现有肿大或广泛的颈部淋巴结转移，应补充颈、胸部 CT，来明确咽旁咽后间隙、锁骨下、纵隔和食管后方区域的淋巴结情况。正常淋巴结在 CT 图像上呈椭圆形软组织密度影，密度均匀、与相邻肌肉组织的密度大致相似，CT 值为 20～50Hu，通常不强化；甲状腺癌淋巴结颈部转移在 CT 有特征表现：增强后淋巴结明显强化，淋巴结囊性变及微钙化灶。

三、CT 检查的异常表现

（一）甲状腺体积增大

甲状腺体积增大可见于单纯性甲状腺肿、甲状腺炎等（图 5-19）。

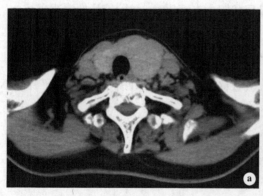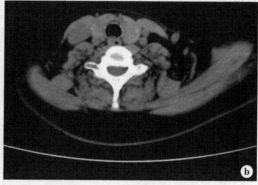

图 5-19　甲状腺体积增大 CT 图像

a. 女性，38 岁，CT 平扫显示甲状腺弥漫性肿大，其内密度不均，诊断：结节性甲状腺肿；b. 男性，45 岁，CT 平扫显示甲状腺弥漫性肿大，其内密度减低且不均匀，边界欠清晰，诊断：甲状腺炎

（二）甲状腺肿块

1. 甲状腺囊肿　表现为密度均匀的类圆形低密度灶，无或环形强化，继发于肿瘤者壁较厚，可有壁结节强化（图 5-20）。

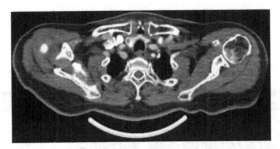

图 5-20 甲状腺囊肿 CT 图像

女性，38 岁，CT 增强扫描显示甲状腺右侧叶可见小类圆形低密度影，边界清楚，增强扫描未见强化，诊断：甲状腺右侧叶小囊肿

2. 甲状腺腺瘤 呈低密度结节，大小为 1～4cm，边缘清楚，轮廓光滑，可有钙化，增强后呈结节状或环形强化（图 5-21）。

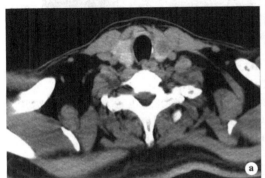
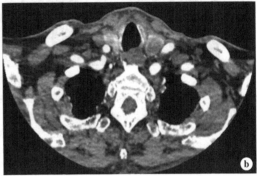

图 5-21 甲状腺腺瘤 CT 图像

a. 女性，41 岁，CT 平扫显示甲状腺左侧叶可见类圆形低密度影，边界清楚，诊断：甲状腺腺瘤；b. 女性，52 岁，CT 增强扫描显示甲状腺左侧叶可见类圆形低密度影，边界清楚，增强扫描呈结节状强化，诊断：甲状腺腺瘤

3. 甲状腺癌 表现为肿块大小不一，轮廓不规则，边界不清，密度减低且不均匀，常有出血、囊变和钙化（因癌细胞迅速生长、纤维组织及血管增生，引发钙盐沉积，形成砂粒体样钙化），增强后表现为不均匀或环形强化；可伴有颈淋巴结肿大或远处转移（图 5-22）。

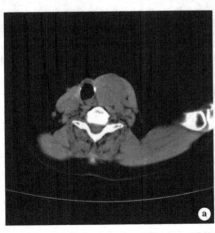
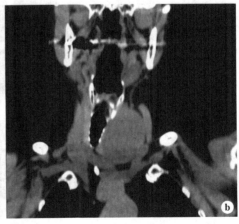

图 5-22 甲状腺癌 CT 图像（一）

a. 女性，58 岁，CT 平扫显示甲状腺左侧叶增大，并可见类圆形软组织密度影，边界欠清楚，肿块边缘可见钙化，气道受压向右移位，诊断：甲状腺癌；b. 女性，58 岁，CT 平扫冠状位显示甲状腺左侧叶增大，并可见类圆形软组织密度影，边界欠清楚，气道受压向右移位，诊断：甲状腺癌

（三）甲状腺结节

1. 甲状腺良性结节重要征象 多发结节，甲状腺弥漫性增大，其内见囊变，病灶呈膨胀性生长，边界清晰，包膜完整，结节中出现粗颗粒状钙化及边缘钙化为 CT 特征性表现（图 5-23）。

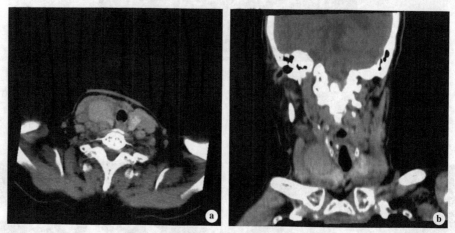

图 5-23 结节性甲状腺肿伴囊变 CT 图像

a. 女性，42 岁，CT 平扫显示甲状腺右侧叶增大，并可见类圆形软组织密度影，其内密度较均匀，呈等高密度影，边界清楚，气道受压向右移位，诊断：结节性甲状腺肿伴囊变；b. 女性，42 岁，CT 平扫显示甲状腺右侧叶增大，并可见类圆形软组织密度影，其内密度较均匀，边界清楚，气道受压并移位，诊断：结节性甲状腺肿伴囊变

2. 甲状腺恶性结节重要征象 多为单发，形态不规则或呈分叶状、浸润性生长、边界不清、肿瘤突破甲状腺包膜，增强后病灶范围缩小，沙砾样钙化及中央钙化为 CT 特征性表现（图 5-24）。

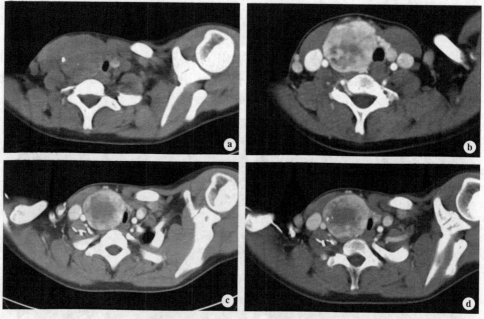

图 5-24 甲状腺癌 CT 图像（二）

a. 男性，12 岁，CT 平扫显示甲状腺右侧叶增大，并可见类圆形软组织密度影，其内密度不均匀，肿块内部可见多发点状钙化，边界欠清楚，气道受压并移位，诊断：甲状腺癌；b. CT 增强扫描动脉期显示甲状腺右侧叶软组织肿块实性部分明显强化，内部坏死区未强化，边界欠清楚，气道受压并移位；c. CT 增强扫描静脉期显示甲状腺右侧叶软组织肿块实性部分强化减低，内部坏死区未强化，边界欠清楚，气道受压并移位；d. CT 增强扫描延迟期显示甲状腺右侧叶软组织肿块实性部分强化进一步减低，内部坏死区未强化，范围增大，边界欠清楚，气道受压并移位

第四节 磁共振成像

磁共振成像（magnetic resonance imaging，MRI），是指利用磁共振的物理现象，给人体施加一个静磁场，使得人体中自旋的原子核像指南针一样做出统一排列，在特定频率的射频脉冲作用下，进而产生磁共振现象；撤去射频脉冲后，原子核在弛豫过程中，恢复原有静磁场中的统一排列，产生 MR 信号；设备接收 MR 信号后，在系统中进行空间编码和图像重建，最终形成人体内图像。

MRI 可以进行多参数、多方位成像，动态增强扫描、弥散加权成像（diffusion weighted imaging，DWI）等功能成像可对结节的良、恶性进行评价；且 MRI 检查中无放射性元素使用，无辐射，更加安全，且多参数成像，具有良好的组织对比和空间分辨率。

一、MRI 常规检查

MRI 常规检查可以提示甲状腺结节位置、形态及对邻近组织结构的侵犯，对结节内出血、囊变敏感，对体积较小的结节及钙化不敏感，DWI 是目前唯一能够通过测量表观弥散系数（apparent diffusion coefficent，ADC）定量反映活体组织中水分子的扩散运动情况来鉴别组织良、恶性的技术，甲状腺恶性结节的平均 ADC 值低于良性。

二、MRI 检查扫描序列

常规采取自旋回波序列 T1WI、T2WI 横断面成像，冠状面扫描可观察甲状腺的上下极。MRI 检查的价值与 CT 相仿，主要是评价病变范围及与周围重要结构的关系，但目前应用不如 CT 普及，主要原因为 MRI 虽然对软组织的显像优于 CT，但是对钙化的灵敏度低于 CT，而钙化灶是甲状腺癌的重要影像学特征。

三、正常 MRI 表现

正常甲状腺两侧对称，信号均匀，T1WI 稍高于肌肉信号，T2WI 信号无明显增强（图 5-25）。

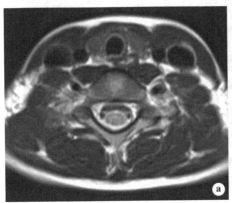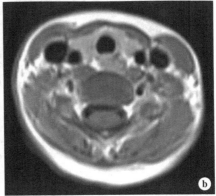

图 5-25 甲状腺正常 MRI 表现

a. 轴位 T2WI；b. 轴位 T1WI

四、MRI 检查的异常表现

（一）甲状腺体积增大，实质信号不均匀

1. 单纯性甲状腺肿（simple goiter） 在 T1WI 上呈低或等信号，均匀或不均匀；T2WI 呈高或低混杂信号，以高信号为主。胶样结节及出血结节呈高信号（图 5-26）。

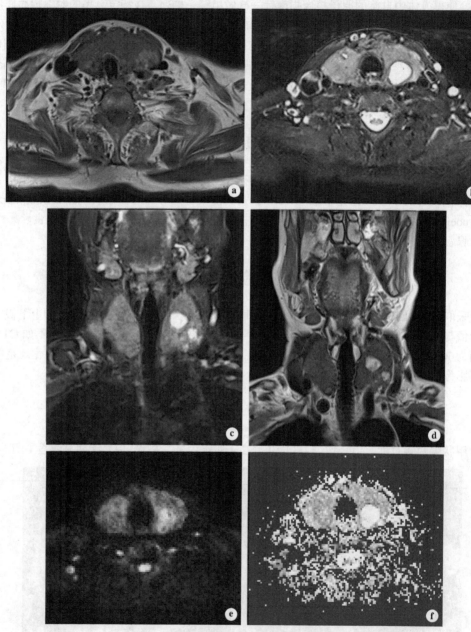

图 5-26 单纯性甲状腺肿 MRI

a. 女性，58 岁，MR 平扫轴位 T1WI 显示甲状腺弥漫性肿大，其内信号高低不均，可见少许高信号，诊断：结节性甲状腺肿；b. MR 平扫轴位 T2WI 显示甲状腺弥漫性肿大，其内信号不均匀；c. MR 平扫冠状位 T2WI 显示甲状腺弥漫性肿大，其内信号不均匀；d. MR 平扫冠状位 T1WI 显示甲状腺弥漫性肿大，其内信号高低不均，可见少许高信号；e. DWI 显示甲状腺弥漫性肿大，其内局部可见高信号；f. ADC 显示甲状腺弥漫性肿大，其内局部呈高信号

2. 毒性弥漫性甲状腺肿（toxic diffuse goiter）　在 T1WI 和 T2WI 上均呈高信号，其间可见低信号纤维间隔及较多的流空血管。

（二）甲状腺肿块

1. 液性囊肿　呈长 T1 和长 T2 信号。

2. 胶样囊肿　含大量蛋白质，呈短 T1 和长 T2 信号。

3. 出血囊肿　信号因血肿的期龄而异。

4. 软组织肿块　呈稍长 T1 和稍长 T2 信号，内部信号不均匀。

5. 甲状腺癌　在 MRI 的重要征象是肿块形状不规则、信号不均匀，瘤周可见低信号包膜影（图 5-27）。

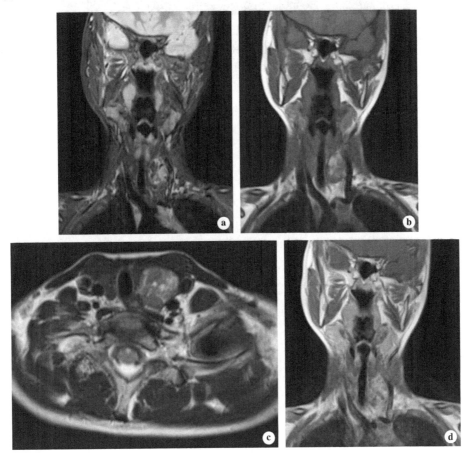

图 5-27　甲状腺癌 MRI

a. 女性，34 岁，MR 平扫冠状位 T2WI 显示甲状腺左侧叶增大，并可见类圆形软组织影，其内信号不均匀，边界欠清楚，气道轻度受压向右移位，诊断：甲状腺癌；b. MR 平扫冠状位 T1WI 显示甲状腺左侧叶增大，并可见类圆形软组织影，其内信号不均匀，夹杂少量高信号影，边界欠清楚；c. MR 平扫轴位 T2WI 显示甲状腺左侧叶增大，并可见类圆形软组织影，其内信号不均匀，边界欠清楚，气道轻度受压向右移位；d. MR 增强扫描冠状位显示甲状腺左侧叶软组织明显强化

（三）淋巴结肿大

甲状腺癌出现淋巴结转移时，淋巴结大小（一般认为出现Ⅵ区或其他区域短径＞0.5cm）、淋巴结数目（多发及多病灶）、短长径比值（增大，呈类圆形）、呈浆膜浸润、囊性变、强化扫描高信号、不均匀强化（T1W1 和抑脂 T2W1 呈混杂信号）（图 5-28）。

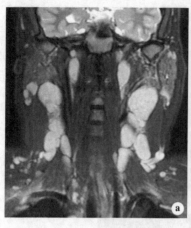 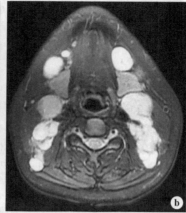 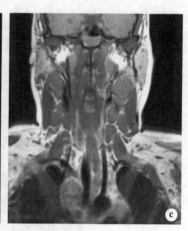

图 5-28　淋巴结肿大 MRI

a. 女性，55 岁，MR 平扫冠状位 T2WI 显示双侧颈部多发肿大淋巴结，诊断：甲状腺癌伴颈部淋巴结转移；b. MR 平扫轴位 T2WI
显示双侧颈部多发肿大淋巴结；c. MR 平扫冠状位 T1WI 显示双侧颈部多发肿大淋巴结

（郝跃文）

第六章

甲状腺的核素检查

第一节　甲状腺摄碘功能

一、甲状腺摄 ^{131}I 率测定

（一）概述

甲状腺摄 ^{131}I 率（thgroid iodinc uptake）测定是了解甲状腺碘代谢和功能的常用方法，常用于甲亢的辅助诊断和甲状腺炎的鉴别诊断，并作为甲状腺病 ^{131}I 治疗前剂量计算的一个参考指标。

（二）原理

碘是甲状腺合成甲状腺激素的主要原料，其进入人体后能被甲状腺选择性摄取和浓聚，其摄取的速度和数量，以及碘在甲状腺内的停留时间与甲状腺功能有关。 ^{131}I 与稳定性 ^{127}I 互为同位素，两者有相同的化学及生物学性质。 ^{131}I 属放射性核素，衰变时能发出 γ 射线。受检者口服微量放射性 ^{131}I 后，射线探测器在甲状腺部位不同时间点的放射性计数，反映甲状腺对放射性碘的摄取率变化，以及无机碘进入甲状腺的数量和速度，从而判断甲状腺的功能状态。

（三）检测流程及测量方法

1. 患者准备　含碘药物和食物会影响甲状腺摄 ^{131}I 率，如果患者服用或食用了相关药物或食物，在接受本检查前应依据情况停服相应时间（表6-1），以避免对测量结果产生影响。

表 6-1　影响甲状腺摄 ^{131}I 率测定的因素

影响因素	建议检查或治疗前停用时间
甲巯咪唑	>3 日
丙硫氧嘧啶	>2 周
（动物甲状腺组织提取或人工合成）甲状腺激素	10～14 日（T_3 制剂），3～4 周（T_4 制剂）
海带、琼脂、卡拉胶、卢戈液、含碘中草药	2～3 周
外科皮肤消毒用碘（聚维酮碘）	2～3 周
静脉用含碘增强造影剂	6～8 周（水溶性造影剂），1～6 个月（脂溶性造影剂）
胺碘酮	3～6 个月
核素显像	^{99m}Tc 标记药物显像>1 周， ^{131}I 及其标记药物显像>2 周

2. 给药　检查当日，患者在空腹状态下口服 Na ^{131}I 溶液 74～370kBq（2～10μCi），且继续禁食 1～2h。在专用颈部模型的玻璃管中放入 30ml 水，再将与患者服用等量的 Na ^{131}I 溶液加入试管中作为标准源。

3. 摆位　患者坐直、平视，充分暴露颈部，探头前方标尺对准甲状软骨下 1cm 处，即将甲状

腺部位置于探测视野正中。标准源与患者甲状腺测量的几何位置应一致。

4. 测量 甲功仪开机预热 10min 后，多次测量空气本底的放射性计数，取平均值作为本底计数。服药后 2h、4h、6h 和 24h（有单位采用 3h、6h、24h），分别测量标准源计数及甲状腺部位的放射性计数。每次测量时间应一致，一般选在 60～100s。

（四）结果获得

1. 获得不同时间点的甲状腺摄^{131}I 率 按下列公式计算出不同时间点的甲状腺摄^{131}I 率。

$$甲状腺摄^{131}I 率（\%）=\frac{甲状腺部位计数 - 本底计数}{标准源计数 - 本底计数}\times100\%$$

2. 绘制甲状腺摄^{131}I 曲线及甲状腺摄^{131}I 率正常参考范围 以甲状腺摄^{131}I 率为纵坐标、测量时间为横坐标作图，将各时间点甲状腺摄^{131}I 率连接起来即形成甲状腺摄^{131}I 曲线；一般采用上述 4 个时间点或 3 个时间点作图。

考虑到测量仪器、标准源、地域、饮食、生活习惯等因素的影响，建议各实验室建立本实验室（当地）的甲状腺摄^{131}I 率正常参考范围。北京协和医院核医学科 20 世纪 60 年代甲状腺摄^{131}I 率正常参考值：2h 为 10%～30%；4h 为 15%～40%；6h 为 20%～50%；24h 为 25%～65%，达到最高甲状腺摄^{131}I 率的时间点（峰时）一般在 24h。由于北京城区和农村地区都属于环境缺碘地区，北京市通过食盐加碘等措施的落实，于 2000 年实现了消除碘缺乏病的目标。目前，居民合格碘盐食用率持续控制在 90% 以上；各类人群碘营养状况处于适宜水平。因此，甲状腺摄^{131}I 率与 60 余年前的水平完全不同，故上述参考值仅供参考；但目前尚未有新的大样本甲状腺摄^{131}I 率数据。

3. 有效半减期的测定 以 24h 或者最高甲状腺摄^{131}I 率时颈甲状腺净计数为 100%，增加测量时间点（48h、72h、96h），通过绘制计数值曲线可以得到甲状腺净计数下降至 50% 的天数，即为^{131}I 在甲状腺的有效半减期（天）。

（五）适应证

（1）^{131}I 治疗甲状腺病的剂量计算。
（2）甲亢和甲减的辅助诊断。
（3）亚急性甲状腺炎或桥本甲状腺炎的辅助诊断。
（4）了解甲状腺的碘代谢或碘负荷情况，鉴别诊断高碘和缺碘甲状腺肿。
（5）用于甲状腺激素抑制试验和促甲状腺激素兴奋试验。

甲状腺常见疾病与摄^{131}I 表现如下（表 6-2、图 6-1）。

表 6-2　甲状腺常见疾病与摄^{131}I 表现

甲状腺常见疾病	摄^{131}I 表现
典型甲亢	摄^{131}I 率增高，高峰前移
甲减	摄^{131}I 率降低，高峰延迟
地方性甲状腺肿	摄^{131}I 率增高，无高峰前移，"碘饥饿"
亚急性甲状腺炎	摄^{131}I 率降低，而 T_3、T_4 升高，即"分离现象"
桥本甲状腺炎	摄^{131}I 率降低、正常或偏高

（六）禁忌证

因少量^{131}I 能通过胎盘进入胎儿血液循环中，且可由乳汁分泌，因此妊娠期、哺乳期妇女禁用。

（七）甲状腺摄 ^{131}I 率在甲状腺病中的应用

1. ^{131}I 治疗剂量计算　甲状腺摄 ^{131}I 率是甲亢 ^{131}I 治疗剂量计算的重要参考指标。一般取 24h 或者最高甲状腺摄 ^{131}I 率计算 ^{131}I 治疗剂量。若能测量有效半衰期，可以用有效半衰期进行修正。

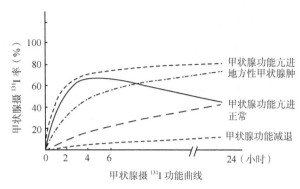

图 6-1　正常和常见疾病的甲状腺摄 ^{131}I 曲线

2. 甲亢　甲状腺摄 ^{131}I 率诊断甲亢的准确性在 90% 左右。对未经治疗的甲亢患者，判断标准为：①最高甲状腺摄 ^{131}I 率高于当地正常值上限；②甲状腺摄 ^{131}I 率高峰提前出现（高峰提前于 24h 以前出现，24h 时反而下降）；③2h 或 3h 与 24h 的甲状腺摄 ^{131}I 率之比大于 80%。符合上述①、②或①、③者，均提示甲亢。甲状腺摄 ^{131}I 率仅代表甲状腺对碘代谢的情况，增高程度与甲亢病情严重程度不一定平行，不能反映病情严重程度，故不能作为抗甲状腺药物的疗效评价及用药剂量调整的指标。

3. 亚急性甲状腺炎　亚急性甲状腺炎与病毒感染及自身免疫性疾病相关。急性炎症期由于甲状腺滤泡细胞被破坏，储存于其内的甲状腺素漏出进入血液循环，导致血液中的甲状腺激素水平升高，反馈性抑制垂体分泌 TSH，出现甲状腺毒症表现，易与轻中度甲亢混淆。亚甲炎急性炎症期导致滤泡细胞破坏，致使甲状腺摄 ^{131}I 率明显降低或不吸收，大多数低于 10%，甲状腺摄 ^{131}I 曲线呈递降趋势。依据血清 FT_3、FT_4 升高，甲状腺摄 ^{131}I 率明显降低的这种典型的"分离现象"，结合临床表现可明确鉴别亚甲炎与甲亢。

4. 甲减　原发性甲减患者甲状腺摄 ^{131}I 率可以正常、升高或减低，因此临床上基本不用此方法诊断甲减。由于影响因素较多，当甲状腺摄 ^{131}I 率降低时，应慎重分析。

5. 其他　甲状腺摄 ^{131}I 率还适用于产后甲状腺炎、无痛性甲状腺炎、碘甲亢的鉴别诊断。

二、过氯酸盐释放试验

（一）原理

正常情况下，摄入甲状腺细胞内的无机碘离子在过氧化酶、碘化酶的一系列作用下迅速转化为有机碘。当甲状腺内过氧化物酶缺乏或酪氨酸碘化障碍时，被摄取的碘离子不能被有机化。由于过氯酸盐与卤族元素类似，能阻止甲状腺自血中摄取无机碘离子和促使已进入甲状腺但还未有机化的无机碘离子从甲状腺中释出。此时，口服过氯酸盐，可将甲状腺内的无机碘离子置换出来。通过测量并比较口服过氯酸盐前后两次甲状腺摄 ^{131}I 率，计算释放率，可辅助临床诊断甲状腺碘有机化障碍。

（二）方法

（1）口服 ^{131}I（用法和用量同甲状腺摄 ^{131}I 试验），测量 2h 甲状腺摄 ^{131}I 率。

（2）然后口服过氯酸钾（$KClO_4$）600mg，1h 或 2h 后再次测量甲状腺摄 ^{131}I 率。

释放率 =（服 $KClO_4$ 前摄 ^{131}I 率−服 $KClO_4$ 后摄 ^{131}I 率）/服 $KClO_4$ 前摄 ^{131}I 率×100%。

（三）正常值

释放率≤10%，表明碘有机化过程正常；释放率>10%且≤50%，提示碘有机化轻度障碍；释放率>50%，提示碘有机化重度障碍。

释放率异常增高常见于克汀病、先天性甲状腺过氧化物酶缺乏和结构缺陷、耳聋-甲状腺肿综合征、慢性淋巴细胞性甲状腺炎、高碘性甲状腺肿患者。

（四）适应证

（1）疑有甲状腺碘有机化代谢障碍的各种甲状腺病的辅助诊断。

（2）慢性淋巴细胞性甲状腺炎的辅助诊断。

（3）甲减的鉴别诊断。

（五）禁忌证

妊娠期及哺乳期妇女禁用。

第二节　甲状腺核素静态显像

一、甲状腺静态显像

（一）概述

甲状腺静态显像是一种临床常用检查方法，它是利用甲状腺组织具有摄取和浓聚碘或摄取 ^{99m}Tc-高锝酸盐（^{99m}TcO$_4^-$）的能力而实现显像。甲状腺从血液循环中摄取放射性碘或锝后，通过显像仪器在体外显示显像剂在甲状腺的分布，用于观察甲状腺的位置、形态、大小及功能状况，尤其可以反映结节的功能状态。

（二）原理

正常甲状腺组织具有选择性摄取和浓聚碘的能力。将放射性 ^{131}I 或 ^{123}I 引入体内后，即可被有功能的甲状腺组织所摄取。在体外用显像仪（γ 照相机或 SPECT）探测 ^{131}I 或 ^{123}I 所发出的 γ 射线的分布情况，可观察甲状腺或有甲状腺功能组织的位置、形态、大小及功能状态。锝与碘属于同一族元素，也能被甲状腺组织摄取和浓聚，只是 ^{99m}TcO$_4^-$ 进入甲状腺细胞后不能进一步参加甲状腺激素合成。由于 ^{99m}TcO$_4^-$ 具有物理半衰期短、射线能量适中、发射单一 γ 射线、甲状腺受辐射剂量小等良好的物理特性，目前临床上多使用 ^{99m}TcO$_4^-$ 进行常规甲状腺显像。

（三）常用显像剂及特点

1. ^{131}I　^{131}I 有相对较长的物理半衰期（8.04 天）。衰变时，产生的起治疗作用的射线约占 90%，用于诊断的 γ 射线仅占约 10%，且 γ 射线的能量较高（364keV），对甲状腺及全身的辐射剂量相对较高，成本低，特异性高，目前主要用于探测异位甲状腺组织及寻找甲状腺癌转移灶。显像必须在口服 ^{131}I 后 24h 进行。

2. ^{123}I　^{123}I 以电子捕获的方式衰减，并产生一个能量（约 159keV）适合于 γ 显像的光子。其物理半衰期相对较短（13.2h），成本高，国内应用少。

3. ^{99m}TcO$_4^-$　^{99m}TcO$_4^-$ 衰变时，产生能量约 140keV 的纯 γ 射线。其物理半衰期短（6.02h），成本低，对甲状腺及全身的辐射剂量相对较低。其缺点是特异性相对较差（表 6-3）。

表 6-3　常用甲状腺显像剂特性

显像剂	物理半衰期	显像时间	γ 射线能量（keV）	剂量（MBq）
^{99m}TcO$_4^-$	6.02h	20min	140	74～185
^{131}I	8.04 天	24h	364	1.85～3.70
^{123}I	13.2h	4h	159	7.4～14.8

（四）患者准备和显像方法

患者准备和显像方法如下（表6-4）。

表6-4 患者准备和显像方法

项目	准备	显像剂	剂量（MBq）	显像时间
颈部甲状腺	无须特殊准备	$^{99m}TcO_4^-$	74~185	20~30min
异位甲状腺	停用含碘食物或影响甲状腺功能的药物1周以上，检查当日空腹	^{131}I	1.85~3.70	24h
		^{123}I	7.40~14.8	4~8h
甲状腺癌转移灶显像	TSH>30μIU/ml，术后4~6周以上，停用甲状腺素4周或T_3制剂2周以上	^{131}I	74~148	24~48h

（五）检查流程

1. 平面显像 显像剂$^{99m}TcO_4^-$溶液74~185MBq（2~5mCi），静脉注射20min后进行采集；或^{131}I 74~185MBq（2~5mCi），口服24h后进行采集。使用针孔型准直器或通用平行孔准直器。常规采用前位采集，必要时增加斜位。矩阵128×128，窗宽20%。

2. 断层显像 $^{99m}TcO_4^-$用量185~370MBq（5~10mCi），静脉注射20min后应用SPECT进行断层采集，低能高分辨平行孔准直器，矩阵64×64或128×128，放大系数1.0，探头旋转360°，共采集64帧；对于吸锝功能良好者，每帧采集15~20s，或采用定数采集，每帧采集80~120K计数。采集结束后进行断层重建，获得横断面、矢状面和冠状面影像。

（六）适应证

（1）异位甲状腺的诊断，胸骨后甲状腺肿的鉴别诊断。

（2）了解甲状腺的位置、大小、形态及功能状态。

（3）估算甲状腺重量。

（4）甲状腺炎的辅助诊断。

（5）甲状腺结节的诊断与鉴别诊断，判断颈部肿块与甲状腺的关系。

（6）寻找甲状腺癌转移灶，评价^{131}I治疗效果。

（7）甲状腺术后残余组织及其功能的估计。

（七）禁忌证

妊娠期及哺乳期妇女禁用。

（八）图像分析

1. 正常图像 位置：正常甲状腺影位于颈前正中。形态：呈蝴蝶形，分左右两叶，前下方通过峡部相连。约17%的正常人可见锥状叶显示。大小：每叶上下径约4.5cm，横径约2.5cm。两叶发育可不一致，甚至一叶缺如。放射线分布：甲状腺内显像剂分布基本均匀（图6-2）。

2. 异常图像 主要表现为甲状腺位置、大小、形态和显像剂分布异常。位置异常常见于异位甲状腺，大小异常可表现为甲状腺体积的增大或减小，形态异常多表现为甲状腺形态的不规则或不完整，显像剂分布异常可表现为弥漫性分布异常和局灶性分布异常。

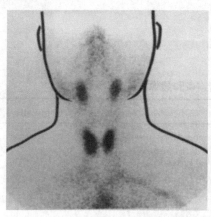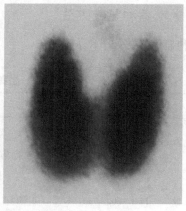

图 6-2　正常甲状腺显像

二、甲状腺静态显像在甲状腺病中的应用

（一）异位甲状腺的辅助诊断

异位甲状腺常见部位有舌根部（图 6-3）、喉前、舌骨下；甲状腺显像图像表现为正常甲状腺部位不显影，上述部位显影，影像多为团块样。异位甲状腺多功能较低，若用 $^{99m}TcO_4^-$ 显像有可能被较高的生理本底和组织衰减所掩盖，因此临床主张用 ^{131}I 进行显像。胸骨后甲状腺肿多为后天的甲状腺肿大向胸腔内延伸，少数为先天性位置异常。甲状腺显像多用于鉴别上纵隔内肿物的性质，若其能摄取甲状腺显像剂，则提示来自于胸骨后甲状腺组织（图 6-4）。

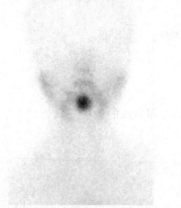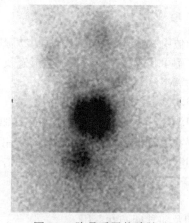

图 6-3　舌根部异位甲状腺肿

正常甲状腺部位未见显影

图 6-4　胸骨后甲状腺肿

正常甲状腺显像不规整，胸骨后可见异常显影

（二）甲亢的辅助诊断

甲亢常见病因主要包括 Graves 病、自主高功能腺瘤（TA）、多结节性毒性甲状腺肿（TMNG）等。甲状腺显像特征对上述甲亢具有辅助鉴别诊断的作用，Graves 病甲状腺组织可见放射性核素摄取呈弥漫性增高；TA 则常呈局部放射性核素摄取明显增加，而其余甲状腺组织摄取被抑制的显像特征；TMNG 呈不均匀性增高（图 6-5）。当临床表现提示可能存在 TA 或 TMNG 时应行甲状腺静态核素显像。

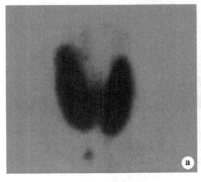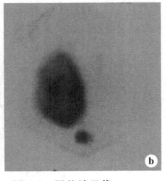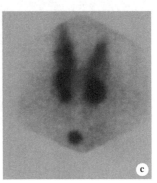

图 6-5　甲状腺显像

a. Graves 病；b. TA；c. TMNG

（三）甲状腺重量估算

甲状腺静态核素显像可用于估算甲状腺重量。目前应用甲状腺静态显像计算甲状腺重量的公式如下。

甲状腺重量（g）=两叶平均高度（cm）×两叶正面投影面积（cm²）×K

K 为常数，为 0.23～0.32，随显像条件不同而异，建议各医院使用甲状腺模型确定具体 K 值。

静态显像由于显示的是甲状腺组织中有功能的部分，因此，与其他影像手段相比更利于临床对功能甲状腺组织体积的评估。

（四）甲状腺炎的辅助诊断

亚急性甲状腺炎时，甲状腺组织被破坏致血中甲状腺激素水平升高、TSH 明显下降时，甲状腺非炎性组织的显像剂摄取受到抑制，甲状腺多不显影或影像明显减淡（图 6-6），同时伴有甲状腺摄 131I 率下降或者不吸收。桥本甲状腺炎显像表现为不规则浓聚伴有"冷结节"（图 6-7）。

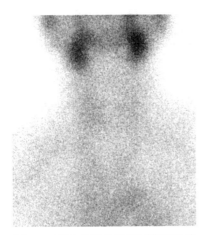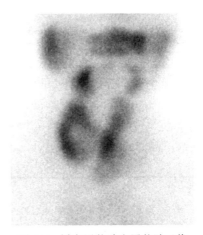

图 6-6　亚急性甲状腺炎甲状腺显像　　　图 6-7　桥本甲状腺炎甲状腺显像

（五）甲状腺结节的功能及性质的判定

根据甲状腺显像结节本身显像剂的分布，可将结节分为四种类型：热结节、温结节、凉结节和冷结节。热结节也称高功能结节，温结节称为功能正常结节，凉、冷结节称为低功能或无功能结节（图 6-8）。

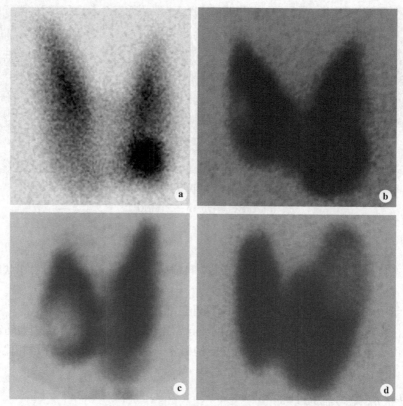

图 6-8 甲状腺结节的功能及性质的判定

a. 左叶下部热结节；b. 左叶下部温结节；c. 右叶中部冷结节；d. 左叶上部凉结节

甲状腺结节的功能判断如下（表 6-5）。

表 6-5 甲状腺结节的功能判断

类型	描述	常见疾病	恶变概率
热结节	结节摄取＞周围正常甲状腺组织	甲状腺腺瘤	1%
温结节	结节摄取略高于周围正常甲状腺组织	甲状腺腺瘤、结节性甲状腺肿、慢性淋巴细胞性甲状腺炎、亚急性甲状腺炎恢复期、甲状腺癌等	4%
凉结节和冷结节	结节摄取＜周围正常甲状腺	甲状腺囊肿、甲状腺腺瘤囊性变或出血、甲状腺癌、结节性甲状腺肿等	0～18.3%

（六）寻找甲状腺癌转移灶及 ^{131}I 治疗疗效评价

分化型甲状腺癌（DTC）及其转移灶有不同程度的浓聚 ^{131}I 能力，故可用 ^{131}I 全身显像寻找转移灶。其中乳头状癌占 70%～90%，滤泡状癌占 10%～40%。乳头状癌易出现颈部淋巴结转移；滤泡状癌以血行转移为主，常见部位有肺、肝、骨及中枢神经系统（图 6-9）。^{131}I 局部和全身显像可为 DTC 转移或复发病灶的诊断、治疗方案的制订、治疗后随访提供重要依据。

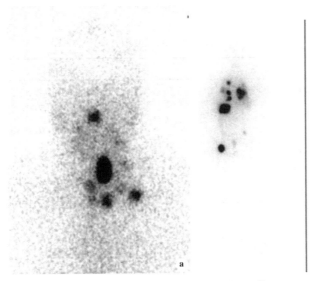

图 6-9　DTC¹³¹I 显像

a. DTC¹³¹I 局部显像；b. DTC¹³¹I 全身显像，提示多发转移灶

第三节　甲状腺亲肿瘤核素显像

（一）原理

甲状腺肿瘤阳性显像原理是利用某些放射性核素或标记化合物与甲状腺癌组织具有一定的亲和力，静脉注射显像剂后可在甲状腺癌组织摄取和浓聚。在体外应用显像仪器显像，对甲状腺结节的性质进行辅助诊断。

（二）常用显像剂

常用显像剂如下（表 6-6）。

表 6-6　甲状腺肿瘤阳性显像剂

显像剂	剂量（MBq）	显像时间	临床应用
氯化铊-201（^{201}TlCl）	55.5～74	5～15min（早期）；3～5h（延迟）	甲状腺未分化癌及转移灶
甲基异腈类化合物（^{99m}Tc-MIBI）	370～555	10～30min（早期）；2～3h（延迟）	甲状腺结节的功能判断 甲状腺癌及转移灶
^{99m}Tc（Ⅴ）-二巯基丁酸（^{99m}Tc（Ⅴ）-DMSA）	370	2～3h	甲状腺髓样癌及转移灶
^{131}I-间碘苄胍（^{131}I-MIBG）	37	24～48h	甲状腺髓样癌及转移灶
^{123}I-间碘苄胍（^{123}I-MIBG）	111	24h	甲状腺髓样癌及转移灶

（三）适应证

甲状腺结节的良、恶性鉴别；寻找甲状腺癌转移灶。

（四）冷（凉）结节的良恶性鉴别

甲状腺癌、局部组织功能降低、组织分化不良、囊性变、钙化等都表现为显像剂分布稀释缺损区。在冷（凉）结节中，45%～50% 为良性囊性病变，可结合超声检查加以鉴别。对于实质性肿物的良恶性鉴别要点如下（表6-7）。

表6-7 冷（凉）结节的良恶性鉴别

项目	良性病变	恶性病变
影像特征	结节轮廓清晰，边界规则	结节轮廓不清，甲状腺变形
		结节所在侧叶无肿大
		分布缺损区横贯一侧叶，呈断裂样改变
		一侧叶整体呈分布缺损区，且向对侧扩展
$^{99m}TcO_4^-$ 显像	热（温）结节	冷（凉）结节
肿瘤阳性显像	冷（凉）结节	温结节，热结节

第四节　甲状腺 ^{18}F-FDG PET/CT 显像

（一）概述

^{18}F-FDG 全称为 ^{18}F-脱氧葡萄糖，其完整的化学名为 2-氟-2-脱氧-D-葡萄糖。PET/CT 全称为正电子发射计算机断层显像，一次显像可获得全身各方位的断层图像，具有灵敏、准确、特异及定位精确等特点，是诊断恶性肿瘤最常用和有效的方法，可以通过早期揭示生物机体的异常功能、代谢变化而实现疾病尤其是恶性肿瘤病变的早期诊断、早期治疗，又能提供精确的解剖定位。^{18}F-FDG PET 目前被广泛用于临床恶性肿瘤的诊断、分期和疗效监测，探测肿瘤复发转移。

^{18}F-FDG PET 在协助甲状腺癌诊断、分期、治疗后疗效评价及预后评估等方面具有一定的临床应用价值。由于正常甲状腺组织对于 ^{18}F-FDG 会轻度摄取，而且甲状腺腺瘤、结节性甲状腺肿、甲状腺炎等甲状腺良性病变对 ^{18}F-FDG 也会高摄取，故单纯依靠 ^{18}F-FDG PET 显像并不能准确鉴别甲状腺结节的良恶性。目前，国内外指南均不推荐其作为甲状腺癌诊断的常规检查方法。

（二）原理

^{18}F-FDG PET/CT 显像的主要原理是利用恶性肿瘤对葡萄糖高摄取及高代谢的特点，使用 ^{18}F-FDG 作为示踪剂，在细胞内被转化为 ^{18}F-FDG-6-PO$_4$，不会再进行下一步转化，在肿瘤细胞内聚集而实现有效显影，联合 CT 可提供准确的解剖定位信息。

^{18}F-FDG PET/CT 在甲状腺领域的研究主要集中于术后生存分析、疗效评价及怀疑复发或转移方面。

（三）检查方法

受检者于 ^{18}F-FDG PET/CT 检查前禁食 6～8h，测定空腹血糖，非糖尿病患者血糖<8mmol/L，糖尿病患者血糖<11mmol/L。按照 1.85～3.70MBq/kg（0.1～0.2mCi/kg）静脉注射 ^{18}F-FDG。仪器设备及参数设置以各厂家 PET/CT 扫描仪参考设定。

（四）临床应用

1. ^{18}F-FDG PET/CT 显像诊断甲状腺肿瘤原发灶　研究表明，^{18}F-FDG PET/CT 显像与病理诊断具有良好的一致性，对偶发甲状腺局灶性高代谢灶良恶性具有较高的诊断价值，可以作为鉴别甲状腺肿物良、恶性的方法（图6-10）。甲状腺病患者早期因无明显症状或症状较轻而未能及时诊断。全身健康检查或患有其他肿瘤进行 ^{18}F-FDG PET/CT 全身显像时，往往可意外发现甲状腺病。^{18}F-FDG PET/CT 显像常在其他肿瘤或健康查体意外发现甲状腺癌，发生率为 1%～4%。因部分良性结节对 ^{18}F-FDG 也会高摄取，目前国内外指南均不推荐 ^{18}F-FDG PET/CT 作为甲状腺癌诊断的常规检查方法。

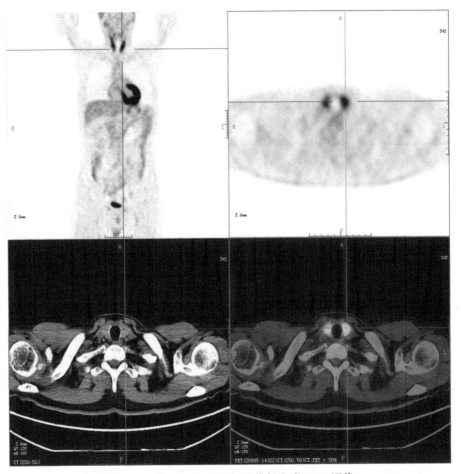

图 6-10　^{18}F-FDG PET/CT 显像偶发癌 DTC 图像

2. ^{18}F-FDG PET/CT 显像诊断甲状腺癌复发或转移 ^{18}F-FDG PET/CT 显像在甲状腺癌术后复发和转移灶的检测中可以发挥作用，对探测甲状腺癌的微小转移灶方面有优势（图 6-11）。有研究结果显示，^{18}F-FDG PET/CT 显像诊断复发转移灶的敏感度和特异度分别为 83.0% 和 37.5%。

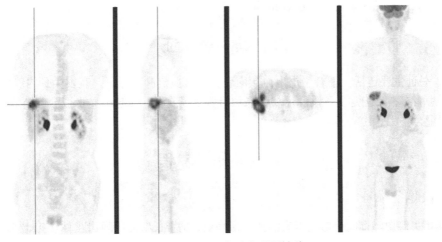

图 6-11　DTC 术后出现肝转移

（周新建）

第七章　甲状腺穿刺活检术

第一节　甲状腺细针穿刺活检术

甲状腺细针穿刺抽吸术（fine needle aspiration，FNA）是术前评估甲状腺结节良恶性敏感度和特异度均较高的方法。超声引导下 FNA 可进一步提高取材成功率和诊断准确率，诊断敏感度、特异度均在 85% 以上，且操作简便易行。FNA 是甲状腺结节在治疗前获取病理诊断的重要手段，穿刺取材的质量和数量直接影响病理诊断结果的敏感性和准确性。术前高质量 FNA 有助于减少不必要的甲状腺结节手术，并帮助确定恰当的手术方案。甲状腺结节组织结构特征、穿刺活检器具性能、实施穿刺活检技能水平直接影响着甲状腺结节穿刺活检的成败与取材的满意度，是实施高质量甲状腺结节 FNA 的关键。

一、适　应　证

依据患者的临床情况和（或）超声检查结果选择需要进行穿刺的甲状腺结节。近年来，国际和国内各个学科指南提出：凡直径＞1cm 的甲状腺低回声实性结节，均可考虑 FNA 检查。直径＜1cm 的甲状腺结节，如存在下述情况，可考虑超声引导下 FNA：①超声提示结节有恶性征象，需在外科切除手术前或超声引导下经皮消融治疗前明确病理性质者；②超声影像高度疑诊甲状腺相关的颈部恶性淋巴结或者不能排除恶性可能者；③童年期有颈部放射线照射史或辐射污染接触史者；④有甲状腺癌或甲状腺癌综合征的病史或家族史者；⑤MEN Ⅱ/家族性甲状腺髓样癌（FMTC）-相关 RET 原癌基因变异者；⑥降钙素大于 100pg/ml 者。

二、禁　忌　证

FNA 禁忌证主要包括：①有严重出血倾向者；②凝血机制有障碍，有发生颈内静脉血栓潜在风险者；③患者存在不稳定型颈动脉斑块，斑块有脱落风险者；④超声显示拟穿刺结节不清晰者；⑤患者不能配合。

三、操　作　流　程

（一）操作前准备

1. 询问相关病史　询问患者是否有出血性疾病史，是否长期使用阿司匹林、氯吡格雷、华法林等抗凝药物。纠正凝血功能障碍或停用抗凝药物至少 7 天以上方可实施穿刺。

2. 超声影像评估　常规选用彩色多普勒超声诊断仪和 7～12MHz 线阵探头进行扫查，术前由穿刺操作者对甲状腺左、右叶及峡部分别行自上而下全面扫查，确定拟穿刺目标结节的数量、位置、血供、重要毗邻结构，确定穿刺点、穿刺途径。

3. 知情同意　术者充分告知患者或其家属穿刺活检的价值、风险、预期结果、术中和术后的注意事项。确认患者凝血检查结果无异常。医患双方签署规范、有效的知情同意书。

4. 选择穿刺针　细胞学检查穿刺针通常选用22～25G注射针头。遇多个结节需要穿刺的情形，需一个结节对应使用一根穿刺针，不可用一根针穿刺多个结节，以免不同结节间标本混杂，影响细胞学诊断准确性。

5. 标本处置准备　准备病理检查所需载玻片及液基瓶。

（二）操作方法

1. 体位摆放　患者选择平卧位，颈肩部用枕头垫高。对合并心肺疾病者应行心电、血压、血氧监测，并予吸氧。穿刺操作者取站位，可取两种站位方式：头侧朝向位，即穿刺操作者站位于患者颈部右侧或左侧，面向患者头侧；足侧朝向位，即穿刺操作者站位于患者头端，面向患者足侧。首选足侧朝向位穿刺，且操作者宜取坐位穿刺，以保持身体重心稳定，平稳穿刺操作，减轻疲劳，但须注意防范图像方位识别错误。

2. 术者准备　穿刺者佩戴无菌口罩、帽子、手套后，对穿刺操作区域皮肤（术野）进行消毒。最小消毒范围应为穿刺点旁开7～10cm，消毒完毕后铺无菌手术巾单，再消毒探头或探头套无菌套。

3. 穿刺点及穿刺途径选择　根据穿刺过程中是否使用探头导针器，将超声引导分为有导针器和无导针器两种方法，穿刺操作经验丰富者可首选无导针器法引导穿刺；初学者宜选择有导针器法引导穿刺。用消毒过的探头、耦合剂再次确定穿刺点和穿刺途径，1%利多卡因局麻。

4. 穿刺过程　在实时超声监视引导下，将穿刺针自探头的侧缘刺入，进针方向应保持和探头的长轴平行，以便清晰显示针鞘。当穿刺针进入人体到达穿刺目标前和进入穿刺目标后，穿刺操作者需确保穿刺针尖始终处于超声影像清晰显示状态。确认穿刺针进入病灶后，开始取材。取材的方法有两种。

（1）负压法：穿刺针连接注射器。穿刺针进入结节后，将注射器保持在连续抽吸状态，穿刺操作者往复提插穿刺针至少3～5次，当穿刺针座处见有吸出物时即可停止操作，退出穿刺针。取样满意后，去除负压再退针，避免退针过程中将骨骼肌组织吸入针道。本法的优点是可获取足量标本，缺点是标本中易混入血性成分，直接涂片检查容易干扰细胞学病理检查。

（2）虹吸法：穿刺针不连接抽吸用注射器。穿刺针进入结节后，空针在组织内提插或原地旋转针芯后静置数秒，当穿刺针座处见有吸出物时即可停止操作，退出穿刺针。本法的优点是组织损伤小，可保持组织细胞结构，标本中血性成分相对较少，有利于细胞学病理检查。但此方法获得的细胞量较少。

退针后如果需要再次进针取材，应换用新的穿刺针进行。一般认为穿刺次数应不少于3次，因为3次穿刺能获得足够标本，且诊断符合率较高。

5. 标本处理　将针腔内穿刺标本快速喷涂至清洁载玻片上，载玻片需事先标记好患者识别和取材部位信息，并保持清洁、无油渍和污垢，以免穿刺标本与载玻片黏附不牢固而剥脱，或者因污垢而影响显微镜下观察。穿刺取材后需立即制作涂片，将穿刺标本置于载玻片的一端，取另一载玻片以与之约30°的夹角轻柔推动穿刺物。制备涂片时，操作要轻柔，防止用力过度而挤压或损伤细胞。涂片要均匀、厚薄适度，使样本在显微镜下呈现出平铺、单层、完整的细胞形态。液基薄层细胞学检测（TCT）是将针腔内标本喷注至事先标记好患者识别和取材部位信息的液基细胞保存液容器内，交由病理科医师完成后续处置和评估过程。操作者应注意观察散布于保存液容器内颗粒状标本是否丰富，如颗粒物较少则宜追加穿刺。采用TCT细胞采集技术，消除红细胞的影响，提高甲状腺结节细胞的观察效果。常规方法取出针腔内标本后，针腔内壁上仍可能有穿刺物残留的细胞液或组织液成分，使用1ml生理盐水或特定试剂予以冲洗针腔，盛放于试管内，即可制成细针穿刺物洗脱液。

检测穿刺物洗脱液中的有关分子或基因，可有助于分析目标结节的起源及判断其恶性肿瘤的类型。如病灶可疑为甲状旁腺来源，抽吸物以生理盐水稀释后测甲状旁腺激素（PTH），有助于做出诊断。

6. 穿刺后注意事项 拔针后要充分压迫止血，防止发生出血。复查病灶无出血，可结束操作，穿刺处覆盖无菌敷料。穿刺后应向患者和家属详细说明注意事项，患者按压进针处皮肤至少 10min，避免颈部剧烈运动；门诊观察 30min，并再次超声检查确认穿刺部位无出血方可让患者离院。患者离院后，如出现颈部肿胀、持续疼痛等症状、体征应及时就医检查处理。

四、并发症及其预防与处理

1. 出血 是 FNA 术中最常见的并发症，血肿可出现于甲状腺周围间隙、甲状腺实质内或穿刺路径上的肌肉内，通常症状轻微，吸收较快。在患者无明显呼吸困难的情况下，局部压迫止血 20min，可不作其他处理。若颈动脉管壁被刺伤，发生管壁内血肿时需局部压迫止血 1～2h，以防出血沿动脉壁大范围扩散。FNA 损伤结节滋养动脉尚可导致甲状腺结节内假性动脉瘤，需要外科干预。穿刺时避开大的血管（如颈动脉、甲状腺上动脉、甲状腺下动脉等）及重要器官，如气管等。

2. 感染 FNA 导致皮肤穿刺点或穿刺路径感染较为罕见，轻微感染者无须处理或仅作口服抗生素处理，感染较明显甚至形成脓肿时需要外科处理。

3. 休克 极少数患者于穿刺时可发生休克，其多数为晕针反应。此时，应立即停止操作，使患者仰卧，吸氧，监测心率、血压，密切观察生命体征。必要时，应及时联系急诊科、麻醉科等相关科室紧急会诊，根据具体情况进一步处置。

第二节　甲状腺粗针穿刺活检术

甲状腺粗针穿刺活检术（core needle biopsy，CNB）的标本可以保留完整的组织结构，易于做出准确的组织学诊断，粗针穿刺活检能取得较大的样本组织，可以更准确地进行病理检查，更重要的意义在于可以减少良性甲状腺病的外科手术。

一、适　应　证

CNB 适应证包括弥漫性甲状腺病伴甲状腺 Ⅱ 度以上肿大；甲状腺结节直径在 2.0cm 以上，在活检针安全射程范围以内。

二、禁　忌　证

CNB 禁忌证包括有严重出血倾向，凝血机制障碍者；超声显示病变不清晰者；患者不能配合。

三、操　作　流　程

（一）操作前准备

1. 询问相关病史 患者是否有出血性疾病史，是否长期使用阿司匹林、氯吡格雷、华法林等抗凝药物。纠正凝血功能障碍或停用抗凝药物至少 7 天方可实施穿刺。

2. 超声影像评估 常规选用彩色多普勒超声诊断仪和 7～12MHz 线阵探头进行扫查，术前由穿刺操作者对甲状腺左、右叶及峡部分别行自上而下全面扫查，确定拟穿刺目标结节的数量、位置、血供、重要毗邻结构，确定穿刺点、穿刺途径。

3. 知情同意 术者充分告知患者或其家属穿刺活检的价值、风险、预期结果、术中和术后的注意事项。确认患者凝血检查结果无异常。医患双方签署规范、有效的知情同意书。

4. 穿刺针选择 自动活检枪及配套穿刺针一般常用 18～20G，长度 10～15cm 以下。在使用前一定要了解自动活检枪的射程和穿刺针槽的长度。在活检前应常规试用自动活检枪。试枪时应背离患者，避免引起患者情绪紧张。

5. 标本处置准备 病理检查所需甲醛溶液瓶。

（二）操作方法

（1）患者选择平卧位，颈肩部用枕头垫高。先用普通探头扫查，确定穿刺点、穿刺途径。

（2）常规消毒、铺巾，消毒探头。

（3）用消毒过的探头、耦合剂再次扫查，确定穿刺点和穿刺途径。用 1% 利多卡因局麻。

（4）在实时超声监视引导下，将穿刺针沿探头边缘刺入病灶内，扣动扳机。进行取材之前，务必要清晰显示针道，确认气管、颈动脉不在射程范围内，并且留有一定的安全距离。

（5）拔针后，将活检针内组织条放入甲醛溶液固定。

（6）拔针后要充分压迫止血，患者按压进针处皮肤至少 20min，避免颈部剧烈运动，如出现颈部肿胀、持续疼痛等症状、体征应及时处理。

四、并发症及其预防与处理

1. 出血和形成血肿 CNB 穿刺损伤较大，如果压迫不及时或压迫部位不准确，可引起出血或形成血肿。在患者无明显呼吸困难的情况下，局部压迫止血 20min。经压迫止血无效者可全身使用止血药物。

2. 感染 CNB 导致皮肤穿刺点或穿刺路径感染者较为罕见，轻微感染者无须处理或仅作口服抗生素处理，感染较明显甚至形成脓肿时需要外科处理。

3. 气管损伤 气管损伤时会出现呛咳或咳血，应立即停止操作，使患者仰卧，吸氧，监测心率、血压，密切观察生命体征。必要时，应及时联系急诊科、麻醉科等相关科室紧急会诊，根据具体情况进一步处置。

（陈小菁）

第八章　甲状腺的病理学检查

本章彩图

第一节　甲状腺细胞学检查

一、概　　述

甲状腺病常见，病种类型多样。根据病理学改变分为弥漫性和结节性病变。弥漫性病变指累及整个甲状腺的病变，如增生和炎症，少数肿瘤也可呈弥漫性改变，如恶性淋巴瘤；结节性病变包括非肿瘤性增生及良性和恶性肿瘤。FNAC 对甲状腺肿瘤和非肿瘤性病变均有较高的诊断价值，目前已经成为甲状腺病诊断的常规检查方法。

二、甲状腺常见疾病的细胞病理学诊断

（一）甲状腺炎

1. 急性甲状腺炎　吸出物为血性黏稠状，镜下呈急性化脓性炎症改变，即有大量中性粒细胞和坏死物（图 8-1）。

2. 亚急性甲状腺炎　镜下早期滤泡上皮缺失，胶质减少，中性粒细胞增多，微脓肿形成，随后转变为以淋巴细胞、浆细胞及组织细胞为主的炎症；常见异物巨细胞；恢复期出现滤泡再生。细胞涂片中可见：背景污秽，胶质少，见少许片状胶质。急性期以中性粒细胞为主，慢性期以淋巴细胞、浆细胞、组织细胞和异物巨细胞为主。滤泡上皮细胞排列松散，滤泡上皮细胞呈蜂窝状（图 8-2）。

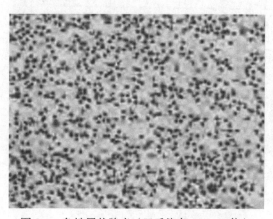

图 8-1　急性甲状腺炎（巴氏染色 10×10 倍）

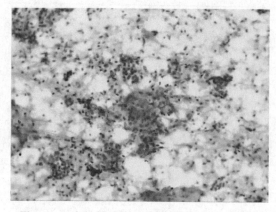

图 8-2　亚急性甲状腺炎（HE 染色 10×10 倍）

3. 桥本甲状腺炎　属于自身免疫性疾病。吸出物呈灰白色或淡红色，稠糊状。细胞学涂片镜下可见：背景见多量淋巴细胞和浆细胞，以成熟小淋巴细胞为主及散在大转化淋巴细胞，胶质稀少。滤泡细胞形态多样，核大小不一，胞质呈不同程度的嗜酸性变（图8-3）。

4. 木样甲状腺炎　吸出物极少，几乎是"干吸"。镜下可见增生的成纤维细胞，几乎不见滤泡细胞和淋巴细胞（图8-4）。

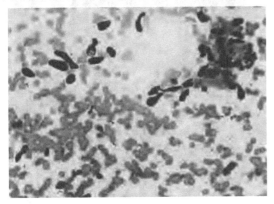

图 8-3　桥本甲状腺炎（HE 染色 20×10 倍）

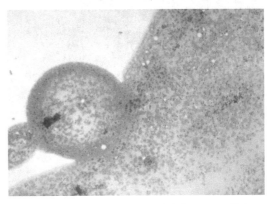

图 8-4　木样甲状腺炎（巴氏染色 20×10 倍）

（二）甲状腺增生性病变

1. Graves 病　吸出物呈稀胶样，散在粗颗粒。滤泡细胞核大而圆，核仁清晰可见，胞质丰富淡染。滤泡上皮细胞呈蜂窝状排列，细胞境界清，细胞团普遍较大，形状不规则（图8-5）。

2. 结节性甲状腺肿　细胞学特征：吸出物呈稠胶样，几乎不见组织颗粒。镜下：滤泡细胞数量较少，细胞小，多为裸核细胞。细胞呈片状或散在，异型性不明显，背景可见浓稠胶质（图8-6）。

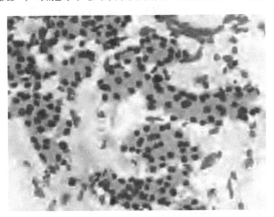

图 8-5　毒性弥漫性甲状腺肿（巴氏染色 20×10 倍）

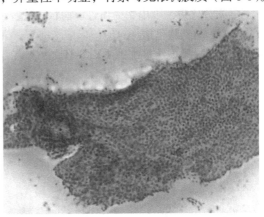

图 8-6　结节性甲状腺肿（HE 染色 10×10 倍）

（三）甲状腺肿瘤

1. 滤泡性肿瘤　包括滤泡性腺瘤和滤泡癌，其中滤泡性腺瘤常见。在针吸细胞学中鉴别滤泡性腺瘤和滤泡癌比较困难，故统称为滤泡性肿瘤。镜下见滤泡细胞增生活跃，类型单一，表现为核较大，圆形或稍微不规则，可见小核仁，胞质淡粉染。滤泡细胞呈花环状，小滤泡状，合体或蜂窝状，排列方式与滤泡大小有关。背景胶质少，缺乏淋巴细胞（图8-7）。

2. 嗜酸性细胞肿瘤　是指半数以上细胞为嗜酸性细胞的滤泡性肿瘤，包括嗜酸性细胞腺瘤和嗜酸性细胞癌。在针吸细胞学中鉴别良恶性比较困难。镜下见瘤细胞丰富，形态单一，几乎全为大嗜酸性细胞，细胞境界清楚，胞质嗜酸性颗粒状，核大深染，大小不一，核仁明显，常见孤立奇异型核或双核细胞。细胞单个散在，非典型小滤泡状，花环状或合体状排列。背景几乎不见胶质，缺乏淋巴细胞（图 8-8）。

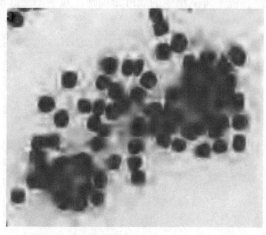
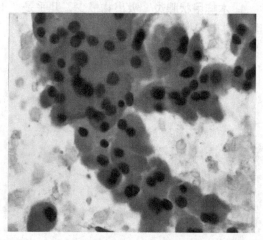

图 8-7　滤泡性肿瘤（巴氏染色 40×10 倍）　　　　图 8-8　嗜酸性细胞肿瘤（HE 染色 40×10 倍）

3. 甲状腺乳头状癌　是最常见的恶性肿瘤，其形态多种多样，常见组织学分型有经典型、滤泡型、囊性型、嗜酸性细胞型、Warthin 样型、高细胞型、柱状细胞型、实性型、弥漫硬化型、筛状-桑葚状型、鞋钉型等。由于甲状腺针吸的局限性，识别甲状腺癌亚型通常是困难的，因为针吸时未必能获取病变的主要结构。甲状腺乳头状癌经典型的细胞学特征：细胞核大，卵圆形，不规则，核膜皱褶，纵向核沟，核内嗜酸性包涵体，磨玻璃样核。背景见稀薄黏稠样胶质，异物巨细胞，偶见砂粒体（图 8-9）。

4. 未分化癌　吸出物为血性、糊状，量多，瘤细胞显著多形性和异型性，似肉瘤。梭形细胞型未分化癌，瘤细胞呈梭形，似梭形细胞肉瘤；鳞状细胞型未分化癌，可见典型鳞癌样细胞。背景见多量坏死碎片及中性粒细胞（图 8-10）。

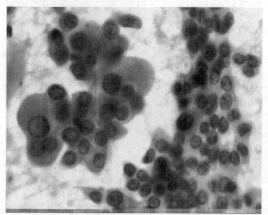
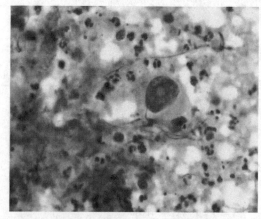

图 8-9　甲状腺乳头状癌（HE 染色 40×10 倍）　　　图 8-10　未分化癌（HE 染色 40×10 倍）

5. 髓样癌　瘤细胞丰富，圆形、卵圆形或梭形，大小形态相对一致，排列分散，境界不清，偶见瘤巨细胞。核大小、形态、染色一致，染色质呈细颗粒状，偶见核内包涵体。部分瘤细胞核偏位，胞质内有粉染分泌物，似浆细胞。背景可见淀粉样物和钙化物，偶见砂粒体（图 8-11）。

6. 其他恶性肿瘤　如恶性淋巴瘤、鳞状细胞癌、黏液癌、黏液表皮样癌及转移性肿瘤形态等同于原发器官。

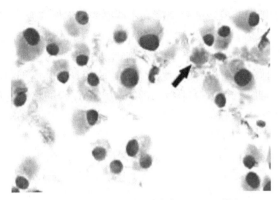

图 8-11　髓样癌（巴氏染色 40×10 倍）

（四）甲状旁腺肿瘤

1. 甲状旁腺瘤　细胞丰富，呈合胞体、蜂窝状，偶呈花环状排列。细胞中等大小，多边形，核小，核膜薄，染色质细，可见小核仁，胞质淡染，境界较轻，偶见巨核细胞。背景干净，不见胶质和淋巴细胞（图 8-12）。

2. 甲状旁腺癌　细胞丰富，形态单一，排列较分散，瘤细胞增大，核圆、核仁明显。背景干净，缺乏胶质和淋巴细胞（图 8-13）。

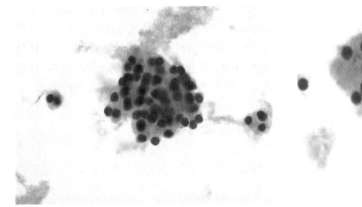

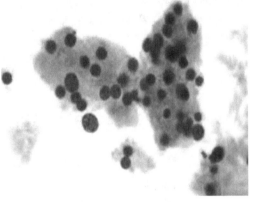

图 8-12　甲状旁腺瘤（巴氏染色 40×10 倍）　　　图 8-13　甲状旁腺癌（巴氏染色 40×10 倍）

三、报 告 方 式

自 2010 年开始国际上尤其是美国对甲状腺针吸细胞学检查的报告方式采用"The Bethesda System，TBS"的方式，TBS 目前已经是应用第二版。TBS 的应用旨在将细胞学报告系统与临床管理相结合，加强了与临床的沟通，现将第二版 TBS 报告系统简要作一介绍。

甲状腺针吸细胞学报告系统共分为六级。

1. Ⅰ级-标本无法诊断或标本不满意　主要见于以下情况：①含有 10 个以上保存完好的滤泡上皮细胞，少于 6 团；②标本制片不当，染色不良或滤泡细胞被遮盖；③囊液，有或无组织细胞，且含有 10 个以上保存完好的滤泡上皮细胞，少于 6 团。Ⅰ级的临床处理方式为重新进行针吸。

2. Ⅱ级-良性病变　标本具有足够的细胞量，包括含有 10 个以上保存完好的滤泡上皮细胞，大于 6 团。能够做出诊断常见的良性病变包括结节性甲状腺肿、桥本甲状腺炎等。Ⅱ级的临床处理方式为手术或者临床随诊。诊断为Ⅱ级的恶性风险（risk of malignant，ROM）为<3%。

3. Ⅲ级-意义不明确的细胞非典型性病变/意义不明确的滤泡性病变　细胞有非典型改变，但是由于细胞的质或量不足以区分良恶性时可以做出此诊断。临床中此级的诊断比例不宜过高，应该控制在10%以下。诊断为Ⅲ级的恶性风险一般为6%～18%。临床处理方式为重新穿刺或分子检测或腺叶切除。

4. Ⅳ级-滤泡性肿瘤/可疑滤泡性肿瘤　滤泡细胞的改变具备肿瘤细胞的特征，不具备癌细胞特征时，可以做出此级诊断。此级的恶性风险为10%～40%。Ⅳ级的临床处理方式为分子检测或腺叶切除。注意，在2017年版《甲状腺细胞病理学Bethesda报告系统（TBSRTC）》中将非浸润性甲状腺滤泡性肿瘤（NIFTP）归入此级诊断。

5. Ⅴ级-可疑恶性肿瘤细胞　细胞有恶性特征的改变，但是由于细胞的质或量不足以诊断为恶性时可以归为此级诊断。此级的恶性风险为45%～60%，Ⅴ级的临床处理方式为腺叶切除或者全切。

6. Ⅵ级-恶性肿瘤细胞　细胞具有恶性细胞特征的改变，细胞的质或量均足以诊断为恶性时可以归为此级诊断。此级的恶性风险为94%～96%，Ⅵ级的临床处理方式为全腺叶切除。

第二节　甲状腺组织学检查

一、概　述

穿刺活检是鉴别甲状腺结节良恶性的首选诊断方法之一，对于结节性甲状腺肿及甲状腺乳头状癌的诊断非常准确，但仍有15%～30%的病例仅靠穿刺细胞学无法对其进行准确诊断和分类，如桥本甲状腺炎、滤泡性肿瘤及交界性/低风险肿瘤等。为进一步明确诊断，可进行术中快速冰冻病理检查、分子检测及术后组织病理检查。术中快速冰冻病理可通过切取代表性病变组织进行快速诊断定性，从而指导术中决策，但由于取材限制及冰冻制片假象使其具有一定局限性。甲状腺结节的分子检测在过去10年中发展迅速，有助于提高穿刺细胞学对不确定病例的诊断准确性及指导不确定病例的手术治疗范围。

二、甲状腺常见疾病的病理学诊断

（一）甲状腺先天性异常

1. 甲状舌管囊肿

（1）概述：舌根至甲状腺之间残留的甲状舌管若持续存在，可发生囊性变，进而发展为甲状舌管囊肿。甲状舌管囊肿是前颈部中线最常见的良性肿物，通常位于舌骨下。

（2）组织学诊断：囊肿表面光滑，囊壁内衬假复层纤毛柱状上皮或鳞状上皮，间质内常见甲状腺滤泡结构及黏液腺体。囊肿可合并感染，被覆上皮可消失而被肉芽组织代替（图8-14）。

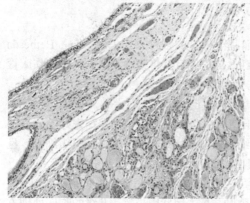

（3）鉴别诊断：甲状舌管囊肿需与鳃裂囊肿鉴别，鳃裂囊肿常位于颈侧，且囊壁间质内可见多量淋巴细胞浸润，伴淋巴滤泡形成；甲状舌管囊肿常位于颈中线，间质内淋巴细胞少。由于甲状舌管周边甲状腺组织可发生恶变，所以还应与癌鉴别。

2. 异位甲状腺　异位甲状腺组织通常可发生于舌根至甲状腺之间的任何位置，最常见于舌底，还可见于纵隔、气管、食管、喉、心脏等。部分具有异位甲状腺组织的患者的正常位置无甲状腺组织，所以外科

图8-14　甲状舌管囊肿（HE染色4×10倍）

处置前需检查正常位置有无甲状腺，以免造成严重甲减的后果。任何部位的异位甲状腺组织均可发生甲状腺病，如炎症、增生、肿瘤等。

（二）甲状腺炎

1. 急性甲状腺炎 急性甲状腺炎多数由细菌引起，常见致病菌包括溶血性链球菌、金黄色葡萄球菌和肺炎球菌。急性甲状腺炎常为急性咽炎和急性上呼吸道感染的并发症，由局部扩散或血行感染播散至甲状腺。甲状腺可有不同程度肿大及压痛。镜下可见中性粒细胞浸润及组织坏死。

2. 亚急性甲状腺炎

（1）概述：亚急性甲状腺炎与病毒感染有关，包括柯萨奇病毒、麻疹病毒、流感病毒等。女性患者多见。

（2）组织学诊断：病变甲状腺肿大、结节状、质地硬、橡皮样，切面灰白或灰黄色。镜下可见明显炎细胞浸润、间质纤维化、多量多核巨细胞及肉芽肿形成。可见滤泡破坏及胶质溢出，巨噬细胞吞噬胶质。部分病例可见中性粒细胞浸润，形成微脓肿，但无干酪样坏死。

（3）鉴别诊断：亚急性甲状腺炎需与结核鉴别，亚急性甲状腺炎由于滤泡破坏及胶质外溢导致肉芽肿结节形成伴多核巨细胞反应，类似结核结节，但前者无干酪样坏死，抗酸染色及病原体检查也有助于鉴别两者。

3. 桥本甲状腺炎

（1）概述：桥本甲状腺炎是一种自身免疫性疾病，血液内可检测到抗甲状腺球蛋白抗体、抗甲状腺过氧化物酶抗体等自身抗体。中年女性常见。

（2）组织学诊断：典型病例呈弥漫性双侧甲状腺肿大。大体切面实性、灰白色、分叶状，无出血变性或坏死。镜下最典型的两个特征是滤泡上皮嗜酸性变性和多量淋巴细胞、浆细胞浸润，形成伴生发中心的淋巴滤泡。嗜酸样变的滤泡上皮细胞核具有一定异型性。可见滤泡细胞鳞化现象及不同程度间质纤维化（图 8-15、图 8-16）。

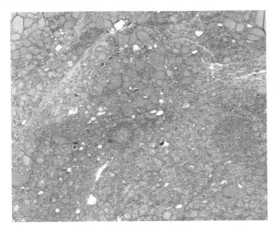
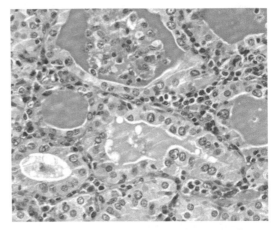

图 8-15　桥本甲状腺炎（HE 染色 4×10 倍）　　图 8-16　桥本甲状腺炎（HE 染色 10×10 倍）

（3）鉴别诊断：桥本甲状腺炎需要与甲状腺乳头状癌鉴别，由于前者滤泡上皮细胞可呈现核增大、核膜不规则、毛玻璃样核等甲状腺乳头状癌核特点，易与癌混淆，鉴别时需结合临床检查、间质背景及其他核恶性特征进行综合判断。分子检测可有一定帮助。

4. 木样甲状腺炎

（1）概述：木样甲状腺炎，又称 Riedel 甲状腺炎，罕见，发生原因至今不明。临床上很难和癌鉴别。患者可同时合并特发性纵隔或腹膜后纤维化、硬化性胆管炎和眶内假瘤，表现为这种系统性病变的病例多为 IgG4 相关性疾病。

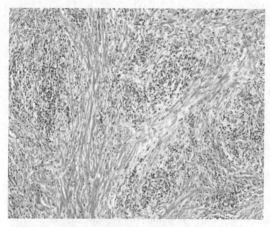

图 8-17　木样甲状腺炎（HE 染色 10×10 倍）

（2）组织学诊断：受累甲状腺坚硬如石，常粘连其他组织。镜下可见广泛纤维化取代受累甲状腺原有腺体，纤维组织常侵犯包膜及腺外邻近组织如骨骼肌组织，造成紧密粘连；纤维组织包绕的静脉管壁可见闭塞性静脉炎改变；残留滤泡不同程度萎缩，可见少量到中等量的淋巴细胞浸润（图 8-17）。

（3）鉴别诊断：木样甲状腺炎需与纤维型桥本甲状腺炎鉴别，本病纤维化广泛，无嗜酸样变细胞及淋巴滤泡，后者纤维化组织不侵犯腺外组织。本病还需与甲状腺未分化癌（anaplastic thyroid carcinoma，ATC）鉴别，未分化癌细胞异型性明显，核分裂多见，可见坏死。

（三）甲状腺肿

1. 结节性甲状腺肿

（1）概述：结节性甲状腺肿是不伴甲亢的甲状腺肿大，病因主要为缺碘导致滤泡上皮增生及胶质堆积。本病地方性分布多见，也可散发。

（2）组织学诊断：镜下改变一般分为三个时期。①增生期：滤泡上皮增生呈低柱状或立方状，伴小滤泡及小假乳头形成，此期胶质较少；②胶质储存期：甲状腺显著增大，切面呈胶样，部分滤泡腔高度扩大，腔内充满胶质；③结节期：滤泡大小不一，周围有纤维组织包绕，呈多结节样，部分滤泡可见出血、坏死、钙化及囊性变（图 8-18）；部分囊腔内可见乳头样结构（假乳头）（图 8-19）。

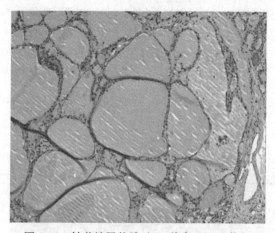

图 8-18　结节性甲状腺（HE 染色 4×10 倍）

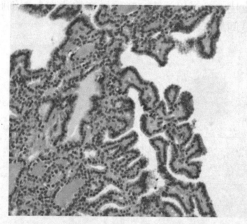

图 8-19　显示乳头样结构（HE 染色 10×10 倍）

（3）鉴别诊断：本病需与滤泡性腺瘤鉴别，后者为单发结节，包膜完整，常压迫周围甲状腺组织。由于结节性甲状腺肿可形成乳头结构，因此要与乳头状癌鉴别，后者乳头结构具有纤维血管轴心（真乳头），典型乳头状癌核特征可资鉴别。

2. Graves 病

（1）概述：Graves 病是一种表现为甲状腺弥漫性肿大、甲亢（消瘦、心动过速、多汗、肌肉无力、食欲旺盛等）、突眼、胫前或足背皮肤局限性水肿等症状的综合征。本病常见于女性，发病高峰年龄为 20～40 岁。

（2）组织学诊断：大体检查甲状腺呈对称性弥漫性肿大，为正常甲状腺的 2～4 倍。镜下可见小叶结构尚存，甲状腺滤泡小而密集，可见吸收空泡；滤泡上皮增生呈立方状或柱状，可见核分裂，但无不典型性，上皮可形成乳头状突入滤泡；间质可见丰富血管，伴淋巴细胞浸润。碘治疗后胶质增多、滤泡扩大，滤泡上皮细胞变矮。

（3）鉴别诊断：毒性甲状腺肿出现乳头状结构增生时，需与乳头状癌鉴别，可通过癌细胞核特征鉴别。

（四）甲状腺良性肿瘤

1. 滤泡性腺瘤

（1）概述：滤泡性腺瘤是最常见的甲状腺腺瘤类型，多见于成年人，女性多见。同位素扫描滤泡性腺瘤通常是"冷结节"（低功能），少数可为"热结节"（高功能）。大多数患者表现为颈部无痛肿块，甲状腺功能不受影响，大的肿物可出现气管压迫症状。

（2）组织学诊断：大体上，肿瘤通常单发，具有完整包膜，切面均质，呈灰白或褐色，可伴有出血及囊性变。镜下，可见完整的、规则的、薄的纤维包膜，这是与恶性肿瘤重要的鉴别点；滤泡性腺瘤的形态学表现多样，可见小梁/实性型、微滤泡型、正常滤泡型、巨滤泡型；腺瘤周围甲状腺组织被挤压而萎缩。需要注意的是，滤泡结节内的细胞量越丰富，其恶性的可能性越大。

（3）鉴别诊断：本病首先要与滤泡癌鉴别，后者纤维包膜较厚，具有包膜及血管侵犯，肿瘤细胞可见核分裂；滤泡性腺瘤与滤泡亚型乳头状癌鉴别时，应主要关注肿瘤细胞是否具有甲状腺乳头状癌核特征，且后者呈浸润性生长；结节性甲状腺肿与腺瘤相比，周围甲状腺组织不出现压迫萎缩的现象。

2. 嗜酸性细胞腺瘤　甲状腺嗜酸性细胞腺瘤旧称 Hürthle 细胞腺瘤，目前 2022 年 WHO 第 5 版《神经内分泌肿瘤分类》中不鼓励使用"Hürthle 细胞"一词，因为 Hürthle 描述的是甲状腺 C 细胞。嗜酸性细胞腺瘤是由具有微滤泡或小梁/实性结构的嗜酸性细胞（比例＞75%）组成的非浸润性、包裹性肿瘤。肿瘤完全由包膜包裹，多数为实性，也可出现钙化、出血及囊性变。嗜酸性细胞腺瘤与普通滤泡性腺瘤的镜下表现基本一致，嗜酸性细胞常具有一定非典型性，可出现核增大、核深染的异型性表现，但不能作为恶性依据（图 8-20）。

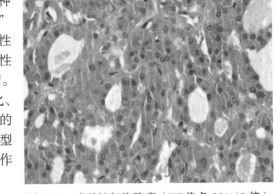

图 8-20　嗜酸性细胞腺瘤（HE 染色 20×10 倍）

（五）交界性/低风险肿瘤

1. 透明变梁状肿瘤

（1）概述：透明变梁状肿瘤（hyalinizing trabecular tumor，HTT）以往被归类于滤泡性腺瘤中，由于研究发现该肿瘤具有一定恶性潜能，自 2017 年第 4 版 WHO《内分泌器官肿瘤分类》起将其单独列为一种肿瘤并归类于交界性/低风险肿瘤，是一种少见肿瘤，常发生于中年女性，表现为单发、无症状肿物。同位素扫描透明变梁状肿瘤通常是"冷结节"（低功能）。

（2）组织学诊断：肿瘤通常界限清楚，可见薄的纤维包膜包绕；肿瘤细胞排列为小梁状、巢状或腺泡状的生长方式，细胞呈短梭形、多角形或卵圆形，显示出与甲状腺乳头状癌相似的核特征，如可见假包涵体、核沟等；透明样基质是该肿瘤的特点，偶见沙砾样钙化（图 8-21）。MIB-1（Ki-67）细胞

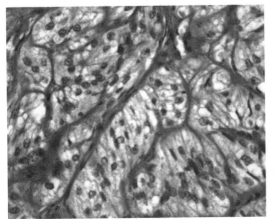

图 8-21　透明变梁状肿瘤（HE 染色 20×10 倍）

膜阳性是透明变梁状肿瘤的特异性免疫标记，TG 及 TTF-1 呈阳性表达，部分病例存在 RET/PTC 基因重排。

（3）鉴别诊断：本病要与甲状腺乳头状癌鉴别，虽然透明变梁状肿瘤具有与乳头状癌相似的核特征，但后者通常乳头结构明显，缺乏透明样变间质，并呈明显浸润性生长，透明变梁状肿瘤的特征性 MIB-1 细胞膜阳性可与之鉴别。透明变梁状肿瘤与甲状腺髓样癌形态学相似，但后者具有特征性淀粉样物沉积，呈刚果红阳性，由于髓样癌分泌降钙素（CT），故降钙素免疫组化阳性。

2. 恶性潜能未定的甲状腺肿瘤　为包裹性或界限清楚的甲状腺滤泡生长模式的肿瘤，同时伴有可疑包膜或脉管浸润，不具备甲状腺乳头状癌细胞核特点。

可疑包膜侵犯：肿瘤性滤泡上皮细胞巢与主瘤体相连突向/顶起但未完全穿透包膜；或孤立的肿瘤细胞巢位于包膜纤维间质中且细胞巢长径垂直于包膜长径，常见于增厚和不规则的包膜（图 8-22）。

可疑血管侵犯：外形光滑的肿瘤细胞巢位于包膜的血管腔内，其表面无内皮细胞覆盖和血栓附着；或包膜中肿瘤细胞巢靠近血管而难以确定早期血管侵犯还是仅为肿瘤细胞巢紧邻血管（图 8-23）。

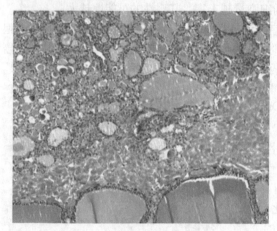
图 8-22　滤泡性肿瘤，可疑包膜侵犯
（HE 染色 10×10 倍）

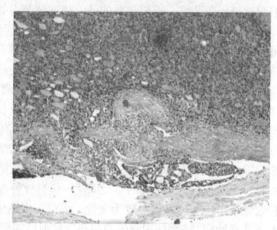
图 8-23　滤泡性肿瘤，可疑血管侵犯
（HE 染色 10×10 倍）

3. 具有乳头状核特点的非浸润性甲状腺滤泡性肿瘤（NIFTP）　是一种非侵袭性甲状腺滤泡性肿瘤，具有滤泡生长模式和甲状腺乳头状癌的核特征，具有极低的恶性潜能。

NIFTP 通常表现为无痛、无症状、可移动的甲状腺结节，肿瘤较大时可引起压迫等局部症状。通常不影响甲状腺功能。超声显示为孤立、实性、界清、均匀的低回声结节。NIFTP 具有界限清楚的完整包膜，包膜通常薄或中等厚度，少见厚的纤维包膜。

诊断 NIFTP 需要具备以下组织学特征：①包膜完整，或界限清楚；②缺乏浸润；③滤泡状生长模式（需除外真性乳头、沙砾体及＞30%的实性/梁状/岛状生长方式），2022 年 WHO 第 5 版《神经内分泌肿瘤分类》指出在没有 BRAF^{V600E} 突变的情况下，NIFTP 允许小于 1%的真性乳头出现；④乳头状癌核特征评分达到 2~3 分（乳头状癌核评分主要依据以下 3 点：核大小、核膜不规则程度及染色质特点）；⑤无肿瘤性坏死及高核分裂象（≥3/10 HPF）。

NIFTP 与其他滤泡性肿瘤的分子改变类似，常见 RAS 突变、PPARG 和 THADH 基因融合，BRAF^{K601E} 突变也可能存在，但 BRAF^{V600E} 突变和 RET 融合少见。

（六）恶性肿瘤

1. 甲状腺乳头状癌

（1）概述：甲状腺乳头状癌（papillary thyroid carcinoma，PTC）是最常见的甲状腺恶性肿瘤类型，女性高发，临床常表现为无痛肿块伴或不伴颈部淋巴结肿大，部分病例由于肿瘤累及喉返神经或压迫气管可出现声嘶或吞咽困难等症状。超声及细针穿刺对临床诊断有重要价值。电离辐射暴露史（放疗史）是与 PTC 发生相关的常见环境危险因素。PTC 预后好，10 年生存率超过 90%。

（2）组织学诊断：PTC 常大小不一，可单发可多发，大体见常为灰白、实性、质硬、界不清结节。镜下可见肿瘤具有真性乳头（具有纤维血管轴心）外观，乳头可为短、粗钝状，也可为细长复杂分支状。细胞核特征是诊断重点，与周围正常滤泡上皮细胞相比，PTC 细胞核增大 2～3 倍，排列拥挤重叠；核膜不规则，可见核沟及核内包涵体；染色质边集、变浅，呈毛玻璃样肿瘤常见间质纤维化、鳞化、囊性变和沙砾样钙化（图 8-24）。

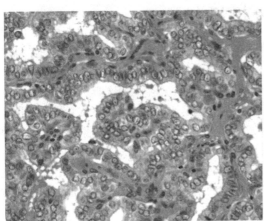
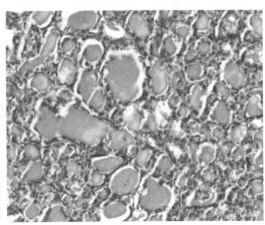

图 8-24　甲状腺乳头状癌（HE 染色 20×10 倍）

（3）鉴别诊断：PTC 与良性病变（乳头状增生）鉴别时，免疫组化有助于鉴别良恶性病变，但应结合形态学特点，良性病变通常没有真性乳头，且无 PTC 核特征。滤泡亚型 PTC 应与滤泡癌鉴别，后者不具有 PTC 核特征。实性型 PTC 与低分化癌主要根据有无 PTC 核特征及肿瘤性坏死进行鉴别。

2. 滤泡性甲状腺癌

（1）概述：滤泡性甲状腺癌（folicular thyroid carcinoma，FTC）约占甲状腺癌的 10%，患者多为 40 岁以上女性。滤泡癌常经血行转移，颈部淋巴结肿大不常见，部分病例首发症状即远处转移（肺和骨常见）。

（2）组织学诊断：肿瘤常单发，直径一般超过 1cm，切面灰黄色或褐色，实性质软，有包膜，大体与滤泡性腺瘤相似。滤泡癌的诊断必须有明确的包膜和（或）血管侵犯并且肿瘤细胞无乳头状癌的细胞核特征。肿瘤细胞可排列为正常滤泡、微滤泡、巨滤泡、小梁、实性等生长模式，核分裂象多见，可见坏死（图 8-25、图 8-26）。

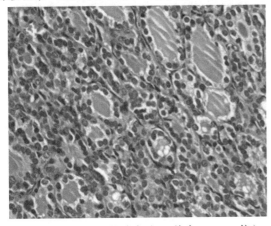
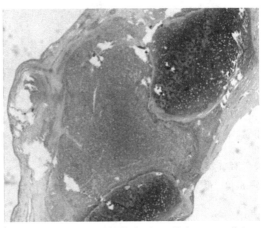

图 8-25　滤泡性甲状腺癌（HE 染色 20×10 倍）　　　图 8-26　滤泡性甲状腺癌（HE 染色 4×10 倍）

（3）鉴别诊断：滤泡癌主要应与滤泡性腺瘤及恶性潜能未定的滤泡性肿瘤鉴别，主要是通过镜下观察是否具有确切的包膜/血管侵犯，注意诊断恶性潜能未定的滤泡性肿瘤时需要充分取材排除微小浸润。滤泡癌与滤泡亚型甲状腺乳头状癌根据核特征鉴别。

3. 甲状腺髓样癌

（1）概述：甲状腺髓样癌来自滤泡旁细胞（C 细胞），可分泌降钙素（血清降钙素升高）。髓样癌约占甲状腺癌的 5%，其中约 30% 的病例具有遗传性，为常染色体显性遗传，常合并其他内分泌疾病组成 MEN Ⅱ 型。

（2）组织学诊断：肿瘤多为单个结节，界限尚清，但无包膜。组织学形态多样，可为实性、岛状、梁状、乳头状等；肿瘤细胞可呈圆形、多角形、梭形或浆细胞样等，染色质颗粒状，核分裂象少见；间质富含血管，可见多少不等的淀粉样物沉积（图8-27）。免疫组化染色显示降钙素（CT）、突触素（Syn）、嗜铬素 A（CgA）、TTF-1、PAX-8 阳性，TG 常阴性。刚果红染色显示淀粉样物在偏振光下有苹果绿色折光。RET 突变是甲状腺髓样癌最常见的分子改变。

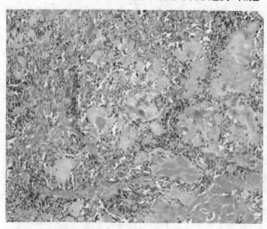

图 8-27　甲状腺髓样癌（HE 染色 20×10 倍）

（3）鉴别诊断：髓样癌具有乳头状结构时应与乳头状癌鉴别，可根据乳头状癌核特征、淀粉样物沉积及免疫组化鉴别，乳头状癌 TG 阳性，降钙素阴性。髓样癌与低分化癌主要依据髓样癌的特征性免疫组化结果及细胞异型性进行鉴别。

4. 低分化型甲状腺癌

（1）概述：低分化型甲状腺癌（poorly differentiated thyroid cancer，PDTC）好发于中老年，女性较多见，生物学行为介于分化好的甲状腺癌（乳头状癌和滤泡癌）与未分化癌之间。区域淋巴结或远处转移常见，预后较差，5 年存活率约为 50%。

（2）组织学诊断：肿瘤体积通常较大，平均 5cm，界限不清，常侵犯甲状腺外组织。镜下肿瘤呈岛状、梁状或实性结构，具有以下三个特征之一：核扭曲、肿瘤性坏死、核分裂象≥3/2mm²（图8-28、图 8-29）。免疫组化 TG、TTF-1、Bcl-2 阳性。

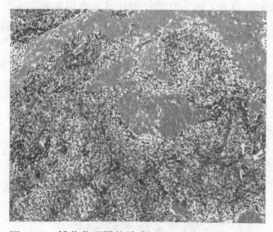

图 8-28　低分化型甲状腺癌（HE 染色 20×10 倍）

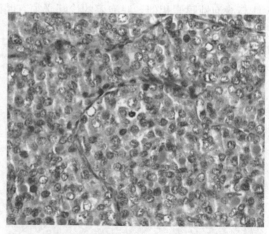

图 8-29　低分化型甲状腺癌（HE 染色 40×10 倍）

（3）鉴别诊断：2022 年 WHO 第 5 版《神经内分泌肿瘤分类》新增"高级别甲状腺滤泡细胞起源的恶性肿瘤"，这一分类囊括了低分化型甲状腺癌及分化型高级别甲状腺癌，后者与低分化癌相比，具有乳头状、滤泡状等分化好的形态和乳头状癌核特征，但是由于出现肿瘤性坏死或核分裂象 $\geqslant 5/2mm^2$，遂与低分化癌一起归为高级别肿瘤。低分化癌与髓样癌可通过 TG、降钙素等免疫组化鉴别。

5. 甲状腺未分化癌

（1）概述：甲状腺未分化癌又称间变性癌，是甲状腺原发肿瘤中侵袭性最强的类型，属于高度恶性肿瘤，预后极差，常在诊断后 1 年内死亡。本病多见于 50 岁以上女性，年轻患者诊断时需谨慎。临床多表现为迅速增大的颈部肿块，约一半患者可出现呼吸困难、吞咽困难、声音嘶哑等症状。

（2）组织学诊断：肿瘤体积较大，界限不清，呈浸润性生长，切面淡褐色、鱼肉样，伴出血及坏死。镜下肿瘤细胞分化不良，常见凝固型坏死及血管侵犯，背景可伴急性炎细胞浸润，核分裂象易见（图 8-30）。根据癌细胞形态可分为：①肉瘤样型：由恶性梭形细胞构成，似高级别纤维肉瘤，排列成束状、旋涡状；②巨细胞型：由高度多形性细胞构成，细胞核怪异深染，可见含多个核的瘤巨细胞；③上皮样型：由鳞状细胞巢团构成，胞质嗜酸，偶见角化。免疫组化：甲状腺特异性标志物 TG 和 TTF-1 常不表达，PAX-8 部分病例阳性，上皮标记阳性。甲状腺未分化癌最常见的分子改变是 TP53 突变，$BRAF^{V600E}$、RAS、PIK3CA、PTEN 突变亦可见。

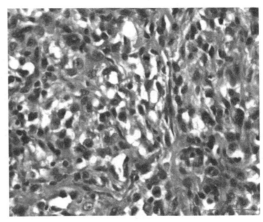

图 8-30 甲状腺未分化癌（HE 染色 40×10 倍）

（3）鉴别诊断：本病主要与肉瘤、淋巴瘤、甲状腺髓样癌鉴别。甲状腺未分化癌上皮标志物阳性、白细胞共同抗原（leukocyte commonantigen，LCA）阴性、降钙素和神经内分泌标志物阴性。与肉瘤鉴别时应充分取材，寻找有无上皮样成分或分化好的甲状腺癌区域。

三、术中快速冰冻病理诊断

对于甲状腺肿瘤的术中冰冻诊断，外科的主要关注点在于：病变的良恶性、淋巴结转移情况及切缘情况，这三个关注点分别决定了三个术中问题，即是否切除、是否进行淋巴结清扫及是否需要扩大切除范围。

术中冰冻取材时，应选取最具代表性的部位，如结节及被膜。对于诊断为甲状腺乳头状癌、髓样癌、低分化癌或未分化癌的病例，可以立即实施适当的手术。术中冰冻诊断甲状腺滤泡性肿瘤是一大难点，镜下见到滤泡性生长模式的肿瘤需鉴别多种肿瘤：滤泡性腺瘤、乳头状癌滤泡亚型、交界性肿瘤及滤泡癌；主要鉴别点在于肿瘤细胞核特征、肿瘤与包膜的关系、核分裂等。由于取材的限制性，对于多数病例术中冰冻做出的诊断通常是"滤泡性肿瘤，待石蜡充分取材后诊断"。由于冰冻制片原因，甲状腺乳头状癌核特征相比石蜡切片通常不明显，导致影响观察。如诊断甲状腺乳头状癌滤泡亚型时，在染色质、核沟等特征不易观察的情况下，应仔细对比肿瘤滤泡上皮细胞及周围正常甲状腺滤泡上皮细胞的大小形态，尽力寻找有无发育不良的乳头结构，再结合肿瘤背景、滤泡结构的不规则性及浸润性生长方式综合得出诊断。

（张智慧 鲁海珍）

第三节　甲状腺的免疫组化和基因学检查

一、甲状腺的免疫组化检查

免疫组化标志物的应用在甲状腺肿瘤的诊断及预后评估方面起到重要作用。对于大多数良性肿瘤和分化型甲状腺癌，包括甲状腺乳头状癌（PTC）和滤泡性甲状腺癌（FTC）仅凭形态学就可以做出明确的诊断，而对于低分化型甲状腺癌（PDTC）、甲状腺未分化癌（ATC）、甲状腺髓样癌（MTC）及转移性甲状腺癌的诊断往往离不开免疫组化的辅助，但由于每种免疫组化标记都不具有绝对特异性，因此，在临床实践工作中，通常会联合使用一组标志物，以提高诊断的准确性。我们将常用的免疫组化标志物列举如下。

1. 甲状腺球蛋白（TG）　是一种分子量为 660kDa 的二聚糖蛋白，TG 是甲状腺素（T_4）和三碘甲腺原氨酸（T_3）合成的底物，仅由甲状腺滤泡细胞分泌并以胶质的形式储存在滤泡腔内。TG 是甲状腺滤泡细胞和甲状腺滤泡细胞来源肿瘤的特异性标志物。分化型甲状腺癌 TG 通常阳性，而在髓样癌和甲状腺未分化癌中 TG 通常是阴性的。关于 TG 免疫组化染色的判读，我们需要注意的一点是：TG 可以从滤泡渗出到周围组织，然后再进入其他非滤泡细胞的细胞质中，从而导致这些非滤泡细胞出现假阳性，这对于甲状腺内的转移性癌或淋巴瘤的诊断可能会造成困扰，当遇到这种情况时，我们应结合其他免疫组化标志物综合判断，不能仅根据 TG 的 "阳性"或 "阴性"做出诊断。

2. 甲状腺转录因子-1（TTF-1）　是一种核转录因子，在甲状腺器官发生及分化过程中起到重要作用。TTF-1 最初是在甲状腺发现的，因此被命名为甲状腺转录因子-1，而后在肺泡细胞中也发现了 TTF-1。TTF-1 在大多数肺腺癌及肺小细胞癌中阳性表达，此外，梅克尔细胞癌、卵巢上皮性肿瘤、肾母细胞瘤及非肺原发的高级别神经内分泌癌也可以有 TTF-1 的表达，因此，TTF-1 并非甲状腺的特异标志物。原发或转移性分化型甲状腺癌及髓样癌恒定表达 TTF-1，但 TTF-1 在髓样癌中的表达强度低于滤泡细胞来源肿瘤，未分化癌 TTF-1 通常是阴性的。TTF-1 在正常甲状旁腺、增生的甲状旁腺及甲状旁腺腺瘤中是不表达的，因此对鉴别甲状旁腺肿瘤和甲状腺肿瘤有一定意义。

3. 甲状腺过氧化物酶（TPO）　存在于所有正常的甲状腺滤泡细胞。对于不同人群，TPO 的表达部位不同，在胎儿及婴儿，TPO 在细胞顶端的细胞质强阳性，而在成年人及老年人，TPO 通常环绕细胞核阳性表达。TPO 的表达强度与甲状腺肿瘤的分化程度相关，TPO 在滤泡性腺瘤中阳性表达，在分化型甲状腺癌中表达水平较低，而在 PDTC 及 ATC 中则表达缺失。

4. PAX-8　是一种转录因子，在脑、眼、甲状腺、上尿路系统及苗勒氏管来源器官的胚胎发育过程中发挥作用。和 TG、TTF-1 相似，PAX-8 也是甲状腺滤泡细胞及滤泡细胞来源肿瘤的标志物。超过 90% 的分化型甲状腺癌 PAX-8 阳性，此外，大多数 PDTC 及大约 50% 的 ATC 也表达 PAX-8。如前所述，ATC 通常不表达常见的甲状腺标志物 TG 和 TTF-1，因此，PAX-8 对于 ATC 的诊断有一定的价值。肺腺癌不表达 PAX-8，在临床工作中，可以通过联合检测 PAX-8 和 TTF-1 来进行甲状腺癌和肺癌的鉴别。PAX-8 在甲状腺髓样癌中可以表达或不表达，如果表达的话，一般也是弱阳性。另外，我们还特别需要注意的是，甲状旁腺组织及甲状旁腺肿瘤也表达 PAX-8，因此，PAX-8 并不能有效区分甲状腺肿瘤和甲状旁腺肿瘤，需要结合 TTF-1、PTH 等的表达来综合分析。

5. Galectin-3　是半乳糖苷酶结合蛋白家族 14 个成员中的一员，正常表达于内皮细胞和外周神经。在恶性转化过程中，Galectin-3 表达明显升高，因此，成为恶性肿瘤诊断的有用标志物。Galectin-3 在大多数分化型甲状腺癌中阳性表达，而正常的甲状腺滤泡细胞和滤泡性腺瘤 Galectin-3 通常是弱阳性或阴性。此外，Galectin-3 在甲状旁腺癌、头颈部鳞状细胞癌、结直肠癌及肝细胞癌中也阳性表达。

6. CD56　也称为神经细胞黏附分子（N-CAM），是一种跨膜黏附分子，也是免疫球蛋白超家族成员中的一员，在神经细胞发育及神经组织分化过程中发挥作用。正常情况下，CD56 表达于神经外胚层细胞、NK 细胞、活化的 T 细胞、肌母细胞和骨骼肌细胞。CD56 在甲状腺乳头状癌中通常是阴性的，而在良性甲状腺组织、良性乳头状增生和滤泡性肿瘤中一般是阳性的。

7. 细胞角蛋白 19（CK19）　是 I 型细胞角蛋白，是细胞角蛋白家族中分子量最小的成员，相对分子量约为 44kDa，在单层和复层上皮细胞中均可表达。CK19 在大多数癌中都表达，因此，对于区分不同类型的癌作用有限。CK19 在 PTC 中强表达，而在滤泡性肿瘤中弱表达或阴性，在临床工作中，可通过联合检测 CK19、CD56 和 p63（见下文）鉴别 PTC 和滤泡癌。需要注意的是，CK19 在慢性淋巴细胞性甲状腺炎中也可以阳性表达，有时可能会造成误诊。

8. p63　是 p53 基因家族的一员，p63 在复层上皮的分化及细胞周期调控方面发挥重要作用。p63 在 PTC 中可以阳性，而在非乳头状癌的滤泡结构中则是恒定阴性的，因此，p63 对于鉴别滤泡亚型乳头状癌（follicular variant-papillary thyroid carcinoma，FV-PTC）和其他具有滤泡结构的病变（包括增生的滤泡结节、滤泡性腺瘤和滤泡癌）是一个非常有用的标志物。

9. HBME-1　是一种单克隆抗体，是间皮细胞的标志物，可以直接作用于间皮细胞表面的微绒毛。HBME-1 在滤泡癌中阳性率较高，而在滤泡性腺瘤和腺瘤样甲状腺肿中阳性率较低。在临床工作中，联合检测 CK19、Galectin-3 和 HBME-1 对于区分良性和恶性滤泡结节有一定意义。此外，HBME-1 在 PTC 中阳性率很高，而在良性乳头状增生则为阴性或局灶性阳性，因此对于两者的鉴别有一定价值。

10. 降钙素（CT）　是一种由 32 个氨基酸组成的线性多肽类激素，主要由甲状腺滤泡旁细胞（C 细胞）产生。CT 的主要作用是降低血钙浓度，与甲状旁腺激素（PTH）作用相反。CT 是滤泡旁细胞及滤泡旁细胞来源肿瘤的特异性标志物。95% 以上的 MTC 表达 CT，少数 CT 阴性的病例，原位杂交技术可检测出其对应的 mRNA。甲状腺滤泡细胞来源的肿瘤不表达 CT。一些神经内分泌肿瘤，如嗜铬细胞瘤，也可以表达 CT，但是它们通常不表达 TTF-1。

11. 癌胚抗原（CEA）　是 1965 年由 Gold 和 Freedman 首先从结肠癌和胚胎组织中提取的一种肿瘤相关抗原，是一种具有人类胚胎抗原特性的酸性糖蛋白（分子量为 200kDa）。CEA 在正常上皮细胞及良性肿瘤中可以有少量表达，但是在癌，尤其是胃肠道腺癌、肺腺癌及胰腺癌中表达明显升高。绝大多数 MTC 表达 CEA，即使一些 CT 阴性的 MTC，仍可表达 CEA，而甲状腺滤泡细胞来源肿瘤 CEA 阴性，因此它常被用作诊断甲状腺 MTC 的肿瘤标志物，对于鉴别 MTC 还是滤泡细胞来源肿瘤有重要意义。

12. 嗜铬素（Cg）**和突触素**（Syn）　是最常用的神经内分泌标志物。嗜铬素是一种糖化钙结合酸性蛋白，它是嗜铬素/分泌素家族的一员，这一家族包括嗜铬素 A（CgA）、嗜铬素 B（CgB）和嗜铬素 C（CgC），它们存在于神经内分泌细胞的神经分泌颗粒和突触囊泡壁。几乎所有的神经内分泌细胞和神经内分泌肿瘤都表达嗜铬素。CgA 是目前认为最特异的神经内分泌标志物，它的染色强度取决于细胞质内神经分泌颗粒的数量，神经分泌颗粒越丰富，其免疫反应就越强，神经分泌颗粒越少，其免疫反应就越弱。Syn 是一种跨膜钙结合糖蛋白，它是突触前囊泡的主要组成成分。Syn 是神经内分泌细胞和伴有神经内分泌分化肿瘤的广谱标志物。Syn 的表达不依赖于神经分泌颗粒的存在，因此其敏感性高于 CgA，但特异性低于 CgA。CgA 和 Syn 是两种互补的神经内分泌标志物，在临床工作中，通常联合使用这两种抗体，以提高诊断的准确性。甲状腺髓样癌通常表达 CgA 和 Syn，在临床工作中，可以联合使用 CT、CEA、CgA、Syn 和 TTF-1 一组抗体辅助髓样癌的诊断。

13. Ki-67　是一种参与细胞增殖周期的核蛋白，可以识别处在细胞增殖周期 G_1、S、G_2 和 M 期的细胞，而处在 G_0 期的细胞不着色。Ki-67 抗体可以用来通过计算阳性细胞数量与总细胞数量比值测定生长指数。这个指数是评估肿瘤预后的重要指标。在甲状腺肿瘤中，Ki-67 还有一个特殊的用途，对于透明变梁状肿瘤（HTT），Ki-67 可以出现特征性的细胞膜着色（而在其他肿瘤，Ki-67 均是细胞核着色），前提是必须使用克隆号为 MIB1 的单克隆抗体并在室温下孵育，这一特征对于 HTT 的诊断有重要意义。

14. p53 p53 基因（TP53）是人体最重要的肿瘤抑制基因之一，此基因的产物是一种核蛋白，参与调控细胞周期、细胞凋亡和基因组稳定性的维持。p53 具有很多功能，其中非常重要的一个功能是阻止 DNA 损伤的细胞进行增殖。DNA 损伤后，p53 蛋白能够介导细胞周期停滞，这种停滞可以引发 DNA 修复机制对损伤的 DNA 进行纠正，其中一些修复功能由 p53 直接激活。当出现严重的、不可恢复的 DNA 改变时，p53 能够通过凋亡途径促进细胞进入程序性死亡，从而避免异常细胞克隆的复制。p53 功能缺陷的肿瘤细胞具有选择性优势，可以允许伴有染色体不稳定的遗传损伤的积累。TP53 的突变可以产生突变的 p53 蛋白，少见情况下，可以出现 p53 蛋白的完全缺失，因此，在临床工作中，我们可以利用免疫组化的方法去检测 p53 的改变。TP53 异常是迄今恶性肿瘤中最常见的基因异常。在甲状腺癌中，TP53 突变主要见于低分化癌（占 10%～35%）和未分化癌（占 40%～80%），在分化型甲状腺癌中则很少出现，包括辐射相关的病例。对体外培养的甲状腺癌细胞恢复 p53 功能后，肿瘤细胞可以重新获取分化的能力，表现为甲状腺球蛋白、甲状腺过氧化物酶和促甲状腺激素受体（TSHR）的再表达，同时肿瘤细胞的增殖活性明显降低。

综上所述，我们详细介绍了甲状腺病理诊断中经常使用的免疫组化标志物，这些标志物大致可以归为两类，一类可以用于滤泡细胞来源肿瘤，包括 TG、TPO、TTF-1、PAX-8、Galectin-3、HBME-1、CD56、CK19；另一类主要用于 C 细胞起源肿瘤，包括 CT、TTF-1、CEA、CgA 和 Syn 等。免疫组化对于甲状腺肿瘤的诊断是一个非常有用的工具，它可以辅助我们对良、恶性或不同组织学分型肿瘤的鉴别。但是，我们一定要注意的是，对于免疫组化结果的解读不能简单地判读为阳性或阴性，必须要结合 HE 形态学、每种抗体的特点、阳性部位综合得出，同时要注重阳性对照和阴性对照的染色情况，以保证检测流程准确无误。

二、甲状腺的基因检查

大量的科学数据表明，多种信号通路参与了甲状腺癌的发生，其中，促分裂原活化的蛋白激酶（MAPK）通路和磷脂酰肌醇 3 激酶/蛋白激酶 B（PI3K-AKT）通路是比较重要的两条通路。特定通路的分子改变在不同类型的甲状腺癌中发挥关键作用，重要的是，它们在肿瘤发生过程的早期即可出现，证明在临床实践中可以使用这些分子作为恶性肿瘤的标志物。近年来，对甲状腺病的分子病理学相关知识了解越来越多，在 PTC 及其亚型和 FTC 中都有特定的常见突变，这两种肿瘤类型均为高分化甲状腺癌（WDTC），是最常见的甲状腺恶性肿瘤，占病例的绝大多数。在 PDTC 和 ATC 中，已知还存在另外的特异性突变。除 WDTC、PDTC 和 ATC 外，分子检测还可应用于 MTC。

MAPK 信号通路的激活被视为是对 PTC 起决定作用的分子基因学特征。这一通路调节细胞的重要功能（如细胞增殖、分化和存活），在多种不同类型的肿瘤中常常发生改变。由于引起 MAPK 信号传导的致癌事件在同一通路中依次起作用，它们通常是互斥的。在绝大多数 PTC 中（约 90%）可以确定其中一种：约 3/4 的病例中 MAPK 通路被 BRAF（约 60%）或 RAS（约 15%）的点突变激活，在约 15% 的病例中 MAPK 通路被基因重排激活，这些基因重排导致受体酪氨酸激酶（RET、NTRK 和 ALK）或 BRAF 的激酶结构域表达异常。在约 10% 的剩余病例中，大约 2/3 可能存在基因拷贝数变异导致的致癌作用，遗传学异常未知的 PTC 病例不到 5%。

PI3K-AKT 信号通路调节许多重要的细胞功能，包括增殖、存活和代谢。这一通路的激活在许多肿瘤中是常见的，也包括来源于甲状腺的肿瘤。PI3K-AKT 信号通路的激活较多发生在以滤泡结构为主的甲状腺癌中，而并非以乳头状结构为主的甲状腺癌，而且在肿瘤进展为未分化癌的过程中发挥重要作用。这一通路的异常激活与 PTEN 功能缺失及 PIK3CA 基因的激活性突变或拷贝数增多有关。

除了上述两条主要的信号通路,其他的基因改变,包括与端粒酶相关的基因、PAX-8/PPARG 重排等,也在甲状腺癌发生发展过程中起到一定作用。下面,我们将详细阐述甲状腺癌常见的基因改变。

(一)BRAF

BRAF 基因是位于 7q34 的原癌基因,其编码的 BRAF 蛋白是一种丝氨酸/苏氨酸蛋白激酶,为 RAF 激酶家族中的一员。RAF 激酶家族,包括 ARAF、BRAF 和 CRAF,是 RAS-RAF-MEK-ERK 信号途径(MAPK 信号)的核心组成部分,可传导细胞增殖、分化等信号并参与完成成熟细胞功能,这一信号通路在肿瘤形成过程中有重要作用。当表皮生长因子(EGF)与细胞表面的受体(EGFR)结合后,受体的酪氨酸激酶结构域被激活,募集相应信号分子,并激活 RAS 蛋白。RAF 蛋白是 RAS 的直接效应因子,活化的 RAS 蛋白促使 RAF 蛋白从细胞质移位至细胞膜并激活 RAF,活化的 RAF 通过磷酸化和激活 MEK 进一步传递信号,磷酸化的 MEK 激活 ERK,活化后的 ERK 从细胞质进入细胞核,磷酸化和活化核内的效应分子,最终启动与细胞增殖有关的靶基因转录,促进细胞增殖、分化、迁移及存活。

BRAF 基因突变通常发生在蛋白激酶激活区域,突变类型主要包括点突变、小片段缺失、扩增、基因融合等。BRAF 突变是 PTC 最常见的基因改变,在所有亚型的 PTC 中可以占到 30%～90%,其中高细胞亚型和经典型比例最高,分别为 60%～95% 和 45%～80%,而滤泡亚型最低,仅占 5%～25%。绝大多数(>90%)PTC 中的 BRAF 突变是第 15 号外显子 1799 核苷酸的胸苷转换为腺嘌呤(T1799A),使蛋白活化环上第 600 位的缬氨酸被谷氨酸取代(V600E),这一突变使得 BRAF 发生组成性活化(不依赖于 RAS),持续性地激活下游效应分子,导致细胞周期紊乱,细胞过度增殖。PTC 中还可以出现一些少见的 BRAF 突变类型,包括 BRAF[K601E]、接近第 600 密码子的小片段插入或缺失及 AKAP9-BRAF 融合。BRAF[V600E] 不是 PTC 特有的改变,5%～15% 的 PDTC 和 10%～50% 的 ATC 也可以出现。FTC 中一般不会出现这一基因改变,因此,对鉴别 FTC 或 FV-PTC 有一定意义。

BRAF[V600E] 是癌症的强预测因子,准确率可达 100%,这一特点是使其在甲状腺细针穿刺细胞学中具有重要的应用意义,可以提升术前良恶性甲状腺结节筛查的准确性。在韩国,细胞学加入 BRAF[V600E] 检测后,PTC 的诊断敏感性可由 68% 提高到 90%,准确性可由 91% 提高到 97%。此外,BRAF[V600E] 可能也影响术后处理,因为这些肿瘤具有更高的淋巴结转移、甲状腺外侵袭和局部复发的风险,因此,BRAF[V600E] 突变可能作为肿瘤侵袭性的敏感而非特异性标志物。另外,具有 BRAF 突变的 PTC 显示甲状腺激素生物合成(如甲状腺过氧化物酶和甲状腺球蛋白)所必需的基因的表达降低,并且滤泡细胞摄取碘所必需的钠碘同向转运体(NIS)的表达也降低,这提示具有 BRAF 突变的肿瘤可能更易于失去分化,并对放射性碘治疗产生抵抗。在放射性碘抵抗性甲状腺癌中,BRAF 突变高发也证实了这一点。

对辐射诱导甲状腺癌(切尔诺贝利甲状腺癌)的研究显示,BRAF 点突变与更大年龄及经典乳头状结构有关,但与辐射暴露无关。最近研究国家切尔诺贝利生物样本库(CTB)年龄匹配的放射性和散发性儿童 PTC 发现,BRAF 重排在放射性 PTC 中发生率更高,而 BRAF 点突变(主要是 BRAF[V600E])在散发性 PTC 中发生率更高。在放射性 PTC 中,BRAF 重排包括 AKAP9-BRAF 融合及 AGK-BRAF 融合。AKAP9-BRAF 是 7 号染色体发生臂内倒位导致 AKAP9 基因的 1～8 号外显子与 BRAF 基因的 9～18 号外显子发生融合,AKAP9-BRAF 融合蛋白包含 BRAF 蛋白的激酶结构域,但缺少了 BRAF 蛋白的氨基末端自身抑制区域,因此,这一融合蛋白的激酶活性升高,进而激活 MAPK 信号通路。体外实验显示,AKAP9-BRAF 的转化活性与 BRAF[V600E] 相当。有研究显示,辐射暴露 5～6 年后发生的 PTC 患者中,约 11% 出现 AKAP9-BRAF 融合,而辐射暴露 9～12 年后发生的 PTC 患者中,则未检出 AKAP9-BRAF 融合,这提示 AKAP9-BRAF 融合可能与辐射暴露后更早发生 PTC 有关。AGK-BRAF 是 7 号染色体长臂发生倒位导致 AGK 基因的 1～2 号外显子与 BRAF

基因的 8～18 号外显子发生融合，AGK-BRAF 融合蛋白也缺乏 BRAF 蛋白的氨基末端自身抑制区域，能够组成性活化 MEK 和磷酸化 ERK，从而激活 MAPK 信号通路。具有 AGK-BRAF 融合的肿瘤在形态学上表现为经典型 PTC。最初，AGK-BRAF 融合被认为只存在于辐射相关的 PTC 中，但后来的研究发现，在没有辐射暴露史的成年人 PTC 及散发性儿童 PTC 中也可以出现。

（二）RAS

RAS 基因家族有 3 个成员，分别是 H-RAS、K-RAS 和 N-RAS，它们具有相似的结构，均由 4 个外显子组成，分布于全长约 30kb 的 DNA 上。它们的编码产物 RAS 蛋白（分子质量为 2.1kDa，因此也称为 P21 蛋白）位于细胞膜内侧，属于 GTP 结合蛋白，在传递细胞生长分化信号方面起重要作用。RAS 发生突变可以导致自身组成性活化，持续激活下游效应因子，引起细胞过度生长增殖。RAS 突变是滤泡状生长肿瘤的标志物，包括 FTC、滤泡亚型乳头状癌、具有乳头状核特征的 NIFTP 和滤泡性腺瘤。RAS 基因的突变主要出现在 N-RAS 密码子 61，H-RAS 密码子 61，K-RAS 密码子 12、13 中，在甲状腺滤泡细胞来源的各类肿瘤中均可发现。在 30%～50% 的 FTC 和 20%～40% 的滤泡性腺瘤中观察到 RAS 突变，有研究显示 N-RAS 密码子 61 突变率在 FTC 中远高于滤泡性腺瘤。然而，RAS 突变在增生性结节中并不常见。具有 RAS 突变的 FTC 逐渐发展为侵袭性 FTC，并导致远处转移以致预后不良。尽管甲状腺结节中存在 RAS 突变不足以区分良性和恶性结节，但是 RAS 突变的存在不仅是肿瘤性病变的征象，也有可能是滤泡性腺瘤向恶性肿瘤发展的象征，因此，术前检测滤泡性肿瘤中 RAS 突变将有助于决定是否需要手术治疗。此外，RAS 突变可见于 0～35% 的 PTC，其中大部分为滤泡亚型 PTC，韩国人 FV-PTC 中 RAS 基因的突变率为 26.5%～33.3%，在美国，随着 FV-PTC 发病率的增加，RAS 突变也从 2.7% 增加到 24.9%。在 10%～50% 的 ATC 和 20%～50% 的 PDTC 中也存在 RAS 突变。此外，在散发性 MTC 中也可以出现 RAS 突变，有研究显示，在 RET 突变阴性的散发性 MTC 中，H-RAS 和 K-RAS 的突变率分别为 56% 和 12%，而在 RET 突变阳性的 MTC 中，RAS 基因突变率仅为 2.5%；一项大规模病例研究显示，散发性 MTC 中 RAS 突变总体发生率约为 10.1%，RET 突变阴性的患者中大约 17.6% 发生 RAS 突变，而所有 RET 突变阳性的患者均未检测到 RAS 突变。在髓样癌中，RAS 和 RET 突变的这种相互排斥性提示 RAS 活化可能构成了髓样癌发展过程中的替代分子通路。

（三）RET

RET 基因定位于 10q11.2，其编码蛋白为跨膜酪氨酸激酶受体。RET 在正常的甲状腺滤泡细胞中不表达，但是在产生降钙素的 C 细胞中可以表达。RET 基因的改变主要存在于 PTC 和 MTC 中，我们将分别予以阐述。

1. PTC 基因重排发生于近 30% 的 PTC 中，其中绝大多数累及 RET，被称为 RET/PTC。RET/PTC 是由整个 RET 酪氨酸激酶结构域与其他基因发生框架内融合产生的嵌合性基因，由于与不同基因融合可以形成不同的亚型。外源基因驱动 RET 的表达；通过引起这种嵌合性蛋白二聚体化，它们也诱导 RET 酪氨酸激酶发生配体非依赖性、组成性活化。RET 重排累及 RET 的第 11 号内含子，是由 RET 所在的第 10 号染色体长臂发生的染色体内倒位或染色体间转位形成。迄今为止，已经确认了 16 种不同的 RET 癌基因重排，包括 RET/PTC1 至 PTC9、RET/PCM1、RFP/RET、HOOK3/RET、ELKS/RET、DLG5/RET、AFAP1L2/RET 及 PPFIBP2/RET（后两种在福岛地区年轻患者的肿瘤中发现）。PTC 中 RET/PTC 重排发生率因人群而异（0～86.8%），其中，亚洲人群的发生率为 0～54.5%，美国人群的发生率为 2.4%～72.0%，欧洲人群的发生率为 8.1%～42.9%。总体而言，亚洲人群中 RET/PTC 重排的发生率普遍较低。在 RET 重排的 PTC 中，最常见的是 RET/PTC1，约占 60%，RET/PTC3 约占 30%，RET/PTC2 约占 5%；其他 RET 重排少见，其特征是在辐射暴露后出现。RET/PTC 重排常见于有辐射暴露史的 PTC 患者，以及儿童和青壮年 PTC 患者。一项对 1986 年切尔诺贝利核事故后诊断的 196 例 PTC 进行的大型研究显示，62.3%的患者可以检测到 RET/PTC，在这项研究中，RET/PTC 尤其常见于暴露在高剂量放射性水平下的肿瘤中，其潜伏期短、更具侵袭性，常被归入实性型乳头状癌。韩国的一项研究显示，弥漫性硬化型 PTC（DSV-PTC）中 RET/PTC 的重排率高于经典型 PTC，37 例 DSV-PTC 中，RET/PTC1 阳性 17 例（46%），RET/PTC3 阳性 6 例（16%），BRAF^V600E 阳性 9 例（24%），他们认为 RET/PTC 重排可能是 DSV-PTC 的主要基因改变，并且在诊断时，RET/PTC3 重排与较晚的临床分期和较差的临床结果有关。其他研究显示，尽管具有 RET/PTC 重排的 PTC 年轻患者中可能出现淋巴结转移和侵袭性临床病理特征，但 RET/PTC 重排与发病率和死亡率增加并无明确相关性。另外，值得我们注意的是，在增生性甲状腺结节和桥本甲状腺炎中可以检测到低水平的 RET/PTC 重排，因此，这种基因改变并不是肿瘤所特有的。

2. MTC 40%～60%的非遗传性、散发性髓样癌具有特征性 RET 突变，最常见的突变位点是位于 16 号外显子的 M918T（Met918Thr）。M918T 突变在微小髓样癌中的发生率显著低于更大体积的髓样癌，这提示 RET 突变可能是髓样癌发生的继发驱动因素而并非起始驱动因素。遗传性髓样癌与胚系 RET 突变相关，RET 以多种不同的活化性胚系突变的形式影响其功能。遗传性髓样癌的发生有三种形式：MEN Ⅱa、MEN Ⅱb 及 FMTC。在 MEN Ⅱa 和 FMTC 病变中，突变影响 RET 胞外富于半胱氨酸的结构域，并几乎总是位于第 10 号外显子（累及密码子 609、611、618、620）或第 11 号外显子（累及密码子 630、631 或 634）上，导致半胱氨酸残基被其他氨基酸残基替代。正常情况下，这些半胱氨酸残基参与野生型 RET 分子内二硫键的形成。突变可以使 RET 单体中未配对的半胱氨酸残基与另一个突变单体形成一个异常的分子内二硫键，引起 RET 配体非依赖性二聚体化和组成性激活。在 MEN Ⅱa 中，大多数（80%或更多）突变位于密码子 634，通常为 C634R（Cys634Arg）替代形式（半氨酸被精氨酸替代），而这种突变在 FMTC 中见不到。个别 MEN Ⅱa 患者可能具有胞内酪氨酸激酶结构域的突变。在 FMTC 中，突变非常均匀地分布在胞外结构域的多个密码子上，少数病例的突变也可以位于胞内酪氨酸激酶结构域（第 13 号和第 14 号外显子）。在 MEN Ⅱb 中，突变发生在胞内的酪氨酸激酶结构域，约 98%的患者可以检测到 M918T 胚系突变，其余突变位于密码子 883（第 15 号外显子）。胞内酪氨酸激酶结构域的突变可以诱导催化核心发生结构改变，引起 RET 单体形式的组成性活化。考虑到目前已知的突变位置，对于疑为家族性髓样癌的患者，应当应用其外周血标本提取的 DNA 进行 RET 基因第 10、11、13、14、15 和 16 号外显子的筛查。

（四）NTRK

神经营养性酪氨酸受体激酶（NTRK）基因家族包含 NTRK1、NTRK2 和 NTRK3，分别编码原肌球蛋白受体激酶（TRK）家族 TRKA、TRKB 和 TRKC 三种蛋白。与甲状腺癌关系密切的是 NTRK1 和 NTRK3，约见于 5%的 PTC。NTRK1 基因位于 1q23.1，其编码的蛋白 TRKA 与神经生长因子（NGF）结合。与 RET 相似，NTRK1 蛋白在正常的甲状腺滤泡细胞不表达，但是发生基因重排以后可以表达。NTRK3 位于 15q25.3，其编码的蛋白 TRKC 与神经营养因子-3（NT-3）结合。NTRK3 在正常的甲状腺滤泡也不表达。PTC 中，NTRK1 主要有三种重排方式，第一种是 NTRK1 的酪氨酸激酶结构域与原肌球蛋白 3（TPM3）基因的 5' 末端区域融合，第二种是 NTRK1 的酪氨酸激酶结构域与 TPR（TPR）基因的 5' 末端区域融合，第三种是 NTRK1 的酪氨酸激酶结构域与原肌球蛋白受体激酶融合基因（TFG）的 5' 末端序列融合。NTRK3 主要是与 ETV6（ETV6）基因重排，与其他基因重排较不常见。NTRK1 和 NTRK3 的一些融合配体仍然不明确。如同在 RET/PTC 病例，NTRK 重排在儿童、年轻成人及辐射暴露相关的病例中有较高的发生率。有 NTRK 重排的 PTC 的一般临床病理特征与 RET/PTC 阳性病例相似。大约 5%的 PTC 可以检测到 NTRK1 重排，而且上述三种重排方式所占的比例大致相同。ETV6/NTRK3 已在约 15%的辐射诱导的 PTC 中确认，是 RET/PTC 之外辐射相关性肿瘤中最常见的致癌改变之一。

（五）ALK

ALK 最早是在间变性大细胞淋巴瘤（ALCL）的一个亚型中被发现的，因此定名为间变性淋巴瘤激酶（ALK），其编码的蛋白是受体酪氨酸激酶家族的成员之一。ALK 蛋白参与 MAPK 信号通路和 PI3K-AKT 信号通路。ALK 基因常见的致病性突变为基因重排，ALK 重排可以导致其处于持续激活状态，并激活其下游通路，进而造成细胞过度增殖，导致肿瘤的发生。ALK 重排存在于 1%～5% 的 PTC 中，最常见的 ALK 重排是 STRN/ALK 重排，发生于非小细胞肺癌中的 EML4/ALK 也在少数 PTC 病例中被发现，包括原子弹幸存者的辐射相关性肿瘤。有 ALK 重排的 PTC，以滤泡结构为主，呈现浸润性生长方式，常有实性生长区或有弥漫硬化型 PTC 的组织学特征。ALK 重排同样可以用检测非小细胞肺癌 ALK 重排的荧光原位杂交探针和抗体进行检测。伴有 ALK 重排的 PTC 可能有甲状腺外累犯和淋巴结转移，并且可能发生在去分化 PTC 中，然而，一项大型病例研究未能证实 ALK 重排与侵袭性临床病理特征具有统计学相关性。伴有 ALK 重排的 PTC 患者可能对 ALK 抑制剂的靶向治疗有反应。

（六）TERT

端粒酶的激活，特别是其突变，以及端粒酶逆转录酶（TERT）活性的增加，已经在甲状腺癌中发现。TERT 基因是编码端粒酶复合体的重要基因之一，全名为端粒酶逆转录酶（TERT），人类 TERT 基因位于 5 号染色体短臂，包含 16 个外显子、15 个内含子和一个由 330 个碱基对构成的启动子区。TERT 基因可以出现多种形式的改变，如启动子突变、基因易位和 DNA 扩增等。在甲状腺癌中，最常见的是 TERT 启动子突变，突变位点主要是 C228T 和 C250T。目前，在良性甲状腺结节中尚未发现 TERT 启动子突变。TERT 启动子基因突变被认为是分化型甲状腺癌预后不良的重要标志，当它与 BRAF^{V600E} 突变共存时，它会导致甲状腺癌具有更强的侵袭性行为。TERT 启动子突变的频率取决于甲状腺癌的组织学类型或分化程度，PTC 中 TERT 启动子突变率为 5%～25%，FTC 中 TERT 启动子突变率为 10%～35%，PDTC 中 TERT 启动子突变率为 20%～50%，ATC 中 TERT 启动子突变率为 30%～75%。最近，韩国的一项研究显示，PTC 中 BRAF^{V600E} 和 TERT 启动子基因同时突变对更晚的肿瘤分期、甲状腺外侵犯、淋巴结转移和远处转移等临床病理特征有协同作用，并且 PTC 复发率和 PTC 相关死亡率与上述两种突变共存密切相关。此外，也有研究分析了 TERT 启动子和 RAS 基因共同突变在 FTC 中的作用，认为它们的共同突变造成更频繁的远处转移和更高的复发率及死亡率。在一项 134 例 FTC 患者的研究中发现，TERT 启动子和 RAS 基因共同突变的患者复发的风险是不存在突变的患者的 6 倍以上，但该研究结果不具有统计学意义。

（七）PAX-8/PPARG

PAX-8 是转录因子配对盒基因家族的一员，对正常甲状腺的发育过程至关重要。在成熟的甲状腺细胞中，PAX-8 驱动许多甲状腺特异性基因的表达，如那些编码甲状腺球蛋白、甲状腺过氧化物酶和钠碘同向转运体的基因。PPARG 属于转录因子核受体家族，它是脂肪形成的主要调控基因，也是全身脂质代谢和胰岛素敏感性的有效调节基因，PPARG 包括两种亚型，PPARG1 和 PPARG2。PAX-8/PPARG 重排由 t（2；3）q（13；25）引起，导致 PAX-8 的大部分编码序列与 PPARG1 的整个编码外显子融合。在甲状腺滤泡细胞中具有高度活性的 PAX-8 启动子驱动这一融合基因的表达。PAX-8/PPARG 重排最初被认为是 FTC 的特异性改变，在大约 30% 的 FTC 中发现 PAX-8/PPARG 重排，但后来在一些滤泡性腺瘤和滤泡亚型乳头状癌中也有发现。据报道，PAX-8/PPARG 重排发生率在地理分布上存在差异（0～57%），在亚洲人群中较少见。PAX-8/PPARG 重排还没有在增生性甲状腺结节、低分化型甲状腺癌或未分化癌中发现。PAX-8/PPARG 很少与 RAS 突变重叠，在嗜酸性细胞肿瘤中不常见。FTC 中，PAX-8/PPARG 重排与女性、年龄较轻、富于细胞和浸润性特征有关。

然而，PAX-8/PPARG 阳性病例的远处转移风险可能比 PAX-8/PPARG 阴性病例的低，因此，PAX-8/PPARG 可能是一类独特的肿瘤标志物，其特征为滤泡状生长方式和浸润潜能，但并非明显侵袭性的特征。

（八）PTEN

PTEN 基因定位于 10q23.31，是一种肿瘤抑制基因，在恶性肿瘤中经常会出现 PTEN 的失活。引起 PTEN 失活的机制包括 PTEN 基因的突变、基因缺失或表观遗传修饰（例如，启动子甲基化导致的基因沉默），后两种情况更为常见。PTEN 具有负向调节 PI3K-AKT 信号通路的作用，PTEN 的失活性胚系突变引起 Cowden 综合征，这一综合征的患者中大约 10%会发生 FTC。在少数散发性 FTC 中，可以出现 PTEN 的体系突变；此外，在 PDTC（5%～20%）、ATC（10%～15%）及 PTC（0～5%）中也可以检测到 PTEN 的体系突变。在甲状腺癌中，PTEN mRNA 和蛋白水平降低似乎比 PTEN 基因突变更为常见，这提示 PTEN 的杂合性缺失或表观遗传学修饰可能是导致 PTEN 功能减低的更为常见的原因。

（九）PIK3CA

PIK3CA 基因定位于 3q26.3，包含 21 个外显子，编码 PI3K 的 p110 催化亚单位，即 PI3Kp110α。PI3KCA 基因突变编码出异常的 p110α 亚基，使 PI3K 处于持续激活状态，增强细胞内信号的传导，导致细胞不受控的增殖。PI3KCA 突变主要发生在第 9 和 20 外显子，这两个外显子分别编码蛋白的螺旋结构域和激酶结构域。PI3KCA 突变在 FTC（0～10%）、PDTC（0～15%）和 ATC（5%～25%）中相对多见，而在 PTC 中罕见（<5%）。PIK3CA 基因拷贝数的增多似乎比基因突变更常见，在大约 25%的 FTC 和高达 40%的 ATC 中可以发现 PIK3CA 基因拷贝数的增多，但是它们在肿瘤中的作用机制尚不明确。PIK3CA 突变、PIK3CA 基因拷贝数增多和 PTEN 突变在分化型甲状腺癌中很少共存，这提示每种基因改变在 PI3K-AKT 信号通路的激活过程中有其独立作用。在 PDTC 和 ATC 中，这几种基因改变可以共存，也可以与其他基因改变，如 BRAF 突变共存。

上述基因改变是甲状腺癌中常见的、重要的基因改变，也是我们在实际工作中经常会检测的基因改变。随着分子生物学的飞速发展，基因检测在甲状腺癌诊断和治疗中的地位愈显突出，新的基因改变也会不断被发现。通过基因检测，一方面可以帮助病理医师对疑难病例进行诊断，另一方面可以帮助临床医师评估肿瘤的生物学行为、患者的预后及靶向药物的使用，从而为患者制订个性化的治疗方案，此外，基因检测对遗传性甲状腺癌的筛查是必不可少的，遗传性甲状腺髓样癌恶性程度相对较高，早期筛选出无症状基因突变患者，早期及时处理，能够挽救患者的生命。正因为基因检测对甲状腺癌诊疗工作具有重要意义，在中国临床肿瘤学会（Chinese Society of Clinical Oncology，CSCO）发布的甲状腺癌诊疗指南中，特别强调了基因检测是甲状腺癌病理诊断的重要组成部分，具有不可或缺的意义。因此，有必要充分理解基因改变在甲状腺癌中的作用和意义，并将其应用于临床实践工作中。

（王晓映）

第九章 甲状腺发育异常和畸形

第一节 甲状舌管囊肿

甲状舌管囊肿（thyroglossal cyst）是颈部最常见的先天性囊肿。它们是甲状舌管残余上皮形成的囊肿，典型表现为颈中线甲状舌骨膜水平的肿块，紧邻舌骨。但多在青少年期发病，也有到中年才发觉的，少数病例可癌变。甲状腺始基在向尾侧下移过程中，形成一条与始基相连的细管，称甲状舌管，在胚胎第 6 周时，甲状舌管开始退化，第 8 周时甲状舌管完全消失，若甲状舌管未退化消失或未完全退化消失，则可形成甲状舌管囊肿或瘘管（完全性或不完全性），由于甲状舌管退化时，左右两侧软骨性舌骨开始在中线融合，因此，未萎缩的甲状舌管可位于舌骨腹侧或背侧，也可能被包围在舌骨之中。

一、病　　理

甲状舌管囊肿是甲状舌管残留部分的囊状扩张，囊肿和瘘管皆覆有柱状纤毛上皮或鳞状上皮，有时其内可见甲状腺组织，在舌骨中部或其骨膜内，常有不规则、覆有上皮的管束。

二、临床表现及诊断

（一）甲状舌管囊肿

甲状舌管囊肿可发生自舌盲孔至胸骨上切迹之间颈中线的任何部位，但 85% 位于甲状舌骨膜处。常无明显症状，囊肿较大时可有舌内或颈内紧迫感或胀感。检查见颈部皮下呈半圆形隆起，表面光滑而有弹性，与皮肤无粘连，随吞咽上下移动。有的在伸舌时，于囊肿上方可触到硬条索状物。穿刺抽吸多可得黄色液体，超声波、CT、MRI 检查能提供囊肿的特性、大小及其与周围的关系，甲状腺同位素扫描对排除异位甲状腺很有帮助，应作为术前常规检查。囊肿发展较慢，继发感染时增大迅速，控制感染后迅速缩小。囊肿溃破或切开引流后，常形成反复发作的瘘管。

（二）甲状舌管瘘管

甲状舌管瘘管为先天性或为继发性（囊肿溃破或切开引流后引起）。瘘管外口多位于舌骨与胸骨上切迹之间的颈中线上或稍偏向一侧，吞咽时可有分泌物外溢，继发感染则有脓液外溢。瘘管内口为舌盲孔。检查颈部有时可触到条索状物向颈部上方走行，随吞咽上下移动。自瘘管外口注入亚甲蓝，如为完全性瘘管，可见舌盲孔处亚甲蓝溢出。也可用弯形钝注射针头，在间接喉镜下深入舌盲孔，缓慢注入亚甲蓝，可见其从瘘管外口溢出。上述两法有助于做出诊断，用于术前，对术中追踪瘘管及其分支较有帮助。如改用显影剂（如碘油）作瘘管 X 线摄片，有助于明确诊断。

三、辅　助　检　查

1. 活检　诊断甲状舌管囊肿或排除其他诊断时常使用细针穿刺抽吸术（FNA）。

2. CT　疑诊甲状舌管囊肿时，颈部增强 CT 是首选影像学检查。甲状舌管囊肿在 CT 中通常表现为边界清楚的均匀液性低密度影，并有一圈细小的强化边缘（图 9-1）。可以显示囊肿的大小、范围和位置，还能识别正常的甲状腺组织。囊壁增厚提示感染性甲状舌管囊肿。

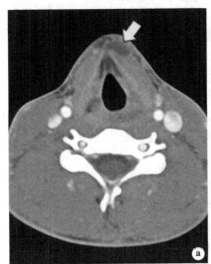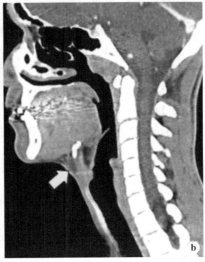

图 9-1　甲状舌管囊肿 CT

a. CT 横断面示舌骨左旁低密度肿物，边界清楚，边缘规则，内部密度均匀。b. CT 矢状面示舌骨下方低密度肿物

3. MRI　会显示水样特征，即 T1 加权像呈暗信号，T2 加权像呈明亮信号。MRI 也可明确囊肿与舌骨及其他周围结构的关系。

4. 超声　非常适合检查甲状腺，其可显示甲状舌管囊肿的囊肿性质，但不能明确其与舌骨等周围结构的位置关系。甲状舌管囊肿的超声表现为位于颈前中线的薄壁无回声或低回声肿块，边界清楚，伴有后方回声增强。

四、治　疗

无论囊肿或瘘管，一经确诊，除感染期外，均应尽早手术切除。一旦感染，将增加手术难度。小儿可推迟到 4 岁以后进行。

手术方法如下。

（1）术前一日将亚甲蓝自瘘管外口或舌盲孔处注入瘘管内。平卧垫肩，头后仰，儿童一律采用全身麻醉，成人可用局部麻醉，如术前曾发生感染，可能有粘连者，最好采用全身麻醉。

（2）切口：在囊肿最隆起部位作一与舌骨平行横切口，两端稍超过囊肿范围；如为瘘管，可在瘘管周围作一棱形切口，两侧适当延长，切口至颈阔肌，将切口皮瓣上、下适度翻起。

（3）分离囊肿或瘘管向上、下牵开肌肉瓣，即可暴露囊肿或瘘管。如有粘连，可用小剪刀或血管钳，在已被染为蓝色的囊壁或瘘管周围，连带少许结缔组织，加以解剖剥离，牵拉病变组织时不得过分用力。剥离应自下而上，直达舌骨下缘。

（4）舌骨的处理：将舌骨体中部与附着肌及舌甲膜分离后，将舌骨体中部连同骨膜一起切断。

（5）切断囊肿或瘘管：钳夹舌骨体中部向外牵拉，继续向舌盲孔方向分离瘘管，直至舌体内。此时瘘管很细，操作须特别细致，以免将瘘管撕断。即使是囊肿，亦可有瘘管与舌盲孔相通。将达舌盲孔时，由助手经口向前顶压舌盲孔处，在剥离至见白色膜时，表示已至黏膜下，在此处结扎、切断瘘管。若在切除过程中与咽腔相通，可用细肠线内翻缝合，封闭咽腔。

（6）缝合：用生理盐水冲洗术腔，彻底止血，分层缝合，不留无效腔。舌骨断端不必缝合。如果术中术腔与咽腔曾相通，或术腔有污染，或术腔较大时，可于舌骨下置负压引流管。

第二节 异位甲状腺

胚胎发生过程中，甲状腺始基位置异常、甲状舌管下降过程出现障碍、甲状舌管内残留的甲状腺始基异常发育、甲状腺侧叶延迟下降且不与甲状腺中央部结合，均可发生异位甲状腺。舌异位甲状腺最为常见。此外，也可发生于鼻咽部、食管内、喉前、喉咽、口咽后壁或在第1气管环与环状软骨之间的喉气管内。在颈部正常位置有甲状腺组织而在其他部位也有甲状腺组织者，称为副甲状腺（accessory thyroid gland）；全部甲状腺组织异位而在颈部正常位置上无甲状腺组织者，称为迷走甲状腺（aberrant thyroid gland）。本病以成熟女性多见，小儿少见。

一、症　　状

早期常无症状，或仅有咽异物感、刺激性咳嗽。在妊娠期、月经期，肿块迅速长大时可出现以下症状：①阻塞症状：吞咽不畅、咽下困难、语言含混不清或呈鼻音，呼吸不畅或呼吸困难，新生儿因此病可发生窒息。②咽痛、出血有时为首发症状。③甲状腺功能亢进或减退症状。

二、体格检查及辅助检查

1. 体格检查　典型者，肿块位于舌盲孔与会厌之间的舌根中线处，与会厌无粘连，基底广，呈半圆形隆起，也可呈结节状，表面覆有黏膜、色红或有小血管扩张，质实有弹性，无压痛，压之不变色，与舌组织界限分明。穿刺可抽出少量血液。

2. 辅助检查　服用放射性同位素 ^{131}I。通过同位素扫描确定舌根部肿块是否为甲状腺组织及颈部正常位置上有无甲状腺存在。

三、诊　　断

根据症状、检查所见不难做出诊断，但应和舌根部血管瘤（色紫、可压缩，压之颜色变白）、舌根囊肿（有波动感、可抽出液体）、纤维瘤（质坚实）、腺瘤、梅毒瘤等相鉴别。

四、治　　疗

1. 随访观察　肿块小，无症状者可暂不治疗，随访观察。

2. 保守治疗　适用于迷走甲状腺及有甲状腺疾病样症状者，方法有局部注射硬化剂、放射性同位素碘治疗和服用碘剂等。

3. 手术治疗　术前应行放射性同位素 ^{131}I 扫描，确定颈部有无正常甲状腺存在。对证实颈部有正常甲状腺者，可行舌甲状腺全切除术；对颈部无甲状腺，经保守治疗效果不佳者，可行舌甲状腺大部分切除术。若舌甲状腺癌变，则无论颈部有无正常甲状腺组织，也应行舌甲状腺全切除术。手术径路有两种方式。

（1）经口腔径路舌甲状腺切除术：气管切开、全麻插管后，在舌的两侧贯通缝合各1针，将舌体牵引，暴露舌根，在舌甲状腺两侧边缘作弧形切口，钝性分离使舌甲状腺包膜与舌根肌肉分开，将舌甲状腺切除，消灭无效腔，缝合切口。

（2）经颈径路舌甲状腺切除术：径路包括经舌骨、舌骨上、舌骨下咽正中切开术或咽侧切开术等。经颈径路术野清楚，但损伤较大，临床上多采取经口腔径路切除舌甲状腺。

（徐　佳）

第十章

甲状腺功能亢进症

第一节　概　　述

甲状腺功能亢进症（hyperthyroidism，简称甲亢），是指甲状腺本身的病变致甲状腺激素产生过多，这些甲状腺激素作用于全身的组织、器官，造成机体多个系统兴奋性增高和代谢亢进为主要表现的疾病。甲亢与甲状腺毒症并非同义词，甲亢是指甲状腺功能过度而产生的结果；甲状腺毒症是指甲状腺激素过量的状态，可以由甲状腺本身病变引起，也可由甲状腺以外因素引起。由毒性弥漫性甲状腺肿（Graves 病）、毒性多结节性甲状腺肿和甲状腺自主高功能腺瘤（Plummer 病）等引起的甲亢是甲状腺毒症的主要原因（表 10-1）。

表 10-1　甲状腺毒症的病因

原发性甲亢	继发性甲亢
毒性弥漫性甲状腺肿（Graves 病）	垂体 TSH 瘤
毒性多结节性甲状腺肿	甲状腺激素抵抗综合征
甲状腺自主高功能腺瘤（Plummer 病）	无甲状腺功能亢进的甲状腺毒症
功能性甲状腺癌转移	桥本甲状腺炎
碘甲亢	亚急性甲状腺炎
TSH 受体突变	寂静性甲状腺炎
	外源性甲状腺激素补充过多

第二节　毒性弥漫性甲状腺肿

毒性弥漫性甲状腺肿（toxic diffuse goiter）是一种伴甲状腺激素分泌增多的自身免疫性疾病，临床表现包括高代谢症候群、弥漫性甲状腺肿、眼病、皮肤损害和甲状腺肢端病，患者可有其中一种以上的临床表现。由于大部分患者同时有高代谢症候群和甲状腺肿大，故称为"毒性弥漫性甲状腺肿"，又称 Graves 病。

一、流 行 病 学

Graves 病在任何年龄均可发病，不同人群发病率差距较大，主要与该区域碘含量密切关联，高碘条件下会增加 Graves 病的发病率。女性 Graves 病的患病率高达 2%，而男性的患病率只有其 1/10。国内 5 年随访累积发病率在（8.1～13.6）/1000，男女比例为 1∶（4～6），多见于 20～60 岁，青春期前较少发病，也可见于老年人。本节主要论述成人 Graves 病，儿童及老年人 Graves 病在后面章节亦有论述。

二、病因与发病机制

Graves 病是一种器官特异性自身免疫性疾病，其发病机制和病因尚未完全阐明。它与桥本甲状腺炎、Graves 病眼病等同属于自身免疫性甲状腺疾病（AITD）。

（一）自身免疫因素

1. TSH 受体（TSHR） 主要存在于甲状腺滤泡上皮细胞，是 Graves 病的主要自身抗原，属于 G 蛋白偶联受体，有 7 个跨膜结构域，通过 cAMP 和磷酸肌醇途径进行信号转导。TSH 受体在甲状腺外多种其他组织也有表达，包括成纤维细胞、脂肪细胞、肌细胞、淋巴细胞、破骨细胞、成骨细胞及垂体组织。

2. TSH 受体的自身抗体 Graves 病患者的血清中存在针对 TSH 受体的特异性自身抗体，称为 TSH 受体抗体（TRAb），存在于 90% 以上的 Graves 病。TRAb 至少有两种类型：TSAb、TSBAb。

TSAb 通过与 TSHR 结合并激活腺苷酸环化酶，诱导甲状腺滤泡上皮细胞增生，促进甲状腺激素的合成和分泌。TSAb 是 Graves 病的致病性抗体，母体的 TSAb 也可通过胎盘，导致胎儿或新生儿发生甲亢。TSBAb 的作用与 TSAb 相反，它通过阻断 TSH 与 TSHR 结合，产生抑制效应，使甲状腺激素产生减少。TSAb 和 TSBAb 可同时存在，占优势的抗体决定其甲状腺功能。

目前 TRAb 仅在 AITD 患者中检出，提示该抗体是疾病特异性的。若使用敏感方法，90%～100% 未经治疗的 Graves 病患者可检出 TSAb，治疗后 TSAb 水平降低。如果持续存在 TSAb，提示病情可能复发。Graves 病经治疗后若发生甲减，TSBAb 可能更为常见。

产生 TRAb 的机制尚未完全阐明，目前认为有易感基因（特异性 HLA-Ⅱ类抗原基因）人群的甲状腺滤泡上皮细胞，在受到一些触发因子（如碘摄入过量、糖皮质激素治疗的撤药、应激、分娩、精神压力、锂盐和干扰素-γ 的应用等）的刺激下，甲状腺滤泡上皮细胞表面特异的 HLA-Ⅱ类分子递呈 TSH 受体片段给 T 淋巴细胞，促使 B 淋巴细胞在免疫耐受缺陷时产生大量 TRAb。

（二）遗传因素

Graves 病有显著的遗传倾向。同卵双生相继发生 Graves 病者达 30%～60%，异卵双生者仅 3%～9%。患者家族成员其他自身免疫性疾病如桥本甲状腺炎、1 型糖尿病或恶性贫血患病率明显增高。

目前发现 Graves 病与主要组织相容性复合体（MHC）基因相关。白种人与组织相容性抗原（HLA）-B8、HLA-DR3、DQA1*501 相关；非洲人种与 HLA-DQ3 相关；亚洲人种与 HLABw46 相关。此外有报道 TSHR 基因、干扰素-γ 基因、肿瘤坏死因子-β 基因、IL-1 受体拮抗剂基因、IL-4 基因、甲状腺激素受体-β 基因、T 细胞抗原受体基因、热休克蛋白 70 基因、补体 C4 基因及维生素 D 受体基因与 Graves 病发病有一定的关联，但尚无一种遗传学指标能够较准确地预测 Graves 病的发生。

与男性相比，女性更易发生 Graves 病，且青春期后患病率趋于增加。女性多见及青春期前少见的事实提示雌激素可能是产生差异的原因。实际上，雄激素可抑制自身免疫性甲状腺炎。相反，雌激素可影响免疫系统，尤其是 B 淋巴细胞群，且常被认为是女性易感的原因。然而，Graves 病绝经后仍持续发生，而且可见于很多男性，男性发病时通常年龄较大，病情更重，常伴发病病。这些现象提示，或许 X 染色体，而不是性激素是女性 Graves 病易感性增加的原因。女性有两个 X 染色体，具有两倍的基因量。遗传学首先证实 X 染色体一个位点与 Graves 病关联，但未被大样本研究证实。X 染色体失活（XCI）现象也参与了自身免疫性疾病的发生。在不同组织中，女性细胞可能会使不同的 X 染色体发生不同程度的失活，从而可能导致不同的免疫应答。XCI 在 Graves 病中的重要性已得到证实。因此，Graves 病常被看作多基因病或复合基因病。

（三）环境因素

1. 感染　细菌或病毒可通过三种途径启动 AITD 发病：①分子模拟，感染因子和 TSH 受体间在抗原决定簇方面的相似分子结构，引起抗原对自身 TSH 受体的交叉反应，如耶尔森肠杆菌具有 TSH 受体样物质，能增加甲亢发病的危险性；②感染因子直接作用于甲状腺和 T 淋巴细胞，通过细胞因子，诱导Ⅱ类 MHC，HLA-DR 在甲状腺滤泡上皮细胞表达，向 T 淋巴细胞提供自身抗原作为免疫反应对象；③感染因子产生超抗原分子，诱导 T 淋巴细胞对自身组织起反应。然而，目前还不清楚 Graves 病是否由特异性感染启动。

2. 应激　Graves 病常出现于严重的精神刺激或创伤后。应激可通过非特异性机制诱导整体的免疫抑制状态。随着应激诱导的急性免疫抑制的解除，可能产生一个免疫系统的过度代偿，然后导致 AITD。反弹现象将可能导致比正常时更强烈的免疫活性，而且如果该个体具有遗传易感性，即可发病。

3. 碘和药物　碘和含碘药物（如胺碘酮），以及含碘的造影剂可能促使易感个体 Graves 病的发生或复发。碘可能通过促使 TRAb 有效刺激更多甲状腺激素的合成，从而使缺碘人群发生甲状腺毒症。碘还可能直接破坏甲状腺细胞并向免疫系统释放甲状腺抗原。

三、病 理 解 剖

1. 甲状腺　弥漫性肿大，甲状腺内血运丰富，使甲状腺外观呈红色。基本的病理学改变为甲状腺实质的肥大和增生，特征为滤泡细胞增生肥大，细胞呈柱状，滤泡细胞由于过度增生而形成乳头状突起伸向滤泡腔内，高尔基复合体肥大，附近有许多囊泡，内质网发育良好，核糖体丰富，线粒体增多。甲状腺内常有淋巴细胞浸润，甚至或形成淋巴组织生发中心。

2. 眼球后组织　组织增生，常有脂肪浸润，眼外肌水肿增粗，肌纤维变性，纤维组织增多，黏多糖沉积与透明质酸增多沉积，淋巴细胞及浆细胞浸润。

3. 皮肤　病变皮肤增厚，光镜下可见黏蛋白样透明质酸沉积，伴多数带有颗粒的肥大细胞、吞噬细胞和成纤维细胞浸润；电镜下可见大量的微纤维伴糖蛋白及酸性糖胺聚糖沉积。

4. 其他　骨骼肌和心肌的肌纤维增粗，纹理模糊，脂肪增多，肌纤维透明变性、断裂及破坏；肌细胞内黏多糖及透明质酸也增加。久病者或重度甲亢患者肝内可见脂肪浸润、灶状或弥漫性坏死、萎缩，门静脉周围纤维化，甚至全肝硬化。甲亢时，破骨细胞活性增强，骨吸收大于骨形成，引起骨质疏松。颈部、支气管及纵隔淋巴结和脾脏可增大。

四、临 床 表 现

1. 高代谢症候群　由于甲状腺激素分泌过多和交感神经兴奋性增高，促进物质代谢，使产热和散热明显增加，患者常有怕热、多汗、皮肤温暖湿润，面部皮肤红润，常有低热，发生甲亢危象时可出现高热，体温可达 40℃以上。

2. 甲状腺肿　多数患者的甲状腺一般呈不同程度弥漫性对称性肿大，质软，无压痛，随吞咽上下移动，表面一般平滑，但有时可触到分叶。由于甲状腺血流增加，故在上、下叶外侧可触及震颤和闻及血管杂音，尤以上极较明显。但少数 Graves 病甲亢患者甲状腺也可正常大小，而且有 20% 的老年患者无甲状腺肿。

3. 眼部表现　有两种类型：非浸润性突眼和浸润性突眼。

（1）非浸润性突眼：又称单纯性突眼、良性突眼，占大多数，多为对称性，10% 的患者表现为单侧病变。主要与交感神经兴奋致眼外肌群和提上睑肌张力增高有关，主要改变为眼睑及眼外部的表现，球部组织改变不大。非浸润性突眼的眼征有以下几个表现：①轻度突眼；②Dalrymple 征：上眼睑挛缩，眼裂增宽；③von Graefe 征：眼睛向下看时上眼睑不能跟随眼球下落，可见白色巩膜；④Joffroy 征：向上看时，前额皮肤不能皱起；⑤Stellwag 征：瞬目减少和凝视；⑥Mobius 征：两眼内聚不能。

（2）浸润性突眼：即 Graves 眼病，较少见，病情较严重，主要由于眼外肌和球后组织体积增加、淋巴细胞浸润和水肿所致，其眼球突出明显，超过眼球突度参考值上限的 3mm 以上（中国人群突眼度女性为 16mm，男性为 18.6mm）。

4. 神经系统 患者兴奋、紧张、易激动、精神过敏、多言多动、失眠、烦躁多虑、思想不集中、记忆力减退，重者可出现多疑、幻觉，甚至发生躁狂症。但也有寡言、抑郁者，以老年人多见。伸舌和手平举时，可见舌和手指细颤。腱反射活跃，时间缩短等。

5. 心血管系统 可有心悸、气促、活动后可明显加剧。重症者可有心律不齐、心脏扩大、心力衰竭等严重表现。

（1）心动过速：是心血管系统最早、最突出的表现，多为窦性，心率一般每分钟 90~120 次，休息和睡眠时心率仍快，并与代谢增高程度明显相关，为本病的特征之一。

（2）心律失常：以房性期前收缩最常见，阵发性或持续性心房颤动或心房扑动、房室传导阻滞等也可发生。有些患者可仅表现为原因不明的阵发性或持续性心房颤动，在老年人多见。

（3）心音和杂音：由于心肌收缩力增强，心排血量增多，心音增强，尤其在心尖部第一心音亢进，可闻及收缩期杂音，偶尔在心尖部可闻及舒张期杂音。

（4）心脏扩大和充血性心力衰竭：病期较长的患者或老年患者，可有心脏扩大和充血性心力衰竭。遇额外增加心脏负荷时如合并感染或 β 受体阻滞剂使用不当，容易诱发充血性心力衰竭。持久的心房颤动也可诱发充血性心力衰竭。心脏并无明显解剖学异常。

6. 血压改变 由于心脏收缩力加强，心排血量增加和外周血管扩张、阻力降低，甲亢患者常见收缩压增高、舒张压下降和脉压增大，有时可出现毛细血管搏动、水冲脉等周围血管征。

7. 消化系统 食欲亢进，但体重下降，有些患者可达到恶病质状态。也有少数患者呈顽固性恶心、呕吐，以致体重在短期内迅速下降。当甲状腺明显肿大，压迫食管时可出现吞咽困难症状。由于肠蠕动增加，不少患者发生顽固性腹泻，大便次数增多，内含不消化食物。甲状腺激素对肝脏也有直接毒性作用，可致肝肿大，肝功能异常，转氨酶升高或黄疸，发生甲亢性肝病。

8. 血液和造血系统 患者周围血液中白细胞总数偏低，淋巴细胞及单核细胞相对增加，血小板减少，部分患者可出现皮肤、黏膜紫癜。由于代谢消耗增加、营养不良和铁利用障碍，部分患者可出现贫血。

9. 运动系统 主要表现为肌无力、肌萎缩，严重者发生甲亢性肌病。

（1）急性甲亢性肌病或急性延髓麻痹：起病急，严重肌无力，迅速发生软瘫，可发生急性呼吸肌麻痹而危及生命。

（2）慢性甲亢性肌病：患者有消瘦表现，近端肌肉进行性无力、萎缩，多见于中年男性，女性少见，以手部大小鱼际、肩肌、骨盆肌等较为明显。

（3）甲亢性周期性麻痹：4%的患者可发生四肢或下肢麻痹，血钾降低（亚洲男性甲亢患者多见），疲劳、精神紧张为诱发因素，多在夜间发作，发作频率不一致，长者数月发作一次，短者 1 天内发作数次，发作持续时间长者数天，短者数十分钟，为可逆性病变，甲亢控制后不再发作。

（4）甲亢伴重症肌无力：有 1%的患者伴发重症肌无力，主要表现为受累肌肉易疲劳，活动后加重，休息后减轻或恢复，最常累及眼外肌、呼吸肌、颈肌、肩胛肌等。甲亢控制后重症肌无力可减轻甚至缓解。此外，甲亢时可伴骨密度降低，发生骨质疏松、骨折的风险上升。

10. 生殖系统 50%~60%的女性患者可发生月经量减少，周期延长，甚至闭经，但部分患者仍能妊娠和生育。甲亢经控制后 3 个月内，月经可恢复正常。很多证据显示，甲亢患者生育能力降低，甲亢病情越重，生育能力越低，甲亢治愈后，生育能力可完全恢复正常。约 25% 的男性患者出现阳痿，半数性欲降低，偶见乳腺发育。

11. 皮肤病变 不到 5% 的 Graves 患者可发生皮肤病变，几乎总伴有浸润性眼病，而且眼病病情通常较重。患者大多皮肤湿润，面部及颈部皮肤呈现弥漫性斑状色素加深征象。皮肤病损可引起腿部尤其胫前和足背皮肤色素过度沉着，非凹陷性硬化，通常表现为大小不等的结节和斑块，偶可融合成片，边界清楚。有时也可见于面部、肘部或手背。甲亢治愈后，皮损多不能完全消退而长期存在。

12. 肢端病变 部分患者可见手指、足趾肥大粗厚，外形呈杵状指和肥大性骨关节病，指骨和四肢长骨远端的骨膜下新骨形成，受到累及的骨表现为软组织肿胀，但血液循环不增加。指甲脆薄、萎缩，或见反甲，其特点是指甲或趾甲的甲床附着缘与甲床分离。X 线检查显示，病变区有广泛性、对称性骨膜下新骨形成似肥皂泡样粗糙突起，有局部皮肤增粗增厚，称为甲亢指端病。

13. 内分泌系统 甲状腺激素分泌过多，除可影响性腺外，肾上腺皮质功能在本病早期常较活跃，血中促肾上腺皮质激素、皮质醇及 24h 尿 17-羟皮质类固醇（17-OHCS）升高，而在重症（如甲状腺危象）患者中，因受过多 T_3、T_4 抑制而尿 17-OHCS、17-酮类固醇（17-KS）均下降，其功能相对减退，甚或不全。

五、特殊的类型和临床表现

1. 甲状腺危象 是甲状腺毒症急性加重的一个综合征，可危及生命，发生原因与甲状腺激素大量进入循环有关，多发生于较重甲亢未予治疗或治疗不充分的患者。主要诱因有感染、应激（精神刺激、手术、创伤、分娩等）、不适当地停用碘剂及甲状腺手术前准备不充分等。早期为患者原有的症状加剧，伴中等发热，体重锐减，恶心，呕吐。临床表现有高热或超高热、大汗、心动过速（＞140 次/分）、烦躁、焦虑不安、谵妄、恶心、呕吐、腹泻，严重者可有心力衰竭、休克及昏迷等。其诊断主要靠临床表现综合判断。甲亢危象的死亡率在 20% 以上。

2. 甲状腺毒症性心脏病 甲亢可引起心肌损害，导致心律失常、心脏扩大、心功能减退等表现。甲亢引起的心脏病称甲亢性心脏病（简称甲亢心），好发于男性及老年人。甲亢心患者占甲亢的 10%～22%。甲亢心的心力衰竭分为两种类型。一类是心动过速和心排血量增加导致的心力衰竭。主要发生在年轻甲亢患者，此类心力衰竭非心脏泵衰竭所致，而是由于心脏高排血量后失代偿引起，称为"高排血量型心力衰竭"，常在甲亢控制后，心功能随之恢复。另一类是诱发或加重已有的或潜在的缺血性心脏病发生的心力衰竭，多发生在老年患者，此类心力衰竭是心脏泵衰竭。甲亢患者发生心力衰竭时，30%～50% 可并存心房颤动，甲状腺毒症纠正后，心房颤动可消失。甲亢心诊断标准：①甲亢伴心房颤动、频发期前收缩或心脏扩大；②高排血量顽固性心力衰竭而无其他原因者；③甲亢控制后上述情况好转或明显改善。对以下情况应该高度怀疑：①原因不明的心房颤动、心房扑动且心室率不易控制；②以右心衰竭为主或首发为右心衰竭者，但无心脏瓣膜病、肺源性心脏病、先天性心脏病病史和体征，以及心脏彩超依据，且对利尿剂效果欠佳；③无原因可解释的窦性心动过速，心脏增大或心电图异常等。

3. 淡漠型甲亢 多见于老年患者。起病隐匿，高代谢症状不典型，眼征和甲状腺肿均不明显。主要表现为明显消瘦、心悸、乏力、头晕、晕厥、神经质或神志淡漠、腹泻、厌食。可伴有心房颤动、肌肉震颤和肌病等体征，70% 的患者无甲状腺肿大。临床上患者常因明显消瘦而被误诊为恶性肿瘤，因心房颤动被误诊为冠心病，所以老年人不明原因的突然消瘦、新发生心房颤动时应考虑本病。

4. T_3 型甲状腺毒症 是由于甲状腺功能亢进时产生 T_3 和 T_4 的比例失调，T_3 产生量显著多于 T_4

所致。发生的机制尚不清楚。Graves 病、毒性结节性甲状腺肿和自主高功能腺瘤都可以发生 T_3 型甲亢。碘缺乏地区甲亢的 12%为 T_3 型甲亢。老年人多见。实验室检查 TT_4、FT_4 正常，TT_3、FT_3 升高，TSH 减低，^{131}I 摄取率增加。

5. 妊娠期一过性甲状腺毒症　是高浓度绒毛膜促性腺激素刺激甲状腺 TSH 受体所致。在妊娠第 7～11 周发病，第 14～18 周缓解。临床常伴有妊娠剧吐。无甲状腺肿，无眼征，血清 hCG 浓度升高，病程自限。

六、辅 助 检 查

（一）实验室检查

1. 血清甲状腺激素测定　甲状腺功能检查结果除有实验误差外，还有由于地区、年龄、测定方法等的不同而产生的差异。各实验室应根据自己的正常参考值范围判断结果的临床意义。

（1）血清总甲状腺素（TT_4）：T_4 全部由甲状腺产生，每天产生 80～100μg，是判定甲状腺功能最基本的筛选指标。血清中 99.97%的 T_4 以与蛋白质结合的形式存在，其中 60%～75%与 TBG 结合。TT_4 测定的是这部分结合于蛋白质的激素，所以血清 TBG 量和蛋白与激素结合力的变化都会影响测定的结果。妊娠、雌激素、急性病毒性肝炎、先天因素等可引起 TBG 升高，导致 TT_4 增高；雄激素、糖皮质激素、低蛋白血症、泼尼松、先天因素等可引起 TBG 降低，导致 TT_4 降低。如果排除以上因素，TT_4 稳定、重复性好，仍然是诊断甲亢的主要指标之一。

（2）血清总三碘甲腺原氨酸（TT_3）：人体每天产生 T_3 20～30μg，20%的 T_3 由甲状腺产生，80%的 T_3 在外周组织由 T_4 转化而来。血清中 T_3 与蛋白质结合达 99.7%以上，所以本值同样受到 TBG 含量的影响。T_3 浓度的变化常与 T_4 的改变平行。正常情况下，血清 T_3 与 T_4 的比值小于 20。甲亢时 TT_3 增高，T_3 与 T_4 的比值也增高。但在甲亢初期与复发早期，T_3 上升往往很快，约 4 倍于正常，T_4 上升较慢，仅为正常的 2.5 倍。故 TT_3 为早期 Graves 病、治疗中疗效观察及停药后复发的敏感指标，亦是诊断 T_3 型甲亢的特异指标。但应该注意老年人淡漠型甲亢或久病者 TT_3 也可能不高。

（3）血清游离甲状腺素（FT_4）、游离三碘甲腺原氨酸（FT_3）：FT_4 是实现该激素生物效应的主要部分。尽管 FT_4 仅占 T_4 的 0.03%，FT_3 仅占 T_3 的 0.3%，但它们与甲状腺激素的生物效应密切相关，而且，它们不受血中 TBG 变化的影响，直接反映甲状腺功能状态，所以是诊断临床甲亢的首选指标。但因血中 FT_4、FT_3 含量甚微，测定方法学上许多问题尚待解决，测定的稳定性不如 TT_3、TT_4。

（4）血清反 T_3（rT_3）：是 T_4 在外周组织的降解产物，它没有生物活性，其血清浓度的变化与 T_4、T_3 含量维持一定比例，尤其与 T_4 变化一致，可以作为了解甲状腺功能的指标。Graves 病初期与复发早期可仅有 rT_3 升高，而 TT_3 明显降低，为诊断低 T_3 综合征的重要指标。

2. 促甲状腺激素（TSH）测定　血清 TSH 浓度的变化是反映甲状腺功能最敏感的指标。血清 TSH 测定技术目前已进入第三代和第四代测定方法，即敏感 TSH（sTSH）和超敏 TSH（uTSH）测定法。甲亢时 TSH 通常小于 0.1mU/L。必须指出的是，不论 TSH 测定的灵敏度多高，都必须结合临床和其他甲状腺功能检查才能做出正确诊断、判断预后或做出治疗决策。

3. TSHR 抗体（TRAb）　是鉴别甲亢病因、诊断 Graves 病的指标之一。未经治疗的 Graves 病患者，血 TRAb 阳性检出率可达 80%～100%，有早期诊断意义，对判断病情活动、是否复发亦有价值；还可作为治疗后停药的重要指标。需要指出的是，TRAb 中包括 TSAb 和 TSBAb，TRAb 阳性仅能反映有针对 TSH 受体抗体存在，不能反映这种抗体的功能。这两种功能性抗体测定条件复杂，难以在临床常规使用。

4. TRH 兴奋试验　甲亢时血 T_3、T_4 增高，反馈抑制 TSH，因此，TSH 不受 TRH 兴奋。如静脉注射 TRH 200μg 后 TSH 有升高反应可排除 Graves 病。如果 TSH 不升高（无反应），则支持甲亢的诊断。应该注意 TSH 无反应还可见于甲状腺功能"正常"的 Graves 眼病、垂体疾病伴 TSH 分泌不足等。本试验不良反应少，对冠心病及甲亢性心脏病患者较 T_3 抑制试验更安全。

5. ^{131}I 摄取率　是诊断甲亢的传统方法，目前已经被 sTSH 或 uTSH 测定技术取代。本方法诊断甲亢的符合率达 90%，缺碘性甲状腺肿也可升高，但一般无高峰前移，必要时行 T_3 抑制试验鉴别。本法不能反映病情严重程度与治疗中的病情变化，但可用于鉴别不同病因，如 ^{131}I 摄取率降低可能系甲状腺炎伴甲状腺毒症、碘甲亢或外源性甲状腺激素引起的甲状腺毒症。本法受多种食物和含碘药物的影响，如 ACTH、利血平、保泰松、对氨基水杨酸、甲苯磺丁脲等均可使之降低，长期使用女性避孕药物则使之升高，因此，测定前应停用上述药物 1~2 个月。^{131}I 摄取率还受许多疾病的影响，如肾病综合征时增高，应激状态、吸收不良综合征、腹泻时降低。妊娠及哺乳期禁用此项检查。^{131}I 摄取率正常值（盖革计数管测定）为 3h 5%~25%，24h 20%~45%，高峰在 24h 出现。甲亢时 ^{131}I 摄取率表现为总摄取量增加，摄取高峰前移。此外，^{131}I 摄取率可用于计算 ^{131}I 治疗甲亢时需要的活度。

6. T_3 抑制试验　本法主要用于鉴别甲状腺肿伴 ^{131}I 摄取率增高系由甲亢或非毒性甲状腺肿所致，亦可作为长期抗甲亢药物治疗后，预测停药后复发可能性的参考。甲状腺功能正常的活动性眼病患者 40%~80% T_3 抑制试验阳性。大多数学者认为对伴发眼病的 Graves 病诊断来说，T_3 抑制试验较 TRH 兴奋试验更可靠，但把两者结合起来可增加诊断准确性。先测定基础 ^{131}I 摄取率，然后口服 T_3 20μg，每日 3 次，连续 6 天（或甲状腺片 60mg，每日 3 次，连服 8 天），然后再测定 ^{131}I 摄取率。对比两次结果，正常人和单纯甲状腺肿患者 ^{131}I 摄取率下降 50% 以上。甲亢时不能被抑制，故 ^{131}I 摄取率下降<50%。伴有冠心病、甲亢性心脏病或严重甲亢者禁用本试验，以免诱发心律失常、心绞痛或甲亢危象。

（二）影像学检查

1. 超声检查　采用彩色多普勒超声检查，可见患者甲状腺腺体呈弥漫性或局灶性回声减低，在回声减低处，血流信号明显增加，CDFI 呈"火海征"。甲状腺上动脉和腺体内动脉流速明显加快、阻力减低。

2. 核素检查　甲亢时，可见颈动、静脉提前到 6~8s 显像（正常 8~12s 颈动脉显像，12~14s 颈静脉显像），甲状腺于 8s 时显像，其放射性逐渐增加，明显高于颈动、静脉显像。该检查对诊断甲状腺自主高功能腺瘤也有意义，肿瘤区浓聚大量核素，肿瘤区外甲状腺组织和对侧甲状腺无核素吸收。

3. CT 或 MRI 检查　CT 检查可见甲状腺弥漫性增大，边缘清楚，其内密度较均匀，但密度较正常甲状腺低。增强后甲状腺组织有轻度增强表现。甲状腺明显增大时，可压迫气管，引起气管形态改变，甚至狭窄。MRI T1 和 T2 加强图像上均为均匀性高信号。由于血运丰富、小血管扩张，在肿大的甲状腺实质内可显示多个血流空信号区。此外，眼部 CT 和 MRI 可以排除其他原因所致的突眼，评估眼外肌受累的情况。

七、诊断和鉴别诊断

Graves 病的诊断程序是：①甲状腺毒症的诊断：测定血清 TSH 和甲状腺激素的水平；②确定甲状腺毒症是否来源于原发性甲亢；③确定引起甲亢的原因，如 Graves 病、结节性毒性甲状腺肿、甲状腺自主高功能腺瘤等。

（一）功能诊断

典型病例经详细询问病史，依靠临床表现包括高代谢症状和体征，甲状腺肿，血清 TT_4、FT_4 增高，TSH 降低即可明确诊断。不典型病例，尤其是小儿、老年或伴有其他疾病的轻型甲亢或亚临床甲亢病例易被误诊或漏诊。在临床上，遇有病程长的不明病因体重下降、低热、腹泻、手抖、心动过速、心房颤动、肌无力、月经紊乱、闭经等均应考虑甲亢可能；对疗效不满意的糖尿病、结核病、心力衰竭、冠心病、肝病等，也要排除合并甲亢的可能。不典型甲亢的诊断有赖于甲状腺功能检查和其他必要的特殊检查。血 FT_3、FT_4（或 TT_3、TT_4）增高，sTSH 低于正常低限者符合甲亢；仅 FT_4、TT_4 增高而 TT_3、FT_3 正常为 T_4 型甲亢；仅 TT_3、FT_3 增高而 FT_4、TT_4 正常者为 T_3 型甲亢；FT_4、FT_3 正常而 sTSH 降低者为亚临床甲亢。

（二）病因诊断

Graves 病诊断标准：①甲亢诊断成立；②甲状腺弥漫性肿大（触诊和 B 超证实），少数患者可无甲状腺肿大；③眼球突出和其他浸润性眼征；④胫前黏液性水肿；⑤TRAb、TSAb、TPOAb 和 TGAb 阳性。在以上标准中，①②项为诊断的必要条件，③④⑤项为诊断的辅助条件。

甲状腺有结节者须与自主高功能甲状腺结节、多结节性甲状腺肿伴甲亢、毒性腺瘤、甲状腺癌等相鉴别。多结节性甲状腺肿和毒性腺瘤患者一般无突眼，甲亢症状较轻，甲状腺扫描为"热结节"，结节外甲状腺组织的摄碘功能受抑制。亚急性甲状腺炎伴甲状腺毒症者，甲状腺摄 ^{131}I 率降低。

（三）鉴别诊断

如果患者有 Graves 病的主要表现，即甲状腺毒症、甲状腺肿及浸润性突眼，则不存在诊断问题。对于缺乏这些特征的甲状腺毒症患者，最佳诊断方法是甲状腺放射性核素（^{99m}Tc、^{123}I 或 ^{131}I）扫描，Graves 病特征性的弥漫性高摄取足以与结节性甲状腺病、破坏性甲状腺炎、异位甲状腺组织和药源性甲状腺毒血症鉴别。继发于垂体 TSH 瘤的甲亢也表现为弥漫性甲状腺肿，但未受抑的 TSH 及 CT 或 MRI 影像显示脑垂体肿瘤可明确诊断。有些 Graves 病患者，以一个 Graves 病典型表现为主或仅出现一个该病的临床表现，这些临床表现可能与包括惊恐发作、狂躁症、嗜铬细胞瘤及恶性肿瘤引起的体重减轻等其他疾病表现相似。如果 TSH 和 T_3 水平正常，可以很容易地排除甲状腺毒症的诊断。弥漫性甲状腺肿患者如 TSH 正常，可以排除 Graves 病。在临床上 Graves 病常需与下列疾病鉴别。

1. 单纯甲状腺肿 无甲亢症状，甲状腺摄 ^{131}I 率可增高，但高峰不迁移。T_3 抑制试验可被抑制，T_4 正常或偏低，T_3 正常或偏高，TSH 正常或偏高。TRH 兴奋试验正常。

2. 糖尿病 糖尿病的"三多一少"症状与甲亢的多食易饥相似，特别是少数甲亢患者糖耐量低，出现尿糖或血糖轻度增高。糖尿病患者亦可出现高代谢症状，但患者无心慌、怕热、烦躁等症状，甲状腺一般不肿大，甲状腺部位无血管杂音。实验室检查甲状腺功能基本正常可资鉴别。

3. 神经症 由于神经症患者的自主神经功能紊乱，故临床表现为激动、失眠、心慌、气短、阵发性出汗。与甲亢不同的是怕热多汗不是持久性的而是有时怕热，有时怕冷。神经症患者食欲变化与情绪变化有关，心率变化与甲亢有明显区别，即白天心率加快，夜间睡眠时降至正常。如神经症患者同时患单纯甲状腺肿时，甲状腺无血管杂音，无突眼，实验室检查甲状腺功能正常，甲状腺摄 ^{131}I 多在正常范围。

4. 心血管系统疾病 甲亢对心血管系统的影响较显著，如心动过速，脉压增大。老年甲亢患者有些症状不典型，常以心脏症状为主，如充血性心力衰竭或顽固性心房颤动，易被误诊为心脏疾病。但甲亢引起的心力衰竭、心房颤动对地高辛治疗不敏感。有的患者易被误诊为高血压，尤其是老年甲亢易与收缩期高血压混淆。临床上若对降压药物治疗反应欠佳者，要考虑是否有甲亢存在。

5. 消化系统疾病 甲亢可致肠蠕动加快，消化吸收不良，大便次数增多，临床上易被误诊为慢性肠炎。但甲亢极少有腹痛、里急后重等肠炎症状，粪镜检无白细胞、红细胞。有的患者消化道症状明显，患者出现恶病质，对此在进一步排除消化道器质性病变的同时，应进行甲亢的相关实验室检查。

6. 妇科疾病　妇女反复发生早产、流产、死胎等妊娠史者，应该进行相关检查以鉴别是否患有甲亢。绝经妇女易患甲亢，应注意与更年期综合征鉴别。

7. 原发性肌病　有的患者表现为严重的肌肉萎缩，应与原发性肌病鉴别。

8. 精神抑郁症　老年甲亢多为隐匿型，表现为体弱乏力、精神抑郁、表情淡漠、原因不明的消瘦、食欲缺乏、恶心、呕吐等表现，类似精神抑郁症，血清 FT_3、FT_4、TSH 测定值可供鉴别。

八、治　疗

引起 Graves 病的病因是自身异常免疫，但现代医学治疗主要是针对甲亢。目前甲亢的治疗仍以内科治疗（主要是抗甲状腺药物治疗）、放射性 ^{131}I 治疗、手术治疗为主。

甲亢的治疗需要一个比较长的随访过程，因此在患者的初次就诊和以后的随访治疗过程中需要建立良好的医患关系，这有助于解除患者的心理紧张等对本病的不利影响，并在之后的一段时间中保持良好的依从性。

（一）一般内科治疗

甲亢的一般治疗主要有饮食、休息等。因甲亢为高代谢性疾病，机体消耗增加，故甲亢患者宜进食高蛋白、高维生素、高热量食物，以补充其过多的机体消耗；避免饮用刺激性饮料，如浓茶、咖啡等；避免食用紫菜、海带等高碘食物。另外，甲亢患者应注意休息，避免过度劳累，必要时采用镇静药如地西泮、氯氮䓬，缓解神经兴奋症状。

（二）抗甲状腺药物治疗

此类药物主要通过以下几个方面达到治疗目的：①抑制甲状腺合成甲状腺激素；②丙硫氧嘧啶在外周组织抑制 T_4 向 T_3 转换；③抑制自身异常免疫过程。

1. 应用范围　①作为甲亢的决定性治疗；②甲状腺手术前的术前准备用药；③放射性碘治疗的辅助治疗。

2. 适应证　①病情较轻，甲状腺轻度肿大患者；②青少年及儿童患者；③行甲状腺次全切除术后复发的甲亢患者；④甲亢伴有严重突眼者；⑤甲亢伴有心脏病、血液系统疾病者；⑥患有甲亢的妊娠妇女。

3. 相对禁忌证　原则上所有甲亢患者都可使用抗甲状腺药物治疗，但有下列情况者，应考虑采用其他治疗方案：①甲状腺肿大程度较重者；②末梢血白细胞持续低于 $3.0 \times 10^9/L$，中性粒细胞百分比<50%者；③对硫脲类药物有严重过敏反应或毒性反应者；④甲状腺压迫附近器官和胸骨后甲状腺肿者；⑤就医条件差，不能定期复诊者。

4. 剂量与疗程　抗甲状腺药物有多种，主要为硫脲类抗甲状腺药，常用者有丙硫氧嘧啶（propylthiouracil，PTU）、甲硫氧嘧啶（methylthiouracil，MTU）、甲巯咪唑（他巴唑，进口制剂为赛治）、卡比马唑。目前 MTU 基本不用。

卡比马唑与甲巯咪唑药物结构相似，进入人体后转变成甲巯咪唑才能发挥作用。抗甲状腺药物口服后被迅速吸收，30～60min 血药浓度达高峰。血浆中甲巯咪唑半衰期为 6～12h，24h 后浓度较低。甲硫氧嘧啶和丙硫氧嘧啶的血浆半衰期为 2～3h。根据血药浓度变化，服用抗甲状腺药物采用分次法（每 8h1 次）。近年来有人发现甲巯咪唑在甲状腺内的作用可持续 24h。因此，有学者不主张根据血药浓度变化决定给药次数，而主张服用甲巯咪唑可每日 1 次服全天的量（即顿服法）。该方法简便，不易漏服，甲硫氧嘧啶和丙硫氧嘧啶的作用时间短，仍以分次法为好。抗甲状腺药物治疗分阶段进行，每日剂量在不同阶段有很大差别，总疗程一般为 1.5～2 年或更长时间，药物剂量及疗程长短有很大个体差异。因此治疗过程中要根据具体情况区别对待（表 10-2）。

表 10-2　抗甲状腺药物治疗甲亢的方法

药物	控制阶段（1～3 个月）	减量阶段（2～4 个月）	维持阶段（1～1.5 年）
甲巯咪唑	10mg，3 次/日	10mg，2 次/日或 5mg，4 次/日→3 次/日	5mg，2 次/日～1 次/日
卡比马唑	同甲巯咪唑	同甲巯咪唑	同甲巯咪唑
甲硫氧嘧啶	100mg，3 次/日	50mg，4 次/日→3 次/日	50mg，2 次/日→1 次/日
丙硫氧嘧啶	同甲硫氧嘧啶	同甲硫氧嘧啶	同甲硫氧嘧啶

（1）控制阶段：甲巯咪唑治疗的起始剂量为 30～40mg/d，丙硫氧嘧啶为 300～450mg/d，分 2～3 次口服，以维持血中药物的浓度，有研究显示，小量或中等剂量的甲巯咪唑可采用顿服法。具体用量应视病情严重程度来决定。

用药后一般 2～4 周显效，6～12 周病情基本被控制。用药后效果不满意者应寻找原因，常见原因有精神因素、感染等引起的应激反应，也有不能坚持服药者，或甲状腺肿大伴结节的病例，治疗时还应注意询问既往有无用碘制剂或食用含碘丰富的食物史，由于腺体内储存过量激素，而碘剂延缓了激素的释放，致病情好转时间延长。少数患者对抗甲状腺药物不敏感，可酌情增加药量。

（2）减量阶段：抗甲状腺药物治疗后甲亢症状逐渐减轻，直至消失，体重逐渐增加，心率减慢到 80 次/分左右，T_3 及 T_4 水平降至正常时，维持原药量 1～2 周，后开始减少用药量，每 1～2 周递减药量 1 次，若服用甲巯咪唑每次减少 5～10mg，丙硫氧嘧啶每次减少 50～100mg。要定期复查 T_3、T_4、TSH 等，保持患者甲状腺功能稳定在正常状态后，逐渐过渡到维持阶段，时间是 4～8 周。

（3）维持阶段：维持阶段用药量个体差异较大，甲巯咪唑 5mg，1～2 次/日，甲硫氧嘧啶或丙硫氧嘧啶 50mg，1～2 次/日。维持剂量 1～1.5 年甚至更长时间，必要时可在停药前将维持量减半。当有感染、精神诱因或其他原因使病情加重时，应酌情短期内增加药物剂量。必须强调坚持按规定服药，不能无故中途停药或过早减量。疗程不宜过短，一般为 1.5～2 年。治疗期间尽可能避免妊娠和精神创伤等应激。嘱患者定期复诊，进行甲状腺功能监测。查血 T_3、T_4、TSH 及外周血象等，以了解治疗情况、效果，有无不良反应等，以便及时进行药量的调整，提高疗效和预防不良反应的发生。有报道 TSH 恢复正常迟于 FT_3、FT_4、TT_3 及 TT_4，是 ATD 治疗甲亢过程中甲状腺功能的精细调节指标。

（4）停药与复发问题：复发系指甲亢完全缓解，停药半年后又有反复者，主要发生于停药后的第 1 年，3 年后则明显减少。为减少复发，要求除临床表现及 FT_3、FT_3、TT_3、TT_4 和 TSH 正常外，T_3 抑制试验或 TRH 兴奋试验亦正常才停药则更为稳妥，血 TSAb 浓度明显下降或阴转提示复发的可能性较小。

（5）药物的不良反应：服药后有 2%～7% 的患者发生不同程度的不良反应，如皮疹、药物热、白细胞降低、血小板减少、粒细胞缺乏症等。亦有患者发生关节、肌肉疼痛、肝功能受损等情况（表 10-3）。

表 10-3　各种抗甲状腺药物皮疹及粒细胞缺乏的发生率（%）

药物种类	皮疹	粒细胞缺乏
甲巯咪唑	5	0.1～0.3
卡比马唑	2	0.7～0.8
甲硫氧嘧啶	4	0.3～0.5
丙硫氧嘧啶	3	0.3～0.4

5. 其他辅助治疗用药

（1）锂盐：碳酸锂可以阻抑 TRAb 与配体的作用，从而抑制甲状腺激素的分泌，并不干扰放射性碘的聚集。抗甲状腺药物和碘制剂过敏的患者可以每 8h1 次使用 300~400mg 碳酸锂来暂时地控制甲亢症状。但因其不良反应较明显，可以导致肾性尿崩症、精神抑郁等，故临床较少应用。

（2）碘及含碘物：极少用于单独治疗，此类药物可以抑制过氧化物酶的活性，减少酪氨酸的有机化，抑制甲状腺内激素的合成；超生理剂量的碘能抑制甲状腺滤泡内溶酶体的释放，抑制甲状腺从甲状腺球蛋白上的水解和滤泡中甲状腺激素的释放，从而降低血液循环中甲状腺激素的水平（急性 Wolff-Chaikoff 效应）。这种短暂的减少甲状腺激素的作用对于长期的甲状腺毒症治疗并无裨益，只用于甲亢危象或危象前期、严重的甲亢性心脏病或外科的紧急需要时，与硫脲类药物联用。

6. β 受体阻滞剂　可以迅速阻断儿茶酚胺的作用，改善甲亢患者的心悸、烦躁、多汗、手抖等交感系统兴奋的症状，普萘洛尔（心得安）还能减少 T_4 向 T_3 转换。因此常常作为辅助治疗的药物或应用于术前准备，尤其是应用在较严重的甲亢或心悸等症状较重的患者中。常用普萘洛尔，每日 30~60mg（分 3~4 次），但哮喘或严重心力衰竭及有低血糖倾向者禁用。

7. 糖皮质激素　常用于甲亢危象的治疗。

（三）放射性 131I 治疗

放射性 131I 治疗在不少国家已作为 Graves 病的首选治疗，与甲亢的手术治疗一样，放射性 131I 治疗也破坏了部分的甲状腺。

1. 治疗原理　甲状腺是唯一的具有高选择性聚 131I 功能的器官。131I 衰变时产生的射线中，99% 为 β 射线。β 射线在组织内的射程仅约 2mm，故其辐射效应仅限于局部而不影响邻近组织。131I 在甲状腺组织内的半衰期平均为 3~4 天，因而其辐射可使大部分甲状腺滤泡上皮细胞遭受破坏，甲状腺激素因此而减少，甲状腺高功能得到控制。

2. 适应证和禁忌证　目前我国比较认同的适应证有：①成人 Graves 甲亢伴甲状腺肿大Ⅱ度以上；②抗甲状腺药物治疗失败或过敏；③甲亢手术后复发；④甲亢性心脏病或甲亢伴其他病因的心脏病；⑤甲亢合并白细胞和（或）血小板减少或全血细胞减少；⑥老年甲亢；⑦甲亢合并糖尿病；⑧毒性多结节性甲状腺肿；⑨自主高功能甲状腺结节合并甲亢。放射性 131I 的禁忌证包括：①妊娠、哺乳期妇女；②年龄小于 25 岁的患者，尤其是女性患者，但看法并不一致，多数人认为要以患者的意愿而定；③严重心、肝、肾功能衰竭或活动性结核患者；④外周血白细胞 $<3\times10^9/L$ 或中性粒细胞 $<1.5\times10^9/L$ 者；⑤重症浸润性突眼者；⑥甲亢危象；⑦甲状腺摄碘不能或摄碘功能低下者；⑧促甲状腺激素依赖性甲亢。

3. 治疗方法和剂量　可以根据甲状腺的大小、临床估测及其摄 131I 率等来计算放射性 131I 的剂量，但是由于个体差异，此种计算的方法并没有减少治疗后甲减或甲亢的发生率。因此，现在临床较多是根据触诊法及甲状腺显像或超声测定来进行估测，给予 5~15mCi（$1Ci=3.7\times10^{10}Bq$）的固定剂量，称为适度剂量法。该法疗效确切，迟发性甲减易于处理，我国多数医院使用该方法，缺点是甲减的发生和进展隐匿，需长期随访。

4. 131I 治疗前后的用药　对轻中度的甲亢患者，足够长的抗甲状腺药物的停用期是必要的，必须在治疗前 3~5 天停药，停用碘剂和含碘药物及食物需达到 7 天。对于重度的甲亢患者，如静息心率达到 120 次/分，伴有 T_3、T_4 水平的显著升高，在放射性 131I 治疗前，应以抗甲状腺药物及普萘洛尔治疗 4~8 周，待临床症状好转后再予以治疗，从而减少放射性 131I 治疗后可能发生的甲亢危象。因服 131I 后有一过性的甲状腺激素升高，故视情况可在用 131I 治疗后 1 周继续予抗甲状腺药物治疗。

5. 疗效和并发症　131I 治疗后的短期不良反应轻微，甲状腺部位可以有肿胀感。由于放射性甲状腺炎，血液循环中释放的甲状腺激素水平可以增加，因此在治疗的第一周可能出现甲亢症状加重的表现。远期并发症中最常见的是甲状腺功能减退。

女性患者应在治疗后 4～6 个月明确甲状腺功能正常、平稳才开始受孕，对于男性患者则 3～4 个月后才考虑生育。^{131}I 治疗后患者（不分性别）在甲状腺功能正常后，生育能力和其后代的先天异常与正常人群无明显差异。

（四）甲亢的外科治疗

1. 适应证和禁忌证 甲亢的药物治疗保留了患者的甲状腺，而甲状腺次全切除术是切除患者的部分甲状腺，因此其优缺点恰与药物治疗相反。甲状腺次全切除术治疗 Graves 病可以减少本病的复发。由于甲状腺次全切除术后仍然有 2% 左右的复发率，国外有行甲状腺全切除术的趋势。

2. 术前准备 术前应先用抗甲状腺药物控制患者的代谢状态，手术前甲状腺功能应接近正常，静息心率控制在 90 次/分以下，这样可以显著地降低手术的死亡率。应用复方碘制剂可以减少甲状腺的过度充血状态，减少术中和术后的出血。加用复方碘溶液，每日 3 次，每次 3～5 滴，4～5 天增至每次 10 滴，每日 3 次，连续 2 周。复方碘溶液必须在应用抗甲状腺药物、甲状腺功能正常的基础上使用，否则可能加重病情。与此同时，可以视具体情况使用普萘洛尔 2～3 周，以进一步消除甲状腺激素的效应及降低 T_3 水平，保证手术安全。

3. 术后并发症及处理 手术并发症的发生率与术前准备是否得当及手术的熟练程度有关，常见的并发症有：①术后出血；②喉返神经受损；③甲状旁腺损伤或切除；④甲状腺功能减退。

第三节 毒性结节性甲状腺肿

毒性结节性甲状腺肿，即毒性甲状腺腺瘤和毒性多结节性甲状腺肿，两者也称为 Plummer 病。毒性甲状腺腺瘤即毒性单结节性甲状腺肿，是指具有自主分泌甲状腺激素功能，引起甲亢症状和体征的甲状腺腺瘤。毒性多结节性甲状腺肿由多个高功能甲状腺结节或是由那些还没发展成为结节的腺体区域组成。在毒性结节性甲状腺肿患者中，甲状腺激素的分泌不受下丘脑-垂体-甲状腺轴的调控，从而导致了一系列临床症状、体征和潜在的并发症。毒性结节性甲状腺肿得不到及时治疗，可发展为临床甲亢，并增加了心房颤动和心力衰竭的危险性，减少了绝经后女性的骨密度。

一、流行病学与病因

甲状腺腺瘤可发生于各个年龄组的成人，偶尔也发生于儿童，但是女性和 40 岁以上的人群多见。毒性多结节性甲状腺肿常见于 50 岁以上的长期合并非毒性多结节性甲状腺肿的老年患者。

结节的大小是单个腺瘤是否发展为毒性腺瘤的强有力的预测因子，直径大于 2.5～3cm 的大部分自主功能甲状腺结节可发展为毒性腺瘤。毒性多结节性甲状腺肿是由非毒性多结节甲状腺肿逐渐转变而来。结节相关基因变化、膳食中碘含量和暴露于特定的环境因素等可影响转变过程。

与普通所见弥漫性甲状腺肿伴功能亢进症者不同，毒性结节性甲状腺肿并非促甲状腺素受体抗体刺激引起的，在 60% 的患者中 TSH 受体基因突变，还有少数患者有 G 蛋白基因突变，其他患者的病因不明。

二、临床表现

毒性结节性甲状腺肿的症状和体征与甲状腺毒症的高代谢状态有关。特别是有以下症状，包括疲劳、体重下降、怕热、多汗、震颤、心悸、大便次数增多、焦虑、精神紧张、烦躁不安、注意力不集中和脱发等。妇女可能会出现月经过少，一般很少出现月经过多。男性一般会出现性欲下降、勃起障碍和乳腺发育。

甲状腺毒症的体征包括心动过速、收缩期高血压、动作过多、凝视而瞬目少、颈动脉搏动增强、收缩期血流杂音、近端肌肉萎缩，手指震颤，皮肤柔软油腻，头发减少等。

轻度和亚临床甲亢多发生于毒性结节性甲状腺肿患者，此时甲状腺毒症的症状和体征均不明显。老年毒性多结节性甲状腺肿患者，即使有严重的甲亢，也常缺乏典型的症状和体征，常见的表现为神志淡漠，体重下降，有时还会出现心房颤动和心力衰竭。

此外，甲状腺结节和甲状腺肿本身也可产生临床表现。毒性甲状腺腺瘤患者，可有颈部不适，吞咽困难，特别是发生自发性出血时。多结节性甲状腺肿患者常有局部压迫症状包括吞咽困难，呼吸困难，特别是躺下或当手臂上举超过头部时。体格检查时，甲状腺增大一般可通过触诊确定是结节性肿大还是弥散性肿大。结节一般是有弹性，平滑，可移动，无触痛，除非最近有出血情况。气管偏移和颈静脉充血提示组织结构压迫。Graves 病相关的眼球突出和胫前黏液性水肿很少出现。

三、实验室及其他检查

（一）甲状腺功能及其他实验室检查

血清 TSH 是首先要测定的指标，通常所有的甲状腺结节和甲状腺肿患者都需要检测血清 TSH，通过 TSH 测定可以排除或进一步考虑毒性结节性甲状腺肿引起的甲亢。

毒性结节性甲状腺肿可见 TSH 被抑制，T_3 及 FT_3 水平显著升高，而 T_4 及 FT_4 水平升高程度较低，TSH 受体的抗体及甲状腺过氧化物酶抗体阴性。

与 Graves 病相比，毒性结节性甲状腺肿患者常规实验室检查结果很少出现异常，但可以有血清钙、碱性磷酸酯酶、铁蛋白浓度升高，总胆固醇或低密度脂蛋白水平降低。虽然甲状腺功能检查结果可以证明甲状腺毒症的存在，但是要明确甲状腺毒症的病因和排除恶性的可能，还需要其他检查。

（二）放射、超声、核医学检查

胸部或颈部的 X 线检查或者断层影像可以发现甲状腺结节和结节性甲状腺肿的存在。放射影像学检查中发现毒性结节性甲状腺肿并不常见。

甲状腺超声可以通过以下几方面评估潜在的毒性结节性甲状腺肿：①确认颈部可触及的肿块是在甲状腺内；②确定甲状腺结节的大小；③确定甲状腺结节和周围组织的解剖关系；④证实甲状腺内可触及的孤立结节是多结节中最主要的结节。

临床怀疑毒性甲状腺腺瘤或毒性多结节性甲状腺肿时，需要进行放射性核素显像和放射性核素摄取定量分析，据此可以明确引起甲状腺毒症的病因，并可以排除结节性甲状腺肿并存恶性病变的可能性，还可以确定以后的放射性治疗所需 ^{131}I 剂量。通常采用 ^{131}I 或 ^{99m}Tc 进行放射性核素显像分析。由毒性甲状腺腺瘤引起的甲亢患者，特点为高功能结节的放射性核素摄取率被抑制，其余的甲状腺区域的放射性核素摄取率也被抑制。血清 TSH 浓度较低的患者，这种扫描结果不仅支持毒性甲状腺瘤的诊断，而且在大部分病例中可以排除甲状腺结节恶性的可能。毒性多结节甲状腺肿患者中，放射性核素扫描提示结节性甲状腺病灶区域核素浓度增高而结节外甲状腺组织核素减少。假如某些甲状腺结节是低功能的（冷结节），在制订进一步治疗方案时，就必须通过细胞穿刺术排除甲状腺癌的可能性。

四、诊断与鉴别诊断

（一）诊断

由于此病多见于中老年患者，患者临床表现常不典型，诊断有时比较困难，但结合实验室、放射、超声、核医学检查，一般可明确诊断。

（二）鉴别诊断

1. Graves 病　Graves 病表现为甲亢，并呈现弥漫性甲状腺肿大，血液可检出抗 TSH 受体的抗体，可与 Plummer 病鉴别。

2. 甲状腺乳头状癌　因 Plummer 病可伴有乳头结构，还需与乳头状癌进行鉴别。Plummer 病的甲状腺细胞内不见毛玻璃样核及核沟等乳头状癌特有的细胞核表现。

五、治　疗

（一）手术治疗

对于毒性结节性甲状腺肿患者来说，手术是比较有效和迅速的治疗方法。手术治疗不仅可以治愈甲亢，还可以改善由肿大的甲状腺造成的梗阻症状和美容问题。然而甲状腺切除术仍有不少不良反应：全身麻醉对于患者有一定危险性，特别是在毒性结节性甲状腺肿更常见的老年患者；手术会引起疼痛，并且会留下瘢痕；甲减常见于甲状腺全切术和次全切除术；由于喉返神经和甲状腺旁腺靠近甲状腺，损伤时可能导致声音改变、气道梗阻、低钙血症。

（二）非手术治疗

1. 放射性碘治疗　在美国，大部分毒性结节性甲状腺肿患者，比较推崇的治疗方法是放射性碘治疗。在没有甲状腺恶性肿瘤，没有周围压迫症状，没有需要做颈部手术的其他原因情况下，不论患者的一般健康状况是否适合手术治疗，放射性碘治疗都优于手术治疗。儿童和青少年患者很少进行放射性碘治疗，因为放射剂量会造成结节外组织发生继发性甲状腺癌。妊娠妇女是 ^{131}I 治疗的绝对禁忌证。采用简化的剂量计算法或固定剂量法来决定的 ^{131}I 剂量是否可用于所有患者，还是存在一定争议。^{131}I 的剂量一般由如下 3 个因素决定：腺体大小、核素吸收率及标准给药剂量常数（如 0.16mCi/g 估计的高功能组织）。使用恰当的放射性碘剂量时，由毒性结节性甲状腺肿引起的甲亢的治愈率为 62%～98%。没有治愈的患者在 4～6 个月后不久给予第 2 次碘治疗，几乎所有患者效果都较好。

2. 重组促甲状腺素刺激 ^{131}I 治疗　结节性甲状腺肿摄取放射性碘较低，限制了 ^{131}I 治疗的有效性，从而增加了放射性碘所需剂量。因此，最近几年，在毒性结节性甲状腺肿患者中，为了治疗甲亢和缩小甲状腺肿体积，重组 TSH（rTSH）被认为是增加甲状腺放射性碘摄取的标志性方法。rTSH 也可以被用来缩小非毒性多结节性甲状腺肿的体积，同时也可以减少 ^{131}I 的剂量（减少 50%～60%），而甲状腺体积减小更加明显。研究显示，与检测甲状腺癌所用 rTSH 的剂量相比，在非毒性结节性甲状腺肿患者使用更小剂量 rTSH 是非常重要的，大剂量 rTSH 可以诱导严重的甲状腺毒症和腺体肿大，加重压迫症状。rTSH 刺激治疗也可用于老年人的多结节甲状腺肿造成的临床和亚临床甲亢。由于 rTSH 可以增加甲亢的危险性，所以当大剂量使用 ^{131}I 治疗时，特别是年龄较大和有潜在心脏病者，不建议使用 rTSH。

3. 抗甲状腺药物　与 Graves 病不同，毒性结节性甲状腺肿的腺体自主功能几乎不能被抗甲状腺药物缓解，除非是碘负荷所致者。由于毒性结节性甲状腺肿的腺体中储存了以前合成的甲状腺激素，尽管在数周或数月内单纯抗甲状腺药物治疗不可能完全控制甲亢，但是短期使用抗甲状腺药物仍有一定疗效。首先，抗甲状腺药物可用于严重甲状腺毒症或并发心脏疾病或一般情况较差的患者的起始控制。通过使甲状腺功能正常，抗甲状腺药物预治疗使手术和放射性碘治疗更加安全。^{131}I 治疗后，虽然大部分放射性碘在患者体内需要 14 天被清除，但是甲亢需要 4～8 周才能缓解。因此，在 ^{131}I 治疗的前后几天都应停止使用抗甲状腺药物，然后再恢复抗甲状腺药物治疗以维持甲状腺功能正常直至放射性碘起作用。在 Graves 病患者，PTU 可以引起放射性碘抵抗，而甲巯咪唑不会发生这种情况，因此，甲巯咪唑是这种辅助性抗甲状腺药物的优选药物。其次，PTU 是妊娠妇女合并甲亢治疗的即刻选择。再者，短疗程的抗甲状腺药物治疗可以评判亚临床甲亢患者的临床状态，假如使用抗甲状腺药物治疗后甲状腺功能正常，症状改善，那么该患者采用放射性碘治疗或手术治疗将会更有效。

（三）微侵袭治疗

近几年来，几种新的微侵袭治疗方法已用于甲状腺结节的治疗，包括经皮乙醇注射、间隙激光凝固法、射频消融和高能量超声技术。这些新技术通常在患者清醒状态下经超声引导下进行。

经皮乙醇注射治疗自主功能甲状腺结节已经超过 10 年，可用于治疗囊性结节也可用于实性结节。注射乙醇的量，随结节的体积变化而变化。在数天至数周的治疗过程中，通常采用多种治疗方法。有几个研究表明经皮乙醇注射可以完全或部分治疗甲亢并可缩小结节的体积。经皮乙醇注射治疗常见并发症包括注射部位疼痛、暂时性发声困难、甲状腺毒症恶化和（或）发热、皮下血肿。

有一些报道称，在超声引导下行间隙激光凝固法对于治疗自主功能甲状腺结节有一定效果。间隙激光凝固法的副作用有暂时性甲状腺毒症和颈部的局部疼痛。目前临床上经皮射频消融方法及高能量超声技术临床较少见，需要进一步的研究来评判这些方法的有效性和安全性。

六、临床和预防

手术是治疗毒性结节性甲状腺肿起效最快的方法，但是术前药物治疗准备期和术后恢复期延长了手术治疗的整体时间。放射性碘治疗一般在 2～4 周后起效，临床症状缓解，甲状腺体积缩小，随后症状逐渐消失。多数患者治疗后 4～8 周的实验室检查示 FT4 趋于正常。放射性碘治疗甲亢缓解率较高，但甲状腺体积过大、过硬或伴有结节者，需多次治疗才能获得痊愈。而抗甲状腺药物只是作为暂时治疗方法，腺体中储存的甲状腺激素可能延长恢复时间 4～12 周。

甲减几乎见于所有两侧甲状腺切除的患者和 1/3 的一侧甲状腺切除的患者。虽然毒性结节性甲状腺肿放射性碘治疗后的破坏性甲减比 Gravers 病少见，但是仍有 25%～50% 的发生率。此外，即使放射性碘治疗后甲状腺功能是正常的，仍需长期监测，因为可能发生晚发性甲减。

对于碘缺乏的地区进行预防干预，可以有效预防毒性结节性甲状腺肿的发生，因为碘缺乏使该地区的人们容易发生结节性甲状腺肿，以后逐渐形成自主功能。对于碘丰富的地区，至今还没有从饮食和生活方式上来预防毒性结节性甲状腺肿发生的方法。

第四节 儿童甲状腺功能亢进症

儿童甲状腺功能亢进症（简称儿童甲亢）指儿童因内源性甲状腺激素（T3、T4）合成和分泌过多导致一系列高代谢症候群。临床上常以甲状腺弥散性肿大、突眼、基础代谢率增高等为表现。

一、流 行 病 学

总的来说，儿童中 Graves 病年发病率为 1/10 万～8/10 万，该病的患病率约为 0.02%（1∶5000），主要见于 11～15 岁儿童，女童患病较男童更常见，比例大约为 5∶1，近 10 年儿童甲亢的发病率明显增高。

二、病　　因

毒性弥漫性甲状腺肿（Graves 病）是引起儿童甲亢最主要的原因，约占 90%。此外，引起儿童甲亢的原因还包括慢性淋巴细胞性甲状腺炎（桥本甲状腺炎）、亚急性甲状腺炎、Plummer 病、甲状腺肿瘤、医源性因素等。

三、临 床 表 现

（一）甲状腺毒症表现

1. 高代谢综合征 由于甲状腺激素有促进生长的作用，患儿生长速度较同龄儿童快。同时甲状腺激素增多导致交感神经兴奋性增高和新陈代谢加速。表现为疲乏无力、失眠多梦、多食善饥，体重下降。

2. 精神神经系统 大多数患者有甲亢的典型表现与症状。儿童甲亢，特别是青春期起病者，在发病的早期表现与多动症类似，其他常见表现为行为异常、学习成绩下降、思想不集中。

3. 消化系统 主要表现为食欲亢进，稀便及排便次数增加等。

4. 循环系统 儿童心脏代偿能力较强，尽管检查时发现心率快，每分钟 100 次以上。但患儿多半无心悸、气短等心血管症状，心房颤动和心力衰竭在儿童甲亢极少见。其他体征包括脉压增大、瓣膜功能缺陷引起的心脏杂音、运动耐力明显下降等。

5. 其他表现

（1）有些患儿表现为性发育迟缓、月经不规则。

（2）儿童甲亢伴发肌病很少见，约 1% 的 Graves 病患儿合并重症肌无力，儿童以眼肌型为主。

（3）另外，与成人甲亢患者相比，儿童甲亢还表现为骨密度降低，骨折风险较高，骨质疏松可伴有骨痛等。

（二）甲状腺肿大

1. 弥漫性肿大 大多数患儿可触及甲状腺峡部及体部轻中度肿大，可随气管上下移动，质地柔软，表面光滑，随吞咽动作而上下移动，可闻及血管杂音及扪及震颤，其肿大程度与病情轻重不平行，另有少数患儿甲状腺肿大不明显。

2. 结节性肿大 结节性肿大患儿可触及大小不一、质硬、单个或多个结节。

（三）眼征

可有轻中度突眼；眼裂增宽，较少瞬目，常作凝视状；上眼睑挛缩，向下看时，上眼睑不能随眼球向下转动；向上看时，前额皮肤不能皱起；辐辏力弱，两眼看近物时，向内侧聚合不良。

四、诊 断

诊断依据为：①临床甲亢症状和体征；②甲状腺弥散性肿大；③血清 TSH 减低，甲状腺激素水平明显升高；④眼球突出和其他浸润性眼征。

对于有些儿童患者缺少上述特征，最佳诊断方法是甲状腺放射性核素扫描，Graves 病的特征是甲状腺呈弥漫性高摄碘率。需要注意的是儿童及青少年 ^{131}I 摄取率较成人高，且年龄越小越明显。

五、治 疗

（一）抗甲状腺药物治疗

大多数 Graves 甲亢儿童和青少年对抗甲状腺药物（ATD）反应良好。87%～100%的患者在数周到数月内甲状腺功能恢复正常。因其使用方便，对学习影响较小，又可避免对患儿引起永久性、不可逆性的伤害，故成为儿童甲亢的首选治疗方法。常用的 ATD 分为硫脲类和咪唑类两类。硫脲类包括丙硫氧嘧啶（PTU）和甲硫氧嘧啶；咪唑类包括甲巯咪唑（MMI）和卡比马唑等。临床上普遍使用 PTU 和 MMI。

1. 剂量 短期内 MMI 的疗效要比 PTU 更好。MMI 比 PTU 有更好的依从性，MMI 半衰期及药物持续作用时间长于 PTU。

（1）PTU 初始服用剂量是 5～10mg/（kg·d）。因其半衰期短，应分次给药，通常每 6～8h 给药 1 次。PTU 能发生更严重的不良反应，如严重肝毒性。出于安全考虑，不推荐 PTU 作为儿童 Graves 病的一线治疗药物。

（2）MMI 服用剂量是 0.5～1mg/（kg·d），12～16h 给药 1 次，每日给药 1～2 次。同时，根据血清 FT_4 和 TT_3 的系列测定值来调整 MMI 剂量。

2. 不良反应 服用 PTU 和 MMI 中 5%～25% 的患儿会出现不良反应，包括荨麻疹、关节痛、胃肠道反应等。粒细胞缺少的比例为 0.2%～0.5%，其他罕见的副作用包括药物性肝损害及抗中性粒细胞抗体的产生，发生血管炎的概率很小。剂量依赖的副作用及使用 MMI 剂量小于 10mg/d 的患儿发生严重副作用的概率都很小。

3. 复发 儿童甲亢停药后复发率很高。所以儿童甲亢患者 ATD 治疗时间应该比成人要长，一般至少为 2～3 年，个别患儿坚持 10 年以上。因此依从性对于甲亢患儿来说是一个重要问题，儿童甲亢的治疗疗程较长，甲亢维持治疗多久才能停药一直是个难题。对于儿童甲亢，较好的观察指标是甲状腺大小，甲状腺越大，停药后越容易复发。

（二）^{131}I 治疗

1. 疗效 ^{131}I 是儿童和青少年 Graves 病的另一种有效治疗方法。^{131}I 治疗 Graves 病更为简单、安全有效、经济，约 70% 的患儿一次口服大剂量（220～275μCi/g）治疗的长期治愈率比小剂量更好。

2. 并发症 ^{131}I 治疗甲亢后的主要并发症是甲减。核医学及内分泌学专家都一致认为，甲减是 ^{131}I 治疗甲亢难以避免的结果，选择 ^{131}I 治疗与否主要取决于对甲亢与甲减后果的利弊衡量。由于甲减发生率较高，在 ^{131}I 治疗前，需要患者及家属知情并签字同意。

（三）手术治疗

1. 适应证 ①甲状腺肿大明显，有压迫症状；②中、重度甲亢，甲亢患儿不能够耐受 ATD 治疗，或药物依从性差；③甲亢性眼病。

2. 注意事项 手术治疗可根治甲亢，但也可造成永久性甲减，偶尔损伤喉返神经及甲状旁腺，会影响儿童的生长发育。儿童处在生长阶段，手术后甲减可能对儿童生长发育有影响，所以儿童甲亢一般不主张手术治疗。近年来，外科技术的成熟，手术也成为儿童甲亢的一种选择，为尽可能减少甲亢持续或复发的风险，首选甲状腺次全切除术。由于 ATD 能使甲状腺肿大及动脉性充血，手术时极易发生出血，增加手术风险，因此，服用 ATD 后必须加用碘剂 2 周待甲状腺缩小变硬，血管数量减少后手术。

（四）终身监测

不管使用上述哪种治疗，均需终身监测甲状腺功能。对于采用上述任意治疗方式后出现甲减的患者，将需终身使用甲状腺激素替代治疗。对于停用 ATD 后获得缓解并维持甲状腺功能正常的患者，以及小部分在 ^{131}I 治疗或手术后甲状腺功能正常的患者，也需终身监测以发现可能在任何时候出现的甲亢或甲减。监测内容包括每 6 个月检查血清 FT_4、FT_3 和 TSH 直到患者生长和青春期结束。骨龄闭合生长结束后，每年监测 1 次。

六、小　　结

与成人相比，儿童甲亢缓解率低，复发率高。国外的文献报道停药后 1 年内复发率高达 59%，2 年内复发率高达 68%。小年龄患者、青春期前发病的患者、初诊时病情严重的患者及抗甲状腺药物治疗疗程短于 2 年的患者容易复发。

根据 2016 年美国甲状腺协会（ATA）发布的《甲状腺功能亢进症和其他原因所致甲状腺毒症诊治指南》，儿童青少年 Graves 病治疗选择如下：①年龄＜5 岁、甲状腺体积小、低 TRAb 水平患儿优选 MMI；②年龄 5~10 岁、甲状腺体积大（＞80g）、高 TRAb 水平、严重眼病、停药后经常复发患儿优选外科手术；③年龄＞10 岁、甲状腺体积小、低 TRAb 水平、停药后经常复发患儿优选 ^{131}I 治疗。

第五节　老年甲状腺功能亢进症

老年甲状腺功能亢进症是指罹患甲亢时患者年龄在 60 岁以上，又称为老年甲亢，包括 60 岁前患者未治愈而延续至 60 岁以后和 60 岁以后方患病两种类型。进入老年，甲状腺分泌功能降低，当患甲亢时，虽然甲状腺激素分泌有所增加，但可能由于血液对甲状腺激素结合力下降、组织对该激素的反应能力减弱及其他衰老变化等因素影响，甲亢临床表现多不典型，易被误诊、漏诊或延迟诊断。为了提高其诊断和治愈率，不仅要了解一般甲亢的临床表现，还必须掌握老年甲亢的特征。

一、流行病学

老年人甲亢的患病率低于非老年人，虽各家报道的结果不一，但多在 0.5%~2.3%；老年甲亢占全年龄组甲亢的构成比为 10%~37%；老年人患甲亢的性别差异与非老年人相同，女性为男性的 4~5 倍。甲亢患病率与年龄变化的趋势和人群碘营养状态有关。

二、病　　因

老年甲亢常见病因包括毒性弥漫性甲状腺肿（Graves 病）、结节性毒性甲状腺肿（TMNG）、毒性甲状腺腺瘤（toxic thyroid adenoma）、医源性甲亢，其他少见的病因包括垂体 TSH 瘤、滋养细胞层肿瘤及分化型甲状腺癌等。另外过量碘引起的甲亢在老年人中常见，食用含碘食盐或作为药物或造影剂等摄入碘化物引起碘致甲亢的风险增大。

三、临床表现

老年甲亢起病隐蔽，其症状及体征及轻微或不典型。Hurley 报道有典型症状者仅占 25%。而且老年甲亢临床特点与成人甲亢相比有很多特殊之处。

（一）一般表现

1. 诊治情况　非老年甲亢临床表现常涉及多个系统，有高代谢症候群、弥漫性甲状腺肿大和突眼等临床特点。但老年甲亢多因其症状及体征不典型或无症状，长期不能确诊，亢进的甲状腺功能得不到有效控制，因此老年甲亢患者就诊时，近 40% 产生不同程度的恶病质，而非老年甲亢极少见。

2. 甲状腺肿大　老年甲亢患者中有 1/3 以上无甲状腺肿大，老年人 Graves 病甲亢可有甲状腺肿大但程度低于年轻人，老年毒性多结节性甲状腺肿的患者可有巨大甲状腺肿或胸骨后肿瘤，出现呼吸困难等压迫症状。

3. 眼部表现　突眼是非老年甲亢常见体征，而老年甲亢却甚少且轻微，但 60 岁以上的男性患者更易出现视神经病变。

4. 精神状态　老年人"淡漠型甲亢"更常见，非老年甲亢多呈精神紧张、活动过度状态，但老年人甲亢仅有 1/4 呈精神紧张、活动过度状态，其大多表现为注意力减退、情绪和认知改变，严重时神志淡漠、嗜睡甚至神志错乱。

5. 心率增快　是一般甲亢的特征，而老年甲亢仅有 1/10 出现，老年甲亢患者的心率多不快，40%病例的心率也常在 100 次/分以下。

6. 高代谢表现　非老年甲亢极为明显，而老年甲亢表现不明显。

（二）各系统表现

老年人甲亢的临床表现常以一个系统的症状为主，称为"单一系统性"，即某些症状均与一个系统有关，此点与青年患者不同。但甲亢诊断一旦成立，也可发现与其他系统有关的一些临床表现。

1. 心血管系统表现　心血管系统的症状常为首发和主要表现，如心悸、心房颤动、收缩压升高、脉压增宽、心力衰竭及心绞痛，故有"老年甲亢心脏病"之称。T_3 与 T_4 使心脏对儿茶酚胺更加敏感，增加心率与心排血量，缩短左心室搏出时间并加速循环，致使老年人心脏负担过重，故老年甲亢易出现心功能不全如心绞痛、心力衰竭、心房颤动及呼吸困难等。老年甲亢患者中约有 1/5 发生心绞痛，这在成人是极少见的。老年甲亢患者中约有 1/3 有不同程度的充血性心力衰竭表现，其中一半为左心室功能不全。有心房颤动、高血压、缺血性心肌病或有冠心病危险因素（如吸烟或糖尿病）的老年患者更易发展为充血性心力衰竭。心律失常在成年甲亢甚少见，而在老年甲亢患者中却比较常见。老年人出现不明原因的心房颤动，其中 10%是由于甲亢所致，其特点是多呈慢室率型，心室率可低至 50~60 次/分。成年甲亢患者的心房颤动经抗甲状腺药物治疗后可恢复正常心率，而老年甲亢患者往往甲状腺功能虽已正常却有半数心房颤动不能恢复。此外老年甲亢患者还可出现期前收缩、房室传导阻滞、心电图 ST 段及 T 波改变等。部分老年甲亢患者同时患有冠心病等心血管病，可加重甲亢病情，同时甲亢本身经常引起心脏改变，当然也可加重并存的其他性质心脏病。甲亢所致的心律失常、心力衰竭对洋地黄类药物通常剂量的治疗反应欠佳，可能与甲状腺素对心肌的不良影响和洋地黄分解代谢加速、循环加快、肾小球滤过率增加使洋地黄排泄加速等原因有关。一旦甲亢控制，原有心脏病对洋地黄的良好反应即可恢复。约 50%的老年甲亢患者可出现下肢水肿，其中约半数病例是由于充血性心力衰竭所致。

2. 消化系统表现　消瘦、体重下降是所有甲亢患者的共同表现。相比于非老年甲亢的食欲亢进、腹泻、大便次数增加，约 1/3 的老年甲亢患者表现为食欲减退、厌食，部分患者表现出恶心及不能抑制的呕吐。有 1/4 的老年甲亢病例出现便秘。

关于老年甲亢厌食的原因，一些学者认为可能由于：①部分患者胃酸缺乏或合并萎缩性胃炎；②1/3 的患者血液循环中可查出抗胃壁细胞抗体；③在大量甲状腺激素作用下蛋白质代谢亢进，骨中蛋白质基质不足，骨骼脱钙，血钙升高；④病程长，常伴有心力衰竭。

成年、老年甲亢患者中均有 10%的病例肝脾肿大。

3. 运动系统　衰弱无力和体力不足是老年甲亢的主要症状，也是个别老年甲亢的首发症状，严重者发生甲亢性肌病。初起病时感下肢软弱无力，影响行走，容易摔跤，上楼梯或从椅上起立感到比较困难，进一步发展为全身肌无力，抬臂费力。有时还出现抽筋、眼肌麻痹、周期性低钾麻痹等，痛性痉挛和震颤也是常见症状。老年甲亢性肌病可通过甲状腺功能改善而逐渐恢复。临床上易被误认为低钾血症、进行性肌萎缩或其他老年性肌病。当伴有食欲减退、厌食等消化道症状时常常被误认为由癌症引起。

（三）合并其他疾病

1. 糖代谢异常　约 35%的老年甲亢患者合并有糖尿病。甲亢引起的糖耐量减低应引起注意，以免影响正确的诊断和治疗。

2. 骨质疏松及高钙血症　甲亢时，血钙有升高的趋势。老年甲亢患者，尤其是绝经后妇女，骨骼脱钙可非常明显，可表现为骨质疏松和病理性骨折，这在青年人是罕见的。

（四）特殊类型

1. 淡漠型甲亢　淡漠型甲亢患者非但无精神紧张、激动，反而呈抑郁状态，原来典型甲亢表现被掩匿，易被误诊。

（1）发病年龄：本型多发于高龄患者，女性居多。其临床特点是病程长、表情淡漠、抑郁、迟钝、嗜睡、重者昏睡、严重消瘦、体重明显下降，呈恶病质状态。

（2）体征：一般无突眼，但眼神发呆，可有眼睑下垂；甲状腺往往只轻度肿大或不肿大，常有结节。消瘦及严重的近端性肌病，累及肩部、髋部肌肉。心率轻度或中度加快，甚至超过 110 次/分，心脏往往扩大，心力衰竭较常见，心搏无力，暂时性或持久性心房颤动常见，可有室性期前收缩。

（3）病情评估：病情多严重，易发生危象，患者可迅速进入半木僵状态或昏迷，体温不高，心率可不快，可不像一般甲状腺危象患者那样激动，可有谵妄。

（4）实验室检查：虽然实验室结果显示具有甲亢的一些改变，如甲状腺摄 ^{131}I 率、血浆蛋白结合碘、T_4、基础代谢率可轻度增高，但甲状腺功能指标的变化多不如典型甲亢那样显著，多呈轻度增高或正常高限，出现临床表现与实验结果不平行的状况。

（5）此型甲亢的发病机制还不清楚，有人认为是由于甲亢长期得不到控制，机体严重消耗所致；也有人认为是交感神经对甲状腺激素不敏感或儿茶酚胺耗竭所致；近年还有人提出与缺镁有关。本型易发生危象，值得重视。

2. T_4 型甲亢　在一些患者中可有 T_4 升高而 T_3 正常，称为 T_4 型甲亢，多见于老年人。发病机制推测或因 T_4 转变为 T_3 减少或受抑制所致。

四、实验室及其他检查

（一）甲状腺功能

TSH 可降低，但 FT_3、FT_4、rT_3 不如中青年人甲亢升高明显，常轻度升高；老年人也可仅有 TT_4 或 FT_3 升高，即 T_4 型甲亢、T_3 型甲亢。

（二）T_3 抑制试验、TRH 兴奋试验

T_3 抑制试验呈不抑制反应。但由于老年人多有心血管疾病，甲状腺激素会增加心脏负担，故老年人应酌情考虑是否进行该检查。TRH 兴奋试验对老年人和患有心脏疾病的甲亢患者比较安全，甲亢时 TRH 兴奋试验可无反应。

（三）核医学检查

1. 甲状腺摄碘率　甲状腺摄 ^{131}I 率增高，高峰前移。老年人常因患有多种疾病，服用多种药物，都能够影响摄 ^{131}I 试验的准确性，如促肾上腺皮质激素、泼尼松、利血平、保泰松、对氨基水杨酸、甲苯磺丁脲均可使摄碘率降低；一些病理状态如慢性肝病、高血压早期、绝经期会使摄碘率增高。

2. 甲状腺核素扫描　甲亢时可见颈动、静脉提前到 6～8s 显影，甲状腺于 8s 时显影，其放射性逐渐增加，在 14～18s 其放射性达到高峰且明显高于颈动、静脉影像。自主高功能腺瘤，甲状腺动态显像可见结节于注药后 12s 开始显影，随后放射性逐渐增加，至 30s 达高峰。核素扫描对甲状腺结节性质的判断也具有一定的价值，因此对于伴有结节的老年人甲亢应该做此项检查。

（四）甲状腺彩超

甲状腺彩色多普勒检查无创伤、无辐射、经济、简便、快捷，很适合老年人。

五、诊 断 标 准

老年甲亢患者的临床表现不典型，因此只要临床上有些线索符合老年甲亢的特点，即应及时测

定血清甲状腺激素，其中 FT_3 与 FT_4 能够直接反映甲状腺功能状态，其值升高对于诊断甲亢的敏感性和特异性均明显高于 TT_3 和 TT_4。95% 以上老年甲亢患者的 TSH 低于正常低限。T_3 抑制试验可能使老年甲亢患者出现心律失常、心绞痛或心力衰竭加重，故不主张采用 T_3 抑制试验。确有必要时尽可能用 TRH 兴奋试验取代之，后者安全且省时。

六、鉴 别 诊 断

甲亢要与其他原因引起的甲状腺毒症鉴别，包括破坏性甲状腺毒症和服用外源性甲状腺激素。破坏性甲状腺毒症是由于甲状腺滤泡被炎症等因素破坏，如亚急性甲状腺炎、无痛性甲状腺炎等，放射性碘摄取率可明显降低，应用彩色多普勒超声测量甲状腺下动脉的血流峰速也有助于鉴别是甲亢还是破坏性甲状腺炎。老年人常用的一些药物可影响甲状腺功能，如胺碘酮和锂剂直接作用于甲状腺，影响甲状腺激素的合成或分泌；糖皮质激素和多巴胺/左旋多巴可影响垂体的 TSH 水平，使之降低；肝素可促使 T_4 与甲状腺素结合球蛋白结合，血清 TT_4 检测水平升高；心得安或胺碘酮影响 T_4 向 T_3 的转化。这些复杂的变化使诊断老年甲亢时需谨慎鉴别。

七、治 疗

控制甲亢的三种疗法：抗甲状腺药物、放射性 ^{131}I 及手术都可用于老年甲亢的治疗。基于病因、并发症的不同，可选用三种疗法之一。

（一）抗甲状腺药物治疗

尽管抗甲状腺药物治疗老年甲亢疗程长，缓解率不高，可能损害肝功能，引起粒细胞减少，且部分可复发，但在我国仍常被采用。对于多结节性毒性甲状腺肿和毒性甲状腺腺瘤，抗甲状腺药物一般只作临时性治疗之用，用于手术前或 ^{131}I 治疗前准备。老年患者的剂量比非老年略小为宜，甲状腺功能保持正常高限即可，否则较非老年患者易于产生甲减。用药的同时一般不主张加用甲状腺激素，尤其对于合并缺血性心脏病的老年患者。选用 β 受体阻滞剂以普萘洛尔最佳，合并支气管哮喘或喘息型支气管炎时才采用选择性 β 受体阻滞剂，合并病态窦房结综合征或其他缓慢型心律失常时则禁止使用 β 受体阻滞剂。

（二）放射性 ^{131}I 治疗

放射性 ^{131}I 治疗在以下情况可作为老年甲亢的首选方法：①多结节性毒性甲状腺肿；②毒性甲状腺腺瘤不能耐受手术者；③Graves 病用抗甲状腺药物治疗后复发；④不能手术治疗或手术治疗后复发者。用 ^{131}I 治疗多结节性毒性甲状腺肿的剂量一般大于常规剂量，我国多采用多次小剂量法，永久性甲减的发生率小于大剂量法，但 10 年内累计发生率仍可达 20%～30%。由于甲减较甲亢易于治疗，因此认为 ^{131}I 治疗对老年甲亢仍是比较安全、有效、简便的方法。^{131}I 治疗后偶可产生放射性甲状腺炎，释放出大量甲状腺激素而加重病情，因此并发心房颤动或心力衰竭的老年患者，在 ^{131}I 治疗前后均应给予洋地黄类强心药物。

（三）手术治疗

以下情况的老年甲亢宜首选外科手术治疗：①甲状腺癌；②甲状腺结节怀疑癌变；③重度甲状腺肿大引起压迫症状。另外，甲状腺结节虽以良性可能性大，但若以 ^{131}I 治疗随访困难时，在患者手术意愿强烈的前提下也可手术切除。其余老年甲亢不宜手术治疗。

（胡天赤）

第六节　妊娠期甲状腺功能亢进症

妊娠期甲状腺功能亢进症（简称妊娠期甲亢）是妊娠合并甲亢，分为妊娠前已经确诊甲亢，甲亢一直持续到妊娠期间；妊娠前甲亢治愈，妊娠期间甲亢复发；妊娠期间初次发生甲亢；产后发生甲亢。妊娠期甲亢的诊断及治疗较复杂，如果不能够恰当、准确地给予治疗，将会对妊娠期妇女及胎儿造成不良后果。

一、流　行　病　学

最近的一项关于妊娠期甲状腺病患病率的系统回顾和荟萃分析显示，临床甲亢患病率在孕早期和孕中期分别为 0.91%（95%CI：0.57%～1.29%）和 0.65%（95%CI：0.04%～1.48%）、亚临床甲亢的患病率则分别为 2.18%（95%CI：0.87%～3.72%）和 0.98%（95%CI：0.30%～1.81%）。

二、病因与发病机制

虽然妊娠可以合并各种原因引起的甲亢，但仍以 Graves 病和妊娠期一过性甲状腺毒症（GTT）所致 hCG 相关性甲亢最为常见，前者占 85%，包括妊娠前和妊娠期新发的 Graves 病，后者占 10%。甲亢的其他病因，如妊娠期甲状腺高功能腺瘤、多结节性毒性甲状腺肿、无痛性/亚急性甲状腺炎及外源性甲状腺激素过量应用等在妊娠期并不常见。

Graves 病是一种由于 IgG 免疫球蛋白刺激 TSH 受体（TSAb）而引起的甲亢。在妊娠过程中，免疫系统产生了免疫妥协机制使母体能够接受胚胎的同种异体移植物。这种免疫抑制可以使妊娠过程中的 TSAb 滴度逐渐下降，Graves 病伴随着妊娠进程得到缓解。在产后机体的免疫系统不再处于一个免疫抑制的状态，出现反弹。在产后的最初 6 个月，由于免疫妥协机制消失，TSAb 的水平反弹甚至超过妊娠之前的滴度。这种产后的免疫反跳会引起 Graves 病的复发或加重。

另一个引起产后 Graves 病高发的可能机制是微嵌合体，即非自体细胞进入母体。微嵌合体的产生有多重原因，如器官移植。然而，最常见的原因是妊娠。因为胎盘滋养层是一个不完全的屏障，可以允许母胎细胞的交换。2002 年，Davies 等报告，在妊娠期 Graves 病接受甲状腺切除术的母体甲状腺组织中发现男性胎儿的细胞（即胎儿微嵌合体）。由此产生假说，产后免疫反弹激活了存在于母体甲状腺中的胎儿细胞，导致了产后 Graves 病的发生和发展。

GTT 主要发生在妊娠早期。病因是由于妊娠期 hCG 产生过多，刺激甲亢，产生过量的甲状腺激素所致。妊娠早期胎盘分泌 hCG 增加，hCG 因其与 TSH 有相似的 α 亚单位，可以与 TSH 受体结合，刺激甲状腺激素合成增加。本病常合并妊娠剧吐，后者在妊娠妇女的患病率是 3%～10%。妊娠剧吐患者血清 hCG 水平较高，hCG 与 TSH 呈显著负相关，与 FT_4 呈显著正相关。当 hCG 水平越高时，TSH 受抑制的程度越大。本病病程自限，妊娠第 14～18 周可自行缓解。

三、妊娠期甲状腺功能、甲状腺自身抗体的生理适应性改变

（一）妊娠期甲状腺激素、甲状腺自身抗体的变化

1. hCG 和甲状腺功能　hCG 具有微弱的刺激甲状腺激素合成作用。hCG 通常在妊娠第 8～10 周达峰，存在妊娠剧吐或多胎妊娠的妇女 hCG 浓度更高。增多的甲状腺激素抑制 TSH 分泌，使血清 TSH 水平降低 20%～30%，TSH 水平下限较非妊娠妇女平均降低 0.4mU/L，20%的妇女妊娠早期 TSH 可降至 0.1mU/L 以下。一般 hCG 每增高 10 000IU/L，TSH 降低 0.1mU/L。血清 hCG 水平升高

及 TSH 降低发生在妊娠第 8～14 周，妊娠第 10～12 周是 TSH 下降的最低点。由于 hCG 的作用，妊娠早期血清 TSH 参考范围的上限值和下限值均会出现不同程度的下降，少数妊娠妇女 TSH 下限值甚至低于可检测水平（<0.01mU/L）。妊娠中期 TSH 逐渐升高，妊娠晚期甚至会高于普通人群。但妊娠中晚期也有少数妇女 TSH 分泌受抑制。FT4 一般的变化规律是在妊娠早期因 hCG 的作用而升高，可高于普通人参考范围上限，而妊娠中期和晚期 FT4 逐渐下降。与普通人群相比，FT4 的下限在妊娠中期下降约 13%，妊娠晚期下降约 21%。

2. 血清 TBG 和甲状腺功能　人体血液中不到 1% 的 T4 和 T3 呈游离状态，其余部分主要与 TBG 结合。妊娠早期，雌激素水平增高，雌激素会增加 TBG 的产生和 TBG 的唾液酸化程度，而后者会减少 TBG 清除，最终使血清 TBG 浓度几乎翻倍。TBG 从妊娠第 6～8 周开始增加，至妊娠第 20 周达峰，一般较基础增加 1.5～2 倍，持续至分娩。TBG 增加使 TT4 浓度增加，所以 TT4 在妊娠期不能反映循环甲状腺激素的确切水平。TT4 从妊娠第 7 周开始逐渐升高，在 16 周之前，孕龄每增加 1 周，TT4 升高约 5%，大约在妊娠第 20 周时进入平台期，维持至妊娠结束。

3. 甲状腺自身抗体的变化　因为母体对胎儿的免疫耐受，甲状腺自身抗体在妊娠后期滴度逐渐下降，妊娠第 20～30 周降低幅度为 50% 左右。分娩后甲状腺自身抗体滴度回升，产后 6 个月恢复至妊娠前水平。

（二）妊娠期特定的甲状腺功能参考范围

鉴于甲状腺生理会在妊娠期发生变化，《妊娠和产后甲状腺疾病诊治指南》（第 2 版）推荐使用妊娠期（早、中、晚期）特异性 TSH 参考范围及 FT4 参考范围。如果没有妊娠期特定 FT4 参考范围，且 FT4 水平似乎与 TSH 水平不一致，则测定 TT4 水平可能优于测定 FT4 水平。来自国内的一项研究结果表明，TSH 在妊娠第 7～12 周下降，而妊娠 7 周之前 TSH 无明显下降，所以可以采用非妊娠人群的 TSH 参考值。2017 年，美国甲状腺学会（American Thyroid Association, ATA）《2017 年妊娠及产后甲状腺疾病诊治指南》建议：妊娠第 7～12 周将 TSH 的参考范围下限降低约 0.4mU/L（20% 的妊娠妇女 TSH 可以降低至 0.1mU/L 以下），并将上限降低 0.5mU/L（即 TSH 参考值为 0.1～4.0mU/L）。我国《妊娠和产后甲状腺疾病诊治指南》（第 2 版）也提出 4.0mU/L 作为中国妇女妊娠早期 TSH 上限的切点值，妊娠中期和晚期 TSH 应逐渐恢复至非妊娠时正常范围。指南特别提出，对于 TT4 在妊娠 16 周后可将普通人群参考范围乘以 1.5 得到妊娠特异的 TT4 参考范围。

四、妊娠期甲亢临床表现

妊娠妇女本身表现出的高代谢状态和生理性甲状腺肿均与甲亢极为相似，由于 TBG 升高，血 TT3、TT4 也相应升高，这些均给甲亢诊断带来困难。妊娠期甲亢主要症状包括体重不随妊娠月数而相应增加，四肢近端消瘦、多汗、怕热、心悸等。有患者可同时伴有浸润性突眼、弥漫性甲状腺肿、甲状腺区震颤或血管杂音等。有些患者也可无明显甲亢症状。

妊娠期间甲状腺危象并不常见，但一旦发生，将会对孕妇及胎儿造成严重危害。妊娠期甲状腺危象临床表现为心动过速、发热、脱水、精神状态改变、恶心、呕吐、腹泻等。

出现妊娠期一过性甲状腺毒症时，甲状腺常无阳性体征，可伴有妊娠剧吐，由于早期妊娠常出现恶心、呕吐，因此常被忽视。GTT 尽管可引起严重持续性呕吐，但一般为一过性，并于妊娠中期自然缓解。在妊娠早期出现任何甲状腺毒症表现时应引起重视。

五、诊断和鉴别诊断

（一）妊娠期间甲亢的诊断

除上述临床表现之外，主要依赖于实验室检查结果。妊娠期甲亢的主要诊断依据为血清 TSH<

妊娠特异性参考范围下限（或<0.1mU/L），以及甲状腺激素水平 FT_4 升至妊娠期的正常参考范围以上。$TSH<0.1mU/L$ 提示可能存在甲状腺毒症，应当详细询问病史、体格检查，进一步测定 T_3、T_4、TRAb 和 TPOAb、甲状腺超声等。妊娠期禁忌 ^{131}I 摄取率和放射性核素扫描检查。

（二）妊娠期甲亢鉴别诊断

一旦确定甲亢的诊断，就应进一步明确甲亢的病因。妊娠期甲亢的鉴别重点是 GTT 和 Graves 病。常可根据临床表现和实验室检查（包括甲状腺激素水平、甲状腺自身免疫性抗体）来鉴别。总的来说，GTT 通常短暂发生于妊娠前半段，高代谢症状通常不如 Graves 病严重，但常伴随妊娠剧吐，血清 FT_4 浓度仅轻微增高（T_3 浓度可能不高），无典型甲状腺肿和眼征，TRAb（–），血清 hCG 水平与病情的程度相关。Graves 病患者 T_3 升高较 T_4 明显，血清 TRAb 升高，常伴随典型甲状腺肿和眼征。

六、妊娠期甲亢的治疗

妊娠早期可出现短暂性亚临床型甲亢（TSH 浓度低于正常水平且 FT_4 处于妊娠阶段正常范围，或 TT_4 未达到非妊娠患者正常上限的 1.5 倍）属于正常生理现象。真性亚临床甲亢虽可发生（可在妊娠各期），但通常不会导致妊娠不良结局，无须在妊娠期治疗。

妊娠期甲亢的规范治疗不仅对母亲的健康和妊娠过程很关键，而且与其后代在胎儿期、新生儿期乃至儿童期的健康成长至关重要。已患有甲亢的妇女最好在甲亢治愈后或者至少甲状腺功能恢复正常并稳定后（即在治疗方案不变的情况下，2 次间隔至少 1 个月的甲状腺功能测定在正常范围内，提示病情平稳）再考虑怀孕，以减少妊娠不良结局。

（一）Graves 病甲亢妇女孕前治疗方案选择

Graves 病甲亢常用治疗方案有三种，ATD 治疗、^{131}I 治疗和甲状腺手术各有利弊，应当与每一位计划妊娠的患者共同探讨治疗方案。

1. Graves 病甲亢患者选择甲状腺手术切除或者 ^{131}I 治疗　要注意以下几点。

（1）患者 TRAb 高滴度，计划在 2 年内妊娠者，建议选择甲状腺手术切除。因为应用 ^{131}I 治疗后，TRAb 保持高滴度持续数月之久，可能影响胎儿。

（2）^{131}I 治疗前 48h，需要做妊娠试验，核实是否妊娠，以避免 ^{131}I 对胎儿的辐射作用。

（3）甲状腺手术或者 ^{131}I 治疗后 6 个月再妊娠，目的是使甲状腺功能正常且稳定。

2. Graves 病甲亢患者选择 ATD 治疗　甲巯咪唑（MMI）对母亲和胎儿都有风险，建议计划妊娠前停用 MMI，改换丙硫氧嘧啶（PTU）。

（二）ATD 治疗的甲亢妇女确诊妊娠时的策略和监测

常用的 ATD 有 2 种：MMI 和 PTU。妊娠第 6~10 周是 ATD 导致出生缺陷的危险窗口期，MMI 和 PTU 均有影响，PTU 相关畸形发生率与 MMI 相当，只是程度较轻。鉴于 ATD 有导致胎儿出生缺陷的风险，建议正在接受 ATD 治疗的妇女一旦确定妊娠，可以暂停 ATD 并立即检测甲状腺功能和甲状腺自身抗体，并在妊娠早期密切监测甲状腺功能。根据临床表现和 FT_4、T_3 水平，决定是否应用 ATD 治疗，尽量在致畸关键期（妊娠第 6~10 周）之前停药。

停药后，如果 FT_4 正常或接近正常，可以继续停药，停药决定需要考虑到病史、甲状腺肿程度、疗程、孕前 ATD 剂量、最近甲状腺功能结果、TRAb 水平和其他临床因素。每 1~2 周做临床评估和 TSH、FT_4 或 TT_4、T_3 检测。如果 FT_4 继续维持正常，妊娠中、晚期可每 2~4 周检测 1 次甲状腺功能。根据每次评估结果，决定是否继续停药观察，如有些患者停药后甲亢症状加重，FT_4 或 TT_4、T_3 升高明显，建议继续应用 ATD。

（三）妊娠期甲亢治疗和监测

根据病情的程度不同，妊娠期甲亢的治疗方法有 ATD 和甲状腺切除术，而放射性碘治疗是禁忌的。

1. 妊娠合并甲亢的孕期监护 甲亢妊娠妇女代谢亢进，不能为胎儿提供足够的营养，妊娠期易并发胎儿生长发育受限。产前检查时，注意母亲体重、宫高、腹围增长，每 1～2 个月进行胎儿超声检查，检测胎儿生长发育情况。应注意加强营养与休息，甲亢孕妇早产发生率高，一旦出现先兆早产，应积极予以保胎治疗，治疗时注意避免应用 β 受体阻滞剂。妊娠晚期重视孕妇血压、尿蛋白等检测，以便及时诊断并治疗子痫前期。孕妇还应行心电图等心脏相关检查，了解是否有甲亢所致的心肌损害。妊娠期和分娩期积极预防感染，避免精神刺激和情绪波动，以防诱发甲亢危象。妊娠晚期第 37～38 周收入院，每周进行胎心监护和脐血流的检测，及时发现胎儿宫内窘迫。

2. 妊娠合并甲亢的控制 妊娠期甲亢治疗的特殊性在于除了控制过高的甲状腺激素水平外，还要考虑药物对胎儿的影响。要尽可能使孕妇的甲状腺功能接近或达到正常妇女妊娠期的生理水平，并避免甲减发生。主要治疗方法是 ATD 治疗。

（1）药物治疗

1）ATD 药物治疗和监测：妊娠期 ATD 使用的特殊性在于一是 ATD 对胎儿的致畸性作用；二是通过胎盘或者乳汁造成胎儿和新生儿甲减。

在妊娠期发现的甲亢需要起始 ATD 治疗者，或者有些患者在妊娠早期停用 ATD 后甲亢可能复发或加重（甲亢复发或加重的危险因素包括妊娠前 ATD 治疗时间＜6 个月、TSH 水平低、MMI 每日剂量超过 5～10mg 或 PTU100～200mg 才能维持甲状腺功能正常、有活动性眼病或巨大甲状腺肿和高水平 TRAb）者，在妊娠早期首选 PTU，MMI 为二线选择。既往应用 MMI 的妊娠妇女如在妊娠早期需继续 ATD 治疗，可将 MMI 尽快更换为 PTU。MMI 和 PTU 的等效转换剂量比为 1∶（10～20）。在 PTU 和 MMI 转换时应当注意监测甲状腺功能变化及药物不良反应，特别是血常规和肝功能。对于妊娠中、晚期是否将 MMI 改为 PTU 无明确推荐，因为两种药物均可能有副作用，而且转换药物可能导致甲状腺功能变化。

控制妊娠期甲亢，ATD 的起始剂量取决于症状的严重程度及甲状腺激素水平。一般而言，妊娠期间 ATD 的初始剂量如下：MMI 5～15mg/d，分 1～2 次口服；PTU 50～300mg/d，分 2～3 次口服。维持阶段给予 PTU 25～100mg/d，或 MMI 2.5～10mg/d。

从自然病程看，Graves 病甲亢在妊娠早期可能加重，此后逐渐改善。所以，妊娠中、晚期可以减少 ATD 剂量，在妊娠晚期有 20%～30% 的患者可以停用 ATD。但在伴有高水平 TRAb 的妊娠妇女中，ATD 需持续应用直到分娩。Graves 病症状加重经常发生在分娩后。为避免对胎儿的不良影响，应当使用最小剂量的 ATD 实现妊娠期甲亢的控制目标。

ATD 的不良反应：①MMI 和 PTU 两药均能通过胎盘影响到胎儿，PTU 的通过率是 MMI 的 25%。若母体用药量过大，则会引起胎儿甲状腺功能减退及甲状腺肿大，导致新生儿死亡率及难产率升高。②在治疗妊娠期甲亢时，最应该注意的是妊娠早期应用 ATD 所致的后代出生缺陷的风险增加；③两种 ATD 治疗还有其他不良反应，尤其是肝损伤。尽管 PTU 致畸风险较低，但可能引起肝脏损伤，甚至导致急性致死性肝衰竭，PTU 的肝脏毒性显著高于 MMI，应该密切关注。因此 PTU 在妊娠前和妊娠早期使用，应密切注意有无提示肝脏损伤的临床表现，尤其是治疗开始前 6 个月。ATA 指南推荐应常规检测肝功能，一旦转氨酶升高达正常参考值上限 2～3 倍且 1 周内复查仍无改善，应停用 PTU。

2）L-T$_4$ 与 ATD 联合应用可能增加 ATD 剂量。ATD 容易通过胎盘而 L-T$_4$ 不易通过。如果妊娠妇女既往行甲状腺手术或 ^{131}I 治疗，TRAb 水平高并通过胎盘导致了单纯胎儿甲亢，此时可应用 ATD 治疗胎儿甲亢，而用 L-T$_4$ 维持母体甲状腺功能正常。除外单纯胎儿甲亢这种少见情况，控制妊娠期甲亢，不推荐 ATD 与 L-T$_4$ 联合用药。因为这样会增加 ATD 的治疗剂量，可能导致胎儿出现甲状腺肿和甲减。

3）β受体阻滞剂应用，如普萘洛尔 20～30mg/d，每 6～8h 1 次，对控制甲亢高代谢症状有帮助。长期应用β受体阻滞剂与妊娠妇女流产、胎儿生长受限、胎儿心动过缓和新生儿低血糖相关，使用时应权衡利弊，且避免长期使用。β受体阻滞剂可用于甲状腺切除术前准备和甲状腺危象抢救时。

4）复方碘溶液可自由通过胎盘，导致新生儿甲状腺肿与甲减，不推荐用于妊娠期，必要时可小剂量短期应用于术前准备或治疗甲状腺危象。

（2）妊娠期绝对禁用放射性碘。许多妊娠妇女在怀孕之前因 Graves 病甲亢接受过放射性碘治疗，母亲体内仍然会存在 TRAb。建议育龄期妇女在接受放射性碘治疗后推迟 6 个月受孕，以减少胎儿甲状腺病发生风险。

（3）妊娠期甲亢手术治疗：妊娠期原则上不采取手术治疗甲亢。如果确实需要，行甲状腺切除术的最佳时机是妊娠中期。手术适应证是：①对 ATD 过敏或存在药物禁忌证：服用 ATD 后出现过敏或严重的不良反应难以耐受，如粒细胞减少、药物性肝炎等；②需要大剂量 ATD（如 PTU 大于 400mg/d）才能控制甲亢；③患者不依从 ATD 治疗，心理负担过重，过度担心药物对胎儿副作用或不能遵医嘱规律服药；④甲状腺肿大压迫引起吞咽困难或者呼吸障碍。手术治疗宜在妊娠第 16～20 周时进行，妊娠早期、晚期进行均易引起流产或早产。妊娠前血清 TRAb 高浓度往往提示发生胎儿甲亢的风险较大，术后应测定妊娠妇女 TRAb 滴度，以评估胎儿发生甲亢的潜在危险性。

3. 妊娠期甲亢的控制目标及监测　ATD、TRAb 和母体甲状腺激素均可以通过胎盘屏障。当妊娠 20 周时，胎儿甲状腺建立自主功能，ATD 和 TRAb 会影响胎儿甲状腺。为了避免对胎儿的不良影响，临床需仔细评估胎儿及母体情况以达到 ATD 剂量的使用平衡，应当使用最小有效剂量的 ATD 实现控制目标，即妊娠妇女血清 FT_4 或 TT_4 水平接近或者轻度高于参考范围上限，或将 TT_4 维持在 1.5 倍于非妊娠期参考范围的水平。

在妊娠早期，应用 ATD 治疗的妇女，建议每 1～2 周检测 1 次 FT_4 或 TT_4、T_3 和 TSH，及时调整 ATD 用量，避免 ATD 的过度治疗，减少胎儿甲状腺肿及甲减的可能性。妊娠中、晚期每 2～4 周检测 1 次，达到目标值后每 4～6 周检测 1 次。妊娠期血清 FT_4/TT_4 是甲亢控制的主要监测指标，而不是 TSH，因为使血清 TSH 正常时，有可能导致 T_4 水平降低。当 T_3 很高或 T_3 型甲亢时，需要监测血清 T_3。

4. 合并甲状腺危象的治疗　甲状腺危象是甲亢病情恶化的重要表现，若治疗不及时可危及产妇生命。因此，治疗关键是早发现、早治疗，一旦发生，应积极抢救。甲状腺危象需要针对诱因进行治疗，同时要抑制甲状腺素的合成与释放。抑制甲状腺素合成应在确诊后立即并最先进行，首选 PTU，首次剂量 500～600mg 经口服或胃管注入，以后给予 250mg 每 6h 口服。服用 PTU 1h 后再加用复方碘口服溶液 5 滴，每 8h 1 次，抑制甲状腺素的释放。根据胎儿发育阶段的不同，母亲服用复方碘溶液的剂量应严格把握，因为碘可以阻止胎儿甲状腺素的合成与释放，尤其是对于长期服用碘溶液的母亲更应加强注意。如无哮喘或严重心动过缓、心功能不全等禁忌证，可加用普萘洛尔 30～50mg/d，每 6～8h 口服 1 次，视需要可间歇给药 3～5 次；高热或休克者，可选用糖皮质激素。由于氢化可的松除可抑制组织 T_4 转换为 T_3、阻滞甲状腺激素释放、降低组织对甲状腺激素的反应外，还可增强机体的应激能力、促胎肺成熟，故妊娠合并甲状腺危象时常用氢化可的松 100mg 加入 5%～10% 葡萄糖氯化钠液中静脉滴注，每 6～8h 1 次，以后逐渐减少剂量。

第七节　亚临床甲状腺功能亢进症

一、概　　述

亚临床甲状腺功能亢进症（subclinical hyperthyroidism，简称亚临床甲亢）是指血清 FT_4 和 FT_3 浓度在正常参考范围之内，而血清 TSH 水平低于正常参考范围的下限，并排除其他引起血 TSH 降低的原因。根据 TSH 被抑制的程度，亚临床甲亢可分为轻度（1 级）和重度（2 级）两种，前者指 TSH 水平在 0.1～0.4mU/L，后者指血清 TSH<0.1mU/L。其临床表现不明显或非特异性，容易被忽视。随着甲状腺功能检测方法的进展和患者就诊意识的提高，亚临床甲亢的病例日益增多。关于亚临床甲亢可否作为一种独立疾病看待及其诊断治疗策略如何，国外文献争议甚多。由于亚临床甲亢对心脏、骨骼甚至神经系统等具有潜在危害，正确处理显然具有重要临床意义。

二、病　　因

亚临床甲亢可分为外源性和内源性。外源性亚临床甲亢主要由于外源性甲状腺激素治疗过量所致，最常见病因是甲减患者口服 L-T$_4$ 过量，或者分化型甲状腺癌患者术后口服超生理剂量的甲状腺激素抑制 TSH 治疗，这两种情况占外源性治疗过量患者的 20%～40%。内源性亚临床甲亢是由于内源性甲状腺激素轻度增多所致，最常见病因为 Graves 病、多结节性毒性甲状腺肿及甲状腺毒性结节。

三、流　行　病　学

在美国进行的一项研究发现，在 24 337 名被调查者中有 0.9% 的患者诊断为亚临床甲亢，在 1525 名服用 L-T$_4$ 的患者中，有 20.7% 存在亚临床甲亢。另一项在国内进行的横断面研究发现，在轻度碘缺乏地区、碘充足地区和高碘地区分别对 1103 人、1584 人和 1074 人进行甲状腺功能筛查，结果发现亚临床甲亢的患病率分别为 3.7%、3.9% 和 1.1%。

有报道在日本的高碘地区，医院患者中亚临床甲亢主要由 Graves 病所致。在我国高碘地区也发现亚临床甲亢患者甲状腺自身抗体的阳性率要显著高于碘缺乏地区，所以在高碘地区自身免疫因素是导致亚临床甲亢的主要原因。毒性多结节性甲状腺肿和甲状腺毒性结节在碘缺乏区和老年患者中较为常见。

四、临床表现及多系统不良影响

亚临床甲亢临床症状多不明显或呈非特异性，可能有轻微精神症状、情绪紊乱、心悸、乏力、不耐疲劳等，由于症状均无特异性，亚临床甲亢易被忽略或归于神经衰弱或老年体衰。亚临床甲亢的主要危害是进展为临床甲亢和引起心血管系统、骨骼系统及代谢等方面的异常。

1. 心房颤动　亚临床甲亢可使老年患者心房颤动发病风险增加 2～3 倍。对于以心房颤动为首发症状的患者应警惕亚临床甲亢的可能，此类患者经 ATD 治疗后心房颤动可以缓解。

2. 心力衰竭　亚临床甲亢可使患者心率增快、左心室容积扩大、心肌收缩力增强，导致舒张延迟，发生房性心律失常。

3. 脑卒中　是由甲亢引起的心房颤动所导致的潜在并发症之一，此外，甲亢本身也与机体高凝状态有关。但是关于亚临床甲亢和脑卒中风险之间的关系，目前研究结果不尽相同。

4. 骨和矿物质代谢　甲状腺激素可以刺激骨吸收，使甲亢患者的骨质疏松和骨折发病风险增加。但是亚临床甲亢对骨和矿物质代谢的影响目前还存在争议。关于亚临床甲亢对骨密度的影响，目前研究结果也不尽相同，但大多数研究表明，内源性亚临床甲亢会导致绝经后女性骨密度下降，特别是在富含皮质骨的区域，而在绝经前女性则未发现这一效应。

五、诊　　断

亚临床甲亢的诊断主要依据实验室检查结果，并排除其他原因引起的血清 TSH 降低但甲状腺激素水平正常。临床上诊断亚临床甲亢应包括以下几方面：①甲状腺激素过量的临床症状和体征；②详细询问病史及用药史，排除可引起血清 TSH 暂时降低的其他原因，如亚急性甲状腺炎、无痛性甲状腺炎和产后甲状腺炎等;③实验室检查:血清 TSH 水平持续低于正常值下限(TSH<0.4mU/L,并应在 2~3 个月内再次进行检测),FT_3、FT_4 水平在正常参考值范围内。

六、鉴别诊断

亚临床甲亢须和下列 TSH 浓度低于正常但甲状腺激素水平正常的情况相鉴别。

1. 非甲状腺疾病　主要见于一些严重疾病,可能是由于疾病导致中枢性 TSH 抑制及某些因素干扰了外周甲状腺激素的代谢和 T_4 向 T_3 转化。

2. 某些药物　如大剂量的类固醇激素、多巴胺、多巴酚丁胺、生长抑素类似物和胺碘酮等也会导致亚临床甲亢甚至甲亢的发生。

3. 中枢性（继发性）甲减　垂体功能减退也会表现为持续性 TSH 水平下降,但本病会同时合并游离甲状腺激素水平降低或在正常值的下限。

4. 甲亢治疗的恢复期　会出现 TSH 水平降低同时合并正常水平的 FT_3、FT_4。

5. 怀孕的女性　在妊娠的 T_1 期（妊娠第 1~12 周）可表现为 TSH 水平的下降。

6. 60 岁以上的老年人　有 1%~3% 的年龄在 60 岁以上的老年人 TSH 水平小于 0.4mU/L,并且由于垂体分泌 TSH 水平下降,对 TRH 的刺激反应下降,老年人外周组织中 T_4 向 T_3 转换减少,可导致 FT_3 水平的降低。

七、治　疗

目前评估亚临床甲亢患者 TSH 恢复正常后对于生活质量、心血管和骨病发病风险的潜在获益的临床研究还较少。有些研究证实,针对重度亚临床甲亢患者,选择具有心脏高选择性的 β 受体阻滞剂,或者应用 ATD 可以改善症状、减慢心率和减少室上性心动过速等心律失常的发作。一项前瞻性研究证实,亚临床甲亢患者通过治疗甲状腺功能恢复正常后,超声心动图的各项心脏参数有明显改善。然而目前还缺乏关于亚临床甲亢控制后是否能够减少心房颤动及其他心血管事件发病风险的长期的前瞻性对照研究。在患亚临床甲亢的绝经后女性人群中进行的前瞻性研究发现,经过 ATD 或者放射性碘治疗,1 年后其骨密度有了明显增加,股骨颈和腰椎骨密度分别增加了 1.9% 和 1.6%,而未治疗的女性其骨密度则持续性下降。但是还没有研究证实治疗亚临床甲亢是否能减少骨折发病风险。

对于 65 岁以上合并心脏疾病的重度亚临床甲亢患者,因为发生心血管事件的风险较高,推荐选择 ATD 或者放射性碘治疗控制亚临床甲亢。

八、预　后

部分亚临床甲亢患者可以进展为甲亢,部分患者 TSH 可自行恢复正常。血清 TSH 抑制程度是预测亚临床甲亢进展为甲亢的最佳指标。

目前还不确定亚临床甲亢的潜在病因是否是进展为甲亢的预测因素。大多数患 Graves 病的亚临床甲亢患者最终结局发展为显性甲亢或者 TSH 恢复正常,一直维持原状的可能性较小。在多结节性甲状腺肿患者,如果患有亚临床甲亢,这种状态会持续很长时间,特别是在碘缺乏地区。而在非碘缺乏地区,每 4~5 年大约有 10% 的患者由非毒性结节性甲状腺肿进展为毒性结节性甲状腺肿。此外,在碘缺乏地区,由毒性结节性甲状腺肿引起的重度亚临床甲亢患者通常会进展为显性甲亢,尤其是在补碘治疗或者应用含碘造影剂之后。

（张宪美）

第八节 甲状腺相关眼病

甲状腺相关眼病（thyroid associated ophthalmopathy，TAO）是由多种甲状腺病引起的眼部损害，其中97%的患者由 Graves 病（GD）引起，称为 Graves 眼病（GO），极少数也可发生于桥本甲状腺炎。由于其最常见于 Graves 病，因此有人对 TAO 与 GO 不作区分，互相通用。严格来讲，TAO 是大概念，GO 是小概念，即 GO 只是 TAO 的一种类型。本病发病后 2/3 轻至中度病例可以自行缓解，20%病情稳定，14%病情加重，其中只有 3%～5%的病例发展到极重度而威胁视力。

一、流 行 病 学

（一）患病率

GO 的流行病学研究结果差异较大，这与 GO 从轻度到重度的临床表现差异大，确诊的标准和手段不同，研究人群、种族及随访周期的差异等均有较大关系。依据欧洲多中心的一项问卷调查结果，GD 患者约 50%有眼部受累，但是重度 GO 只约占 5%。一项前瞻性研究对 346 名新发 GD 甲亢患者进行 GO 标准化评估，其中 20%患有轻度 GO，6%患有中到重度 GO，0.3%患有威胁视力的 GO，在随访的 18 个月中，初发时无眼病的患者 80%不会发生 GO，初始时轻度 GO 可能自发缓解，很少进展为严重型。一项西方国家的临床研究中，1960 年和 1990 年 GO 在 GD 中的比例由 57%降到 37%，考虑其中一个原因就是人群吸烟率降低了。

（二）性别和年龄

GO 患者的男女比例与 GD 相似，为 1∶（2～5），但在亚洲患者该比例升高，可能与亚洲男性吸烟比例高有关。GO 可能发生在任何年龄，发病风险年龄呈双峰，40～50 岁和 60～70 岁各有一个高峰，女性和男性不同（女性为 40～44 岁和 60～64 岁，男性为 45～49 岁和 65～69 岁）。儿童和青少年也能发生 GO，但是重度 GO 很少见。

二、病 因 病 理

（一）病因

TAO 的发病机制十分复杂，目前确切的发病机制尚不明确。近年来大量的研究表明，TAO 发病与遗传因素和环境因素相关，是一种极其复杂的自身免疫性疾病，细胞免疫、体液免疫共同参与了其发病过程。

1. 遗传因素　研究表明，遗传因素与 TAO 发病相关。多数 Graves 眼病患者有 Graves 病家族史。一些小样本病例对照研究报道了几个易感基因位点：人类白细胞抗原（HLA，6p21.3）、细胞毒性 T 淋巴细胞抗原 4（CTLA24，2q33）、肿瘤坏死因子（TNF，6p21.3）、干扰素-γ（IFN-γ，12q14）、细胞间黏附分子-1（ICAM-1，19p13）和促甲状腺激素受体（TSH-R，14q31）等。相反，HLA-DPB1 201 可能具有保护作用。

2. 环境因素　某些环境因素作用于易感个体，可能促使 TAO 发生、发展。大量的研究表明，吸烟是 TAO 的强致病因子，与不吸烟患者相比，吸烟者 TAO 发病率增高 7.7 倍，并且吸烟者眼病程度更重。机制可能是吸烟非特异性抑制 T 细胞的活性，减少了自然杀伤 T 细胞的数量，损害了体液免疫反应和细胞免疫反应。

甲状腺功能异常的临床过程不依赖于 TAO，但持续存在的甲状腺功能低下或者亢进与严重 TAO 有关，因此，保持甲状腺功能正常有重要的意义。放射性碘治疗与 TAO 一过性恶化有关。[131]I 治疗与抗甲亢药物相比，诱发或加重 TAO 的风险更高，严重 Graves 眼病患者不建议 ^{131}I 治疗。可能的机制为放射性碘治疗时，因 TSH 受体作为抗原突然大量释出，可能诱发自身免疫反应，使眼部病情恶化。

3. 免疫学机制 GO 是一种自身免疫性疾病，其发病机制并不完全清楚。目前公认的发病机制理论基于甲状腺病和眼病之间的关联性，即自身免疫细胞 T 淋巴细胞直接攻击一种或多种浸润在眼眶组织和眼外肌肉之间肌束膜的抗原。黏附分子促进了 T 细胞进入眼眶，随着共同的抗原识别，在表达 HLA-Ⅱ类抗原的抗原递呈细胞的促进下，CD4$^+$T 淋巴细胞分泌细胞因子激活 CD8$^+$T 淋巴细胞或产生自身抗体的 B 细胞，并发生级联效应放大免疫反应。T 细胞的不同亚群在疾病不同阶段发挥优势作用，如 Th1 细胞因子（IL-2、TNF-α）和 Th2 细胞因子（IL-4、IL-5、IL-10）分别在 GO 的早期和晚期占优势地位。T 细胞分泌的前炎症因子，细胞因子刺激成纤维细胞增生分化为成熟的脂肪，并且释放糖胺聚糖（GAG），特别是透明质酸（HA），引起眼眶组织水肿和新的脂肪细胞形成。B 细胞不仅可以分化为浆细胞产生抗体，也可作为抗原呈递细胞，将自身抗原呈递给自身反应性 T 细胞，引起 T 细胞活化，并且可以分泌多种细胞因子，如 IL-6、TNF-α 等，具有免疫调节功能。T 细胞和 B 细胞的交互作用共同参与甲状腺眼病的进程。

4. 自身抗原 眼眶成纤维细胞和与其胚胎发生相关的前体脂肪细胞可能在眼眶自身免疫分子机制中发挥重要作用。眼眶成纤维细胞具有独特的表型特征，可在各种细胞因子作用下表达多种免疫调节蛋白（包括 HLA-Ⅱ类分子、淋巴细胞黏附分子如细胞黏附分子-1 和热休克蛋白），产生透明质酸。眼眶成纤维细胞同甲状腺细胞一样，可以表达促甲状腺激素受体（TSHR）。TSHR 作为一种共同抗原使体内产生致病性抗体，可以引起甲亢，同样也作用于眼眶组织。

胰岛素样生长因子-1 受体（IGF-1R）是 GO 眼眶组织中另一种被激活的受体。甲状腺眼病患者的眼眶成纤维细胞表达高水平的 IGF-1R。Graves 病患者的 IgG 对眼病患者眼眶成纤维细胞表达 IL-16 和调节正常 T 细胞表达和分泌的活化因子（RANTES）起到诱导作用，这些细胞因子在甲状腺眼病患者的 T 细胞的趋化和活化上起到诱导作用，使得自身免疫反应可以持续进行（图 10-1）。

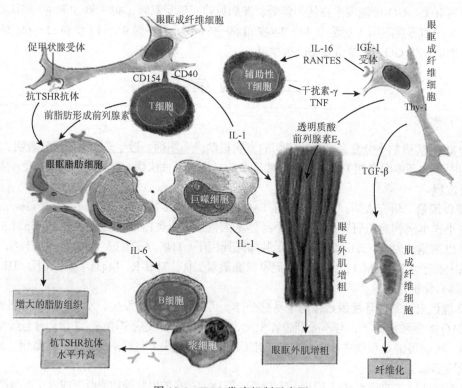

图 10-1 TAO 发病机制示意图

（二）病理

1. 眼睑 眼睑改变临床上较为常见，以上眼睑挛缩和上睑迟落为主要改变，也可出现睑内翻或下垂、眼睑肿胀等。机制可能为组织纤维化，提上睑肌挛缩或瘢痕形成，异常的交感神经状态，眼球突出等。

2. 眼外肌 为主要病变部位，表现为肥厚、增生，组织内大量炎性细胞浸润，肌细胞变性、水肿，病变进一步发展则出现眼外肌纤维化、粘连，晚期发生萎缩。病理改变为大量淋巴细胞和单核细胞散在或聚集沉积在肌肉、肌间质或肌膜上，伴有黏多糖沉积。随着病情进展，肌间质中被激活的成纤维细胞引起透明质酸形成，导致组织水肿和疏松，若病变进一步恶化，成纤维细胞活性增加，大量胶原形成，导致眼外肌纤维化和瘢痕形成，造成眼外肌永久性功能障碍。

3. 眶内软组织 球后眶内脂肪和结缔组织内也有大量炎性细胞浸润，其中以淋巴细胞为主，导致眶内软组织增生和水肿，眶内容积增大而引起眼球前突。严重病变者，肥大的眼外肌及膨大的眶内脂肪组织、结缔组织导致眼球重度突出，睑裂闭合不全，导致角膜上皮细胞脱落，甚至引起角膜溃疡。病变晚期，水肿肥厚的眶内组织和肌肉引起眼压升高，造成视神经压迫，可引起视力下降、视野缺损，甚至发生视神经萎缩，严重者导致失明。

三、临 床 表 现

TAO 是一组复杂的眼眶病，除了与甲状腺病相关的临床表现以外，其典型的眼部临床症状为畏光、流泪、异物感、眼痛、视力下降和复视等。眼征包括眼睑裂隙增宽（Dalrymple 征）；少瞬和凝视（Stellwag 征）；眼球内侧聚合不能或欠佳（Mobius 征）；眼向下看时，上睑因后缩而不能跟随眼球下落（von Graefe 征）；眼向上看时，前额皮不能皱起（Joffroy 征）。TAO 的体征又因急性或慢性期、受累的严重程度、病变处于活跃或稳定状态、眼组织受累部位等各种因素不同而表现各异。

1. 眼睑退缩、下落迟缓 TAO 患者眼征即上睑退缩、下落迟缓具有诊断价值。正常人睑裂宽度与种族、遗传等因素有关。TAO 通常为眼睑退缩，即上睑缘升高，甚至达上方角巩缘以上。下睑缘在下方角巩缘以下，使角巩缘上方或下方巩膜暴露（露白）（图 10-2）。在眼睑退缩中，上睑退缩多见，可能的机制为：①Müller 肌作用过度（交感性作用过度）；②提上睑肌与周围组织发生粘连；③下睑缩肌与周围组织发生粘连。

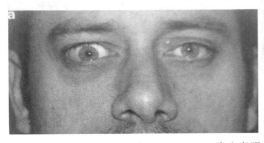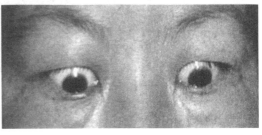

图 10-2 Graves 病患者眼睑挛缩，巩膜暴露（露白）

当眼球向下看时，正常人上睑随之下移，TAO 患者向下看时，退缩的上睑不能随眼球下转而下移或下落缓慢，称为上睑迟落。Müller 肌和提上睑肌受累，使退缩、下落功能差，加上眼睑肿胀影响眼轮匝肌关闭眼睑的作用，故患者瞬目反射减少，呈凝视状态。

2. 软组织受累 眼部组织间隙黏多糖类物质沉积明显增加，组织中吸收了大量水分，加之炎性细胞浸润导致的血管充血扩张、通透性增加，组织间液体增多，是导致 TAO 患者软组织受累的主要原因。急性期或浸润性突眼眼部软组织受累最为明显。

（1）眼睑充血肿胀：表现为眼睑色红、丰满增厚，睑上沟消失。上睑充血肿胀多见，重度眼睑充血肿胀导致眼睑动度差，眼睑不能闭合（图 10-3），这是引起暴露性角膜炎的主要原因。

（2）球结膜充血水肿：局部球结膜充血大多是在内外直肌附着处的血管扩张。通常球结膜充血水肿发生于颞侧或下方，也可以发生于鼻侧，上方相对少见。

（3）泪器受累：泪阜可因充血、水肿而隆起。泪腺可因充血、水肿而肿大。TAO 患者泪腺受累，原因尚不明确。

（4）眼眶软组织肿胀：急性期 TAO 患者眼眶脂肪间隙因水肿和充血而变宽，眼外肌因水肿和充血而肥大。炎性细胞特别是淋巴细胞浸润、血管扩张进一步加重眼眶组织肿胀，结果导致眶内容物大量增加，眶压显著增高，眼静脉回流受阻，液体聚集在软组织内，加重眼眶软组织肿胀，致使眼球前突、活动受限（图 10-3）。

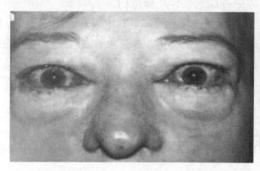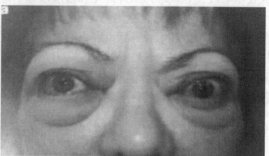

图 10-3　患者眼睑充血肿胀，眼眶软组织肿胀

3. 眼球突出　是 TAO 最常见的体征，机制为眼外肌肥大、眶脂肪增多，增加的眶内容物在骨性眼眶内推挤眼球向前突出。据报道，双眼突出占 80%～90%，单眼突出占 20%（图 10-4）。影像学检查有球后眶尖部球形高密度阴影。眼球不全脱位可发生在进行性甲状腺相关眼病中，但比较少见。

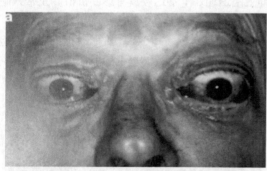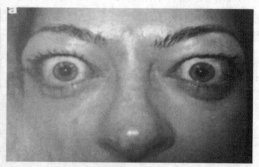

图 10-4　患者双眼突出，上眼睑退缩，眼球活动受限

4. 眼外肌受累　TAO 常有限制性眼外肌病变，又称甲状腺眼外肌病，表现为眼外肌的肌腹扩大，肌附着处正常。轻度受累者临床不易确定，超声、CT 或 MRI 检查可显示。严重甲状腺眼外肌病除眼球前突、移位影响患者容貌外，影响更大的是复视，造成头痛、眼胀，严重影响患者的生活、学习和工作。

5. 角膜受累　是 TAO 常见的并发症，有浅层点状角膜炎、上角膜缘角膜结膜炎、暴露性角膜炎或角膜溃疡等几种类型，最严重的是角膜溃疡伴继发感染。暴露性角膜炎或角膜溃疡危害极大，其发病的原因有：①眼球严重突出，眼睑闭合不全；②眼睑肿胀、眼轮匝肌功能低下，闭合困难；③球结膜重度充血水肿，突出于睑裂外，眼睑闭合受阻；④眼外肌受累，功能障碍，保护角膜的 Bell 现象消失。

6. 视神经病变 GO 中 5%～7%发生甲状腺功能障碍性视神经病变（dysthyroid optic neuropathy, DON），是一种潜在可逆性视神经功能障碍，是 GO 较为严重的并发症。本病变进展较缓慢，视功能逐渐下降，严重者威胁视力甚至失明。大多数病例是由于肿胀的眼肌在狭窄的骨性眶尖内压迫了视神经引起的，对视神经的压迫程度与眼球突出度不一定平行，DON 是眼眶减压术的主要适应证之一，典型症状通常有色觉异常和中心视物模糊。

7. 眼压升高 1918 年 Wessely 首先报道 TAO 患者伴眼压升高，但一般并不都把眼压测量作为本病的常规检查。甲状腺相关眼病伴眼压升高或继发青光眼可能与以下因素有关：①眼眶充血，眼上静脉扩张（回流受阻）致巩膜表面静脉压升高；②眼球向限制性眼外肌作用相反的方向转动时，肥大的眼外肌压迫眼球；③小梁网有黏多糖沉着，甲状腺毒性作用和（或）遗传相关的易感性（青光眼家族史者）。

四、实验室及其他检查

（一）实验室检查

合并甲亢的 TAO 患者甲状腺功能、^{131}I 摄取率结果与甲亢患者实验室检查结果一致；30%～50% 的甲亢眼眶病患者出现 TRH 兴奋试验阳性；T_3 抑制试验不被抑制有利于合并甲亢的 TAO 诊断，部分抑制为可疑甲亢。对于无甲亢的 TAO 患者，FT_3、FT_4 水平多正常，^{131}I 摄取率正常；有一部分无甲亢的 TAO 患者 TRH 试验是异常的；对正常甲状腺功能的眼眶病患者，为进一步明确诊断，建议同时做 T_3 抑制试验和 TRH 兴奋试验。

TAO 的抗体检查如下。

1. TSAb 存在于 90%的活动性 TAO。大约 50%甲状腺功能正常的眼眶病患者可查出 TSAb。在大多数病例中，这些抗体与治疗效果、病情监测有关，病变消退抗体消失，病变复发抗体再出现。在 TRH 或 T_3 抑制试验正常的患者，测定这些抗体具有临床意义。

2. TPOAb 在 TAO 患者中滴度高；抗甲状腺球蛋白抗体（anti-TGAb）滴度在 TAO 患者仅为 25%。

3. TRAb 甲亢的 TAO 患者，未治疗前 TRAb 阳性率高达 91%。

（二）眼科专科检查

1. 眼球突出度测量 使用眼球突出度测量仪较为简便易行，其误差为 10%左右，在眼距维持不变的情况下增加测量次数可以提高准确度。CT 及 MRI 可以确切提供眼球突出的状态。

2. 眼压检查 有研究者发现，在部分 TAO 患者中，即便是甲亢无眼球突出的患者，眼球在原位时，眼压也高于正常。这些发现对诊断内分泌眼病具有重要价值，同时也避免了将甲亢患者的高眼压诊断为青光眼。

3. 眼球运动与复视相检查 TAO 患者有眼外肌受累不一定有眼球运动异常，而眼球运动异常也不一定伴有复视。单纯复视相检查不能完全反映眼外肌受累的状态，只能作为诊断的定性参考之一。相比较而言，眼球运动检查更为准确。常规做单眼运动的九个方向幅度的测量，双眼对比可以反映各条肌肉运动的情况。根据双眼位置的异常和运动异常，可初步判断有无眼外肌受累及哪条肌肉受累。

4. 眼球被动牵拉试验 在鉴别 TAO 限制性眼外肌病和其他原因所致的眼肌功能异常中起着重要的作用。儿童需在全麻下检查，成人可在门诊应用局部表面麻醉进行检查。

5. 视野检查 眶压升高，静脉瘀滞所引起的视网膜水肿可损伤视神经，导致视乳头水肿，视神经萎缩，视野检查可以有各种相应的异常表现，如生理盲点扩大，周边视野缺损和视神经束状视野缺损，严重者导致管视。

（三）影像学检查

1. CT 扫描检查 CT 能够良好地分辨眼眶组织的解剖结构和水肿等情况，因此常常作为眶部疾病的首选检查方法，用于明确诊断和鉴别诊断。多排螺旋 CT 能够从冠状面、矢状面、轴状面或旁矢状面等多平面成像并重建，从而精确显示骨性眶周结构及眼外肌的厚度，显著提高组织的空间分辨率。

在 TAO 患者的 CT 图像中，双眼多条眼外肌增粗是最为显著的影像学特点之一，单眼单一眼外肌增粗较少见，从 CT 图像中可以清晰地看到眼外肌肥厚，脂肪水肿，眶隔前突，视神经受压，眶骨改变等，眼外肌肥大，外观呈梭形，以肌腹增粗为主。双眼内直肌肌腹增粗，呈典型的"细腰瓶"样改变，肥大的内直肌压迫眼眶内侧壁（图 10-5）。单侧明显增粗的下直肌，切面呈椭圆形，酷似眶尖肿瘤（图 10-6），此时应结合 CT 水平扫描和冠状扫描仔细鉴别。CT 水平扫描可以准确判断眼球突出情况，主要显示眼外肌增厚，肌腹肥大，而冠状位扫描可以同时显示 4 条肌肉的厚度，弥补平面扫描的不足。

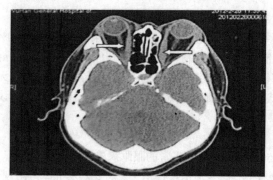

图 10-5 双眼横轴位扫描

显示双眼内直肌肌腹增粗，眼眶内侧壁受压，呈典型的"细腰瓶"样改变

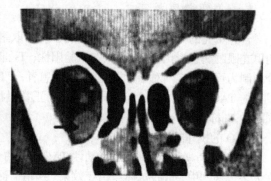

图 10-6 双眼冠状位扫描

显示单眼明显增粗的下直肌，切面呈椭圆形，似眶尖肿瘤

2. MRI 除可显示眼外肌肥大外，还可获得更多的征象，TAO 在无临床症状时，MRI 也能显示眼外肌的一些改变。此检查可为评估 TAO 的活跃期或静止期提供客观证据，为计划 TAO 免疫抑制剂治疗提供帮助。

T_1 加权像眼外肌为中等信号，眼脂肪为强信号，故肥大眼外肌呈中等信号而清楚地显示出来（图 10-7）。在 T_2 加权像上除肌腱和部分肌腹仍保持中等信号外，大部分肥大的肌腹显示较高信号，这意味着眼外肌肥大主要为水肿所致（图 10-8）。

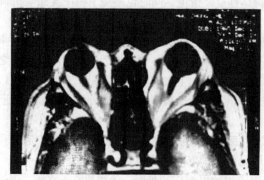

图 10-7 双眼 MRI 横轴位 T1 加权像

显示右眼内直肌增粗，边界清楚，呈等信号，信号均匀

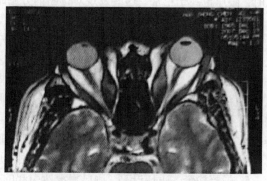

图 10-8 双眼 MRI 横轴位 T2 加权像

显示右眼内直肌增粗，边界清楚，呈等信号，信号均匀

　　临床上将眼睑肿胀，球结膜充血水肿，病变进行性发展称活动期或湿期；将眼睑不肿，球结膜不充血，病变稳定称静止期或干期。活动期 TAO 的眼外肌以淋巴细胞浸润和水肿为主，对小剂量放射治疗和免疫抑制剂治疗效果较好，而 MRI 检查显示眼外肌肥大、信号强。所以用 MRI 短 T 反转顺序检查，可帮助医生选择对放射和免疫抑制剂治疗较为有效的病例。将 MRI 检查所见与临床资料结合得出结论如下：高信号强比率和正常大小肌肉提示为早期病变；高信号强比率和肌肉肥大提示为后期活动性病变；肌肉肥大伴低信号强比率提示为晚期静止性病变。

　　3. 超声检查　超声检查价廉易行，可多次重复，可避免 CT 检查时的放射损伤，是诊断 TAO 的有效方法之一，但超声波检查不能显示眶内病变与周围组织的关系及眶后部和眶骨的病变，应用有一定局限性。B 超对眼外肌肥大比较敏感，且测量较为准确。定量 A 超可精确测量眼外肌厚度。如果将 A 超和 B 超联合应用，可使诊断更加全面。

五、诊　　断

（一）诊断标准

　　大多数 TAO 诊断并不困难，目前为止并没有统一的 GO 诊断标准，患者具有典型的眼部体征和一些客观证据。其共同特征有：①眼睑肿胀，上睑退缩，下落迟缓，瞬目反射减少，单眼或双眼进行性前突；②眼外肌受累、活动受限，出现复视或斜视；③CT 扫描和 MRI 检查，发现眼外肌肥大。实验室检查结果因 TAO 的类型不同而异。少部分 TAO 诊断困难，很多眼眶病都可以引起眼球前突，很多其他病变也可引起眼睑退缩。对于易引起误诊的病例应进行全面的实验室检查，并结合超声波、CT 扫描、磁共振、眼球牵拉试验和眼压检查等，以建立正确的诊断，避免不必要的眼眶手术和活体组织检查。

（二）临床活动度和严重度评估

　　对 GO 患者评估眼病的活动度和严重度是选择合适治疗方案的基础。GO 的活动度分为活动性或非活动性疾病。根据严重度可分为轻度、中度、重度及威胁视力的 GO。

　　1. 疾病活动度　Graves 眼病患者的分类要根据是否具有活动性或非活动性疾病，这是创建治疗计划的重要因素，因为活动性（炎性）疾病的患者免疫抑制剂治疗可能更有效。临床活动评分表（CAS）是评估 Graves 眼病疾病活动度的有效工具，在日常临床实践中即可进行，计算简单方便。Mouritis 等首次针对 GO 活动性的评判提出一个评分标准，并将其应用于疗效评估。

　　（1）疼痛：①眼球或球后的疼痛感或压迫感；②眼球左右上下运动感疼痛。

　　（2）充血：①眼睑的充血；②眼结膜的弥漫性充血。

　　（3）水肿：①球结膜水肿；②泪阜水肿；③眼睑水肿。

　　（4）下面 3 项随访的项目：①1～3 个月内眼突度增加 2mm 以上；②1～3 个月内在斯内伦视力表上视敏度下降 1 行或以上；③1～3 个月内眼球运动在任何一个方向上的下降≥8°。

　　以上每个症状对应一个分值，共 10 分，达到 4 分及以上提示活动性 GO，对糖皮质激素治疗有效性的阳性预测值达 80%，阴性预测值为 64%。CAS 评分基本上反映了眼部炎症，达到或超过 3 项时，提示 Graves 眼病处于活动期（表 10-4）。

　　2. 严重程度　是 TAO 病情判断的重要内容，它与活动

表 10-4　眼病临床活动评分表（CAS）

评估
自发性球后疼痛
眼球上下凝视时疼痛
眼睑红斑
结膜充血
结膜（球结膜）水肿
泪阜/皱襞肿胀
眼睑水肿

度评估相结合决定患者是仅需要基础性治疗还是需要加用其他强化措施。根据甲状腺病的眼部体征表现，Werner 于 1969 年在美国甲状腺学会提出甲状腺相关眼病眼部改变的分级。van Dyke 于 1981 年为方便记忆，将第 1 个英文字母缩写成 NOSPECS（表 10-5），0 和 1 级眼部临床表现较轻，为非浸润性（NO，non-infiltration），2~6 级伴有更严重的眼部侵犯，为浸润性（SPECS，infiltration）。Werner 将每一级再分为无（0）、轻度（a）、中度（b）和重度（c）。Werner 分级法应用较广泛，但是该分级没有显示患者的具体受累情况，不能用来评估疾病活动性及进展情况，也无法评估对治疗的反应。

表 10-5　NOSPECS 分级

类别	级别	定义
0		无症状及体征（N，no signs or symptoms）
1		只有体征（上睑回退，凝视征，睑裂增宽），无症状（O，only signs）
2		软组织受累（S，soft-tissue involvement）
	0	无
	a	轻度
	b	中度
	c	重度
3		眼球前突（P，proptosis）
	0	无
	a	超过正常上限 3~4mm
	b	超过正常上限 5~7mm
	c	超过正常上限 8mm
4		眼外肌受累（E，extraocular muscle involvement）
	0	无
	a	各方向极度注视时运动受限
	b	运动明显受限
	c	单眼或双眼固定
5		角膜受累（C，corneal involvement）
	0	无
	a	角膜点染
	b	角膜溃疡
	c	角膜薄翳、坏死、穿孔
6		视力丧失（S，sight loss）
	0	无
	a	视盘灰白、缺血，视野缺损，视力为 0.3~1.0
	b	同上，视力为 0.1~0.2
	c	盲目，无光感，视力低于 0.1

欧洲 Graves 眼病专家组（EUGOGO）依据突眼度、复视和视神经损伤三方面指标将眼病严重程度分为轻度、中至重度和威胁视力的程度（极重度）。

（1）轻度：患者常有以下 1 种或多种表现。轻度眼睑回缩（<2mm）、轻度软组织损害、眼球突出度超过参考范围上限在 3mm 内、无复视或间歇性复视；润滑剂治疗有效的角膜暴露。

（2）中至重度：患者需要具备以下 2 项或更多的表现。眼睑退缩≥2mm、中度或重度软组织损害、眼球突出度超过参考范围上限 3mm 以上，间歇性或持续性复视。

（3）极重度（威胁视力）：是指伴视神经病变（DON）和（或）伴角膜脱落。

六、鉴 别 诊 断

Graves 眼病的三大特点是眼睑退缩、眼球突出和眼外肌肥大，每种主要的临床表现都有相关的鉴别诊断。在 Graves 眼病中由视神经病变引起的视力下降应该与由暴露性角膜炎、白内障、黄斑变性、颅内或眼眶肿瘤、糖尿病性视网膜病变或精神因素引起的视力下降进行鉴别。眼睑退缩的鉴别诊断包括神经性、肌源性和机械性因素。正常的对侧眼中，非神经源性的上睑下垂可以导致眼睑的假性回缩。眼球突出的测量可能受到全身性非甲状腺疾病的影响，消耗性疾病中眼眶凹陷，肥胖症中眼眶可能向前突出。因此，结合病史、临床特征及影像学表现，对 TAO 进行鉴别诊断。

1. 眼眶炎性假瘤　原发于眼眶的慢性非特异性炎性疾病，可累及多个眼眶结构。肌炎型眼眶炎性假瘤的眼外肌增粗，易与 TAO 混淆。但其以单侧单条眼外肌受累为主，肌腱与肌腹同时受累；TAO 多见双眼多条眼外肌受累，眼外肌肌腹增粗、肌腱正常。眼眶炎性假瘤起病急，常伴有剧烈的眼眶疼痛，糖皮质激素治疗后症状可在几天内迅速缓解；TAO 一般不伴有剧烈的眶部疼痛，病程在几个月到几年不等。

2. 血管畸形　主要指颈动脉海绵窦瘘，颈内动脉或颈外动脉与海绵窦之间形成了瘘口，导致眼眶静脉压增高、眼部血液回流障碍，表现为结膜、眼睑肿胀，眼外肌增粗。但是颈动脉海绵窦瘘伴有与脉搏节律一致的搏动性眼球突出，触诊眼球有震颤感，听诊眶部可闻及杂音。CT 或 MRI 上见多条眼外肌增粗、海绵窦扩大、眼上静脉明显增粗；CT 或 MRI 血管造影可见异常血管。

3. 肿瘤　眼眶内原发性和转移性肿瘤直接侵犯眼外肌；或眶内占位压迫眼上静脉，静脉回流受阻也能使眼外肌增粗。受累的眼外肌常呈结节状、边界不清，以单侧、单条眼外肌受累为主，伴随全身症状。

七、治　　疗

GO 的治疗应以循证医学为基础，以改善患者预后（症状、体征及生活质量）为目标，合理选择治疗和随访方案。准确评估 GO 活动度，判断 GO 是否处于炎性活动期；明确 GO 的严重度及有无需要紧急处理的眼部并发症，对选择正确的治疗方案及判断预后有至关重要的作用。GO 的治疗包括基础治疗、局部治疗、免疫治疗、放射治疗、手术治疗等多种方法。不同严重程度及活动性阶段的 GO 病变，临床应采取不同的治疗方法，通常眼病的严重程度决定是否治疗，而眼病活动性决定了选择哪种治疗方法。

（一）基础治疗

1. 控制危险因素　很多危险因素均增加眼病的严重程度，如年龄、性别、吸烟、治疗前游离甲状腺素水平及 TRAb 等，这些危险因素中，吸烟对于突眼严重程度的影响最容易控制。2021 年 EUGOGO 发布的《2021 年欧洲 Graves 眼病临床实践管理指南》推荐 GO 患者应戒烟，包括避免二手烟，必要时寻求专业的戒烟治疗。治疗前高甲状腺激素水平（治疗前血清高 T_3 水平≥325ng/dl 或≥5nmol/L），治疗前高 TRAb 水平（＞50%TBII 抑制或 TRAb＞8.8IU/L），放射性碘治疗后甲减及在某些患者中应用同位素治疗甲亢均是 GO 的危险因素。

2. 甲亢的治疗　尚未发生眼病的 GD 患者，抗甲状腺药物、放射性碘或甲状腺手术治疗方案对 GO 发病风险一致，均可作为治疗选择。但对于吸烟或 TRAb 水平高等 GO 发病或恶化的高危患者，选择同位素治疗甲亢时联合应用短疗程、低剂量（每千克体重 0.3～0.5mg/L）泼尼松口服可预防同位素治疗对 GO 的不良影响。没有任何糖皮质激素应用禁忌证的情况下，EUGOGO 指南建议伴有轻度活动期 GO 的甲亢患者行 RAI 治疗时，即使没有 GO 加重的危险因素，也应该应用糖皮质激素。

3. 眼科局部治疗 炎症和干眼是 GO 的常见症状，泪腺功能障碍和泪液渗透压升高加重干眼，影响患者生活质量。研究证实全程使用无防腐剂并具有维持渗透压作用的人工泪液具有良好的保护作用，夜间加用保护作用更强的凝胶或软膏，防止角膜暴露。对于眼角膜严重暴露的患者，特别是醒来后眼干症状明显的患者，可用胶带闭合眼睑或覆盖湿房。若角膜不适时可使用护眼镜，特别是在多尘多风的天气。畏光者可配戴太阳镜。

（二）轻度 GO 的治疗

1. 一般治疗 轻度 GO 多为自限性，可仅采取控制危险因素、治疗甲状腺功能障碍等措施。局部治疗有助于改善症状和体征。人工泪液滴眼，夜间使眼睑闭合防止角膜干燥，从而减轻由此引起的畏光、流泪、磨砂感和疼痛等症状。夜间抬高头部可缓解水肿，改善由此引起的复视和软组织炎症恶化。佩戴太阳镜或有色镜片可减少畏光感。

2. 硒制剂治疗 硒是一种人体必需的微量元素，合成入硒代半胱氨酸，存在于 35 种硒蛋白中，其中大部分是酶类，硒在这些酶中作为氧化-还原中心发挥抗氧化作用。硒对免疫系统也有影响，补硒后的效应类似于免疫激活剂。硒具有抗氧化和抗感染作用，能够减少自由基生成，抑制前列腺素和白三烯的产生。GO 和 GD 均存在氧自由基产生的增加，硒可能对其发挥抗氧化作用。英国营养学会推荐补硒标准：男性 75µg/d，女性 60µg/d，这样能保持血硒水平在 95µg/L，也是谷胱甘肽过氧化物酶发挥最大作用的浓度。

（三）中重度 GO 的治疗

中重度 GO 的治疗取决于眼病的严重程度及活动度。对于处于活动期 GO 的患者进行免疫抑制剂和（或）抗感染药物治疗，目的是减轻眼眶肌肉及纤维脂肪组织的炎症，以减少最终对康复手术的需求。相反，长期、慢性 GO 进行免疫抑制剂治疗无效，可采用手术或复位治疗。DON 是最严重的眼病表现，是临床急症，需要立即治疗。DON 需予大剂量静脉注射糖皮质激素治疗，若无效，应尽快行眼眶减压术。

1. 糖皮质激素治疗 糖皮质激素具有抗感染及免疫抑制作用，并且可以抑制成纤维细胞透明质酸的合成和释放。一般来说，糖皮质激素治疗能够快速缓解活动性 Graves 眼病患者的软组织炎症性改变相关的疼痛、充血和结膜水肿，对近期眼外肌功能障碍均有效。大剂量糖皮质激素全身用药是目前公认的治疗中重度活动性 GO 的一线治疗。糖皮质激素不同给药途径中，静脉用药是中重度活动性 GO 的首选。推荐的糖皮质激素静脉给药方案：甲泼尼龙共 12 周，累积剂量 4.5g：每周 1 次 0.5g 缓慢注射，连用 6 周；随后 6 周为第二阶段，每周 0.25g。对于更严重的活动性中重度 GO，大剂量方案是前 6 周每次 0.75g，后 6 周每次 0.5g（累积剂量 7.5g）。重要注意事项是静脉内甲泼尼龙的累积剂量不能超过 8g，否则将导致致命性肝衰竭风险大增，即使停药也会对肝脏造成毒性或激活自身免疫性肝病。如果 DON 患者对激素治疗无反应或视力迅速下降，应立即行眼眶减压术治疗。

糖皮质激素治疗 GO 的不良反应包括医源性库欣综合征、继发性糖尿病、消化性溃疡、骨质疏松，还存在结核、肝炎的可能性，甚至急性肝衰竭、心律失常及死亡等少见不良反应。因此，在对 GO 患者选择糖皮质激素治疗之前必须进行仔细筛查，病毒性肝炎、肝功能异常（肝酶升高 5 倍以上）、严重心血管病和精神异常为激素治疗的禁忌证；高血压和糖尿病应在糖皮质激素治疗前给予很好地控制。

糖皮质激素治疗的局限性体现在 20%～30%的患者疗效不佳或无反应，10%～20%的患者在停用药物后出现疾病复发。对于糖皮质激素静脉注射治疗无效或反应欠佳的患者，可以试用以下二线治疗方案：①如果患者可以耐受，重复静脉注射糖皮质激素，但累积甲泼尼龙剂量不能超过

8g；②口服糖皮质激素联合眼眶放射治疗；③口服糖皮质激素联合环孢霉素；④利妥昔单抗治疗；⑤其他免疫抑制剂或生物制剂。

2. 眼眶放射治疗（Orbital Radiotherapy，ORT）　通常称为球后照射，是另一种非手术的治疗方法，临床应用于 GO 治疗已有 40 余年。现有大部分临床研究均表明 ORT 对于改善处于炎症活动期的眼球运动障碍疗效明显，对于眼球突出、眼睑退缩及软组织水肿的疗效欠佳。目前国际共识是 ORT 可作为中重度、活动性 GO 的二线治疗方案，对于伴有复视或限制性眼肌病变的急性 GO，最好在疾病早期阶段（发病 1 年之内）进行治疗。目前常用的放射剂量是每只眼 20Gy，分 10 次照射，持续 2 周，以减轻放射治疗的致白内障作用。更高剂量的照射（30Gy）并不能提高疗效，反而会导致晶体损伤。糖尿病视网膜病变和严重高血压为 ORT 的禁忌证，单纯糖尿病无视网膜病变为 ORT 的相对禁忌证。

3. 环孢霉素治疗　环孢霉素抑制辅助性 T 淋巴细胞增殖和细胞因子的产生，防止细胞毒性 T 淋巴细胞的活化，并抑制 B 淋巴细胞产生免疫球蛋白，是常用于抗移植后排斥反应的免疫抑制剂。环孢霉素成本高，需监测血药浓度，具有肝、肾毒性，还有牙龈增生、易发感染等副作用，这些问题限制了该药的临床应用。目前在糖皮质激素治疗失败的中重度活动性 GO 患者中与口服糖皮质激素联合应用作为二线备选方案。

4. 利妥昔单抗（RTX）治疗　RTX 是针对 CD20 的小鼠、人嵌合性单克隆抗体。被批准用于治疗非霍奇金淋巴瘤、类风湿关节炎和抗中性粒细胞胞质抗体相关性血管炎。继 2006 年 RTX 成功治疗一名中重度 GO 患者的报道出现后，陆续有 RTX 治疗 GO 的非随机对照试验出现。目前大部分研究结果仍支持当静脉注射甲泼尼龙（IVMP）治疗失败时，RTX 作为二线方案可用于中重度、活动性 GO 患者。由于缺乏随机试验，GO 患者 RTX 最佳给药方案尚未确定。

5. 其他药物治疗

（1）吗替麦考酚酯：吗替麦考酚酯抑制肌苷单磷酸脱氢酶，从而抑制鸟苷单磷酸合成的从头途径，抑制 T 淋巴细胞和 B 淋巴细胞对外源及内源性刺激的增殖反应，抑制 B 淋巴细胞形成抗体。鉴于吗替麦考酚酯的抗感染、抗增殖作用，随机对照试验显示单独用于活动性中重度 GO 时较糖皮质激素更显著降低 CAS 评分、突眼度和复视，与糖皮质激素联合应用能够显著提高患者的生活质量及改善眼部症状和体征，且未增加药物副作用。

（2）单克隆抗体：用单克隆抗体靶向作用于细胞因子/趋化因子的治疗方法在风湿免疫性疾病中得到大力开发。Graves 病患者中可以检测到激活胰岛素样生长因子-1（IGF-1）受体（IGF-IR）信号的免疫球蛋白，IGF-1 协同增强 TSH 的作用。目前已经或正在开展依那西普、贝利单抗及托珠单抗等药物治疗中重度、活动性 GO 的随机对照临床试验，它们有望成为 GO 的新型靶向治疗药物。托珠单抗的对照试验和病例研究均已经显示其对中重度活动性 GO 的治疗效果。

6. 手术治疗

（1）眼眶减压术：可以治疗眼球突出、视神经受压、充血水肿症状明显的患者。通过对骨性眶壁的去除，扩大眶腔，改善眼球突出症状，缓解视神经压迫，同时兼有美容效果。虽然它对眼病的致病因素无影响，但对眼球突出及静脉淤血引起的其他眼部症状非常有效。

经蝶窦眶内壁、眶下壁减压术近年得到广泛的应用，手术同时去除部分外侧壁，可平均减少眼球突出 4.7mm，可有效降低眶尖部的压力，缓解视神经压迫症状，但最大的问题是术后出现复视。对于视神经严重受损的患者可采用经蝶窦手术，冠状三面减压术适用于无神经病变及术前无复视患者。另外，还可根据具体病情采取其他术式，如经结膜或经眼睑的眶内壁、眶下壁减压术，经鼻窦、将眼睑联合术式，经眼眶脂肪去除术等。

（2）眼外肌手术：由于多条眼外肌已经纤维化，眼外肌手术很难消除各个注视方向的复视，因此消除原在位和阅读眼位的复视是手术的主要目的。TAO 眼外肌手术的注意事项：①手术以解除纤维化肌肉牵拉为主，应选择肌肉后退，不宜做肌肉截除；②下直肌后退不宜过量，必要时可行对侧眼上直肌后退；③手术尽可能在局麻下进行，术中观察眼位，调整手术量。

（3）眼睑手术：少数患者上、下眼睑退缩可引起角膜溃疡和暴露性角膜炎，需急诊行眼睑缝合术。多数患者只有当产生凝视征时，才需要进行眼睑手术调整眼睑的位置，改善眼部外观。

尽管 TAO 是临床医师处理较为棘手的疾病，但早期发现、正确判断患者的病情，及时采取合理的治疗措施，多数患者的病情能够得到有效的控制，减轻或避免致残，提高患者生活质量。

第九节　甲状腺危象

甲状腺危象（thyroid storm，TS）也称甲亢危象，是一种危及生命的内分泌急症，多发生于较重甲亢未予治疗或治疗不充分的患者，临床表现为高热、大汗、心动过速、烦躁、焦虑不安、谵妄、恶心、呕吐、腹泻，严重患者可有心力衰竭、休克和昏迷等。患者最常见的死因为多器官功能衰竭，其次是充血性心力衰竭、呼吸衰竭、心律失常、弥散性血管内凝血（DIC）、胃肠道穿孔、脑缺氧综合征和败血症。

一、流 行 病 学

近年随着诊断和治疗水平的提高、甲亢患者手术前的充分准备，本病的发病率逐渐降低，仅占甲亢住院患者的 0.1%～2.0%，可在任何年龄发生，老年人较多见。本病女性多见。可在 1 年中的任何季节发生。

二、病 因 病 理

（一）病因

大多数甲状腺危象是由甲状腺毒症及诱发因素共同引起的，其中最常见的病因是 Graves 病。内科所见的甲状腺危象最多由感染诱发，其次为情绪激动、精神创伤等应激情况所致，而突然停用抗甲状腺药物也是诱发甲状腺危象的重要因素；外科所见的甲状腺危象几乎都是甲状腺手术或非甲状腺手术所诱发，其中多数发生在术前甲亢未得到很好控制的情况下，也有的是由于进行其他手术前忽视了甲亢的存在。

（二）病理

甲状腺危象的临床表现与甲状腺激素水平并无明显联系。但甲状腺危象患者比甲亢患者有更多儿茶酚胺结合位点。通常的解释是肾上腺素受体的有效性增加及甲状腺激素与 TBG 的结合下降同时存在，应激事件触发儿茶酚胺释放，最终导致甲状腺危象。

妊娠和产后甲状腺危象发生风险更高。一方面，妊娠特有的高凝状态可能因甲状腺毒症加重；另一方面，产后免疫系统调控的改变可能会导致新发的自身免疫性甲亢或甲亢复发。

外部放射疗法治疗颈部肿瘤可能会导致甲状腺滤泡破裂，随后渗漏大量甲状腺激素进入全身血液循环，促发甲状腺毒症危象。

三、临 床 表 现

甲亢危象的临床表现是在原有的甲亢症状上突然加重，其特征性表现是代谢率高度增高及过度肾上腺素能反应症状，即高热伴大汗。此特征有别于感染性疾病患者的退热时出汗。此外还有甲状腺毒症的表现。具体临床表现如下。

1. 高代谢率及高肾上腺素能反应症状

（1）高热，体温升高一般都在 40℃左右，常规退热措施难以收效。

（2）心悸，气短，心率显著加快，一般在 160 次/分以上，脉压显著增大，常有心律失常（心房颤动、心动过速）发生，抗心律失常药物往往不奏效。有时可出现心力衰竭。

（3）全身多汗、面色潮红、皮肤潮热。

2. 消化系统症状　食欲减退，恶心，呕吐，腹泻，严重时可出现黄疸，以直接胆红素增高为主。

3. 神经系统症状　极度乏力，烦躁不安，最后可因脑细胞代谢障碍而谵妄，甚至昏迷。

4. 不典型表现　不典型的甲亢患者发生甲亢危象时，以某一系统症状加重为突出表现。淡漠型甲亢发生甲亢危象的表现如为表情淡漠、迟钝、嗜睡，甚至呈木僵状态，体质虚弱、无力，消瘦甚或恶病质，体温一般仅中度升高，出汗不多，心率不太快，脉压小。

四、诊　　断

诊断依据：甲亢未予治疗或者未充分治疗病史；感染、手术、创伤、精神应激等诱因；临床表现高热、大汗、心动过速（>140 次/分）、烦躁、焦虑不安、谵妄、恶心、呕吐、腹泻，严重者有心力衰竭、休克、昏迷；实验室检查符合甲亢诊断。

1993 年提出的 Burch-Wartofsky 评分量表（BWPS），是一个基于临床经验的评分系统，它考虑了多器官受累的严重程度，包括体温调节障碍、中枢神经系统症状、心动过速或心房颤动、充血性心力衰竭、胃肠道/肝功能不全、中枢神经系统症状及诱发因素，BWPS 评分<25 分排除甲状腺危象，25～44 分为危象前期，≥45 分提示甲状腺危象（表 10-6）。

表 10-6　**Burch-Wartofsky 评分量表（BWPS）**

诊断参数	评分	诊断参数	评分
体温调节障碍		轻度（足面水肿）	5
体温（℃）		中度（双肺底湿啰音）	10
37.2～37.7	5	重度（肺水肿）	20
37.8～38.2	10	胃肠-肝功能异常症状	
38.3～38.8	15	无	0
38.9～39.4	20	中度（腹泻，腹痛，恶心/呕吐）	10
39.5～39.9	25	重度（不明原因黄疸）	15
≥40.0	30	中枢神经系统症状	
心血管系统异常		无	0
心动过速（次/分）		轻度（躁动）	10
100～109	5	中度（谵妄，精神错乱，极度昏睡）	20
110～119	10	重度（惊厥，昏迷）	30
120～129	15	诱因	
130～139	20	无	0
≥140	25	有	10
心房颤动		总分	
无	0	≥45	甲状腺危象
有	10	25～45	危象前期
充血性心力衰竭		<25	不提示甲状腺危象
无	0		

五、治　疗

多种治疗措施"多管齐下"是甲状腺危象抢救成功的关键：抗甲状腺药物抑制甲状腺激素合成、大剂量碘剂阻止甲状腺激素释放、β受体阻滞剂缓解心血管症状、糖皮质激素增加机体的应激能力、尽早解除诱因、控制感染、对症支持治疗和血浆置换都是常用的治疗措施。

（一）抗甲状腺药物的应用

首选丙硫氧嘧啶（PTU），因为它不仅阻断甲状腺 T_3、T_4 的合成，同时阻断外周组织 T_4 向 T_3 的脱碘转化，因此减少了循环中 T_3 的浓度，同时该药起效快，比甲巯咪唑（MMI）能更快减轻甲状腺毒症症状。用量：首剂 600mg 口服或经胃管注入，继之 200mg，每 8h 1 次。每日剂量可达 1000mg。国外也有教材推荐 PTU 200~250mg，每 4h 1 次。或者 MMI 20mg，每 4h 1 次。治疗期间患者发生单纯皮疹可不停用 PTU 或 MMI。

（二）碘剂

抗甲状腺药物能阻断甲状腺 T_3、T_4 的合成，但不能阻断已合成的 T_3、T_4 释放入血，可应用碘剂（无机碘）来阻断。用法：使用抗甲状腺药物 1h 后使用碘剂。通常予复方碘溶液 5 滴，每 6h 1 次，或碘化钠 1.0g，溶于 500ml 液体中静脉滴注，第一个 24h 可用 1~3g，大剂量碘剂可有效阻断甲状腺球蛋白酶的水解，抑制 T_3 和 T_4 释放入血。需要注意的是，碘剂必须在服用抗甲状腺药物 1h 后使用。过早使用碘剂可增加 T_3 和 T_4 的合成，延长甲状腺毒症的持续时间。碘剂和抗甲状腺药物可以使循环中 T_3 和 T_4 的浓度在数天内逐渐下降并在 5~7 天内基本恢复正常。个别文献报道在甲亢危象患者中应用卢戈氏液出现严重的十二指肠局部出血，这可能与应用剂量较大有关，因此，在临床实践中应注意有无消化道出血的表现。对于碘过敏的患者，锂剂可作为阻断 T_3、T_4 合成的备选药物。对于应用抗甲状腺药物有不良反应的患者，也可应用锂剂作为备选。用量：起始剂量为每 6h 300mg，根据血液锂浓度调整维持剂量，维持血锂浓度在 1mmol/L。

（三）β受体阻滞剂

无心力衰竭者或心力衰竭被控制后可使用 β 受体阻滞剂。用法：首选普萘洛尔（1~2mg 静脉给药或 40~80mg 每 8h 口服给药）。原因是它能选择性地与 β 受体结合；同时减少外周组织 T_4 向 T_3 转换，降低周围组织对甲状腺激素的反应。用药后心率常在数小时内下降，继而体温、精神症状、心律失常均可有明显改善。严重的甲状腺毒症危象患者可出现高排血量性心力衰竭，β 受体阻滞剂可进一步减少心脏排出。但对于心脏储备功能不全、心脏传导阻滞、心房扑动、支气管哮喘等患者应慎用或禁用。

（四）糖皮质激素

大剂量糖皮质激素通常根据经验给药，可阻断外周组织 T_4 向 T_3 转换。对于已应用抗甲状腺药物治疗的患者，糖皮质激素的效果可能不明显。用法：氢化可的松起始剂量静脉输注 100mg，每 6~8h 1 次。起始剂量治疗数天后逐渐减量，也可以应用地塞米松或甲泼尼龙替代。如过早停用糖皮质激素可能使症状再次恶化。

（五）血液净化治疗

如果甲状腺危象患者经过抗甲状腺药物、无机碘化物、糖皮质激素或 β 受体阻滞剂的初始治疗，以及针对诱因和并发症的治疗后，24~48h 内临床未改善，则应考虑血浆置换治疗（TPE）。对于有多器官衰竭的患者，建议联合使用 TPE 和连续性血液透析滤过（CHDF）。

（六）支持治疗

支持治疗主要包括补液、降温等。发热、恶心、呕吐可以导致体液丢失，通常予等渗盐溶液、5%或 10%葡萄糖、维生素等静脉滴注扩容及提供营养支持。发热患者应立即应用退热药，推荐选择对乙酰氨基酚，不选择水杨酸类退热药。因为水杨酸类药物（如阿司匹林）可与 T_3 及 T_4 竞争结合 TBG 及 TTR，因此增加血清 FT_3、FT_4 的浓度，而加重甲状腺毒症的症状。此外，也可应用物理降温，如酒精棉球擦拭、冰袋或冰毯降温等。高热者，必要时可行人工冬眠（哌替啶 100mg、氯丙嗪及异丙嗪各 50mg，混合后静脉持续泵入）。代谢明显增高时应给予吸氧。因高热、呕吐及大汗，易发生脱水及高钠血症，需补液及监测并纠正电解质紊乱。如存在充血性心力衰竭，可应用呋塞米、氢氯噻嗪和地高辛治疗。

六、甲状腺危象的预防

有研究显示，甲状腺危象最常见的诱因是患者服药依从性差或抗甲状腺药物突然中断。因此，对于 Graves 甲亢患者，在开始抗甲状腺药物治疗时，应详细告知可能诱发甲状腺危象的全部信息，积极避免常见的诱发因素，教育患者避免抗甲状腺药物治疗突然中断，并确保患者在择期手术、分娩或其他急性应激事件之前甲状腺功能正常。如果患者经反复告知后，服药依从性仍较差，应建议接受放射性碘治疗或甲状腺切除术。对于急诊手术应在术前咨询内分泌专科医师，警惕甲状腺危象。

（张婷婷）

第十节　中医学对甲状腺功能亢进症的研究和认识

甲状腺功能亢进症（简称甲亢）可归属于中医学"瘿病"范畴。在中医古籍文献中没有关于甲亢病名的记载，大多医家将其归属于"气瘿""瘿病""瘿瘤""肝郁""消瘅""心悸""怔忡"等范畴，其中以归属于"气瘿"最为多见。

一、病 因 病 机

本病外因多为外感邪毒，内因多为体质因素、七情内伤、饮食水土失宜等，其中以七情内伤最为常见。

1. 外感邪毒 正气不足，易外感邪毒而发病，尤以风热邪毒多见。肺主气，外合皮毛，职司卫外，外感风热之邪侵袭肺卫，肺失宣肃，水液运化失司，热邪炼液成痰，结于颈前而成瘿肿。病邪留恋不去，经络气血壅滞，或瘀血内生，或耗气伤阴，阴损及阳，出现痰瘀互结、阳虚痰凝等证。

2. 体质因素 体质秉承于先天，得养于后天。先天禀赋不足，冲任失养，肝血亏虚，或素体阴虚，肾阴不足，水不涵木，津液亏少而易结痰化火，使病程缠绵。"女子以肝为先天"，肝主疏泄，与情志密切相关，情志失调，常引起气郁痰凝、痰火互结等，故女性更易患本病。

3. 七情内伤 长期忧虑抑郁或烦躁易怒，肝失调达，气机郁滞，气滞痰凝，津凝成痰，或肝郁化火，炼液成痰，结于颈前，形成气瘿。肝气横逆犯脾，脾气运化功能失常，亦可聚湿成痰；若肝气郁滞，血行不畅，或脾失健运，痰阻经脉，而致血瘀，气滞、痰凝、血瘀互阻，壅结颈前，形成瘿病。若火热夹痰、夹瘀上逆，结于眼目，可见突眼。

4. 饮食水土失宜 平素嗜食肥甘厚味，饮食不节，或长期居住在高山地区，水土失宜，损伤脾胃，脾胃虚弱，失于健运，水湿运化失常，则痰浊内生，壅滞于颈前而成瘿。久病入络，脾虚痰阻经脉，瘀血内生，痰气郁结，交阻于颈，发为本病。

综上所述，体质因素为本病形成的内在原因，七情内伤为主要诱发因素；气郁痰凝是主要病机。病性多虚实夹杂；病位主要在肝，与脾、心、肾、肺关系密切；气滞、痰凝、血瘀是最基本的病理因素。

二、治 疗

1. 治疗原则 甲亢以阴虚为本，相火旺盛为标，气滞、痰凝、血瘀是本病的基本病理因素。甲亢初期，可见怕热多汗、眼突手颤、多食易饥、体重下降、情绪不稳、颈前胀等症状，多因情志失调，肝郁气滞，郁而化火，火热耗伤阴液所致，日久必见阴虚阳亢之证。本病本虚标实，以阴虚为本，阳亢为标，治宜疏肝理气、滋阴潜阳。甲亢中期，可见神疲乏力、气促多汗、口咽干燥、颈前胀等症状，多见气阴两虚证，当补益损耗之气，滋养灼伤之阴，治宜益气养阴。甲亢后期，疾病迁延日久，可见瘿肿较硬或有结节、肿块经久未消，此期虚实夹杂，病情复杂，多见痰瘀互结证，治宜理气活血、化痰消瘿。

2. 辨证论治

（1）肝郁气滞证

证候：颈前喉结两旁结块肿大，质地柔软，目胀，喜太息，胸胁胀痛，舌淡红，苔白，脉弦。

治法：疏肝理气，解郁消瘿。

方药：柴胡疏肝散或逍遥散加减。药用柴胡、白芍、川芎、枳壳、陈皮、生甘草、香附或当归、白芍、柴胡、茯苓、白术、生甘草、生姜、薄荷等。气郁明显者，加香附、佛手、合欢皮等加强疏肝解郁之功；肝郁横逆犯脾，脾失健运者，加白术、茯苓、山药、黄芪、党参等健脾理气；气郁化火者，加牡丹皮、栀子、黄芩、连翘等清泻肝火。

（2）肝郁化火证

证候：颈前肿大，心烦怕热，汗出增多，急躁易怒，口苦口干，食欲亢进，大便质干，舌红苔黄，脉弦数。

治法：清肝泻火，化痰散结。

方药：龙胆泻肝汤或黄连温胆汤。药用龙胆草、栀子、黄芩、柴胡、生地黄、车前子、泽泻、木通、生甘草、当归或黄连、茯苓、法半夏、生甘草、枳实、竹茹、陈皮等。肝火上扰见头晕目眩者，加石决明、菊花、夏枯草等清肝泻火；热郁生风见舌颤手颤者，加石决明、珍珠母、钩藤等平肝息风；热扰心神见心烦失眠者，重用生地黄，加酸枣仁、夜交藤、丹参等养心安神；胃热炽盛者，可加石膏、黄连、石斛、玉竹等清热养阴。

（3）阴虚阳亢证

证候：颈前喉结两旁结块肿大，一般柔软光滑，怕热多汗，急躁易怒，眼球突出，手颤，心悸失眠，纳食增多，形体消瘦，口干咽燥，月经不调，舌红，苔薄白或少苔，脉弦细数。

治法：滋阴潜阳。

方药：阿胶鸡子黄汤加减。药用阿胶、鸡子黄、生地黄、白芍、女贞子、天麻、钩藤、茯苓、生牡蛎、浙贝母、石决明。失眠甚者，加首乌藤、酸枣仁、柏子仁等养血安神；心悸甚者，加生龙骨、生牡蛎、磁石、远志等安神定悸；兼痰血瘀阻，加三棱、莪术、浙贝母、夏枯草等活血化痰。

（4）气阴两虚证

证候：颈前喉结两旁结块无明显肿大，神疲乏力，气促多汗，口咽干燥，五心烦热，心悸怔忡，健忘失眠，形体消瘦，或便溏，舌红，少苔，脉细或虚数。

治法：益气养阴，宁心安神。

方药：天王补心丹或生脉饮加减。药用党参、茯苓、玄参、丹参、桔梗、远志、当归、五味子、麦冬、柏子仁、酸枣仁、生地黄。汗多者，加黄芪、浮小麦、酒萸肉或当归六黄汤等敛阴止汗；神疲乏力、便溏甚，以脾气虚为主者，加补中益气汤、四君子汤等健脾补气；伴眼干目涩、腰酸耳鸣，属肝肾阴虚者，宜杞菊地黄丸或二至丸等滋补肝肾；伴头晕眼花、面色萎黄，属肝阴虚者，加白芍、一贯煎以柔肝养阴。

（5）痰瘀互结证

证候：颈前瘿肿，按之较硬或有结节，肿块经久未消，胸闷纳差，舌紫暗或有瘀斑，舌苔薄白或白腻，脉弦或涩。

治法：理气活血，化痰消瘿。

方药：桃红四物汤合二陈汤加减。药用桃仁、红花、当归、赤芍、白芍、川芎、法半夏、陈皮、茯苓、苍术、浙贝母、山慈菇、僵蚕。血瘀明显者，加三棱、莪术、鬼箭羽、水蛭等增强活血化瘀之功；痰浊明显者，加法半夏、陈皮、浙贝母等增强化痰散结之功；兼气郁者，可合用柴胡疏肝散或四逆散疏肝理气。

3. 外治疗法

（1）外敷治疗：对于甲状腺肿大者，诸多国内学者根据各自经验使用中药外敷治疗取得很好疗效。如使用甲亢平膏（蒲公英、雷公藤、夏枯草、玄参、浙贝母、黄药子、莪术等）、甲亢膏（生大黄100g、栀子100g、青黛50g、大贝100g、山慈菇50g、黄药子50g、冰片20g研细末同夏枯草500g浓煎制成软膏）外敷颈前甲状腺部位，每日1次，睡前外敷，次日醒后取下，1次外敷不超过10h。或使用芙蓉膏（木芙蓉、藤黄、生天南星、薄荷油、冰片等）均匀外敷于肿大的甲状腺处，层厚3～5cm，范围略超出肿块边缘，药膏上加盖塑料纸，塑料纸周围用宽胶布密封，再用敷料覆盖，以胶布固定，每日更换1次，疗程为1周。或使用四黄水蜜（大黄、黄芩、黄柏、黄连各等份研末）取5～15g，加羚羊角粉5～10g（具体用量及比例可视病变肿痛区域大小而定）混匀，外敷颈前甲状腺部位，每日1次，若局部肿痛明显者，可每日2次，每次外敷2～4h。

若甲亢伴有突眼者，有学者使用中药（蒲公英30g，夏枯草30g，薄荷15g，红花10g，草决明10g，明矾10g）煎水待温洗眼，每日1次。

（2）针刺治疗：对于甲亢可选取合谷、内关、足三里、三阴交、太溪等穴位针刺或按摩，每次不超过30min，每周2～3次。

对于甲亢伴有突眼的患者，可采用针灸配合穴位按摩，以睛明、球后、承泣、上明为主穴，配合手法按摩颈后部及眶周各穴；或选取风池、上天柱（天柱穴上0.5寸）、太阳、阳白、印堂、四白、外关、合谷、内关、足三里、阴陵泉、三阴交、太冲为主穴，远端辨证选穴，连续针刺5天，休息2天，20次为1个疗程。

对于甲亢伴有心悸的患者，可选取肝俞、肾俞、心俞、厥阴俞、太溪、三阴交、足三里以补法刺之，太冲、大椎、颈部夹脊穴、颈部阿是穴（在肿大的甲状腺上）、合谷以泻法刺之，内关、心平（少海穴下1寸处）以平补平泻法刺之。

三、名老中医经验

（一）徐经世辨证治疗甲亢

1. 病因病机 徐经世教授认为，本病与生活、工作、学习压力增大，情志内伤，饮食失宜，体质因素有关。病位以肝为主，病性多虚实夹杂。

2. 治法方药 治疗时当首辨病位，多从肝入手，并结合母病及子、五行生克理论，兼治脾、心。其次当辨虚实，实证分气滞、痰凝、肝火和血瘀，虚证分肝阴亏虚、心阴不足和脾虚失运。

（1）行气化痰消瘿法：适用于情志内伤所致，症见颈部肿大并觉胀满感，质软不痛，胸闷善太息，苔薄白，脉弦。

治法：疏肝行气解郁，化痰散结消瘿。

方药：柴胡疏肝散合二陈汤加减，药用柴胡、炒枳壳、香附、当归、炒白芍、半夏、橘红。用药时注意避免理气药过温燥反伤肝阴，可用合欢花、绿梅花等平和之品疏肝理气，加用生地黄等补养肝体、养血滋阴柔肝。

（2）清肝泻火散结法：适用于压力增大所致肝郁化火，症见颈前肿大，心烦怕热，汗出增多，性情急躁易怒，口苦，舌红苔黄，脉弦数。

治法：清肝泻火，化痰散结消瘿。

方药：栀子清肝汤、黄连温胆汤化裁，药用黄药子、夏枯草、炒黄连、黄芩、栀子、姜竹茹等，同时应注意有无火热伤阴及阴伤之多少，适当给予北沙参、麦冬、五味子、炒白芍等滋阴之品，既可起到壮水之主以制阳光的作用，又可补肝体平肝用。

（3）理气活血化痰法：适用于瘿病病程较久者，症见颈部肿块质地较硬，或有结节，或伴见胸闷纳差，舌苔薄白，脉弦或涩。

治法：理气活血，化痰消瘿。

方药：根据颈前肿块质地判断气滞、痰浊和瘀血轻重，若肿块质柔软，则以气滞为主，可用醋柴胡、醋香附、佛手、合欢皮、炒枳壳等疏肝理气；若肿块质地较韧，以痰浊阻滞为主，可多加化痰消瘿之品，如法半夏、陈皮、茯苓、浙贝母等加强化痰散结消瘿之力；若肿块质地坚硬，则以瘀血为主，可多加穿山甲、醋三棱、醋莪术、丹参、山慈菇等活血化瘀、散结消瘿之品。

（4）滋阴养肝宁心法：适用于肝阴不足，症见眼目干涩，畏光流泪，心悸不宁，心烦少寐，舌质红，脉细数。

治法：滋阴养血，柔肝宁心。

方药：天王补心丹、生脉散合二至丸加减，药用北沙参、麦冬、五味子、女贞子、墨旱莲、炒酸枣仁等药。

（二）路志正辨证治疗甲亢

1. 病因病机 路志正教授认为，本病的病因不外乎内因、外因、不内外因三个方面，有水土饮食、精神情志、先天禀赋等。病机属本虚标实，肝肾心脾亏虚为本，肝郁胃热、化火生风、痰瘀停滞为标。

2. 治法方药 治以疏肝解郁为先，针对病情变化分阶段予以内外并治，消补兼施。

（1）早期

证候：颈前喉结两旁结块肿大，质软不痛，或颈部发胀，面热目赤，或眼球突出，精神紧张，或情绪不稳，急躁易怒，手指震颤，心慌失眠，怕热多汗，多食善饥，口干口苦，小便黄，大便秘结，舌质红，苔黄，脉弦数。

治法：理气解郁，清肝泻火。

方药：疏肝解郁常用逍遥散、丹栀逍遥散、柴胡疏肝散、四逆散等。清肝泻火常用龙胆泻肝汤合泻心汤加减，但前方中不用关木通，常以通草配滑石代替，龙胆草等凉药也宜短期选用，以免伤及脾胃和正气。

（2）中期

证候：颈前喉结两旁结块质软，或大或小，形体消瘦，神疲乏力，心悸气短，目干睛突，面部烘热，口干咽燥，五心烦热，失眠多梦，动则汗出，舌质淡，边有齿印，苔薄白或舌红少苔，脉沉细数。

治法：益气养阴，软坚散结。

方药：以生脉散加减。滋阴可选用玉竹、麦冬、黄精、生山药、浮小麦、百合等；若肝肾阴虚明显，加用一贯煎；胃阴不足，加用沙参麦冬汤或竹叶石膏汤；益气可选用西洋参、太子参、黄精、黄芪等补气而不温燥助火之品，但不宜用之过早，量不宜过大，以免助热伤阴，致病情反复。山药、薏苡仁、扁豆等益气健脾之品较为平和，可常用；常用炒枣仁、柏子仁、五加皮等以养心安神。

（3）后期

证候：颈前肿物，质韧不痛，经久未消，眼突目眩，面色少华，多思善疑，心悸胆怯，健忘失眠，头晕神疲，纳差腹泻，舌淡暗，边有齿痕，苔薄白或白腻，脉细涩或弦滑。

治法：健脾补肾，化痰祛瘀散结。

方药：健脾可选用参苓白术散、归脾丸等加减，多用炒白术、怀山药、扁豆、黄芪、黄精、党参、薏苡仁等；化痰常用杏仁、薏苡仁、白芥子、紫苏子、瓜蒌、旋覆花、石菖蒲等健脾宣肺、化痰散结之品；活血化瘀常用香附、延胡索、红花等；软坚破结常用青礞石、龙骨、牡蛎、代赭石、皂角刺，配合郁金、醋莪术、姜黄、青皮、陈皮等破结消散重剂以软坚攻结，但此类药不宜久用和过量使用，以免破气伤正。若久病失治，损及脾肾中真阴真阳，则兼见肾阴、肾阳亏虚之候，宜补肾固本，坚阴泻火，可与六味地黄丸、知柏地黄丸或一贯煎等加减；温补肾阳则予真武汤、附子汤等，其中淫羊藿、菟丝子、鹿茸等温肾阳尤佳，但常需佐以熟地黄、白芍等阴柔之品，以免温燥劫阴。

3. 对症用药 突眼、颈肿常用露蜂房、木槿花、密蒙花、蝉蜕、白蒺藜、枸杞子、白芍、当归等；腹泻常用黄连、知母、葛根、怀山药、扁豆、薏苡仁、茯苓、鸡内金、生麦芽等；心悸、失眠常用瓜蒌、黄连、龙胆草、牡丹皮等清心安神，或加酸枣仁、远志、柏子仁、浮小麦、合欢皮等养心安神；常用的引经药有桔梗、桑白皮、地骨皮、胆南星、僵蚕、蝉衣、露蜂房、木槿花、密蒙花、蝉蜕、白蒺藜、枸杞子、菟丝子等药，路志正教授认为本病不宜用海藻、昆布、海带等含碘丰富的中药。

（三）林兰辨证治疗甲亢

1. 病因病机 林兰教授认为甲亢的发生，多因患者长期喜怒忧思，郁而不解，或突受精神刺激，情志不遂，肝气郁滞，津凝成痰，痰气交阻，日久则血循不畅，气、痰、瘀壅结颈前，故渐起瘿肿。本病初起多实，病久则由实转虚，或虚实夹杂，实为气郁、痰阻、血瘀、郁热，虚为肝肾阴虚、心肾阴虚、气阴两虚。

2. 治法方药 临证治疗时，林兰教授将本病分为4个证型。

（1）气滞痰凝证

证候：颈前肿胀，质柔软或偏硬韧，胸闷、喜太息，或兼胸胁窜痛，舌质红，苔薄腻或黄，脉弦滑或兼数。

治法：疏肝理气，化痰散结。

方药：四逆散合化痰散结之品，但不宜用海藻、昆布等含碘丰富的药物，以免加重甲亢。

（2）阴虚阳亢证

证候：颈前肿大，质柔软或偏硬韧，烦热易汗出，性情急躁易怒，眼球突出，手指颤抖，心悸不宁，眠差，食纳亢进，消瘦，口咽干燥，月经不调，舌质红，苔薄黄或少苔，脉弦细数。

治法：滋阴潜阳，化痰散结。

方药：自拟甲亢宁为基本方，常用药物包括生龙骨、白芍、枳实、夏枯草、磁石、土贝母、连翘、麦冬、生地黄等。

（3）阴虚动风证

证候：颈前肿大，质柔软或偏硬韧，怕热多汗，眼球突出，心悸不宁，心烦少寐，手指、舌体乃至全身颤抖，舌质红少苔，脉弦细。

治法：滋阴补肾，息风止痉。

方药：地黄饮子加减。

（4）气阴两虚证

证候：颈前肿大，质柔软或偏硬韧，易汗出，倦怠乏力，心悸怔忡，胸闷气短，失眠多梦，手指颤抖，眼干，目眩，大便稀溏，舌红少苔，脉细数无力。

治法：益气养阴，宁心安神。

方药：天王补心丹加减。

（四）孟如辨证治疗甲亢

1. 病因病机 孟如教授认为本病的发生主要为情志、饮食所伤，损及肝气，肝旺克脾，脾不运化，气机郁滞，津聚痰凝，痰气交阻，壅结于颈前而成。主要病机为痰火壅结、气郁化火、火热伤阴耗气，气阴两虚，其中以心、肝、肾阴虚为主，兼有气虚。本病虚实夹杂，以气阴两虚为本，气、痰、瘀交结壅滞为标。

2. 治法方药

（1）以益气养阴治本：常用生脉饮合二至丸、增液汤、酸枣仁汤等以柔肝、滋肾、养心，兼清肝热。

（2）配以理气、化痰、消瘀、散结等法治标：常用四逆散、金铃子散、柴胡疏肝散、温胆汤、半夏厚朴汤、桃红四物汤及浙贝母、夏枯草、莪术、鸡内金、生牡蛎、甲珠等；若肝火偏旺，则以龙胆泻肝汤急治其标。

3. 专病专药 孟如教授注重专病专药的运用，常用黄药子以清热解毒、凉血泻火、化痰散结、消肿散瘀，可获明显效果，但由于此药会造成肝损伤，用量不宜超过 10~12g，亦不可久用。

（五）米烈汉辨证治疗甲亢

1. 病因病机 米烈汉教授认为甲亢的病理基础为先天禀赋不足，素体气血亏虚，加之环境影响、七情所伤等，并认为本病的特点为本虚标实，虚为气阴两虚、内热亢盛，实为肝郁化火、胃热亢盛兼气滞痰瘀蕴结，结于颈前为瘿瘤，结于眼后则见突眼，痰火上扰蒙蔽心包则出现甲亢危象。

2. 治法方药

（1）滋肾健脾抑肝为总治则：甲亢临床以燥热伤津者为多，以培补先后天之本、调理肝木为基本治疗大法，以滋肾健脾抑肝为总则，方用六味地黄汤加减。

（2）清肝利胆兼祛风治疗甲亢性突眼：甲亢性突眼为肝经湿热，郁而化火，热郁生风所致，方用四逆散合龙胆泻肝汤加白蒺藜、牛蒡子、夏枯草、牡丹皮。

（3）甲亢肌病：属"痿证"范畴，以湿热淫筋、肝肾亏虚证多见，湿热淫筋者予清热化湿，方用加味二妙散，肝肾阴虚者治以滋阴清热、补养肝肾，方用虎潜丸加减。

3. 用药注意 米烈汉教授认为，海带、紫菜、昆布、黄药子等药物虽具有软坚散结作用，但其含碘量较高，原则上不予使用；三棱、莪术、乳香、没药易耗伤阴血，不宜多用，可适当选取一两味与化痰散结药配合使用。

（六）张发荣辨证治疗甲亢

1. 病因病机 张发荣教授认为甲亢的基本病因病机是先天不足，素体阴虚，加之长期精神抑郁、情绪紧张或遭受精神创伤，导致肝气郁结，郁久化火，肝木乘土，脾虚不运。

2. 治法方药 张发荣教授认为本病特点为"邪热耗气伤阴"，以益气养阴为基本治法之一。在临床上，张发荣教授将甲亢分为三种证型。

（1）肝火旺盛证

证候：颈前轻度或中度肿大，柔软光滑无结节，心烦易怒，恶热自汗，面部烘热，口苦口干，食欲亢进，突眼，手抖，大便质干，舌质红，苔黄燥，脉弦数。

治法：清泄肝火。

方药：栀子清肝汤加减。

（2）心肝阴虚证

证候：颈前肿块或大或小，质较光滑，心悸不宁，心烦少寐，目眩手颤，纳亢消瘦，目咽干燥，舌质红，苔薄黄或少苔或无苔，脉细数。

治法：滋阴养血，宁心柔肝。

方药：天王补心丹。

（3）心肾阴虚证

证候：颈前肿大，目突手颤，目干涩，心悸，消谷善饥，腰膝无力，女子月经不调或闭经，男子阳痿、性欲下降，舌红无苔或少苔，脉沉细数。

治法：滋阴养精，补心益肾。

方药：滋水清肝饮加减。

3. 专病专药 张发荣教授认为黄药子在甲亢急性期有较好疗效，但长期大剂量使用会造成肝损伤，故临床上采用间歇式用法，每日 10g，连用 2 周后停药 2 周再使用，如此并未观察到出现肝损伤者。

（七）刘文峰辨证治疗甲亢

1. 病因病机 刘文峰教授认为甲状腺肿大类疾病应统称为"瘿病"或"瘿瘤"，与甲亢有关的甲状腺肿大为"瘿气"。甲亢在早、中期，以正虚邪实为特点。虚则气阴两虚，实则热盛、痰瘀交结，热在肝、心、胃，气虚在脾与肺，阴虚在肾、肝、肺。而在甲亢后期，随病程迁延，阴损及阳，或过用寒凉伤及阳气，其病机转变为脾肾阳虚为本，气滞、血瘀、痰凝为标。

2. 治法方药

（1）早中期：治以益气养阴兼活血、化痰、散结等。自创方剂黄芪龟板汤。用大剂黄芪以益脾肺之气，兼以敛汗固卫；龟板、生地黄、百合清润肃降肺气，滋补肝肾之阴液；夏枯草配连翘，清肝火、散郁结，黄连配知母以清心、胃之火；丹参、瓜蒌皮、浙贝母、白芥子、生牡蛎活血，化痰，软坚散结。诸药合用，共奏益气养阴、清热化痰、软坚散结之功。

（2）后期：治以温补肾阳、行气化瘀、软坚化痰、散结消瘿。

3. 软坚化痰药物使用注意 当以甲状腺肿大或突眼为主要症状，且无明显的阳虚症状时，可酌情使用含碘量较少的中药以软坚化痰，如夏枯草、玄参、香附、川贝母等，但不主张使用海藻、昆布等含碘丰富的药物。

（八）王淑玲辨证治疗甲亢

1. 病因病机 王淑玲教授认为情志内伤是本病发生的内在条件，情志失调，则肝失条达，肝气郁结，肝郁最易化火，火炼津成痰，阻滞脉络而成瘿肿。痰火阻络，壅结颈前为本病发生的关键。

2. 治法方药 王淑玲教授认为，甲亢发病的整个过程中皆有痰、火存在，故以化痰清火通络贯穿治疗始终，兼顾气阴，强调辨证施治，急性期祛邪为主以治标，后期兼顾扶正以治本。

（1）初期

证候：以实为主，常见性情急躁，心烦易怒，容易激动，心悸，汗出，怕热，消谷善饥，脉数等。

治法：化痰清火通络。

方药：自拟化痰清火通络方（瓜蒌 20g，浙贝母 10g，黄连 10g，夏枯草 15g，蟅虫 5g，穿山甲 6g，橘核 10g，生龙骨 30g，生牡蛎 30g）。

（2）后期：火热日久而伤阴，因实致虚而成虚实夹杂或虚多实少证，虚者以阴虚或气阴两虚为主。阴虚则火旺，火旺又耗气伤阴，形成恶性循环，病情难以速愈，愈后亦易复发。因此，本病后期必须顾护正气，须加入滋阴补气之品。

（九）张曾譻辨证治疗甲亢

1. 病因病机　张曾譻教授提出"甲亢之本在于脑"，认为甲状腺病的始因为"精明失养"，可分为经久渐发和近因突发两种，皆属七情内伤，病原在脑，波及脏腑。七情内伤，精明失养，则肝失条达、痰气郁结，心气不宁，水火不济，导致肾阴亏耗，由此加重精明失养，形成恶性循环。

2. 治法方药　张曾譻教授提出了以"健脑"为本的甲状腺病治疗大法，以改善脑疲劳为本，调节脑垂体功能，使其恢复正常，从而达到调节甲状腺功能的目的，创立了"健脑宁心、柔肝滋肾"的治疗大法，研制出纯中药制剂"甲安合剂"（茺蔚子、生黄芪、枸杞子、苦参、白芍、玄参、生地黄、桂枝、生牡蛎、土贝母、山慈菇、谷精草等），以健脑为本，与传统中医"软坚散结""益气养阴""涤痰化瘀"的方法不同，避免了传统的消瘿散结药物因含碘量高致甲状腺体变硬的弊端。

（十）方水林辨证治疗甲亢

1. 病因病机　方水林教授认为甲亢的病理基础在于先天禀赋不足，素体气血亏虚，加之环境影响、七情所伤、情志抑郁，以致气郁痰聚，郁滞化火，痰湿阻络。其基本病机以阴虚为本，气火痰瘀为标，多属虚实夹杂。本虚可分为心肾阴虚、肝肾阴虚、气阴两虚；标实可见肝郁化火、胃热亢盛、气滞痰瘀等。

2. 治法方药　以培养先后天之本、调理肝木为总则，养阴滋肾、疏肝健脾为基本治法。

（1）分阶段辨证治疗：方水林教授认为，在甲亢发展过程中，各种证型交替出现，在某个阶段会以某个症状为主，应灵活地将之归属于某个中医病名范畴中加以辨证论治。如以心慌为主症者，当归之于"心悸"范畴；若颈部肿大甚至胀痛，当属于"瘿瘤"范畴；若以大汗淋漓、神志不清为主，当属于"脱证"范畴。

（2）基础方药：生地黄、熟地黄、山茱萸、五味子、麦冬、山药、牡丹皮、当归、党参、柴胡、黄精、枸杞子、地骨皮各10g，乌梅、郁金各12g。

临证时，因甲亢病机复杂，应抓住病机关键，根据本虚标实的轻重，适当调整处方。若本虚较重，当加重滋补肾阴，重用熟地黄、山茱萸，另加用龟板、知母、黄柏等滋阴潜阳；若痰凝血瘀较重，当加用枳实、南星、桃仁、红花类以化瘀开结。病至后期，可出现腰酸怕冷、便溏浮肿、舌淡、脉弱等一派阳虚征象，当加用菟丝子、覆盆子类以温润肾阳。

四、现代研究进展

（一）中医药治疗甲亢的理论研究进展

陈大舜认为甲亢以阴虚火旺、气阴两虚为本，气、火、痰、瘀为标。在个人体质的因素下，多由情志失调，肝郁化火诱发。七情不遂，肝郁不达，郁久则热，从热化火，肝火旺盛，火灼阴伤，肝阴亏虚。肝火横逆，则灼伤他脏阴津。若木旺犯土，烧灼脾阴，胃火亢盛，则脾胃内伤；肝火上炎，木火刑金，肺阴被灼；肝病及心，心阴不足，心火亦亢；久病及肾，肝肾同病，乙癸阴虚。郁火伤气，兼有气虚。内伤致气机阻滞，血行受阻，津液失于布散，凝聚成痰，气、火、痰、瘀交结，壅塞颈前，形成病理产物。在治疗上以滋阴益气为总治则，以清热解毒、理气化痰散结、活血化瘀为辅。临床中根据甲亢症状和继发的眼部、心血管、神经肌肉症状等对症加减，重视改善焦虑情绪，调理月经节律。在用药上，多以百合、沙参、黄芪、太子参等滋阴益气，以金银花、山慈菇、土茯苓、忍冬藤等清热解毒，夏枯草、橘核、荔枝核、浙贝母等理气化痰散结，郁金、丹参等活血化瘀。总结得出芪合二贝二芍汤为甲亢专方，组成有黄芪、百合、浙贝母、土贝母、赤芍、白芍、丹参、山慈菇、鸡内金、郁金、金银花、夏枯草、黄连等。

陆德铭将甲亢分为早晚两期，早期为情志内伤，肝失疏泄，气机不畅，久郁化热，耗气伤阴，而成气阴两亏之证，涉及肝、胃、心诸经。晚期阴损及阳，而成阴阳两虚之候，表现为畏寒肢冷、神疲乏力、心悸怔忡等，涉及肝肾及任督二脉。治疗上，早期采用益气养阴法，晚期以滋阴温阳法为主。早期虽有热象，系因内伤引起，非外感火热之邪，故不以苦寒之品直折火势，而首选甘寒之品滋阴降火，用生地黄、麦冬、天冬、玄参、石斛、五味子、枸杞子、女贞子等，诸药多入肝、胃、心三经，柔肝泻肝经之热以治胁痛目胀、烦躁易怒，滋阴清胃经之火以治消谷善饥，养阴泻心经之火以治心慌心悸。晚期常用仙茅、淫羊藿、肉苁蓉、巴戟天、山茱萸等温而不热、润而不燥的甘温之品温肾助阳。

刘喜明基于脾阴虚论治甲亢，认为脾阴虚的本质为气阴两虚，并从多角度论述脾阴虚与甲亢的关系。①从解剖来看，脾经循行上挟咽喉，即脾经自咽喉两旁上行入舌内，而咽喉两旁即甲状腺所处部位；②从病理来看，瘿病主要病因为忧思气结，脾在志为思，故日久忧思则伤脾，脾伤则气结而生瘿病；③从临床症状来看，甲亢患者临床表现大多符合气阴两伤的脾阴虚证，其中尤以消化道症状最为典型，脾阴虚则营气伤而不运，故见乏力、腹泻；脾主四肢肌肉，脾阴亏虚则四肢肌肉濡养不足，故见消瘦；脾阴虚则营阴伤，虚热内生故见怕热、多汗；脾胃同居中焦，脾伤及胃则胃热内生，胃热盛则多食易饥；④从脾与四脏关联性来看，脾脏通过脾阴的转输及濡养功能为其余四脏及四肢肌肉提供营养，为人体各部的养分来源。脾阴亏虚日久多累及其他脏腑，出现肝、心、肾阴的亏虚，进而出现各种不适症状，如肝脏濡养乏源，肝阴亏虚，阴不敛阳则肝火上冲而见急躁易怒；心血不足，心神失养则见烦躁失眠，心悸不安；肾精不藏，虚火上冲则见烦热多汗。治疗以益气健脾，养阴清热为主要治法，甘淡平和以益营气，甘酸微寒以滋营阴，并随症加减，兼调他脏。

丁治国基于"厥本相应""木郁达之"的理论，提出利用疏通理气的方法来促进肝脏疏泄条达功能的恢复，指出了甲状腺中医治疗的窗口期和甲状腺病发展的三阶段，即初、中、晚三期。窗口期即在甲状腺病发现早期，出现肝郁气滞临床表现，病情尚轻阶段就应当及时辨证施治，干预治疗，解除肝郁之象，改善人体内环境，以避免疾病的进一步发展。初期多以实证为主，常见肝郁气滞、肝郁化火等证，强调疏肝解郁，抑者散之，清肝泻火，兼以益气、散结、消瘿。中期常见痰瘀互结、肝郁脾虚等证，多行气化痰，活血散结，兼以健脾益气，养阴清热。晚期多虚证或虚实夹杂证，常见心肝阴虚、肝肾阴虚、脾肾阳虚等证，治以滋阴清热、益气养阴，兼以疏肝健脾、平肝降火、活血消瘿。甲亢主要是因为机体内环境紊乱，自我恢复调节能力下降，自身免疫功能失调，以致发生情绪和认知功能障碍，故治疗时应注重"厥本相应，治病求本"，自拟甲亢基础方：柴胡、合欢花、制香附、郁金、夏枯草、桔梗、赤芍、白芍、丹参、黄芪、白术、远志、茯神、生牡蛎、猫爪草、生石膏、黄芩、牡丹皮、麦冬、知母，随症加减。

刘延青等从肾论治甲亢，认为肾与甲状腺经络联系密切，甲状腺位于喉前，为任脉所主，冲脉经过，督脉分支，任脉、冲脉、督脉的结构及生理功能与肾有密切关系。三脉同源之处在肾下胞中，与肾为统一的整体，肾为先天之本、阴阳之根，任脉统御一身之阴，督脉统御一身之阳，冲脉主统血脉、脏腑经络气血，三脉的生理功能正是取决于肾，分化于肾，经络所过，主治所及。肾精的生理功能与甲状腺激素的生物学作用具有明显相似性，甲状腺激素是由甲状腺分泌的激素，可促进生长发育，增加大多数组织的耗氧率和产热量，对蛋白质、糖类及脂肪代谢有一定的调节作用，对维持神经系统的兴奋性具有一定的作用。肾藏精，主生长、发育和生殖的生理功能与神经内分泌系统密切相关，肾脏疾病与甲状腺功能之间也存在互为因果和互相影响的关系。基于此理论，刘延青提出从肾论治甲亢，认为甲亢发病主要是先天禀赋不足或先天禀赋雄厚，后为情志内伤，导致肾、肝、脾等脏腑功能失衡，气血津液代谢失常，病因以肾火亢盛为主，气滞痰凝为次，随着病程缠绵可出现虚实夹杂。在治疗上，以清肾养阴、疏肝健脾为原则。临床上以知母、黄柏泻肾之相火，起到釜底抽薪作用，泻肾只是"泻其有余"之邪，而非泻其所藏之精气，泻则适可而止，在祛邪的同时给予扶正，注重针对病因和证候表现，灵活组方遣药。

（二）中医药治疗甲亢的临床研究进展

1. 中医药治疗甲亢的临床研究进展　西医的抗甲状腺药物目前仍然是治疗甲亢的主要手段，常用药物主要为硫脲类，其可阻止甲状腺素的合成，但用这些药物存在导致患者出现粒细胞减少、药物性肝损害、过敏反应、消化道反应、抗中性粒细胞胞质抗体相关性小血管炎等副作用的风险，且对有些患者无明显疗效。临床研究表明，中西医结合治疗不但能增加疗效，还可以减少西药的副作用，具有一定的治疗优势。

张亮等收治甲亢患者 98 例，分为研究组和对照组，研究组予甲巯咪唑联合自拟疏肝益气汤（当归 20g，黄芪 20g，生龙骨 15g，白芍 15g，甘草 15g，栀子 10g，龙胆草 10g，香附 10g，夏枯草 10g，郁金 10g，柴胡 10g）治疗，对照组予甲巯咪唑片常规治疗，连续治疗 6 周。结果显示，中药和甲巯咪唑片联合应用具有协同增效的作用，可提高治疗有效率，降低中医证候积分，缓解相关症状，减小甲状腺体积，改善甲状腺功能和血流动力学指标，降低复发率，且均较对照组明显（$P<0.05$）。试验表明，甲巯咪唑联合自拟疏肝益气汤能够改善甲状腺功能和血流动力学指标，安全且不增加用药后的不良反应。

邬文景等收治甲亢患者 94 例，分为观察组和对照组，对照组予甲巯咪唑片常规治疗，观察组予甲巯咪唑联合中药自拟方（当归 20g，黄芪 20g，龙胆草 10g，香附 10g，生龙骨 15g，夏枯草 10g，郁金 10g，白芍 15g，柴胡 10g，甘草 15g，栀子 10g），连续治疗 6 周。结果显示，观察组及对照组均可改善 TSH、TRAb、甲状腺血流动力学指标水平，观察组总有效率明显高于对照组，表明两种药物具有较好的协同促进作用，根据试验结果分析认为中西医联合治疗能够起到较好的抗甲状腺激素效果，且能够有效抑制甲亢患者交感神经兴奋，使得患者血流速度及机体代谢明显减慢。

解学超等收治肝郁化火型甲亢患者 88 例，分为观察组和对照组，对照组予甲巯咪唑常规治疗，观察组使用甲巯咪唑联合复方丹栀颗粒（丹参、栀子、苦参、黄柏、水飞蓟宾），连续治疗 12 周。结果显示，复方丹栀颗粒治疗肝郁化火型甲亢能降低中医证候积分，有效缓解临床症状，改善甲状腺功能，同时有一定的降糖调脂作用，且能改善患者的负面情绪。

叶仁群等收治气郁痰阻型甲亢患者 200 例，分为治疗组和对照组，对照组给予甲巯咪唑片常规治疗，治疗组在对照组常规治疗基础上加用消瘿散结方（柴胡 10g，白芍 10g，枳实 10g，法半夏 10g，姜厚朴 6g，茯苓 15g，夏枯草 10g，玄参 10g，浙贝母 10g，连翘 10g，合欢花 10g，丹参 10g，紫苏叶 6g，甘草 5g），疗程为 3 个月。结果显示，治疗组总有效率明显高于对照组，两组均能降低中医证候积分、调节甲状腺激素水平、改善相关症状，且治疗组疗效明显优于对照组（$P<0.05$）。表明甲巯咪唑联合消瘿散结方在治疗上具有协同促进作用。

孙心怡等收治诊断为 Graves 病甲亢痰火郁结证患者 80 例，分为治疗组和对照组，治疗组采用甲巯咪唑或丙硫氧嘧啶联合银甲丹（院内制剂：金银花、连翘、皂角刺、浙贝母、山慈菇、天花粉、夏枯草、柴胡、薏苡仁、雷公藤、猪苓、黄连），对照组采用纯西药治疗，疗程为 6 个月。结果显示，治疗组总有效率高于对照组，银甲丹联合西药治疗能明显改善甲亢患者中医证候积分，缩短甲状腺功能恢复正常时间，改善 TSH、FT_3、FT_4、TT_3、TT_4、TRAb 水平，随访发现复发率低于纯西药组。试验结果分析认为中西医联合治疗 Graves 病甲亢痰火郁结证疗效优于纯西药组。

柴立超等收治心肝火旺型 Graves 病患者 100 例，分为观察组和对照组，对照组予甲亢常规治疗，观察组常规治疗方案联合夏枯草口服液（夏枯草有效成分提取物），4 周为 1 个疗程，连续治疗 12 个疗程。结果显示，夏枯草口服液与甲巯咪唑片在调节甲状腺激素水平上具有协同作用，能明显降低甲状腺激素及甲状腺抗体水平，提高 TSH 水平，减小甲状腺体积，且观察组不良反应显著低于对照组（$P<0.05$）。

王府存等收治 Graves 病患者 77 例，分为对照组和治疗组，对照组予甲巯咪唑片治疗，治疗组在对照组的基础上加用养阴清热汤（麦冬、天冬各 20g，夏枯草、白术、白芍各 15g，黄芩 6g，连翘、栀子、柴胡、当归、珍珠母各 10g，浙贝母、桔梗各 15g），总疗程为 12 周。结果显示，治疗组总有效率高于对照组，养阴清热汤联合甲巯咪唑片治疗初发 Graves 病可以较快缓解临床症状，改善患者甲状腺功能，降低 TRAb 水平，缩短免疫缓解时间，且疗效明显优于对照组（$P<0.05$）。

2. 中医药治疗甲亢并发症的临床研究

（1）甲亢性肝损害：血液循环中过高的甲状腺素浓度作用于全身组织，累及肝脏时会导致肝脏的病理性损害，即甲亢性肝损害。西医治疗甲亢性肝损害原则为控制甲亢，辅以保肝治疗，抗甲状腺西药存在一定肝毒性，会加重肝损伤，而中药辨证治疗对于甲亢伴肝损害具有良好疗效。刘怀珍等收治肝虚痰结型甲亢伴肝损害患者 64 例，分为观察组和对照组，基础治疗予甲巯咪唑每次 15mg，每日 1 次，病情控制后逐渐减量，3～4 周减量 1 次，每次减量 5mg，至症状明显改善，甲状腺功能恢复正常后维持治疗；对照组联用多烯磷脂酰胆碱，每次 456mg，每日 3 次；观察组予甲巯咪唑联合柴芍二至散（黄芪 30g，生地黄 15g，墨旱莲 15g，女贞子 20g，赤芍 20g，生白术 20g，柴胡 12g，当归 10g，香附 10g，山慈菇 10g，甘草 10g，黄药子 6g），两组均治疗 12 周。结果显示，观察组在改善临床症状、中医证候积分、甲状腺功能、肝功能及降低 IL-6、TNF-α 方面明显优于对照组（$P<0.05$），试验结果分析认为柴芍二至散联合甲巯咪唑能改善肝虚痰结型甲亢性肝损害的中医证候、甲状腺功能，保护肝功能，其机制可能与减少机体 IL-6、TNF-α 等炎症因子的表达，减轻机体炎症反应相关。

（2）Graves 眼病：是一种甲状腺病相关的自身免疫性疾病，具有突眼、眼肿、眼痛、畏光、复视、视力下降等临床表现，严重影响患者的面部形态和生活质量，国内外治疗为大剂量糖皮质激素冲击治疗，然其副作用较明显，影响患者的预后。滕金艳等收治 70 例中重度活动性 Graves 眼病患者，分为 A、B 两组，A 组予注射用甲泼尼龙琥珀酸钠间歇静脉滴注治疗，每次 0.5g，每周 1 次，连续给药 6 周后减量为每次 0.25g，每周 1 次，再连续给药 6 周，累计给药剂量共 4.5g；B 组予益气养阴方（黄芪 20g，生地黄 20g，白芍 20g，玄参 10g，钩藤 10g，五味子 10g，生牡蛎 10g，夏枯草 10g）结合眶内电针治疗，共治疗 12 周。结果显示，益气养阴方结合眶内电针治疗 Graves 眼病较甲泼尼龙琥珀酸钠间歇治疗能够显著减轻患者的临床症状和体征，降低 CAS 评分，增强临床疗效，降低 TNF-α、IL-6 等免疫因子水平，试验结果分析认为益气养阴方联合眶内电针治疗的作用机制可能与调控相关免疫细胞因子有关，能够帮助改善患者自身的免疫功能。

（3）甲亢性心脏病：是指由甲亢引起的心脏肥大、心律失常及心力衰竭等。甲亢性心脏病的病因及进展机制较为复杂，单纯抗甲状腺药物应用无法获得满意疗效，且停药后极易复发，且不良反应亦影响治疗依从性和耐受性，中医药治疗甲亢性心脏病疗效和安全性优势明显。钟小军等收治甲亢性心脏病患者 100 例，分为对照组和中西医组，对照组给予西医对症干预治疗，包括利尿、血管扩张及地高辛等，同时口服甲巯咪唑片，每次 10mg，每日 3 次；中西医组患者在对照组治疗基础上加用自拟健脾解郁方辅助治疗（黄芪 30g，当归 30g，白术 20g，党参 20g，柴胡 20g，茯苓 15g，牡丹皮 15g，五味子 15g，炙甘草 8g），共治疗 2 周。结果显示，中西医组总有效率显著高于对照组（$P<0.05$），并能够降低主要证候积分及心律失常发生率，改善 FT_3、FT_4、TSH 水平（$P<0.05$）。表明中药汤剂辅助治疗甲亢性心脏病能有效缓解相关症状、体征，降低心律失常发生风险，改善甲状腺及心脏功能。

（三）中医药治疗甲亢及其并发症的实验研究进展

1. 中医药治疗甲亢的实验研究进展 临床中的甲亢以 Graves 病多见，约占全部甲亢的 80%。中医药治疗甲亢有其独特的优势，其作用机制也在不断探索。现有的实验研究结果提示，其作用机制主要包括以下几方面：①中医药可降低甲状腺激素及相关抗体的水平，如化痰散结方（夏枯草、土贝母、玄参等）、芪玄抑甲宁（黄芪、玄参、浙贝母、牡蛎、夏枯草）等能降低 Graves 病小鼠的 T_4、FT_4 和 TRAb 水平，从而治疗 Graves 病。②中医药可通过调节辅助性 T 细胞相关的细胞因子平衡，减轻 Graves 病的自身免疫：刘树民等研究发现，芪玄抑甲宁可能通过降低甲亢大鼠血清中 Th17 相关细胞因子，包括 IL-17、IL-6 和转化生长因子-β 的水平，调控其甲状腺组织中 IL-17、IL-17 受体和 IL-17mRNA、IL-17 受体 mRNA 的蛋白表达水平，发挥治疗甲亢的作用；汤阳等使用化痰散结方（夏枯草、玄参、土贝母等）干预 Graves 病小鼠，结果显示化痰散结方可减少小鼠甲状腺上皮细胞增生，使甲状腺组织排列均匀，局部滤泡腔内充满均匀、深红色胶质，并能降低 Th2 分泌的细胞因子 IL-6、IL-10、IL-13 的表达。③中医药能抑制甲状腺细胞异常过度增殖：林兰和魏军平等通过实验发现，甲亢宁胶囊（牡蛎、玄参、连翘、半夏、夏枯草、山慈菇、土贝母、土茯苓）可改善 Fisher 大鼠甲状腺细胞系（FRTL-5）的自噬异常，阻断细胞外信号调节激酶 1/2 磷酸化或阻滞细胞从 G_1 期进入 S 期，从而抑制细胞增殖。

2. 中医药治疗甲亢并发症的实验研究进展 中医药治疗甲亢并发症亦有相关实验研究。王芙蓉等通过实验研究发现，薯蓣皂苷元可改善甲亢大鼠的肝功能，降低丙氨酸氨基转移酶、天冬氨酸氨基转移酶、碱性磷酸酶的水平，其机制可能与增强超氧化物歧化酶、谷胱甘肽过氧化物酶等的活性、抗氧化应激反应有关。

王雪阳等将平目汤（黄芪、淫羊藿、川芎、白芥子、制鳖甲、车前子）作用于 Graves 眼病模型小鼠，发现平目汤可降低小鼠 TRAb 水平，减轻眼球后脂肪堆积，其机制与提高 Bcl-2 相关 X 蛋白和 FasL 的 mRNA 表达，促进眼球后脂肪细胞的凋亡相关。

侯睿等研究发现，北五味子水提物可降低甲亢性心脏病大鼠 TT_3、TT_4 水平，改善甲亢性心肌纤维化，提高收缩期和舒张期纵向峰值速度、纵向峰值应变等指标的水平，从而治疗甲亢性心脏病。

五、预防与调护

1. 调摄饮食 注意饮食的营养均衡，适当补充热量和营养，适当增加富含蛋白质及维生素、微量元素食物的摄入，做到饮食有节，避免过食或偏嗜，避免过于辛辣、油腻、刺激性强的食物。甲亢患者应严格控碘，碘摄入过量会加重和延长病程，增加复发的可能性，因此应该严格禁食含碘丰富的药物和食物，包括海产品、含碘盐等。

2. 调畅情志 情绪波动对甲亢患者的影响较为明显。调节工作与日常生活中的压力，保持情绪稳定、精神愉快，避免情绪的剧烈波动，及时疏解焦躁、抑郁等不良情绪，时刻保持积极乐观、豁达向上的态度。

3. 运动锻炼 选择合适的锻炼方式，规律运动，增强体质，避免外邪的侵袭，同时注意控制运动强度，避免过度劳累。

4. 规律起居 劳逸适度，要做到规律起居，保证睡眠的时间和质量，培养良好的生活习惯，顺应四时变化，注意防寒保暖。

5. 合理治疗 一旦发现身体不适，应及时就医；在确诊后定期复查、及时调整用药，不可自行减量或停药，同时密切关注药物的不良反应及副作用；在治愈后仍需定期体检复查。

六、结语与展望

综合本章节内容，在甲亢的不同时期，可将现代医学和中医学治疗优势互补。甲亢临床症状典型，具有治疗周期长、病情易反复、复发率高等特点。单纯西医治疗有一定副作用及局限性，如以突眼、颈肿为主要表现者，单纯西医治疗改善此类症状疗效不明显；以手术治疗者，术后甲减和喉返神经损伤的发生概率较高，同时如有并发症产生，仍需长期服药。

　　中医药以辨证论治、整体观念为特色，结合治未病思想，分期辨证论治甲亢，对本病病因病机及治疗有其独特的认识，诸多医家的临床实践证实中医药可有效缓解甲状腺肿及眼突等临床症状，减少西药用量，缩短治疗周期，同时可减轻西药产生的副作用，如白细胞减少、肝损伤、皮疹等，降低复发及发展为甲减的概率，弥补了西医治疗的不足。同时通过中药进行整体调节，可改善患者体质，增强其抗病能力。中医治疗除了传统的中药辨病、辨证、病证结合治疗外，还可通过有特色的非药物疗法如针灸、外敷、艾灸等增强治疗效果，缓解临床症状，促进疾病痊愈，减少疾病复发。现代医家在中医、中西医结合治疗甲亢的理论研究、临床研究、实验研究等方面都取得了较大进展，但在发病机制、研究方法、疗效评价等方面仍存在一些局限性，还需要我们在继承前人经验的基础上，进一步挖掘和创新。中药内外合治及中西医结合的诊治方案对于甲亢的诊疗具有重要的临床价值和研究意义，值得我们进一步探索和突破。

（龚燕冰）

第十一章 甲状腺功能减退症

第一节 概 述

一、定 义

甲状腺功能减退症（hypothyroidism，简称甲减）是由于各种原因导致的低甲状腺激素血症或甲状腺激素抵抗而引起的全身性低代谢综合征，可引起机体多个系统功能低下及代谢紊乱。

二、病 因

甲减病因较复杂，以原发性者多见，其次为垂体性者，其他均属少见。原发性甲减中以慢性淋巴细胞性甲状腺炎（CLT，又名桥本甲状腺炎）最常见。发病机制随病因和类型不同而异（表 11-1）。

表 11-1 甲减的主要病因

原发性甲减（primary hypothyroidism）
自身免疫甲状腺炎（桥本甲状腺炎、萎缩性甲状腺炎、Riedel 甲状腺炎）
甲状腺全切或次全切术后
^{131}I 治疗后
颈部外照射后
甲状腺内广泛浸润性病变（淀粉样变性、胱氨酸尿症、血色病等）
细胞因子（IL-2、TNF-α）
先天性甲状腺缺如
异位甲状腺
亚急性甲状腺炎
缺碘性地方性甲状腺肿
碘过多
药物（碳酸锂、硫脲类、磺胺类、对氨基水杨酸钠、过氯酸钾、保泰松、硫氢酸盐、酪氨酸激酶抑制剂等）
致甲状腺肿物质
TSH 不敏感综合征
孕妇中重度碘缺乏或口服过量抗甲状腺药物出生的婴儿
甲状腺内 Gs 蛋白异常（假性甲状旁腺功能减退症 Iα 型）

续表

甲状腺激素合成相关基因异常（NIS、Pendrin、TPO、Tg 基因突变，碘化酶基因突变，脱碘酶基因突变等）

代谢因素：高三酰甘油血症

继发性甲减

垂体肿瘤

淋巴细胞性垂体炎

浸润性疾病（血色病、结核、真菌感染）

垂体手术

垂体放疗

垂体缺血性坏死（希恩综合征）

药物：贝沙罗汀（bexarotene）

TRH 受体基因突变

严重全身疾病

下丘脑性甲减

下丘脑肿瘤、慢性炎症或嗜酸性肉芽肿

头部放疗

颅脑手术

消耗性甲减（因 D_3 活性增加而致甲状腺素降解过多）

血管瘤

血管内皮细胞瘤

体外循环手术后

甲状腺激素不敏感综合征（RTH）

全身型（GRTH）

选择性外周型（perRTH）

三、分　　型

（一）按发病年龄分型

1. 先天性甲减　发生在胎儿期或出生 2 个月内新生儿的甲减称为呆小病（又名克汀病），为先天性甲减（congenital hypothyroidism，CH），分为地方性、散发性两种，表现为严重的智力障碍、聋哑和生长发育障碍。全球新生儿总发病率为 1/4000～1/3000，碘缺乏是地方性克汀病流行的主要病因，另外早产儿、低出生体重儿、孕母甲状腺病史及不良妊娠、遗传因素等都可能导致 CH 的患病率增加。大部分 CH 患儿早期无明显的特异性表现，晚期确诊 CH 会造成严重多系统功能障碍，因此，早发现、早诊断、早治疗可以避免症状的发生或进展，尽早开始采取合适的治疗措施、定期随访，以减少严重生长发育障碍、各个系统代谢障碍和智力低下的出现。

2. 幼年性甲减　发生在发育前儿童的甲减称为幼年性甲减，除了一般的代谢减低表现外，主要影响儿童的生长发育。青少年甲减起病缓慢，多为自限性疾病，大部分甲状腺功能会恢复正常，很少发展成临床永久性甲减。

3. 成年性甲减　发生在成人期的甲减称为成年性甲减，临床以代谢减低为主要表现，是临床最常见的甲减。多见于中年女性，起病隐匿，病情发展缓慢，怕冷，少言乏力，表情淡漠、唇厚舌大，皮肤干燥发凉，眉毛稀疏、外 1/3 脱落，记忆力减退，智力低下，窦性心动过缓，厌食、腹胀、便秘，性欲减退，男性患者可出现阳痿，女性患者可出现溢乳。

（二）按发病部位分型

1. 原发性甲减（primary hypothyroidism） 因甲状腺腺体本身发生病变导致甲状腺激素合成、储存、分泌障碍所致。据目前研究，超过了 90% 的原发性甲减病例为自身免疫性甲状腺炎（包括桥本甲状腺炎、萎缩性甲状腺炎等）甲减、甲状腺术后甲减、^{131}I 治疗后甲减和特发性甲减，其中甲状腺术后甲减和 ^{131}I 治疗后甲减统称为破坏性甲减。

2. 中枢性甲减（central hypothyroidism） 是由于下丘脑和（或）垂体病变引起的 TRH 或者 TSH 产生和分泌减少所致的甲减，垂体性甲减又称为继发性甲减，常因肿瘤、手术、放疗和产后垂体坏死所致；下丘脑引起的甲减又称为三发性甲减（tertiary hypothyroidism），TRH 分泌不足可使 TSH 及 TH 相继减少而致甲减，可由下丘脑肿瘤、肉芽肿、慢性疾病或放疗等引起。垂体占位性损害（尤其是垂体腺瘤）是继发性 CH 最常见的病因。垂体腺瘤致 CH 的原因包括促甲状腺激素细胞受压迫，下丘脑-垂体门脉血流中断，或少见的垂体卒中引起的急性出血或炎症。本病常有性腺、肾上腺受累，应该注意询问相关症状，如女性产后无乳及闭经、男性性功能减退、皮肤色素变浅、腋毛和阴毛脱落等。应当同时检查性腺和肾上腺皮质功能。

3. 甲状腺激素抵抗综合征（THRS） 是由于甲状腺激素在外周组织实现生物学效应障碍[受体和（或）受体后水平]引起的综合征，是一种罕见的遗传性疾病，因甲状腺激素受体基因突变导致甲状腺激素的靶组织对甲状腺激素反应低下。本病大都在儿童和青少年期发病，男女均可患病，可分为 3 种类型：①全身性甲状腺激素抵抗（generalized resistance to thyroid hormones，GRTH）；②选择性垂体型甲状腺激素抵抗（selective pituitary resistance to thyroidhormones，PRTH）；③选择性外周组织对甲状腺激素抵抗（selective peripheral resistance to thyroid hormones，perRTH）。由于缺陷的性质、累及的组织和代偿的程度不同，临床表现差异颇大，多数患者的甲状腺功能正常或有不同程度的甲减表现，但亦可表现为甲亢或心功能不全、免疫淋巴细胞减少、体重减轻或肥胖。

（三）按甲减的程度分型

1. 临床甲减（overt hypothyroidism） 具有不同程度的症状和体征，血清甲状腺激素水平降低。临床甲减可分为重型和轻型，前者症状明显，累及系统广泛，常呈黏液性水肿表现，如水肿、畏寒、嗜睡、体重增加、声音嘶哑、面色苍白等，伴有不同类型的甲减并发症：血清 T_3、T_4 降低，TSH 明显高于正常。后者症状较轻或不典型。中华医学会内分泌病学分会公布了中国 10 城市社区居民的甲状腺病流行病学调查结果，显示临床甲减发病率为 0.9%、亚临床甲减为 5.6%，且女性患病率高于男性，随着年龄增加发病率不断升高。

2. 亚临床甲减（subclinical hypothyroidism，SCH） 临床上无明显症状和体征，实验室检查提示血清甲状腺激素（FT_3、FT_4、TT_3、TT_4）正常而 TSH 升高。基于不完全相同的诊断标准，国外研究报道 SCH 的人群患病率为 5%~10%，且随着年龄增长患病率逐渐增加。2010 年我国 10 城市 15 008 名成年受试者流行病学调查显示，我国 SCH 患病率为 16.7%。SCH 最常见的病因是自身免疫性甲状腺炎。成年人中亚临床甲减较为常见，是否需要治疗取决于 TSH 值、有无甲减症状及心血管疾病患病风险。前瞻性研究显示，平均随访 31.7 个月后，40%TSH 为 10~14.9mIU/L 和 85%TSH 为 15~19.9mIU/L 的患者发展成临床甲减。另外，成年亚临床甲减患者出现胰岛素抵抗、血脂异常、内皮功能障碍、冠心病和心力衰竭的风险亦显著增加。然而，儿童和青少年亚临床甲减存在与成人明显不同的特点，其患病率的流行病学研究有限。有调查显示，美国儿童亚临床甲减的患病率为 1.7% 左右，我国暂无相关大样本调查数据。儿童亚临床甲减进展为临床甲减的风险低于成人，其与生长发育、神经认知及代谢相关疾病之间的关系并未得到确认。在 TSH 水平升高的儿童中，当前尚缺乏前瞻性研究明确 TSH 切点值，以预测进展为临床甲减的风险。

四、病　　理

甲状腺的萎缩性病变多见于 CLT，早期腺体有大量淋巴细胞、浆细胞等炎症性浸润，久之腺泡受毁损代之以纤维组织，残余滤泡变得矮小，滤泡萎缩，上皮细胞扁平，泡腔内充满胶质。呆小病者除由于激素合成障碍致腺体增生肥大外，一般均呈萎缩性改变，甚而发育不全或缺如。甲状腺肿大伴大小不等的多结节者常见于地方性甲状腺肿，由于缺碘所致；CLT 后期也可伴有结节；药物所致者的甲状腺可呈代偿性弥漫性肿大。

原发性甲减由于 TH 减少，对垂体的反馈抑制减弱而使 TSH 细胞增生肥大，嗜碱性细胞变性，久之腺垂体增大，甚或发生腺瘤，或同时伴高泌乳素血症。垂体性甲减患者的垂体萎缩，但亦可发生肿瘤或肉芽肿等病变。

皮肤角化，真皮层有黏多糖沉积，PAS 染色阳性，形成黏液性水肿；内脏细胞间质中有同样的物质沉积，严重病例有浆膜腔积液；骨骼肌、平滑肌、心肌均有间质水肿，横纹消失，肌纤维肿胀断裂并有空泡；脑细胞萎缩、胶质化和灶性退变；肾小球和肾小管基底膜增厚，系膜细胞增生；胃肠黏膜萎缩及动脉粥样硬化等。

五、症　　状

临床表现一般取决于起病年龄和病情严重程度。成年性甲减主要影响代谢及器官功能，及时诊治多可逆。甲减发生于胎儿和婴幼儿时，由于大脑和骨骼的生长发育受阻，可致身材矮小和智力低下，多属于不可逆性。成年性甲减典型症状如下。

1. 一般表现　怕冷，皮肤干燥少汗、粗厚、泛黄、发凉，毛发稀疏、干枯，指甲脆、有裂纹，疲劳、嗜睡、记忆力差、智力减退、反应迟钝、轻度贫血、体重增加。

2. 黏液性水肿面容　颜面苍白而蜡黄，面部浮肿，目光呆滞，眼睑松肿，表情淡漠，少言寡语，言则声嘶，吐词含混。

3. 心血管系统　心率缓慢，心音低弱，心脏呈普遍性扩大，常伴有心包积液，也有久病后心肌纤维肿胀，黏液性糖蛋白（PAS 染色阳性）沉积及间质纤维化，称甲减性心肌病变。患者可出现明显脂代谢紊乱，呈现高胆固醇血症、高三酰甘油血症及高 β-脂蛋白血症，常伴有动脉粥样硬化症，冠心病发病率高于一般人群，但因周围组织的低代谢，心排血量减低，心肌氧耗减少，故很少发生心绞痛与心力衰竭。有时血压偏高，但多见于舒张压。心电图呈低电压，T 波倒置，QRS 波增宽，P-R 间期延长。

4. 消化系统　患者食欲减退，便秘腹胀，甚至出现麻痹性肠梗阻。半数左右的患者有完全性胃酸缺乏。

5. 肌肉与关节系统　肌肉收缩与松弛均缓慢延迟，常感肌肉疼痛、僵硬。骨质代谢缓慢，骨形成与吸收均减少。关节疼痛，活动不灵，有强直感，受冷后加重，犹如慢性关节炎。偶见关节腔积液。

6. 内分泌系统　男性阳痿，女性月经过多，久病不治者亦可闭经。肾上腺皮质功能偏低，血和尿皮质醇降低。

7. 精神神经系统　轻者常有记忆力、注意力、理解力和计算力减退。反应迟钝、嗜睡、精神抑郁或烦躁。有时多虑而有神经质表现，严重者发展为猜疑型精神分裂症。重者多痴呆、幻想、木僵或昏睡，20%～25% 重病者可发生惊厥。

8. 呼吸系统　呼吸浅而弱，对缺氧和高碳酸血症引起的换气反应减弱，肺功能改变可能是甲减患者昏迷的主要原因之一。

9. 黏液性水肿昏迷　多见于年老、长期未获得治疗者，大多在冬季寒冷时发病。诱发因素为严重躯体疾病、TH 替代中断、寒冷、感染、手术和使用麻醉、镇静药物等。临床表现为嗜睡、低体温（＜35℃）、呼吸减慢、心动过缓、血压下降、四肢肌肉松弛、反射减弱或消失，甚至昏迷、休克，可因心、肾功能不全而危及生命。MRI 可有较特异发现。偶尔可有遗忘综合征或其他脑损害后遗症。

六、临床转归和并发症

甲减替代治疗的目的是维持正常或基本正常的甲状腺功能，可完全预防心血管病的发生，维持正常的生活质量和工作能力。甲减女性易发生卵巢囊肿。呆小病和幼年性甲减起病越早病情越严重，如治疗不力，可遗留永久性智力低下、聋哑和躯体畸形。成年性甲减如果长期得不到适当治疗，患者可发生黏液性水肿昏迷（主要见于原发性甲减）、继发性血脂异常或甲减性心脏病。严重的甲减患者对胰岛素、镇静剂、麻醉剂等很敏感，易诱发昏迷或体温过低，甚至死亡。

第二节　成人甲状腺功能减退症

发生在成人期的甲状腺功能减退症称为成年性甲减，是临床最常见的甲减。

一、流　行　病　学

甲减的患病率与 TSH 诊断切点值、年龄、性别、种族等因素有关，亚临床甲减患病率明显高于临床甲减。不同地域的甲减患病率也有差异，在美国普通人群中甲减的患病率为 0.3%～3.7%，在欧洲则为 0.2%～5.3%。根据 2010 年我国 10 城市甲状腺病患病率调查，以 TSH＞4.2mIU/L 为诊断切点值，甲减的患病率为 17.8%，其中亚临床甲减患病率为 16.7%，临床甲减患病率为 1.1%。女性患病率高于男性，随年龄增长患病率升高。我国的甲减发病率为 2.9%。

二、病　因　病　理

缺碘和桥本甲状腺炎是主要原因。其他不太常见的导致原发性甲减的原因包括先天性因素、药物相关性因素、医源性因素等。

（一）病因

甲减病因复杂，主要可分为原发性甲减、中枢性甲减和外周性甲减。原发性甲减最多见，约占全部甲减的 99%，其中自身免疫、甲状腺手术和甲亢 [131]I 治疗三大原因所致甲减又占原发性甲减的 90% 以上。中枢性甲减是一种罕见的疾病，可以是先天性的或获得性的。甲状腺激素抵抗综合征也称为外周性甲减，是由于甲状腺激素在外周组织实现生物效应时发生障碍引起的甲减。为下丘脑-垂体-甲状腺以外病因导致的甲减，较为少见。可能的机制为甲状腺激素受体 TRβ1 染色体突变，不能传递正常的信号，甲状腺激素抵抗，导致靶组织出现甲状腺激素缺乏的症状和体征，常仅在成年期出现。实验室检查的特征是血清 TSH、TT_3、TT_4 均不同程度升高。

（二）病理

甲状腺激素的产生和释放受下丘脑-垂体-甲状腺反馈回路的调节。TRH 由下丘脑产生，控制着脑下垂体前叶 TSH 的产生。TSH 反过来调节甲状腺产生和分泌两种形式的甲状腺激素：T_4 和更具有生物活性的 T_3，T_3 主要由 T_4 在靶组织内转化而成。T_3 介导了甲状腺激素的主要作用，通过与核受体结合，影响转录过程，进而促进物质与能量代谢，促进生长和发育过程。应激状态、环境温度改变和某些疾病都能通过 TRH 影响甲状腺功能。另外，血中 T_4 和 T_3 对 TSH 和 TRH 的释放均有负反馈调节作用。原发性甲减时，由于缺乏了 T_4 和 T_3 对垂体的负反馈而使 TSH 升高。

原发性甲减是由于甲状腺激素减少，对垂体的反馈抑制减弱导致 TSH 细胞增生肥大。嗜碱性细胞变性，久之腺垂体增生肥大，甚至发生腺瘤，可同时伴有高泌乳素血症。垂体性甲减患者在致病因子作用下垂体萎缩，亦可发生肿瘤或肉芽肿等病变。

甲状腺萎缩性病变多见于慢性淋巴细胞性甲状腺炎，早期腺体有大量淋巴细胞、浆细胞等炎症性浸润，腺泡受损为纤维组织取代，滤泡萎缩，上皮细胞扁平，泡腔内充满胶质。地方性甲状腺肿患者由于缺碘，甲状腺肿大可伴大小不等的结节；慢性淋巴细胞性甲状腺炎后期也可伴结节；药物性甲减患者甲状腺可呈代偿性弥漫性肿大。

三、临 床 表 现

本病发病隐匿，病程较长，甲状腺激素在多种器官和组织内发挥重要作用，涉及皮肤和结缔组织、心血管系统、神经精神症状、肌肉骨骼系统、血液系统、消化系统、呼吸系统、泌尿系统、内分泌系统、眼等，因此不少患者缺乏特异性症状和体征。典型患者畏寒、乏力、手足肿胀感、嗜睡、记忆力减退、少汗、关节疼痛、体重增加、便秘、女性月经紊乱或者月经过多、不孕。亚临床甲减患者一般不具有特异的临床症状和体征，诊断主要是依赖实验室检查。

四、实验室及其他检查

（一）实验室检查

TSH 是诊断原发性甲减的特异性指标。当临床怀疑甲减时应立即检测 TSH。TSH 正常范围一般是 0.3～5mIU/L。原发性甲减时 TSH 升高，亚临床甲减时 TSH 可以仅轻度升高。TSH 正常可除外原发性甲减，但不能除外继发性甲减。

1. 一般检查

（1）血红蛋白和红细胞：由于甲状腺激素不足，影响促红细胞生成素（EPO）的合成而骨髓造血功能减低，可致轻、中度正常细胞型正常色素性贫血；由于月经量多而致失血及铁缺乏可引起小细胞低色素性贫血；少数由于胃酸减少，缺乏内因子和维生素 B_{12} 或叶酸可致大细胞性贫血。

（2）生化指标：甲减患者血总胆固醇、三酰甘油和 LDL-C 升高，β-脂蛋白增高，HDL-C 降低。同型半胱氨酸降低；血清肌酸激酶（CK）、乳酸脱氢酶（LDH）增高。

（3）其他：基础代谢率降低，常在 30%～45%以下；血中胡萝卜素增高；17-羟皮质类固醇降低；糖耐量试验呈低平曲线，胰岛素释放反应延迟。

2. 血清甲状腺激素测定 血中的 T_4 全部由甲状腺分泌而来，外周血 TT_4 浓度能够很好地反映甲状腺功能状态。血中的 T_3 仅 5%～20% 由甲状腺分泌，80%以上是在外周由 T_4 转化而来。较重的甲减血 TT_4 和 TT_3 水平均降低，轻型甲减 TT_4 较 TT_3 敏感。凡是能引起血清 TBG 水平变化的因素均可影响 TT_4、TT_3 的测定结果，尤其对 TT_4 的影响较大，如妊娠、病毒性肝炎、遗传性 TBG 增多症和某些药物（雌激素、口服避孕药、他莫昔芬等）可使 TBG 增高而导致 TT_4 和 TT_3 测定结果假性增高；低蛋白血症、遗传性 TBG 缺乏症和多种药物（雄激素、糖皮质激素、生长激素等）则可降低 TBG，使 TT_4 和 TT_3 测定结果出现假性降低。

游离甲状腺激素（FT_4 和 FT_3）则是甲状腺激素的活性部分，直接反映甲状腺的功能状态，不受血清 TBG 浓度变化的影响，特异性和敏感性均高于 TT_4 和 TT_3。甲减患者一般两者均降低，而甲减初期多以 FT_4 下降为主。rT_3 是由 T_4 在外周组织中经 5′-脱碘酶的作用脱碘形成。rT_3 是 T_4 降解产生的无生物活性产物。血清中 98% 的 rT_3 与 TBG 结合，故凡影响 TBG 的因素均可影响 rT_3 的浓度。在通常情况下，rT_3 的浓度与 TT_3 和 TT_4 的变化平行。在重度营养不良和各种急慢性疾病伴发的甲状腺功能正常的病态综合征可出现所谓的"分离现象"，rT_3 可明显升高，而血清 T_3 明显降低，与 5′-脱碘酶活性上升导致 T_4 向 rT_3 转化增多有关。另外，丙硫氧嘧啶、糖皮质激素、普萘洛尔、胺碘酮等药物，以及碘造影剂均可抑制 T_4 向 T_3 转化，从而使血清 rT_3 水平可用于鉴别病态综合征与甲减，前者血清 T_3、T_4 降低，rT_3 增高，TSH 在正常水平，而后者 T_3、T_4、rT_3 均降低，TSH 升高。

3. 血清 TSH 测定　是筛查原发性甲减的主要方法。TSH 的分泌对血清中 FT_4 微小变化十分敏感，在发生甲减早期，FT_4 还未检测到异常时，TSH 已经升高。TSH 每天都会在均值的 50% 左右波动，一天中同一时段连续采集血样，TSH 的变异率达 40%。TSH 最低值出现在傍晚，睡眠时最高。鉴于此，血清 TSH 水平在正常范围的 40%～50% 波动时并不能反映甲状腺功能的变化。需要注意的是，在许多非甲状腺病的情况下，TSH 的水平也会出现异常。急性疾病会导致血清 TSH 受抑制。危重患者，尤其是接受多巴胺注射或药理剂量的糖皮质激素治疗的患者，TSH 水平可低于 0.1mIU/L 且 FT_4 低于正常。此外，在某些非甲状腺病的恢复期，TSH 可升高到正常水平以上，但通常低于 20mIU/L。

4. 甲状腺自身抗体测定　TGAb 和 TPOAb：在自身免疫性甲状腺炎中，两种抗体的滴度很高，阳性率几乎达 100%。亚临床甲减患者存在高滴度的 TGAb 和 TPOAb，同样，持续高滴度 TGAb 和 TPOAb 常预示日后发生自发性甲减的可能性大。

（二）心电图改变

心电图低电压，窦性心动过缓，T 波低平或倒置，偶有 P-R 间期延长（A-V 传导阻滞）及 QRS 波时限增加。有时可出现房室分离节律、Q-T 间期延长等异常。

（三）影像学检查

头颅平片、CT、磁共振或脑室造影有助于鉴别垂体肿瘤、下丘脑或其他引起甲减的颅内肿瘤。甲状腺核素扫描检查是发现和诊断异位甲状腺的最佳方法；先天性一叶甲状腺缺如患者的对侧甲状腺因代偿而显像增强。

（四）脑电图检查

轻度甲减患者即可有中枢神经系统的功能改变。35% 的患者有脑电图改变，以弥散性背景性电波活动为最常见。甲减患者的睡眠异常主要表现在慢波的减少，发生黏液性水肿性昏迷时可出现三相波，经替代治疗后可恢复正常。

五、诊 断 标 准

（一）症状

主要表现以代谢率减低和交感神经兴奋性下降为主，病情轻的早期患者可以没有特异症状。典型患者表现为畏寒、乏力、手足肿胀感、嗜睡、记忆力减退、少汗、关节疼痛、体重增加、便秘、女性月经紊乱或者月经过多、不孕等。涉及心血管系统，消化系统，神经、精神系统等不典型症状。甲减患者易出现劳累后胸闷、气急、乏力及胸痛等酷似冠心病或其他器质性心脏病的临床表现，因可伴有心肌酶水平升高，临床上易误诊为急性心肌梗死等心脏疾病。

（二）实验室检查

血清 TSH 升高，FT_4 升高，诊断为甲状腺激素抵抗；TSH 升高，FT_4 正常，诊断为亚临床甲减；

TSH升高，FT$_4$减低，诊断为原发性甲减。TSH减低或正常或稍增高（小于正常上界的2倍），TT$_4$、FT$_4$减低，考虑中枢性甲减可能，必要时行TRH兴奋试验进一步明确诊断。

（三）病因诊断

在确诊甲减及明确定位的基础上，应通过详细询问病史、体格检查或者结合血清甲状腺自身抗体检测辅助做出病因诊断。

六、鉴 别 诊 断

（一）原发性甲减与中枢性甲减鉴别

中枢性甲减临床表现为垂体激素缺乏症状，联合垂体激素缺乏表现包括闭经、不孕、低血糖、低钠血症、厌食、体重减轻、尿崩症等，比较少见甲状腺肿，TSH比较低，或者正常、轻度升高（低于2倍），而原发性甲减TSH通常高于4.5mIU/L。抗甲状腺抗体在中枢性甲减是阴性的，在原发性甲减是阳性的。TRH兴奋试验在中枢性甲减是异常的，在原发性甲减是正常的。

（二）甲减与其他疾病的鉴别

主要与之鉴别的疾病有低T$_3$综合征、浆膜腔积液、特发性水肿、垂体瘤与贫血。低T$_3$综合征又称为甲状腺功能正常的病态综合征（euthyroid sick syndrome，ESS），指非甲状腺病原因引起的伴有低T$_3$的综合征。常见的病因有严重全身性疾病、创伤、心理应激等，反映了机体内分泌系统对疾病的适应性改变。营养不良、肾衰竭、心力衰竭、肝病、未控制的糖尿病、脑血管疾病和恶性肿瘤也会导致甲状腺功能检查异常。主要表现在血清TT$_3$、FT$_3$水平降低，血清rT$_3$增高，血清T$_4$、TSH正常，病情危重时也可出现T$_4$水平降低。甲减发生浆膜腔积液的原因是淋巴回流缓慢、毛细血管通透性增加、淋巴分泌高亲水性的黏蛋白和黏多糖，引起腹水、心包积液、胸腔积液和关节腔积液，应注意与其他原因引起的浆膜腔积液相鉴别。

特发性水肿多数表现为凹陷性水肿，而甲减患者的成纤维细胞分泌透明质酸和黏多糖，具有亲水性，阻塞淋巴管，引起黏液性水肿，多数表现为非凹陷性水肿。水肿多为轻中度，往往呈周期性、自限性特点，常见于育龄期女性。

原发性甲减病程较长者，TRH分泌增加可以导致高泌乳素血症，溢乳，垂体TSH细胞增生肥大致蝶鞍增大，应注意与垂体泌乳素瘤相鉴别，可行垂体MRI进一步明确诊断。25%~30%的甲减患者表现为贫血，结合甲减特有的症状、体征及实验室检查特点，与其他原因导致的贫血应不难鉴别。

七、治 疗

各种类型的甲减的治疗目标是恢复和维持正常的甲状腺功能。2017年我国《成人甲状腺功能减退症诊治指南》中提到：原发性临床甲减的治疗目标是甲减症状和体征消失，血清TSH和TT$_4$、FT$_4$水平维持在正常范围。

（一）甲状腺素替代治疗

1. 甲状腺激素制剂 甲减的替代治疗所采用的甲状腺激素制剂目前有三种：干燥甲状腺片、L-T$_4$和T$_3$。

2. L-T$_4$替代治疗的方法 治疗的目标是将患者血清TSH和甲状腺激素水平恢复至正常范围，同时防止过度替代导致的心房颤动、骨质疏松症、心绞痛等不良反应。具体原则：剂量个体化；小剂量起始、逐渐加量；定期复查、及时调整。

有些患者 L-T$_4$ 用量过大时可出现甲亢的表现，应及时减量。服用 L-T$_4$ 还可能诱发心脏疾病。一旦发现应立即停药，可用 β 受体阻滞剂、扩血管药等药物治疗。停药 1 周后再考虑从小剂量开始服用。主要的原因：①甲减患者心室功能受损，不能适应补充 L-T$_4$ 后组织耗氧量增加的需求；②甲减可引起脂类代谢紊乱，脂肪合成与分解均降低，体脂比例升高，导致动脉粥样硬化的风险增加；③甲状腺激素增加室上性心律失常的发生率；④甲减还与血凝状态改变、血小板黏着度及纤维蛋白溶解活性相关。L-T$_4$ 过量可能导致的不良反应还包括骨质疏松症和肌肉功能受损。

（二）甲减并发症的治疗

合并高脂血症的患者，可予调脂治疗。合并心包积液的患者，应及时补充甲状腺素，当甲状腺功能恢复正常时，大部分患者的心包积液量会随之减少，若心包积液仍不能消退或出现心脏压塞，可行心包穿刺，必要时考虑心包切开手术，合并心力衰竭，应慎用洋地黄，因心脏对洋地黄耐受性差，且甲减时洋地黄分解代谢缓慢，易发生洋地黄中毒。

（三）黏液性水肿昏迷的抢救

黏液性水肿昏迷又称为甲减性昏迷或甲减危象，多发生在长期未能正规治疗的甲减晚期阶段，是内分泌系统常见的急危重症，预后差，死亡率高达 60%，一经诊断应全力抢救。

1. 全身支持治疗 低体温的处理只能保温，不能加温，因为用热水袋、电热毯等办法加温会增加外周血管扩张，加重低血容量性休克；吸氧，维持呼吸道通畅，必要时气管切开、机械通气；严密监测液体出入量及电解质动态变化，警惕容量过多，低钠血症；糖皮质激素静脉滴注增加应急能力，常用剂量为氢化可的松 200~300mg/d 持续静脉滴注，待病情稳定后逐渐减量。

2. 补充甲状腺激素 首选 T$_3$ 静脉注射，每 4h 10μg，直至症状改善，清醒后改口服；或 L-T$_4$ 首次静脉注射 300μg，以后每日 50μg，至患者清醒后改口服；若无静脉制剂，可用 L-T$_4$ 口服片剂鼻饲，首次 100~200μg，以后每日 50μg，至患者清醒后改口服。

3. 原发病治疗 控制感染，积极寻找诱因，积极治疗原发病。

八、研 究 热 点

尽管在甲减的病因识别、临床意义、诊断和治疗方面取得了很大进展，但仍有几个问题没有得到回答，特别是在诊断和治疗方面。

（一）诊断标准的确定

甲减的诊断依赖于实验室对血清 TSH 和 FT$_4$ 水平的测量。2.5% 和 97.5% 定义的 TSH 和 FT$_4$ 的参考范围因其任意性而受到质疑，且被认为没有考虑到严重疾病的潜在长期风险。甲减、亚临床甲减及甲状腺功能由低下到正常的过程，都与冠心病和心血管危险因素（如非酒精性脂肪性肝病）的风险增加有关。此相关性已经在大型临床试验中被证实，也在多个孟德尔随机实验中被重复验证。到目前为止，很难将不良的临床结局纳入亚临床甲减的定义中。因此，血清 TSH 和 FT$_4$ 水平的相关临界值的确立非常紧要，其对于甲减的定义，并确立潜在的治疗门槛具有较大的临床意义。

此外，为避免对老年人的过度治疗，特别是在亚临床甲减的情况下，建议以特定年龄的血清 TSH 水平为界值。这一概念是基于 TSH 水平随年龄增长而升高的前提。到目前为止，已经有三个队列纵向研究了血清 TSH 水平，然而结果相互矛盾。两项研究，一项来自澳大利亚（n=1100），另一项来自美国（n=834），发现血清 TSH 水平随着年龄的增长而增加，而一项来自荷兰（n=1225）的研究报告了 TSH 水平没有随着年龄的增加而变化。此外，澳大利亚的研究表明，TSH 水平在基线水平最高的人群中随时间的增加减小。这些不一致的研究结果提示研究者需要在更多的社区成年人中进行进一步的研究，以确定相关的年龄界限。

（二）替代治疗方案的优化

在接受甲减治疗的患者中，当 TSH、FT_4 指标恢复在标准范围内仍有延续症状和其他甲减表现时，被归因于 $L-T_4$ 单一疗法无法恢复甲状腺正常生理作用，特别是正常的血清 T_4/T_3。几项针对治疗方案的试验研究了 $L-T_3$ 和 $L-T_4$ 联合治疗的有效性，结果喜忧参半。这种不一致归因于总体样本量较小，以及携带 DIO2^{T92A} 单核苷酸多态性（SNP）的参与者比例的潜在变异性，甲减患者对 $L-T_4$ 单一治疗的无反应被认为与这种 SNP 有关，这种 SNP 的存在降低了 DIO2 的活性，从而减少了 T_4 向 T_3 的转化。

（三）精神和认知方面

临床甲状腺功能障碍经常与认知和精神障碍相关。认知功能减退、烦躁不安和抑郁是临床甲减的常见表现。可逆性痴呆在甲减的环境中很常见，$L-T_4$ 治疗可改善神经认知损害。血浆 TH 水平的轻微变化是否会增加认知能力下降的风险仍存在争议。

（四）心血管疾病方面

甲减与心血管疾病之间的联系已在多项研究中得到证实和重复，然而背后的作用机制尚不清楚。甲减和几种心血管疾病之间的联系似乎与传统的心血管危险因素不同。对新的心血管危险因素或其他通路的进一步研究可能揭示其明确的机制，这将对支持无症状甲减患者的治疗决策和监测策略至关重要。

第三节　儿童甲状腺功能减退症

儿童甲状腺功能减退症（简称儿童甲减）可分为两类：先天性甲减（CH），始于胎儿或新生儿者；获得性甲减（AH），通常在出生后 6 个月发病，是由自身免疫性甲状腺破坏引起的。

一、流 行 病 学

先天性甲减的发病率世界上许多国家和地区均有报道，而儿童和青少年获得性甲减的发病率报道较少，为 0.4/1000～0.6/1000。其中儿童自身免疫性甲状腺炎好发于 6～16 岁儿童，青春期为发病高峰，多见于女性，女：男为（4～9）：1，3 岁以下患者罕见，但偶有婴儿期发病的报告。先天性内分泌障碍是最常见的先天性内分泌疾病，也是导致智力残疾的最常见的可预防原因。在实施新生儿筛查之前，CH 的发病率约为每 7000 名活产儿中就有 1 名。在 20 世纪 70 年代中期出现新生儿筛查后，发病率增加到每 4000 名活产儿中就有 1 名。在过去的几十年里，其发病率似乎继续上升，部分原因是发达国家人口结构的变化，以及新生儿筛查计划降低促甲状腺激素的临界值，从而增加了对较轻微病例的诊断。最近报告的北美总人口中 CH 的发病率约为每 2500 名活产儿中就有 1 名，并因地理位置和种族背景而有很大差异。

二、病 因 病 理

原发性 CH 的最常见原因是甲状腺发育异常（发育不良），约占病例的 85%。其中约 66% 的病例继发于异位甲状腺，其次是甲状腺发育不良或发育不全。大多数甲状腺发育不良或发育不全的病例是散发性和特发性的。然而，在这些病例中，大约 2% 的病例报告了与甲状腺发育有关的转录因子编码基因的某些突变。由于酶和离子转运体缺陷而导致的甲状腺激素产生缺陷，称为激素合成障碍，占 CH 病例的 10%～15%。这些疾病是以常染色体隐性遗传方式遗传的。

先天性甲减见于母亲在怀孕 10 周后接受放射性碘的婴儿。因此，任何育龄妇女在接受诊断或治疗性放射性碘之前都应该进行怀孕测试。中枢性或继发性甲减在每 25 000～50 000 名活产儿中就有 1 例，最常见的机制是脑下垂体腺发育相关的转录因子突变导致脑下垂体激素缺乏。在母亲孕期接受抗甲状腺药物治疗的儿童中可发现一过性 CH。在母亲碘摄入量过多或不足、母亲 TBII 或 THOX2 或 DUOXA2 杂合突变的情况下也会出现这种情况。由于 3 型脱碘酶活性升高而导致巨大先天性肝血管瘤的儿童也可能有一过性 CH。

在早产儿中，由于下丘脑-垂体-甲状腺轴不成熟，促甲状腺激素、T_4 和 T_3 的激增减弱。与足月婴儿相比，这些婴儿的 T_4 水平较低。低水平的 TBG 可导致早产儿生理性低甲状腺素血症，随婴儿的早产程度加重。

获得性甲减的发病机制涉及多种因素，如淋巴细胞浸润、主要组织相容性复合体 II 类分子的表达、Fas 介导的细胞凋亡及细胞因子的释放等，大约 70% 的此类患者有遗传易感性。

三、临床表现

（一）新生儿期甲减

轻度者无典型症状，严重者可致呆小病，出现神经系统和发育的异常，表现为出生以后数周就出现症状，皮肤苍白、明显增厚、皱褶增加，口唇厚而且舌头往外伸，口张得比较大、流涎甚至外表丑陋，面色苍白或者蜡黄，鼻子短、上翘，鼻梁塌陷、前额皱纹、身材矮小、四肢粗短、手常呈铲形、脐疝多见、心率减慢、体温降低，生长发育明显低于同龄儿，成年以后身材较矮小。

（二）获得性原发性甲减

大约 80% 的儿童和青少年在确诊时没有症状。甲状腺肿通常是本病的首发症状。患有中度或重度甲减的儿童通常被诊断为生长速度慢、精力减退、学习成绩下降、便秘和（或）皮肤干燥。一些患有严重甲减的女孩可能会出现性早熟和高催乳素血症，这种情况被称为 Van-Wyk Grumbach 综合征。一些长期患有甲减的儿童会患上血脂异常。

四、实验室及其他检查

（一）一般检查

1. 血红蛋白和红细胞　由于 TH 不足，影响促红细胞生成素的合成而骨髓造血功能减低，可致轻、中度正常细胞型正常色素性贫血；少数由于胃酸减少，缺乏内因子和维生素 B_{12} 或叶酸可致大细胞性贫血。

2. 血脂　病因始于甲状腺者，胆固醇常升高，病因始于垂体或下丘脑者胆固醇多属正常或偏低，在呆小病婴儿可无高胆固醇血症。三酰甘油和 LDL-C 增高，HDL-C 降低，血浆脂蛋白升高，LDL 中的 B 颗粒比例增加或正常，但后者可能与甲减患者的心血管并发症无直接病因关系。

3. 其他　基础代谢率降低，血胡萝卜素增高，尿 17-酮类固醇、17-羟皮质类固醇降低；糖耐量试验呈扁平曲线，胰岛素反应延迟。

（二）激素测定

1. 血清 TT_4 和 TT_3　T_4 是甲状腺分泌最多的一种激素，血液中的 T_4 全部由甲状腺分泌而来，所以外周血 TT_4 浓度能很好地反映甲状腺功能状态。T_3 是 TH 中的主要活性成分，T_3 与 TBG 的结

合亲合力明显低于 T_4。与 T_4 不同，血清中 T_3 仅 5%～20% 由甲状腺直接分泌而来，80% 以上的 T_3 是在外周组织通过 T_4 脱碘而成。较重甲减患者的血 TT_3 和 TT_4 均降低，而轻型甲减的 TT_3 不一定下降，故诊断轻型甲减和亚临床甲减时，TT_4 较 TT_3 敏感。

2. 血清 FT_4 和 FT_3 FT_4 与 FT_3 不受血清 TBG 变化的影响，直接反映了甲状腺的功能状态，其敏感度和特异度均明显高于 TT_3 和 TT_4。甲减患者一般两者均下降，轻型甲减、甲减初期多以 FT_4 下降为主。

3. TSH 血清 sTSH 和 uTSH 测定是诊断甲减的最主要指标。当甲状腺功能改变时，TSH 的合成、分泌和血浓度的变化较 TT_3、TT_4、FT_3、FT_4 更迅速而显著，uTSH（或 sTSH）的分析检测限为 0.001mIU/L（TRIFA 法），当 sTSH≥5.0mIU/L，应加测 FT_4、TPOAb 和 TGAb，以早期明确亚临床甲减或 AITD 的诊断。此外，也可用 sTSH（或 uTSH）作为筛查新生儿甲减的诊断标准。

4. TGAb 和 TPOAb 在自身免疫性甲状腺炎中，两种抗体的滴度很高，阳性率几乎达 100%。亚临床甲减患者存在高滴度的 TGAb 和 TPOAb，预示为 AITD 进展为临床甲减的可能性大。50%～90% 的 GD 患者亦伴有滴度不等的 TGAb 和 TPOAb，同样，持续高滴度的 TGAb 和 TPOAb 常预示日后发生自发性甲减的可能性大。

（三）动态试验

1. TRH 兴奋试验 原发性甲减时血清 T_4 降低，TSH 基础值升高，对 TRH 的刺激反应增强。继发性甲减者的反应不一致，如病变在垂体，多无反应，如病变来源于下丘脑，则多呈延迟反应。TRH 兴奋试验也可用于甲减或轻度临界性"甲减"患者的病情追踪观察。Daliva 等用 TRH 兴奋试验追踪新生儿甲减在用碘塞罗宁（L-T_3）替代治疗 3 年后的病情变化，发现治疗前血清 T_4 下降在正常值 10% 以内，用 L-T_3 治疗后可维持甲状腺功能正常，而停用 L-T_3 者发生原发性甲减，并指出哪怕是临界性先天性甲减患儿也要用 L-T_3 替代治疗。对下丘脑性垂体功能减退者，尤其是 FT_4 正常者可用此试验和 TSH 节律测定来进一步明确甲状腺异常的程度和性质。

2. 过氯酸钾排泌碘试验 适用于诊断酪氨酸碘化受阻的某些甲状腺病，阳性见于：①TPO 缺陷所致甲减；②彭德莱综合征（Pendred syndrome）。

（四）特殊检查

1. 心电图改变 心电图示低电压、窦性心动过缓、T 波低平或倒置，偶有 P-R 间期延长（A-V 传导阻滞）及 QRS 波时限增加。有时可出现房室分离节律、Q-T 间期延长等异常或发生变异型心绞痛、急性心脏压塞等。

甲减患者的心功能改变多种多样，可有心肌收缩力下降、射血分数减低和左心室收缩时间延长。心肌的交感神经张力下降可导致 ^{123}I-MIBG（去甲肾上腺素类似物）显影异常。可见心肌的 MIBG 清除率明显加快（提示心肌的肾上腺能神经支配失常）。患者亦常伴心肌肥厚、肥大、水肿，间质黏蛋白沉着增多，血清肌酸磷酸激酶升高，而心肌细胞的 β 受体减少等。甲减患者还易并发心力衰竭。

2. X 线检查 TH 影响骨的生长和成熟，尤其与后者关系较密切，故骨龄的检查有助于呆小病的早期诊断。骨骼的 X 线特征：成骨中心出现和成长迟缓[骨龄延迟，骨骺与骨干的愈合延迟，骨化中心不均匀呈斑点状（多发性骨化灶）]。95% 呆小病患者蝶鞍的形态异常。7 岁以上患儿蝶鞍常呈圆形增大，经治疗后蝶鞍可缩小；7 岁以下患儿蝶鞍表现为成熟延迟，呈半圆形，后床突变尖，鞍结节扁平。心影常呈弥漫性双侧增大，可伴心包或胸腔积液。

3. 脑电图检查 轻度甲减患者即可有中枢神经系统的功能改变。Khedr 等发现，78% 的甲减患者（有些为轻度甲减）视神经诱发电位（VEPS，P100）的潜伏期明显延长，脑干的"听觉"诱发电位（BAEP）的潜伏期也延长。35% 的患者有脑电图改变，以弥散性背景性电波活动为最常见。

甲减患者的睡眠异常主要表现在慢波减少，发生黏液性水肿昏迷时可出现三相波（triphasic waves），经替代治疗后可恢复正常。呆小病者脑电图有弥漫性异常，频率偏低，节律不齐，有阵发性双侧 Q 波，无 α 波。

4. 病理检查　可鉴别甲状腺病变的性质，但一般仅在有甲状腺结节而性质不明时采用。

五、诊断标准

对疑似甲减儿童的初步实验室评估应包括血清 TSH 和 FT$_4$ 水平。FT$_4$ 值低是甲减的诊断标准，TSH 水平升高是原发性甲减的诊断标准。如果 TSH 水平低、正常或在 FT$_4$ 水平低的情况下略有升高，可能为中枢性甲减。

T$_4$ 的测量可能有助于明确 FT$_4$ 水平呈临界性低或高的病例；然而，测量 T$_4$ 而不是 FT$_4$ 可能具有误导性。T$_4$ 的水平取决于 TBG 和其他蛋白质的水平和（或）与它们结合的 T$_4$ 的量。例如，患有 TBG 缺乏症的儿童或服用某些药物（如抗惊厥药物，包括苯妥英和卡马西平）与 T$_4$ 竞争结合 TBG 的儿童，T$_4$ 水平较低。服用避孕药的青春期女性由于雌激素引起的 TBG 水平升高，T$_4$ 水平升高。如果 FT$_4$ 水平与患者的临床表现不一致，应安排透析 FT$_4$。甲状腺过氧化物酶和（或）甲状腺球蛋白抗体的存在证实了甲状旁腺功能亢进的诊断。当可触及甲状腺结节或儿童有较大的甲状腺肿大，其中可能有不易触及的结节时，推荐进行甲状腺超声检查。甲状旁腺功能障碍患者的甲状腺通常表现为肿大，回声不均匀。表现为甲状腺功能正常者占 35%～50%，亚临床减退者占 20%～35%，减退者占 20%，亚临床亢进者占 3%～8%，亢进者占 3%～6%。

六、治　疗

先天性甲减应该及早发现和治疗，以避免潜在的严重认知缺陷。L-T$_4$ 的剂量在早期较高，并在成年期逐渐减少。根据观察研究和共识，先天性甲减和甲状腺正常的儿童应在 3 岁时停止 L-T$_4$ 治疗，以确定他们的甲减是否为一过性的。桥本甲状腺炎患者大多伴有甲状腺肿大而无甲减，亚临床甲减在肥胖儿童中更为常见。中枢性甲减儿童应排除其他垂体激素缺乏症。

由于智商（IQ）与甲状腺激素替代开始的时间之间存在相关性，一旦确认了 CH 的诊断，就应该开始使用 L-T$_4$ 治疗。如果 TSH 水平大于 40mIU/L，且 T$_4$ 水平低，应在采集确证样本后立即开始 L-T$_4$ 治疗。对于患有 CH 的婴儿，L-T$_4$ 的初始推荐剂量为每日 10～15mg/kg。TSH、FT$_4$ 和 T$_4$ 应在 L-T$_4$ 治疗开始后的 2 周和 4 周进行评估。此后，应在出生后前 6 个月每隔 1～2 个月测量甲状腺功能水平，在 6 个月至 3 岁期间每隔 2～3 个月测量一次，以及 3 岁以上每 6～12 个月测量一次。

L-T$_4$ 应作为儿童甲减的一线治疗。剂量根据年龄和甲减的严重程度而不同。1～5 岁，每日 4～6mg/kg；6～10 岁，每日 3～4mg/kg；11 岁及以上，每日 2～3mg/kg。轻度甲减儿童可能会被开出较低剂量的 L-T$_4$。一些专家建议，当儿童患有严重甲减时，开始使用小剂量的 L-T$_4$，并在几周内逐步增加，因为其中一些儿童在全量服用时会出现不良反应，如头痛、失眠、多动和注意力缺陷。对于有较大甲状腺肿大的儿童，一些内分泌专家的目标是将 TSH 水平维持在 1mIU/L 以下，以减少 TSH 的促甲状腺作用。一旦患者开始 L-T$_4$ 或改变剂量，应在 6～8 周后测量 TSH 和 FT$_4$ 水平。当 TSH 水平在推荐的 1～3mIU/L 内时，应每 6～12 个月监测 1 次 3 岁以上儿童甲状腺功能。

传统上，L-T$_4$ 应该在早餐前至少 30min 空腹服用；然而，这种药物也可以与不影响其吸收的食物一起服用。众所周知，高纤维食物、含大豆的食物或配方及铁和钙等药物都会影响 L-T$_4$ 的吸收。继发于炎症性肠病和乳糜泻的肠道吸收不良的儿童可能需要更高剂量的 L-T$_4$。中华医学会儿科学分会内分泌遗传代谢学组建议在用药和甲状腺功能监测方面保持一致。尽管空腹对 L-T$_4$ 的吸收可能比餐后更好，但治疗甲减最重要的因素是有规律的用药剂量和甲状腺激素检测，并随后适当调整剂量。

七、预　　后

甲状旁腺功能减退症高危儿童，如患有 1 型糖尿病、唐氏综合征或特纳综合征的儿童，应该在每年的访视中接受 TSH 水平的常规评估。没有甲减的甲状旁腺功能减退症的儿童应该每 6~12 个月评估 1 次 TSH 水平。未经 L-T$_4$ 治疗的甲状旁腺功能减退症和亚临床甲减患儿应每 6 个月监测 1 次 TSH 和 FT$_4$ 水平。

甲状腺功能正常或亚临床甲减的儿童中，甲状腺肿大、唐氏综合征、特纳综合征和（或）抗甲状腺抗体水平升高会增加未来发生甲减的风险。

八、研究热点

儿童甲减的评估和处理与成人相似，但基于儿童神经认知和身体发育对正常甲状腺功能的依赖，两者又有重要的区别。儿童和青少年甲减的评估、处理取决于病因及确诊时的年龄、甲减的严重程度和对甲状腺激素替代治疗的反应。儿童和青少年比成人需要更高的体重剂量来替代甲状腺激素，这可能是因为儿童的 T$_4$ 和 T$_3$ 的半衰期较短，但随着儿童进入成年期，基于体重的剂量需求减少。关于如何优化儿科患者甲减的治疗，包括（但不限于）亚临床甲减患者的治疗选择，以及 L-T$_3$/L-T$_4$ 联合治疗对持续症状和（或）L-T$_4$ 单药治疗的低 T$_3$ 患者的潜在益处，仍存在多个认识空白。鉴于甲状腺功能对儿童生长和发育的影响，以及对长期心血管和心理社会健康的潜在影响，突显了未来对儿科患者进行前瞻性研究以探索这些不确定性领域的重要性。

第四节　老年甲状腺功能减退症

甲状腺功能减退症（简称甲减）在老年人中较年轻人更常见，尤以老年女性为主，其发病隐匿、病程长，常波及全身多个系统，临床表现无明显特异性，且由于老年人基础病较多，可能口服影响体内甲状腺激素代谢的药物，许多典型症状常被医生或患者误认为年老本身所引起，易被漏诊或误诊。

一、流　行　病　学

自 20 世纪以来，世界各国均面临人口老龄化问题。我国 65 岁以上老年人口达总人口的 12.6%，而老年甲减的患病率也较年轻人更高。据国外文献报道，临床老年甲减的发病率女性为 5%~20%，男性为 3%~8%。

TIDE 项目是一项涵盖我国 31 个省、市、自治区的碘营养和甲状腺病的大型流行病学调查，共纳入了 78 470 例样本。调查发现我国目前老年甲状腺病患病率高于总体人群。以临床甲减为例，我国总体成年人群的患病率为 1.02%，其中 18~29 岁、30~39 岁、40~49 岁、50~59 岁、60~69 岁的患病率分别为 0.45%、0.70%、1.26%、1.31%、1.42%，而 70 岁以上患病率则达到了 2.08%。此外，我国另一项包含了 13 855 名受试者（其中有 8532 名男性和 5323 名女性）的社区调查发现，将 TSH>5.0mIU/ml 作为甲减的诊断标准，则女性甲减（包括临床和亚临床甲减）的患病率为 10.52%，而男性仅为 3.02%；而将其按年龄分组后，发现不论男性还是女性，甲减的患病率均随年龄的增长而显著增高，而 65 岁以上的老年女性甲减的患病率可高达 15.70%，老年男性为 9.22%。由此可见，随着年龄的增长，甲减的患病率逐渐升高，且女性显著高于男性，老年女性所占比重最高。

老年甲减的患病率与年龄、性别、种族等因素有关，但最为关键的当属血清 TSH 正常值的界定。目前本病 TSH 诊断切点值大多采用普通成人标准。滕卫平教授团队 1999～2017 年共完成了 5 次中国范围内的大规模甲状腺病相关的流行病学调查，甲状腺功能异常的总患病率由最初的 8.90%上升至 15.17%，而其中主要源于亚临床甲减的增加。美国第三次国家健康与营养调查（NHANES Ⅲ）表明，生理情况下，人群中血清 TSH 水平随年龄的增长而增高。法国一项纳入 156 025 名受试者的研究发现，根据年龄和性别建立 TSH 正常值参考范围，男性和女性 TSH 正常参考值下限变化较小，而 TSH 正常参考值上限则随年龄增长变化较大，如男性 20～30 岁时 TSH 正常参考值上限为 4.42mIU/L，至 60～70 岁时为 4.51mIU/L；女性变化则更为明显，20～30 岁时 TSH 正常参考值上限为 4.32mIU/L，而 60～70 岁时为 5.20mIU/L。我国一项研究对比发现，如果采用年龄特异的 TSH 参考范围，相较于普通试剂盒的 TSH 参考范围，≥65 岁的老年人亚临床甲减患病率可由 19.87%降至 3.30%，临床甲减患病率则由 2.09%降至 1.60%，临床甲亢患病率无变化。

由此可知，老年人是甲减的高危人群，而其患病率与血清 TSH 正常值的界定密切相关。此外，老年亚临床甲减发病率较临床甲减更高，且在排除检测方法、超声检查技术进展促使诊断灵敏度提高的相关因素后，其发病率仍呈逐年上升趋势，且部分患者最终可进展为临床甲减，应当引起关注。

二、病 因

老年甲减主要分为原发性甲减、中枢性甲减及外周性甲减。与成年人甲减相同，老年人也以原发性甲减最多见，占全部甲减的 99%以上，而其中自身免疫性甲状腺炎是老年甲减最常见的原因，中枢性甲减和外周性甲减少见。

三、临 床 表 现

老年甲减起病隐匿、进展缓慢，除有甲减的一般特点外，老年人常以某个系统的临床表现为突出表现。

1. 一般症状 包括活动能力下降、出汗减少、畏寒、乏力、嗜睡、体重增加、大便秘结、水肿、记忆力减退等。

2. 心血管系统 部分患者可有胸痛、胸闷气短、呼吸困难、血压下降等临床表现。由于甲减与血脂代谢异常具有相关性，且甲状腺激素分泌不足亦可能导致心脏传导速度、心率及心排血量的降低，使血流动力学改变，增加动脉粥样硬化及心脑血管疾病风险，进而可有胸闷、胸痛等不适。甲减会导致心包积液，而心肌黏液性水肿也可影响心肌收缩力，致心动过缓、心排血量下降、左心室扩大，故老年甲减与心力衰竭的发生、发展具有显著相关性，可有胸闷、呼吸困难、水肿等心功能不全的症状。此外，甲减会导致或加重睡眠呼吸暂停低通气综合征、贫血、肾功能不全，使胸闷、气短、水肿加重。

3. 消化系统 由于甲减造成胃肠道蠕动减弱，患者常可出现食欲减退、进食量减少、呕吐、腹胀、顽固性便秘等症状，甚至可因此出现肠梗阻。然而与年轻人甲减不同的是，部分老年患者可能出现体重下降。

4. 精神神经系统 部分表现与老年衰弱和老年认知、心理功能障碍相似。主要包括智力和记忆力减退、感觉迟钝、反应缓慢、失眠或嗜睡、情绪低落、头昏、眩晕等，晚期重症者可出现精神失常、木僵和痴呆，甚至昏迷。目前研究多认为精神症状与脑动脉硬化和脑细胞对氧、葡萄糖的代谢降低有关。可有小脑症状群，如共济失调、手脚动作笨拙、言语不清及眼球震颤；若影响脑神经，则可有嗅觉、味觉、视觉及听觉减退，甚至耳聋；部分患者查体可见深腱反射（如膝反射和踝反射）迟钝或消失。

5. 肌肉骨骼 肌肉和骨关节主要表现为肌肉软弱无力、疼痛，四肢僵硬，易疲劳，运动迟缓，肌肉假性肥大，肌膨隆，少见表现为肌痉挛、肌纤维抽搐，偶有重症肌无力；主要可累及肩、臀部肌肉。此外，还可有骨代谢减低，包括骨形成和吸收均降低，也可有非特异性的关节疼痛。

6. 血液系统　由于甲状腺激素缺乏导致血红蛋白合成障碍，肠道吸收铁及叶酸障碍而致铁和叶酸缺乏，故部分甲减患者可有轻至中度的正常色素或低色素小细胞性贫血。而少数患者还可能会出现恶性贫血，主要是由于自身免疫性甲状腺炎伴发的器官特异性自身免疫导致。

7. 黏液性水肿昏迷　老年甲减患者较年轻患者更易发生黏液性水肿昏迷。当甲状腺激素分泌过少时，由于蛋白质合成障碍，组织间黏蛋白沉积，从而使水分子滞留皮下，引起黏液性水肿。黏液性水肿昏迷为甲减未及时诊治，病情发展的严重阶段，是一种危及生命的重症，常见于老年患者，通常发病前的数月已有典型的甲减表现。该病多于寒冷季节发病，因寒冷、感染（如肺炎）、外伤、手术、脑血管意外、甲状腺激素替代治疗中断、麻醉剂、镇静剂、碳酸锂、胺碘酮等诱发，临床表现为嗜睡、精神异常、木僵甚至昏迷、皮肤苍白、低体温（T<35℃）、呼吸徐缓、心动过缓、血压下降、四肢肌肉松弛、反射减弱或消失等，预后差，病死率高。

四、实验室及其他检查

（一）甲状腺功能

《2019 SFE 共识声明：老年甲状腺功能不全的管理》建议：甲状腺功能的筛查不普遍适用于老年人，主要适用于以前未知的心房颤动、近期发病的认知障碍、不明原因的抑郁症或其他甲状腺功能障碍体征的老年患者；若甲状腺功能正常，则在没有新的相关临床症状发生时，不必要 6 个月或 1 年内重复检测。

1. 血清 TT_3 和 TT_4　老年甲减患者一般 T_4、T_3 均下降，而在轻型甲减患者中也可有 TT_3 处于正常水平的情况。然而由于 HPT 轴的增龄性变化，T_4 转化为 T_3 减少，其 T_3 水平相较于年轻人更低。此外，由于 TT_4 和 TT_3 包括了结合型和游离型 T_4 和 T_3，受甲状腺激素结合蛋白的影响，老年人常见的低蛋白血症可伴有血清 TBG 下降，从而也可导致 TT_3 和 TT_4 降低。

2. 血清 FT_3 和 FT_4　在甲减早期或轻度甲减时，可仅有 FT_4 的降低，而 FT_3 水平处于正常，且 FT_4 相较于其他指标对诊断中枢性甲减的准确性更高。

3. 血清 TSH　为反映甲状腺功能最敏感的指标。由于人体的负反馈调节机制，原发性甲减的 TSH 与甲状腺激素具有良好的负相关关系，且相较于 FT_4 能更敏感地反映甲状腺的储备功能。中枢性甲减时，血清 TSH 则多低于正常范围。由于血清 TSH 水平随增龄而升高，故老年人的平均血清 TSH 水平较年轻人更高，一些专家建议采用年龄特异性血清 TSH 参考范围对老年人甲状腺病进行诊断。然而迄今尚未有令人信服的证据证明改变老年人 TSH 参考范围对健康结局的影响，故目前临床仍沿用成人 TSH 参考范围。

（二）甲状腺自身抗体

老年甲减患者主要关注 TPOAb 和 TGAb，两者是诊断自身免疫性甲状腺炎的主要指标，且 TPOAb 较 TGAb 在自身免疫性甲状腺炎患者中的敏感性更高。甲状腺细胞中本身的部分酶可以有效地对抗自由基，然而由于衰老而过度产生的自由基会导致氧化应激引起自身免疫，且研究发现老年人 TPOAb 和 TGAb 阳性率均高于年轻人，甲状腺的自身免疫随年龄增长而增加，且绝经后女性更为常见。若亚临床甲减及 Graves 病患者存在高滴度的 TPOAb 和 TGAb 水平，则日后进展为临床甲减或发生自发性甲减的可能性较高。

（三）甲状腺彩超

老年甲减患者常见的原因为桥本甲状腺炎发展所致，或甲亢术后甲状腺体积减小、萎缩，或甲状腺肿瘤切除术后。桥本甲状腺炎的声像表现常可见甲状腺增大，弥漫性回声减低，内见伴条状中强回声或网格样改变。甲状腺萎缩常出现在桥本甲状腺炎后期或甲亢放射性核素治疗后，其甲状腺测值小于正常的 1/2，厚度小于 7mm，实质回声不均，血流信号 II 级左右。而甲状腺切除术后则超声下在颈前区无甲状腺或仅残留部分甲状腺。

（四）其他检查

1. 血常规检查　由于甲状腺激素不足，影响促红细胞生成素的合成和骨髓造血功能，或造成胃肠动力减弱和胃酸减少，使人体对铁、维生素 B_{12} 和叶酸吸收减少，从而造成轻、中度贫血。

2. 生化指标　甲减患者常伴有糖、脂代谢异常，以及血同型半胱氨酸，血清 CK、LDH 增高。

3. 心电图　常见有低电压、窦性心动过缓，T 波低平或倒置，偶有 P-R 间期延长及 QRS 波时限增加。

（五）老年人综合评估

由于老年人在衰老基础上患甲状腺病，常并存多种其他慢性疾病、老年综合征，以及多种药物治疗，《中国老年人甲状腺疾病诊疗专家共识（2021）》中推荐采用老年人综合评估（CGA）方法，全面评估老年人甲状腺病及其干预方法对整体健康状态的影响。评估项目主要有日常生活能力包括基本日常生活能力（BADL）、工具性日常生活能力（IADL）和高级日常生活能力（AADL），移动/平衡能力，理解/交流能力包括认知能力，心理与情绪如抑郁、焦虑评估，营养不良评估，肌少症（握力、6m 步行速度、身体成分分析）和衰弱（Fried 衰弱表型，FRAIL 量表）评估，生活质量评估。

五、诊　　断

推荐老年人在入住养老院、住院、常规健康体检时筛查甲减，筛查指标首选血清 TSH。增龄主要影响 TSH 正常上限值。诊断亚临床甲减的依据是血清 TSH 水平增高，而 TT_4 和 FT_4 正常，2～3 个月重复测定仍然为相似结果，还需排除其他原因引起的血清 TSH 增高，方可做出诊断。老年亚临床甲减患者 TSH≥10mIU/L 时心血管事件的发生风险升高。

（一）症状

老年甲减往往有进行性畏寒、乏力、食欲不振、颜面浮肿、记忆力减退等症状。

（二）实验室检查

老年甲减实验室检查指标以 TSH、FT_4 最主要。

1. TSH 高、FT_4 正常　原发性亚临床甲减，需测定甲状腺抗体判断病因。

2. TSH 高、FT_4 低　原发性临床甲减，需测定甲状腺抗体判断病因。

3. TSH 低或正常，FT_4 低　中枢性甲减，需评估垂体和肾上腺功能。

4. TSH 高、FT_4 高　行磁共振检查排除垂体腺瘤。

六、鉴别诊断

（一）低 T_3 综合征

低 T_3 综合征指非甲状腺病原因引起的低 T_3 血症。在严重的全身性疾病时常有血清 TT_3、FT_3 水平减低，γT_3 增高，血清 TT_4、FT_4、TSH 水平正常。

（二）原发性肾上腺皮质功能减退症

原发性肾上腺皮质功能减退症可有乏力、淡漠等临床表现，检验发现低钠、血清皮质醇水平降低、促肾上腺皮质激素增高。

七、治　疗

（一）原发性甲减治疗

一般治疗及对症治疗：甲减患者应注意休息，避免过度紧张、劳累，给予高蛋白、高热量饮食，贫血的患者应给予补充铁剂、叶酸、维生素 B_{12} 等抗贫血治疗。

甲状腺素补充（替代）治疗：左甲状腺素钠是治疗甲减的主要补充（替代）药物，首选早饭前 $0.5\sim1h$ 顿服；有些药物和食物如氢氧化铝、碳酸钙、苯巴比妥、卡马西平、胺碘酮等有可能会影响 T_4 的吸收，服用间隔应当在 4h 以上。

治疗过程中有可能诱发心律失常、心绞痛、心肌梗死等心脏病，故应从小剂量开始。治疗目标是甲减的症状和体征消失，血清 TSH 和 FT_4、TT_4 维持在正常范围。

（二）病因治疗

大多数甲减缺乏有效的针对病因的治疗方法。对于缺碘引起的甲减需要及时补充碘制剂，药物所致者停用相关药品，抗甲亢药物所致甲减应及时减量或停用，必要时加用左甲状腺素钠。

（三）随访

在治疗过程中，患者可能因临床症状消失误以为本病已治愈，而自行停药。临床症状缓解及甲状腺功能恢复正常后，以该剂量维持治疗，每年复诊 $1\sim2$ 次，根据 TSH 水平微调左甲状腺素钠剂量。

（四）老年人甲减治疗注意事项

1. 老年临床甲减患者进行甲状腺激素替代治疗时首选 L-T$_4$　不推荐单用 L-T$_3$ 或者干甲状腺片。推荐采用低起始剂量，$0.5\sim1.0\mu g/$（kg·d）起始；每次调整剂量为 $12.5\sim25\mu g$，患缺血性心脏病的老年患者起始和调整剂量宜更小。

2. 老年甲减的控制目标需个体化　无心脏疾病或心脏疾病危险因素的 $60\sim70$ 岁老年患者，可将 TSH 控制在正常值范围上 1/2；70 岁以上的老年患者，血清 TSH 控制目标应在 $4\sim6$ mIU/L；有心律失常或骨质疏松性骨折高风险的老年患者，血清 TSH 应控制在 $6\sim7$ mIU/L。

3. 推荐老年甲减患者定期规律复查　治疗初期每 $4\sim6$ 周监测甲状腺功能相关指标；TSH 达标后每 $6\sim12$ 个月复查 1 次甲状腺功能。

4. 注意药物相互作用和治疗过度　老年甲减的治疗需注意药物相互作用和 L-T$_4$ 替代治疗过度的风险。

5. 老年空泡蝶鞍综合征　对于老年空泡蝶鞍综合征（ESS）的老年患者不建议给予甲状腺激素治疗。

6. 老年亚临床甲减 L-T$_4$ 治疗　L-T$_4$ 治疗能否改善老年亚临床甲减患者心血管相关结局、认知功能及症状，目前尚不明确。老年亚临床甲减患者 L-T$_4$ 治疗需谨慎，建议加强 CGA，及时发现衰弱进展或者改善；推荐基于 TSH 升高程度、年龄和预期寿命、潜在的相关危险因素及合并疾病进行个体化 L-T$_4$ 替代治疗。

八、预　后

一般而言，老年人甲减进展缓慢，若及时诊断及治疗，预后良好。然而由于老年人基础疾病较多，而本病发病隐匿，症状和许多老年人基础疾病相似，部分老年人诊断本病时就已有数月甚至更久的相关临床表现。若诊断治疗不及时，则易并发心脏疾病、认知功能和心理障碍等疾病，对患者生活造成一定的影响。且老年甲减患者较年轻患者更易发生黏液性水肿昏迷，此类型患者预后较差，病死率高。

九、研究热点

（一）年龄与血清 TSH 上限值的关系

老年人 TSH 的上限值设定是目前国际上争论较大的部分，因此年龄与 TSH 上限值的关系也是热点研究话题。美国 NANHESⅢ研究认为 TSH 水平与年龄相关，且在世界范围内的其他（包括中国、澳大利亚、日本、欧洲国家等）队列研究中也得到了证实，认为 TSH 正常值下限与年龄关系不大，而其上限随年龄增大而增加；且研究表明，将 TSH 参考值范围进行年龄特异性改变后，亚临床甲减及临床甲减的患病率出现差异，故部分专家认为应制订年龄特异性的 TSH 参考范围对老年人甲状腺病进行诊断。然而在其他人群的研究中，也有认为 TSH 水平与年龄无明显相关性，甚至有 TSH 水平随着年龄增长而降低的结果。此外，影响 TSH 水平的因素有很多，包括个体差异，昼夜变化，胺碘酮、锂制剂、皮质类固醇、甲氧氯普胺、苯丙胺、多巴酚丁胺、多巴胺等药物的应用，以及睡眠情况的影响等。由于 TSH 水平的分布情况，其上限值难以确定，迄今尚未有令人信服的证据证明改变老年人 TSH 参考范围对健康结局的影响，故目前临床诊断方面仍沿用成人 TSH 参考范围。

（二）老年甲减与其常见并发疾病的关系

目前许多本病相关的观察性研究主要集中在老年临床甲减与亚临床甲减的并发症方面，尤其是心血管疾病、认知功能及心理障碍等疾病方面。甲减是冠心病的危险因素，主要与总胆固醇和低密度脂蛋白升高、影响细胞内钙代谢的变化、影响心脏舒张期和收缩期功能等相关。然而老年亚临床甲减对缺血性心血管疾病方面的影响存在争议，多项荟萃分析认为亚临床甲减患者的缺血性心脏病风险及心血管疾病的死亡率有所增加，然而一项针对 85 岁以上患者的研究表明，亚临床甲减的心血管死亡率较低。而目前该领域一项超过 55 000 名受试者的荟萃分析表示，在 TSH<7mIU/L 时，相较于其他受试者，近 3500 名亚临床甲减受试者并未存在更大的心血管风险；且目前关于运用 L-T$_4$ 替代疗法来预防亚临床甲减的心血管事件风险方面仍存在争议。

此外，老年甲减患者常有与认知功能和心理障碍相关疾病的相似表现，包括智力和记忆力减退、感觉迟钝、反应缓慢、失眠或嗜睡、情绪低落等，是继发性痴呆的公认原因，也是诱发抑郁症等情绪障碍的因素。然而在针对亚临床甲减的研究中，相关风险却存在争议。一项包含了 7 项前瞻性研究（7401 名患者）的荟萃分析发现，与甲状腺功能正常的患者相比，老年亚临床甲减患者并没有额外的痴呆风险；而一项纳入近 1 万名平均年龄为 65 岁患者的前瞻性队列研究发现，在为期 8 年的评估中，TSH 水平较高时（无论是在正常范围内还是高于上限），痴呆风险较低。而在情绪心理障碍方面，英国、荷兰等针对 65 岁、70 岁、85 岁以上人群的研究均表示老年亚临床甲减与焦虑、抑郁没有明显的相关性。因此老年甲减与亚临床甲减对心血管疾病、认知功能及心理障碍方面的关系仍需进一步研究及探讨。

（马宇鹏）

第五节　妊娠期甲状腺功能减退症

妊娠期甲状腺功能减退症（简称妊娠期甲减），是发生在妊娠期间的甲减，可为妊娠前确诊或在妊娠期新近诊断的甲减。妊娠期甲减包括临床甲减、亚临床甲减及低甲状腺素血症。甲状腺激素是维持机体正常生长发育不可缺少的激素，特别是对胎儿和新生儿脑的发育尤为重要。妊娠期临床甲减及亚临床甲减均会不同程度地增加妊娠不良结局的风险，但低甲状腺素血症是否影响妊娠不良结局仍存在争议。

一、流 行 病 学

甲减女性多见，且随年龄增加患病率增加，妊娠期妇女甲状腺病发生率高于非妊娠期妇女。鉴于妊娠期甲状腺功能较非妊娠时的变化，孕周、种族、碘摄入量、诊断试剂和妊娠特异性的甲状腺功能指标的正常参考范围的差异，导致妊娠期甲减的发病率差别较大。

流行病学研究显示，美国妊娠期临床甲减的患病率是 0.3%～0.5%，妊娠期亚临床甲减的患病率为 2%～5%，妊娠期低甲状腺素血症的患病率为 1.6%；我国学者采用妊娠特异性甲状腺功能指标正常参考范围，获得妊娠期临床甲减患病率为 1.0%，妊娠期亚临床甲减患病率为 5.27%，妊娠期低甲状腺素血症患病率为 2.15%。碘的相对缺乏，可导致低甲状腺素血症的发生率增高，即便在碘充足地区，低甲状腺素血症的发病率也在 1%～2%，低甲状腺素血症的发病率差异较大，在碘充足地区发病率低，碘缺乏地区较高。

二、病　　因

妊娠期母体和胎儿对甲状腺激素的需求增加。健康的孕妇通过下丘脑-垂体-甲状腺轴的自身调节，可增加内源性甲状腺激素的产生和分泌。母体对甲状腺激素需要量的增加发生在妊娠第 4～6 周，以后逐渐升高，直至妊娠第 20 周达到稳定状态，持续保持至分娩。若此时母体甲状腺不能及时做出相应的应答，则会反馈性地导致母体 TSH 等升高，从而刺激引起甲状腺增大及甲状腺激素的分泌。但若母体本身甲状腺功能异常，不能分泌足够的甲状腺激素，最终导致亚临床甲减的发生，其中 TPOAb 阳性患者更易发生。妊娠期亚临床甲减是妊娠期临床甲减的前期表现，若甲状腺功能进一步减低且未予治疗，可能导致妊娠期临床甲减的发生。碘缺乏是低甲状腺素血症最常见的病因，在碘缺乏人群中，低甲状腺素血症发病率增加。另外，在碘充足地区的一项调查发现，妊娠早期碘过量同样导致低甲状腺素血症患病风险增加。铁缺也是导致低甲状腺素血症的危险因素，妊娠早期铁缺乏与 FT₄ 水平降低呈正相关，其中的机制可能是铁缺乏破坏了铁依赖的甲状腺过氧化物酶，导致 TH 的浓度降低。

三、临 床 表 现

（一）临床症状及体征

妊娠期甲减发病隐蔽，症状常缓慢出现。发展至临床甲减时最常见的症状有疲乏、无力、困倦、嗜睡、抑郁、反应缓慢，还可出现脱发、皮肤干燥、出汗减少、食欲不佳等。体征为动作缓慢、言语迟钝，声音低沉或嘶哑，皮肤苍白、干燥、无弹性，晚期皮肤呈凹陷性水肿，毛发稀少干枯，无光泽。甲状腺呈弥漫性或结节状肿大。

（二）对妊娠的影响

甲减患者基础代谢率较低，胎儿宫内生长发育环境欠佳。国内外已有许多临床研究表明，妊娠期临床甲减会增加妊娠不良结局的风险，妊娠不良结局包括流产、胎盘剥离、妊娠期高血压、妊娠期糖尿病、贫血、产后出血、早产、剖宫产、低体重儿和胎儿死亡等。妊娠期亚临床甲减是否会增加发生妊娠相关不良结局的风险，虽目前尚存争议，可以明确的是亚临床甲减孕妇其发生不良妊娠结局的风险仍高于甲状腺功能正常的孕妇，亚临床甲减与各种不良妊娠结局相关。关于低甲状腺素血症对妊娠结局的影响，虽各个研究结论存在差异，但影响远远不如临床甲减及亚临床甲减。

（三）对胎儿神经发育的影响

甲状腺激素对于维持胎儿的神经智力发育至关重要。胎儿脑发育的第一阶段在妊娠前 20 周（即妊娠前半期），这一阶段，胎儿的甲状腺功能未完全建立，脑发育依赖的甲状腺激素几乎完全来源于母体，母体轻微的甲状腺激素缺乏也会对胎儿脑髓发育有一定的影响，导致后代智力不可逆地下降，妊娠期临床甲减会损害后代的神经智力发育。妊娠妇女 TSH 升高的程度与其后代智力发育相关，妊娠期亚临床甲减会影响胎儿智力发育指数及精神运动发育指数。单纯低甲状腺素血症可使后代智商降低、语言迟缓、运动功能减退、自闭症和注意缺陷等发生风险增加。

（四）保留胎儿的评估

目前没有证据表明妊娠期临床甲减者接受有效治疗后会危害胎儿智力发育，胎儿也不需要任何额外的监测措施。

四、实验室检查

妊娠期甲减的患者必须行甲状腺功能监测。在妊娠期 hCG 分泌增加，hCG 与 TSH 具备相似亚基，可部分激活 TSH 受体，导致 TH 分泌增加，TSH 反馈性下降。妊娠期生理条件决定了需要建立妊娠期特异的甲状腺指标。美国临床生化科学院推荐制订妊娠期甲状腺指标纳入的人群标准：①妊娠妇女样本量大于 120 例；②排除 TPOAb 阳性、TGAb 阳性者；③排除有甲状腺病个人史和家族史者；④排除可见或可以触及的甲状腺肿者；⑤排除服用药物者（雌激素类除外）。

五、诊 断 标 准

妊娠期甲减分为妊娠期临床甲减（血清 TSH 升高，T_4 水平降低）、亚临床甲减（血清 TSH 升高，T_4 水平正常）和低甲状腺素血症（血清 TSH 正常，T_4 水平降低）。

（一）妊娠期临床甲减诊断标准

血清 TSH>妊娠期参考值上限，且血清 FT_4<妊娠期参考值下限。如果不能得到 TSH 妊娠期特异性参考范围，妊娠早期 TSH 上限的切点值可以通过以下 2 个方法得到，普通人群 TSH 参考范围上限下降 22%得到的数值或者 4.0mIU/L。妊娠妇女如 TSH>10mIU/L，无论有无 FT_4 降低，都可以诊断为临床甲减。

妊娠期体内各种激素水平变化会影响甲状腺激素水平的变化，影响 TSH 变化的原因主要是妊娠初期 hCG，通常在 8～10 周达到高峰，hCG 因其 α 亚单位与 TSH 相似，具有刺激甲状腺作用。增多的甲状腺激素部分抑制 TSH 分泌，使血清 TSH 水平降低 20%～30%，血清 hCG 水平增加，TSH 水平降低发生在妊娠第 8～14 周，妊娠第 10～12 周是下降的最低点。

（二）妊娠期亚临床甲减诊断标准

血清 TSH>妊娠期特异性参考范围上限，血清 FT_4 在妊娠期特异性参考范围之内。如果不能得到 TSH 妊娠期特异性参考范围，妊娠早期 TSH 上限的切点值可以采用非妊娠人群 TSH 参考范围上限下降 22%得到的数值或者 4.0mIU/L。

（三）妊娠期单纯低甲状腺素血症

血清 FT$_4$ 水平低于妊娠期特异性参考范围下限且血清 TSH 正常,可诊断为低甲状腺素血症。

六、鉴别诊断

(一)早孕

妊娠期甲减发病往往较为隐蔽,症状出现缓慢,多为疲乏、困倦等非特异性症状,缺乏与其他疾病鉴别诊断的独特之处,时常与早孕反应相混淆,极易被孕期的正常生理反应所掩盖,导致忽视本病,从而对妊娠及胎儿造成潜在的危险。许多孕妇发现自己患有妊娠期甲减通常是在产检时进行甲状腺功能筛查时发现的。

(二)低 T$_3$ 综合征

某些慢性消耗性疾病,如肝、肾功能不全,患者临床可出现酷似甲减的临床表现。实验室检查 T$_3$、T$_4$ 降低,TSH 正常,rT$_3$ 增高或正常。

七、治　疗

积极治疗导致妊娠期甲减的原发疾病,如桥本甲状腺炎、缺碘、放射治疗及手术等。对地方性缺碘地区,采用碘化盐补碘,特别是孕妇不能缺碘。对于有可能引起妊娠期甲减的药物,应注意及时调整剂量或停用。

(一)妊娠期临床甲减

妊娠期临床甲减会增加妊娠不良结局,且可能损害后代的神经智力发育,必须立即给予治疗,要求在妊娠全过程维持正常的甲状腺激素水平。临床甲减妇女计划怀孕,最理想的情况是将甲状腺激素水平调整至正常,血清 TSH 在 0.1~2.5mIU/L,妊娠后仍须严密观察。T$_4$ 对胎儿脑发育至关重要,妊娠期临床甲减首选 L-T$_4$ 治疗。不建议使用 L-T$_3$(碘塞罗宁)或甲状腺片治疗。不同的患病人群采取不同的治疗方案。2019 年,中华医学会围产医学分会与中华医学会内分泌学分会发布的《妊娠和产后甲状腺疾病诊治指南(第 2 版)》指出,妊娠期临床甲减的治疗目标是将 TSH 控制在妊娠期特异性参考范围的下 1/2。如无法获得妊娠期特异性参考范围,则可控制血清 TSH 在 2.5mIU/L 以下。一旦确诊妊娠期临床甲减,应立即开始治疗,尽早达到上述治疗目标。非妊娠期临床甲减的完全替代剂量是 1.6~1.8μg/(kg·d),使 TSH 达到 2.5mIU/L 以下再怀孕。临床甲减妇女疑似或确诊妊娠后,L-T$_4$ 替代剂量需要增加 20%~30%,完全替代剂量可以达到 2.0~2.4μg/(kg·d)。L-T$_4$ 起始剂量 50~100μg/d,根据患者的耐受程度增加剂量,尽快使血清 TSH 达标。

临床甲减患者妊娠后,在妊娠前半期(1~20 周)至少每 4 周检测 1 次甲状腺功能,根据控制目标,调整 L-T$_4$ 剂量。血清 TSH 稳定后可以每 4~6 周检测 1 次,且在妊娠第 26~32 周需检测 1 次甲状腺功能。产后 L-T$_4$ 剂量应降至孕前水平,并需要在产后 6 周复查 TSH 水平,调整 L-T$_4$ 剂量。

(二)妊娠期亚临床甲减

妊娠期亚临床甲减根据血清 TSH 水平和 TPOAb 是否阳性选择不同治疗方案。①TSH>妊娠期特异性参考范围上限(或 4.0mIU/L),无论 TPOAb 是否阳性,均推荐 L-T$_4$ 治疗;②TSH>2.5mIU/L 且低于妊娠期特异性参考范围上限(或 4.0mIU/L),伴 TPOAb 阳性,考虑 L-T$_4$ 治疗;③TSH>2.5mIU/L 且低于妊娠期特异性参考范围上限(或 4.0mIU/L)、TPOAb 阴性,可以不给予 L-T$_4$ 治疗;④TSH<2.5mIU/L 且高于妊娠期特异性参考范围下限(或 0.1mIU/L),不推荐 L-T$_4$ 治疗。超过 50% 的桥本甲状腺炎妇女产后对 L-T$_4$ 需求量高于妊娠前,这可能是自身免疫性甲状腺功能障碍产后恶化

所致。TPOAb 阳性，需要监测 TSH；TPOAb 阴性，无须监测 TSH。

妊娠期亚临床甲减的治疗药物、治疗目标和监测频度与妊娠期临床甲减相同。L-T$_4$的治疗剂量可能低于妊娠期临床甲减，可以根据 TSH 升高程度选择。妊娠期诊断的 SCH，无论 TPOAb 是否阳性，产后可以考虑停用 L-T$_4$，并在产后 6 周评估血清 TSH 水平。根据中国一项妊娠妇女的前瞻性研究，妊娠 8 周之前诊断的 SCH，TSH 在 2.5～5.0mIU/L，L-T$_4$的起始剂量为 50μg/d；TSH 在 5.0～8.0mIU/L，L-T$_4$的起始剂量为 75μg/d；TSH>8.0mIU/L，L-T$_4$的起始剂量为 100μg/d。经过 4 周治疗，TSH 可以降至 1.0mIU/L 左右。以后根据 TSH 的治疗目标调整 L-T$_4$的剂量。

（三）妊娠期单纯低甲状腺素血症

妊娠期单纯低甲状腺素血症是否需要治疗同样尚无统一定论。由于 hCG 的作用，FT$_4$在妊娠早期升高，妊娠中晚期降至非妊娠范围。没有研究表明 L-T$_4$干预可以改善低 T$_4$血症对后代神经认知功能的影响，L-T$_4$预防单纯低甲状腺素血症改善不良妊娠结局证据不足，故既不推荐也不反对在妊娠早期给予 L-T$_4$治疗。建议查找低甲状腺素血症的原因，如铁缺乏、碘缺乏或碘过量等，对因治疗。

第六节　亚临床甲状腺功能减退症

亚临床甲状腺功能减退症（subclinical hypothyroidism，SCH）又称亚临床甲减，是在 20 世纪 70 年代临床建立第二代血清 TSH 的测量方法后被提出的，它是甲减的早期阶段。亚临床甲减的诊断主要依赖实验室检查，将亚临床甲减定义为血清甲状腺激素（T$_4$、T$_3$、FT$_4$、FT$_3$）正常而 TSH 升高的患者。对于疑诊亚临床甲减的患者需 2～3 个月重复测定，方可诊断亚临床甲减。近年来，亚临床甲减对人类的潜在危害已被许多研究证实，尤其对脂代谢、心血管系统等危害较大，若发生在妊娠期，则会不同程度地增加妊娠不良结局的风险。

一、流 行 病 学

本病的患病率，文献报告有差异，是由于诊断标准不同，以及被纳入人群的性别、年龄、遗传和碘摄入量的分布不同所致，2010 年根据我国十城市流行病学调查显示成人亚临床甲减患病率为 16.7%。一般认为，亚临床甲减患病率高于临床甲减。亚临床甲减患病率随着年龄的增长而增加，女性患病率高于男性，老年女性的患病率更高。既往存在甲亢史、1 型糖尿病病史、甲状腺病家族史、唐氏综合征或曾因头颈部恶性肿瘤进行外放疗等因素，可能使亚临床甲减发生的可能性增加。英国 Whickham 研究表明，女性无症状性血清 TSH 水平升高（TSH>6mIU/L）的发生率为 7.5%，而在男性中则为 2.8%；75 岁以上女性亚临床甲减的患病率为 17.4%。Framingham 研究表明，超过 60 岁的人群中，有 8.2% 的男性和 16.9% 的女性存在血清 TSH 水平轻度升高，从而进一步证实了亚临床甲减在老年人中患病率更高。碘摄入量较高地区亚临床甲减的患病率也较高，一项以养老院平均年龄 80 岁人群为研究对象的研究发现，尽管他们血清 TPOAb 升高的发生率相似，但是在相对缺碘的匈牙利北部地区，亚临床甲减的患病率为 4.2%，而在为了预防甲减而强制性使用加碘食盐 40 年的斯洛伐克地区，亚临床甲减的患病率增加到 10.4%。高碘摄入的匈牙利东部，亚临床甲减患病率则高达 23.9%。在所有亚临床甲减患者中，TSH<10mIU/L 者占 75.0%，甲状腺自身抗体阳性者占 50.0%～80.0%，即大部分亚临床甲减患者自身抗体阳性而且其 TSH 水平仅轻度升高。亚临床甲减患者中每年有约 5% 发展为临床甲减，在>65 岁的老年人群中更为明显，约 80.0% 的患者在 4 年内发展成临床甲减。

二、病 因

亚临床甲减病因较复杂，与很多因素有关，主要是造成了甲状腺激素合成或释放存在障碍，甲状腺激素减少，引起 TSH 升高，升高的 TSH 刺激甲状腺肿大、增生和代偿性甲状腺激素释放增加，使血甲状腺激素恢复正常，但这是在高 TSH 水平下维持的甲状腺激素正常。

亚临床甲减的病因可分为以下六类。

1. 甲状腺自身免疫 大多数亚临床甲减患者患有慢性自身免疫性甲状腺炎（桥本甲状腺炎），已经受到自身免疫损伤的甲状腺可以出现亚临床甲减甚至临床甲减。

2. 甲状腺破坏 甲状腺癌、Graves 病患者接受放射性碘或外科手术治疗，是亚临床甲减的另一个常见原因。

3. 碘摄入量增加 是发展为亚临床甲减的危险因素，过量的碘摄入更容易破坏甲状腺组织，增加了亚临床甲减。碳酸锂、碘剂及含碘药物（如胺碘酮）都可以引起亚临床甲减。

4. 颈部外放射治疗 可导致亚临床甲减。

5. 临床甲减治疗不足 亚临床甲减也可发生于甲状腺激素替代治疗剂量不足的临床甲减患者。

6. 遗传缺陷 部分罕见的病例，因其本身是 TSH 受体基因的失活性突变杂合子，故其血清 TSH 水平轻微升高。吸烟也可能加剧亚临床甲减及其代谢异常。

三、临 床 表 现

亚临床甲减一般没有特异性症状和体征，但亚临床甲减可能具有下述危害。

（一）发展为临床甲减

英国 Whickham 前瞻性研究证实，单纯亚临床甲减每年发展为临床甲减的发生率为 3%，而甲状腺自身抗体阳性合并亚临床甲减每年发展为临床甲减的发生率为 5%；我国学者随访 100 例未接受甲状腺激素治疗的亚临床甲减患者 5 年，29% 仍维持亚临床甲减，5% 发展为临床甲减，其余 66% 甲状腺功能恢复正常。

（二）增加心血管疾病发病率和死亡率

亚临床甲减是主动脉粥样硬化和心肌梗死的独立危险因素。对亚临床甲减患者进行超声多普勒检查，未发现有心脏结构的异常，但左心室收缩和舒张功能存在轻度异常。表现为左心室收缩时间延长，而且 TSH 水平越高，延长的时间越长。左心室等容舒张期时间也明显延长，射血前期时间明显延长。有 9% 的亚临床甲减患者会合并心包积液。如果 TSH 水平 >10mIU/L，冠心病的患病率、充血性心力衰竭的患病率及心血管病死亡率都将增加。

（三）脂类代谢紊乱

亚临床甲减可使血浆总胆固醇水平、低密度脂蛋白胆固醇水平明显升高，而高密度脂蛋白胆固醇及三酰甘油水平无明显变化。

（四）神经精神异常

亚临床甲减患者患抑郁症、情感和认知障碍发生率较高。甲状腺素替代治疗后，某些精神心理指标如记忆力、认知力、反应时间等可明显改善。抑郁症并发亚临床甲减患者恐慌症的患病率较高，对抗抑郁药的疗效不佳。

（五）影响妊娠妇女的妊娠结局

妊娠期亚临床甲减是否会增加发生妊娠相关不良结局的风险，虽目前尚存争议，但总体而言，亚临床甲减与各种不良妊娠结局相关。妊娠不良结局包括流产、胎盘剥离、妊娠期高血压、妊娠期糖尿病、贫血、产后出血、早产、剖宫产、低体重儿和胎儿死亡等。

（六）影响后代智力发育

甲状腺激素对于维持胎儿的神经、智力发育至关重要。亚临床甲减母亲所生的后代与健康母亲所生的后代相比，智商评分相对较低。亚临床甲减母亲所生的后代也可能发生神经、心理发育延迟或异常。

四、甲状腺功能检查

亚临床甲减 FT_4、FT_3 正常，血清 TSH 升高。我国在 2011 年推荐碘充足地区 TSH 上限为 5.0mIU/L，目前大多数的临床研究也将血清 TSH 正常值的上限定为 5.0mIU/L。亚临床甲减存在持续高滴度的 TGAb、TPOAb 或 TSH 结合 TBII 预示日后进展为临床甲减的可能性大。

五、诊 断 标 准

亚临床甲减症状和体征无特异性，诊断主要靠甲状腺功能检测。需 2～3 个月重复测定血清 TSH、FT_4、TT_4 水平，只要符合血清 TSH 升高且 FT_4、TT_4 正常，即可诊断为亚临床甲减。但须排除非亚临床甲减所致 TSH 升高的情况。

六、鉴 别 诊 断

（一）疾病恢复期

非甲状腺病患者在恢复期其血清 TSH 水平可能会出现暂时性升高，如严重疾病恢复期患者。破坏性甲状腺患者在恢复期其血清 TSH 水平可以一过性升高。

（二）TSH 分泌周期

一次偶然的血清 TSH 水平测量值超过正常范围，既可能因为常于夜间发生的一过性脉冲式 TSH 分泌增加，也可能是因为检验误差。

（三）临床甲减

此类患者 L-T_4 替代剂量不足也可出现暂时性 TSH 升高。

（四）肥胖

一些明显肥胖患者的血清 TSH 水平也可能升高，减重手术可以使其恢复正常。

（五）血清 TSH 水平升高

血清 TSH 水平升高见于肾上腺皮质功能不全者和接受甲氧氯普胺或多潘立酮治疗者。其他罕见原因还包括分泌 TSH 的垂体腺瘤、甲状腺激素抵抗综合征。被检查者存在抗 TSH 自身抗体可以引起血清 TSH 测定值假性增高。另外，慢性碘过量可以导致 TSH 水平升高。

（六）肾功能不全

10.5% 的终末期肾病患者有 TSH 增高，可能与 TSH 清除减缓、过量碘摄入、结合于蛋白的甲状腺激素丢失有关。

（七）生理适应

长期暴露于寒冷环境，可导致血清 TSH 升高。需 2～3 个月重复测定血清 TSH、FT₄、TT₄ 水平。

七、治　　疗

（一）L-T₄ 替代治疗

亚临床甲减是否需要替代治疗存在分歧。亚临床甲减患者每年仅有少数会发生临床甲减，部分患者用 L-T₄ 替代治疗通常需终身服药。但 L-T₄ 治疗会阻止和延缓临床甲减发生，并且可以改善脂代谢异常和心血管功能指标。我国于 2017 年发布的《成人甲状腺功能减退症诊治指南》推荐，对于重度亚临床甲减（TSH≥10mIU/L），发生临床甲减的危险性增加，建议给予 L-T₄ 替代治疗，可以改善症状，替代治疗中定期监测血清 TSH。对于轻度亚临床甲减（TSH 为 5～10mIU/L），一般不建议 L-T₄ 替代治疗，仅需监测血清 TSH。若轻度亚临床甲减存在以下情况，则需要 L-T₄ 替代治疗：①伴有甲减症状；②TPOAb 阳性；③血脂异常或动脉粥样硬化性疾病。此外，对于妊娠期亚临床甲减患者，TSH 大于正常参考范围上限，不用考虑 TPOAb 是否阳性，均应启动 L-T₄ 治疗。亚临床甲减可加重精神失常症状，亚临床甲减伴有双向精神失常人群也可考虑启动 L-T₄ 治疗。

采用 L-T₄ 替代治疗，从小剂量开始。初始剂量一般为 0.05～0.075mg/d（冠心病患者及老年患者应从更小剂量开始，0.0125～0.025mg/d），逐渐加量，直至血清 TSH 达到正常水平。L-T₄ 作用慢而持久，半衰期约 8 天，开始治疗后和改变剂量后，每 4～6 周检测 1 次血清 TSH 水平；一旦 TSH 水平稳定后，每年检测 1 次 TSH；如果出现进行性甲减，需要增加 L-T₄ 剂量。

（二）碘剂治疗

碘是机体甲状腺激素合成的必需元素，参与调节甲状腺的分泌功能。碘摄入量的降低可引起甲状腺激素的合成及分泌失衡，引起 TSH 分泌增加，甲减和亚临床甲减的发生率呈明显升高趋势。但过多碘摄入量也可诱发甲状腺激素合成减少，引起和加重亚临床甲减。由于特殊疾病引起的碘缺乏导致的亚临床甲减，可以通过补充碘剂达到升高甲状腺激素的目的，从而抑制 TSH 分泌，补充碘剂治疗时要严格把控患者碘摄入量。

第七节　甲状腺功能减退性昏迷

甲状腺功能减退性昏迷（hypothyroid coma，HC，简称甲减性昏迷）又称黏液性水肿昏迷、甲状腺功能减退危象（甲减危象）。甲减性昏迷是甲状腺功能严重减退、全身代谢和各系统功能下降所引起的临床综合征。甲减性昏迷被定义为黏液性水肿昏迷，是因为黏液性水肿是其典型的合并症，表现为皮下组织的黏蛋白和葡萄糖聚氨糖的沉积物，但多数患者并无昏迷。

一、流 行 病 学

1879 年英国的 Ord 医师首次报道此种病例，由于对甲减性昏迷认识不够，直到 1953 年由 Summers 报道了第 2 例，随后有约 200 例被相继报道。甲减性昏迷并不常见，据西方国家报道，年发生率为每百万人口仅 0.22 例，80% 发生于 60 岁以上老年人。甲减性昏迷仅占甲减住院患者的 0.1%，有长期甲减病史，并且通常有甲减的典型临床表现。一旦考虑甲减性昏迷，依据临床与实验室检查很容易做出诊断。

二、病因病理

甲减性昏迷多发于老年人，以 60~80 岁甲减病程长的人群最为常见，女性较多。甲减病情发展到严重阶段，若诊断及治疗不及时，可以进展到昏迷状态。甲状腺切除术后或垂体切除术后的患者，不及时应用 L-T₄ 替代治疗，可能数周就会出现甲减性昏迷。长期甲减患者机体进行一定程度的代偿，甲减性昏迷是甲减失代偿的危重表现，全身各系统均受到影响，出现危及生命的严重并发症。相比较而言，应用 L-T₄ 替代治疗的甲状腺切除患者突然停药比无症状的慢性自身免疫性甲状腺炎患者更容易发生甲减性昏迷。此外，甲减性昏迷患者对血容量的任何减少都不易耐受，非常容易发展为循环衰竭。胃肠道出血、败血症引起的血液淤积、血管运动中枢障碍、体外加温引起的血管扩张、利尿剂引起的血容量减少都会引起甲减性昏迷。

导致神经、精神系统改变的确切机制尚不十分清楚，可能是多因素共同作用的结果。甲状腺激素缺乏、低代谢使能量产生不足；低体温时脑细胞的功能处于抑制状态；低氧血症和高碳酸血症导致中枢抑制；低血糖时脑细胞对糖的利用减低；低钠血症造成脑水肿及中枢抑制等都可能成为神经、精神系统改变的重要因素。随着呼吸抑制的进一步发展，心排血量减少，脑血流量减少，使脑组织缺氧更加严重，加重脑缺氧和神志障碍。

三、临床表现

甲减性昏迷主要表现为神志障碍、低体温、低钠血症、呼吸衰竭、心动过缓、低血压、周围循环衰竭及昏迷等。甲减性昏迷患者都有严重的甲减的特征性表现，如皮肤干燥、粗糙、鳞状皮肤；稀疏的或毛躁的头发；眼周的部位、手和足有非凹陷性水肿（黏液性水肿）；巨舌；嘶哑；深部腱反射延迟。近半数甲减性昏迷患者血压<100/60mmHg，甚至更低，严重者的血压可接近休克水平。

（一）低体温

低体温是诊断甲减性昏迷首要临床线索，由于机体甲状腺激素缺乏，代谢减低，大多数患者会出现低于 35℃体温，体温越低，预后越差。甲减性昏迷患者合并感染时，体温可以不高反低。

（二）呼吸系统症状

呼吸抑制在甲减性昏迷的患者中非常常见。其原因在于低氧血症和高碳酸血症使呼吸中枢受抑制影响呼吸肌的神经传导，并最终导致二氧化碳麻醉和昏迷。不论是中枢性呼吸抑制还是由于呼吸肌功能紊乱引起的，肺换气不足对于大多数需要机器辅助通气的甲减性昏迷患者来说都是十分严峻的。昏迷时舌跟下坠使上呼吸道受阻，呼吸浅慢，水肿对呼吸肌的影响、肥胖、胸腔积液、肺气肿及肺部感染等均可降低通气能力，而镇静、麻醉剂能降低呼吸中枢敏感性都引起或加重甲减性昏迷。肺部感染作为导致呼吸困难和甲减性昏迷的急性因素，它的发生更倾向于与甲减引起的气道高反应和慢性炎症反应相关。

（三）心血管系统症状

典型的甲减性心脏病同样存在甲减性昏迷中，表现为心脏增大，心动过缓，心肌收缩力降低。心肌收缩力降低导致每搏量和心排血量减少，心泵功能不全和毛细血管通透性增加导致组织水肿和体腔积液，严重时可导致心包积液，但是充血性心力衰竭很少见。心电图表现为低电压、心率缓慢、非特异性 ST 段改变、T 波倒置。尽管心动过缓频繁发生，少数患者还是会呈现尖端扭转型心动过速。甲减性昏迷患者由于血容量降低会出现低血压，并且病程晚期会出现心力衰竭和休克。

（四）胃肠道症状

胃肠道的动力下降在中、重度甲减中很常见。在甲减性昏迷的患者中同样会出现如胃无力、麻痹性肠梗阻、肠道吸收障碍和巨结肠这种胃肠道动力下降的症状。因此，甲减性昏迷患者常有厌食、恶心、腹痛、便秘、腹胀、胃排空延迟等。毛细血管渗透性增加、充血性心力衰竭或其他机制都可能造成腹水，但并不常见。

（五）肾脏症状和电解质

低钠血症与肾小球滤过率减低是甲减性昏迷患者的常见表现。低钠血症的部分原因是抗利尿激素水平升高；其次是心排血量减少和肾血管收缩引起的肾小球滤过率降低，液体排出减少，从而造成游离水排泄障碍；此外，原尿钠重吸收减少造成尿钠增加也是导致低钠血症的重要因素。尿钠排泄正常或增加，尿渗透压高于血浆渗透压，有可能导致膀胱收缩乏力、尿潴留。低钠血症可能引起昏睡和意识不清。

（六）神经、精神系统症状

甲减性昏迷通常是由神志淡漠，逐渐发展为嗜睡、昏睡直至昏迷的过程，甚至可以出现认知功能障碍、抑郁症、迫害妄想等精神症状。既往有癫痫病史的患者可出现大发作。约1/4的患者，因有中枢神经系统功能障碍、低钠血症或低氧血症，导致脑血流量下降，可引起一过性或持续性昏迷。

（七）感染

大多数甲减性昏迷患者会出现低体温，感染后仍然保持低体温或者正常体温，使感染容易被忽视，抗生素使用滞后，导致甲减性昏迷患者死亡率增高。甲减性昏迷患者呼吸抑制等可引起通气不足致使感染加重。

四、实验室及其他检查

（一）甲状腺功能

血清甲状腺激素水平明显下降，尤其是游离甲状腺激素（FT_4、FT_3）水平显著下降，TSH明显升高，常大于可测定的范围。少数有黏液性水肿昏迷的患者有中枢性甲减，低T_3、T_4综合征和一些药物（如多巴胺、糖皮质激素）作用下，TSH因受到抑制可无增高。

（二）心电图及脑电图

心电图显示窦性心动过缓，各导联为低电压（与心包积液相关），Q-T间期延长，T波低平或倒置（与心肌缺血相关）。此外，超声心动图可见心脏扩大，心排血量减少。胸部CT或X线也可发现心脏增大及胸腔积液。脑电图检查出现似睡眠的改变。脑电图显示α波频率减慢，波幅低平。

（三）血清生化检查及血气分析

低钠血症、低血糖是十分常见的。蛋白结合碘降低，重症可出现低氮血症。因肾小球滤过率下降，血肌酐水平升高。细胞膜通透性增加导致肌酸磷酸激酶、乳酸脱氢酶及其他转氨酶增高；动脉血气分析PCO_2升高、PO_2降低，可能出现呼吸性酸中毒。

五、诊　断　标　准

甲减性昏迷的诊断标准如下。
1. 意识状态的改变　从神志淡漠、定向障碍逐渐发展为精神异常和昏迷。

2. 体温调节障碍 低体温，多发生在冬季，低环境温度使体温迅速下降，并且体温越低，预后越差。合并感染可无发热表现。

3. 具有相关病史 有甲减病史、甲状腺激素治疗史、甲状腺肿大史、甲状腺手术史或放射性碘治疗史，诱发因素包括寒冷、感染、药物（利尿剂、麻醉剂、镇静剂）、创伤、卒中、心功能不全、胃肠道出血等。

4. 血清学指标 血清 TT_3、FT_3、TT_4、FT_4 降低，TSH 明显升高，虽然 TSH 升高对诊断来说是重要的实验室依据，但是有严重的全身性疾病可以出现 TSH 不增高。

六、鉴 别 诊 断

典型病例诊断并不困难，不够典型的甲减性昏迷需与垂体前叶功能减退危象的昏迷相鉴别。垂体前叶功能减退危象又称垂体危象，是垂体前叶功能低下失代偿的严重临床表现形式。垂体危象是指垂体前叶功能减退患者，在各种应激因素的侵袭下，病势发生急剧恶化，以致发生昏迷、休克的征象。垂体危象患者多有产后大出血、垂体手术病史。内分泌激素测定可见除甲状腺激素（T_3、T_4）显著减低，垂体-肾上腺轴、垂体、垂体-性腺轴的激素水平也明显低于正常。

七、治 疗

单用 $L-T_4$ 治疗不能解决所有生理和代谢紊乱，可能会导致预后较差。鉴于甲减性昏迷患者的高死亡率，一旦高度怀疑甲减性昏迷，应尽早开始治疗，而不必等待实验室检查结果。影响预后的不利因素是低体温及呼吸抑制合并严重的并发症，所有患者持续监测体温、肺功能和中心静脉压。如果发生心力衰竭和休克，给予多巴胺等升压药物和甲状腺激素有治疗效果。依据低电压心电图，心肌梗死很难被排除，特别是还存在心包积液者。

（一）辅助呼吸

呼吸衰竭是甲减性昏迷患者死亡的常见原因。由于患者处于昏迷状态，因舌后坠、肺部感染或喉黏液性水肿等原因，常致上呼吸道阻塞，并引起呼吸衰竭。一旦发现有呼吸衰竭的征象，及时进行呼吸机辅助通气治疗，并建议早期插管，可迅速减轻低氧血症和高碳酸血症。应监测动脉血气，直到患者完全清醒，积极寻找及治疗诱因，如感染、药物过量、心力衰竭、肺水肿等。

（二）纠正低钠血症和低血糖

在治疗过程中要密切观察水、电解质及血糖变化情况，及时处理。对出现低血糖的患者应补充高浓度糖。血钠浓度低于120mmol/L的低钠血症会导致甲减性昏迷患者的精神状态改变，可给予少量高渗盐水，然后静脉注射呋塞米利尿，密切监测容量变化。加压素水平升高应用血管加压素拮抗剂是合理的，可以考虑考尼伐坦和托伐普坦改善正常容量性和高容量性低钠血症。补液不宜过多以避免脑水肿、心力衰竭、水中毒及加重低钠血症出现。

（三）纠正低体温

给予 $L-T_4$ 替代治疗，内生热量增加，体温可缓慢恢复。体温低下只能保温而不能加温，因加温只会增加外周血管扩张，加重低血容量，加重低血压。保暖只需覆盖毛毯以防止热损失和保持温度，把电热毯设置在一个低温状态是可行的。

（四）糖皮质激素治疗

甲减性昏迷患者存在不同程度的肾上腺皮质功能不全状态，必须给予糖皮质激素。短效的糖皮质激素治疗是安全的，当病情好转和垂体-肾上腺功能恢复时可以停止。氢化可的松通常经静脉滴注 100mg，每日 3 次，直至血清皮质醇水平提示肾上腺皮质功能恢复正常再停药。

（五）甲状腺激素治疗

甲状腺激素替代治疗是至关重要的。但关于剂量及剂型有不同的意见。高剂量会带来心动过速或心肌梗死的风险，低剂量可能无法阻止病情的进一步恶化，T_3 较 T_4 作用直接、迅速，而 T_4 更适合生理需要，作用缓慢而稳定。鉴于在甲减性昏迷的患者在重症疾病和热量摄入不足等情况下，T_4 向 T_3 转换出现障碍，从而使 T_4 的疗效降低，除给予 L-T_4，也可静脉注射碘塞罗宁。经典治疗方案，先给予 L-T_4 200～400μg 负荷量静脉注射，然后每日给 L-T_4 1.6μg/kg，直到体温上升、神志和呼吸功能正常，考虑到 L-T_4 注射剂的药物可及性，也可用 L-T_4 片剂鼻饲。如果 24h 内病情未见好转，可追加 T_3 治疗。T_3 与 T_4 联合治疗方案是初始静脉注射剂量为 T_4 200～300μg 和 T_3 10～20μg，随后依据患者的年龄和心血管危险因素予以 T_3 2.5～10μg，每 8h 1 次。在临床缓解期，T_3 停止给药，T_4 替代治疗继续每日口服维持剂量。在用药过程中，必须进行心脏监护，及时发现心律失常或其他心脏问题，予以恰当处理。

（六）防治感染

甲减性昏迷患者抗生素常为经验性治疗。应积极寻找感染灶，包括血、尿常规及培养，胸部 CT，对低体温及正常体温患者也要注意。推荐使用广谱抗生素，直至细菌培养结果和其他检查均无感染证据时，才可以停用抗生素。

（祁 烁 户 蕊）

第八节 中医学对甲状腺功能减退症的研究和认识

甲状腺功能减退症（简称甲减）在中医学中没有明确的病名，根据其不同阶段的相关临床表现可归属于中医学"虚劳""瘿劳""瘿病""水肿"等范畴，以"虚劳"最为多见。《黄帝内经太素》最早将甲状腺肿物统称为"瘿"。《金匮要略·血痹虚劳病脉证并治》首先提出了"虚劳"的病名。甲减由桥本甲状腺炎等所致者，可以称为"瘿病（虚损证）"；由亚急性甲状腺炎所致者，可以称为"瘿痈（虚损证）"；由甲状腺癌所致者，可以称为"石瘿（虚损证）"。

一、病 因 病 机

（一）病因

本病的病因主要有禀赋不足、情志内伤、饮食不节、劳倦过度及久病失养、药物及手术损伤。

1. 禀赋不足 母有瘿疾，子女亦常可患瘿病。父母体质虚弱，精血不旺，胎气不足；或者妊娠失于调养，临产受损；或生后喂养不当，水谷精气不充，以致脏腑不健，气血不足，络脉失养，易患疾病，且病后难复，日久发为虚劳。

2. 情志内伤 长期情志不畅，抑郁恼怒，思虑过度，一方面使肝失条达，气滞痰凝，壅结颈前而成瘿，日久血脉瘀阻，气痰瘀合而为患，久病及肾，导致肾之阴阳不足；另一方面，肝郁气滞，木旺乘土，横逆犯胃，脾失健运，脾胃功能受损，气血生化不足，日久形成虚劳。

3. 饮食不节 饮食失调，或居住高原地区，水土失宜，可导致脾胃功能受损，不能生化气血精微，颈部络脉缺乏濡养，脏腑失养而发为本病。

4. 劳倦过度，久病失养 劳倦过度，以劳神过度和恣情纵欲较为多见。劳神过度，使心失所养，脾失健运，心脾两伤，气血亏虚，久则成为虚劳；早婚多育，房事不节等，使肾精亏虚，肾气不足，因劳致虚，脏腑受损；大病久病失于调养，正气难复而致虚劳。

5. 药物及手术损伤　长期不恰当地使用抗甲状腺药物，或者手术外伤，或者放射线损伤，或者产后调理不当，或者其他慢性损伤性疾病长期不愈，均可导致局部络脉失去调养，阴精或阳气亏损，机体失养，发为虚劳。

（二）病机

甲减的基本病机是肾阳虚衰，命火不足，常兼脾阳不足，抑或兼心阳不足。

脾为后天之本，饮食不节，损伤脾胃或情志不遂，肝郁气滞，横逆犯胃或劳倦过度，伤及脾胃，导致脾胃受纳运化功能失常，气血生化不足，机体失养，出现面色苍白、神疲乏力、腹胀便秘等。先天禀赋不足、后天喂养不当，抑或劳倦过度、久病失养，导致肾精亏虚，髓海不足，元神失养，则见精神萎靡、反应迟钝、记忆力下降等。肝肾同源，肝主筋，肾主骨，肝肾亏虚，筋骨失养可见筋骨痿软、行动迟缓等。肾阳不足，命门火衰，机体失于温煦，可见畏寒怯冷、男子阳痿、女子月经不调等。肾阳不足，火不生土，脾肾阳虚，脾失健运，肾失气化，水湿输布失常，泛溢肌肤引起颜面、眼睑及肢体水肿。禀赋不足、久病失养、思虑劳倦太过或药物不当、手术损伤，耗伤心气心血，气血不足，则见心悸、气短、贫血、毛发脱落等；肾阳不足，不能上济心火，心阳亏虚，鼓动无力故见神倦嗜睡，脉来迟缓。疾病日久，肾阳极度亏损，阳损及阴导致阴阳两虚。

综上所述，本病发病一般多为慢性起病，也可因疾病或药物的影响突然发病。病位在颈部，与心、肝、脾、肾功能失调有关，尤以肝、脾、肾三脏关系密切。病性为本虚标实，多以阳气虚衰为主，或伴有气滞、痰浊、瘀血及水气内犯，阴浊内闭等标实之象。病势上本病多是以瘿脉损伤为主的疾病，邪气内而脏腑经脉，外而筋骨肌肉，上下内外无处不到，可以出现脏腑间的转化和气血阴阳的转变。

二、治　疗

（一）治疗原则

甲减为本虚标实之证，与肝、脾、肾三脏关系密切，脾肾阳虚是本病的中心环节，故温补脾肾是本病的基本治疗法则。兼夹气滞、痰凝、血瘀及水饮，佐以疏肝理气、化痰祛瘀、利水消肿等治法。

（二）辨证论治

1. 肝郁脾虚证

证候：精神抑郁，善太息，胸胁胀痛，腹胀食少，或见颈部肿大，肢体倦怠，女子月经不调，大便秘结，舌淡苔白，脉弦细或缓。

治法：疏肝理气，和胃健脾。

方药：逍遥散加减。脾虚症状明显者，加党参、白扁豆健脾益气；腹胀纳少者，加炒麦芽、砂仁理气和胃消食；胸闷、胁痛明显者，加香附、枳壳、延胡索行气止痛；颈部肿大者，加郁金、陈皮、夏枯草理气化痰；月经不调者，加丹参、香附、怀牛膝行气活血。

2. 痰凝血瘀证

证候：颈部肿大质硬或有结节，胸闷脘痞，胀痛或刺痛，头身困重，疲乏嗜睡，头晕耳鸣，表情淡漠，肌肤麻木或甲错，舌质紫暗或有瘀斑、瘀点，苔滑腻，脉沉迟或弦涩。

治法：理气化痰，活血祛瘀。

方药：平胃散合血府逐瘀汤加减。颈部肿大、质硬者，加紫苏子、白芥子、莱菔子、夏枯草理气化痰消瘿；胸脘痞闷、头身困重者，加茯苓、法半夏、白蔻仁健脾燥湿；头晕耳鸣者，加天麻、石菖蒲、郁金化痰开窍。

3. 脾肾阳虚证

证候：面浮肢肿，畏寒肢冷，体温偏低，倦怠嗜睡，精神萎靡，表情淡漠，记忆力减退，毛发稀疏，头晕目眩，腰背酸痛，纳减便秘，小便量少，舌质淡胖，苔白滑或白腻，脉沉细或沉迟无力。

治法：温肾健脾，利水消肿。

方药：理中丸合金匮肾气丸加减。肾精亏虚症状明显者，加枸杞子、菟丝子、巴戟天、肉苁蓉补肾填精；腰背疼痛严重者，加狗脊、杜仲补肾强腰。

4. 心肾阳虚证

证候：形寒肢冷，面㿠虚浮，下肢水肿，心悸气促，头晕目眩，耳鸣重听，嗜睡息短，肢软乏力，或有胸闷胸痛，唇甲青紫，舌质暗淡，苔薄白，脉沉迟细弱，或见结代。

治法：温补心肾，利水化饮。

方药：苓桂术甘汤合真武汤加减。水肿较重，心悸气促、头晕目眩者，加猪苓、泽泻、车前子、葶苈子加强利尿消肿之力；若嗜睡息短，肢软乏力，加党参、黄芪、补骨脂、五味子补气纳气；胸闷胸痛者，加丹参、郁金、延胡索活血止痛。

5. 气血两虚证

证候：神疲乏力，气短懒言，面色苍白或萎黄，头晕心悸，纳少腹胀，舌淡胖，苔薄白，脉沉细无力。

治法：补益气血，调养心脾。

方药：归脾汤加减。血虚明显者，加阿胶、熟地黄补血养血；心悸明显者，加柏子仁、合欢皮镇静安神；纳少腹胀者，加砂仁、炒麦芽和胃消食。

6. 阴阳两虚证

证候：神疲嗜寐，表情淡漠，口干舌燥，毛发干枯，肢凉怕冷，皮肤粗糙，头晕耳鸣，周身肿胀，腹胀纳呆，男子阳痿，女子性欲减退，舌暗体胖，苔薄或少，脉沉细无力或沉缓。

治法：滋阴温阳，利水消肿。

方药：二仙汤合右归汤加减。水肿、尿少者，加茯苓、泽泻、车前子利尿消肿；腹胀纳呆者，加党参、白术、薏苡仁、炒麦芽健脾益气和胃。

（三）其他疗法

1. 针灸治疗 针灸治疗可配合使用以增加疗效。①体针疗法：主穴取合谷、内关、关元、三阴交、足三里、气海，均要取双侧穴。以上穴位可分为关元、内关、三阴交与气海、合谷、足三里两组，交替使用，每日或隔日 1 次。配穴：命门、肾俞、脾俞、阳陵泉、胃俞、风池，留针时间宜在 15～20min，其间行针 2～3 次。②耳针疗法：取穴交感、神门、内分泌、肾上腺、皮质醇下、肾，均取双侧。以上穴位可以分为两组，交替使用，留针 30min，每 10min 运针 1 次。③灸法：取穴肾俞、脾俞、命门、足三里。每次灸 10～15min，每日 1 次。

2. 中药贴敷疗法 将肉桂、吴茱萸打粉，以适量药末同生姜汁调膏，敷神阙穴，隔日 1 次。

三、名老中医经验

（一）邓铁涛辨证治疗甲减经验

邓铁涛自拟扶阳温脾方治疗甲减，分为甲、乙两方。甲方侧重扶脾，主要方药为黄芪 30g，党参 18g，白术 24g，当归 12g，柴胡 6g，升麻 6g，炙甘草 6g，巴戟天 9g，枸杞子 9g，陈皮 3g。乙方侧重补肾，主要方药为黄芪 18g，茯苓 30g，白术 24g，何首乌 24g，泽泻 9g，桂枝 9g，山药 9g，淫羊藿 9g，菟丝子 12g。嘱患者两方交替服用，甲方服用 3 天，乙方服用 1 天。主治：冲任耗损，营血亏乏，脾肾阳气亏虚所致甲减。症见面部及双手明显肿胀，按之随起，恶寒、全身无力、嗜睡、记忆力差，感情淡漠，性欲减退，闭经，毛发脱落，舌质淡胖，苔白润而厚，脉沉迟细。患者之肿胀，按之而随起，不留凹陷，与水肿按之凹陷不起者有别。前贤有"肿为水溢，胀为气凝"之说，故本证实属"肤胀"。甲方治以补气健脾，兼以温肾；乙方温补肾阳，化气利水，佐以益气健脾。两方交替使用，脾肾兼治而获效。

（二）张琪辨证治疗甲减经验

张琪治疗甲减患者，主张补肾为主。临床甲减主症表现为全身肿胀，精神萎靡，肢体酸痛，倦怠嗜睡，心悸气短，畏寒纳呆，手足厥冷，舌润，脉沉弱或沉迟。中医辨证多为脾肾阳衰证，治疗一般以补肾为主，临床效果满意。研究发现，肾阳虚患者，TT_3、TT_4 水平明显降低，而温肾助阳类中药可以促进甲状腺合成、分泌甲状腺素，稳定调节血液中 TT_3 的含量。病案举例：刘某，男，53 岁。1998 年 3 月 25 日初诊。全身肿胀（黏液性水肿）半年余，周身沉重难支，有僵硬感，神疲倦怠，乏力自汗，嗜睡，头眩晕，手足厥冷，面浮，舌苔白厚，质紫暗，脉沉。查 TT_3 下降，TT_4 下降，TSH 上升。北京某医院诊断为甲减。历经中西药治疗，疗效不佳，求治于张老，诊断为阴水。辨证为脾肾阳虚，运化功能减弱，水湿蕴蓄，血运瘀阻。治以温补脾肾之阳气，以化水湿，辅以活血化瘀，改善气血之运化。方用真武汤、附子汤为主，药用附子 15g，红参 15g，茯苓 20g，白术 20g，白芍 20g，赤芍 20g，桃仁 20g，红花 15g，丹参 20g，益母草 20g，牡丹皮 15g，麦冬 15g，五味子 15g。服药 7 剂，浮肿明显减退，周身僵硬感转为疏松濡软感，精神大好，眩晕嗜睡、四肢厥冷均明显减轻，病情大有转机。二诊予上方加防己 20g，防风 15g，车前子 15g，再服用 7 剂，全身轻松有力，硬感消失，四肢转温，查：TT_3、TT_4、TSH 均恢复正常。嘱其继服若干剂以善后，又继续服药 15 剂已痊愈，远期疗效巩固。

（三）冯建华辨证治疗甲减经验

冯建华认为本病多属于中医学"虚劳""水肿"等范畴。本病的主要病机是脾肾阳虚。病因多由先天禀赋不足，后天失养，或者积劳内伤，久病失调引起脾气、肾气不足，继之脾肾阳虚所导致。病机特点为虚实夹杂，早期多见心脾两虚，阳虚征象不明显，实邪（水湿、痰浊、血瘀）罕见；随着病程的迁延，水液代谢因脾虚的加重而明显，直至脾肾阳虚。由于肾阳是人体诸阳之本，生命之源，五脏阳气皆取之于肾阳，才能发挥正常功能活动，所以肾阳虚是甲减病机之根本。肾中元阳衰微，阳气不运，气化失司，开阖不利，以致水湿、痰浊、瘀血等阴邪留滞，出现面色晦暗，精神萎顿，甚则意识昏蒙、眩晕、尿少或尿闭、全身水肿等浊阴上逆之证。同时肾阳虚衰，也可导致其他脏腑阳气衰弱。肾阳不足，命门火衰，火不生土，不能温煦脾阳，或肾虚水泛，土不制水而反为所侮，脾阳受伤，而出现脾肾两虚；肾阳虚衰，不能温煦心阳，而致阴寒内盛，血瘀水停，则会形成心肾阳虚。肾阳不足，日久阳损及阴而导致阴阳两虚。

根据其病因病机和临床表现本病可分为五型：①脾肾阳虚型：症见面色苍白，倦怠乏力，表情淡漠，头晕耳鸣，嗜睡健忘，畏寒肢冷，腹胀纳呆，女子闭经，或崩漏、性欲冷淡；舌淡嫩、边有齿印，苔白，脉沉细无力或迟。治宜温阳益气，健脾补肾。方用补中益气汤合右归丸加减。常用药如黄芪、党参（人参）、白术、当归、干姜、附子、肉桂、巴戟天、淫羊藿、鹿角胶、肉苁蓉、炙甘草。若性欲淡漠，甚则阳痿者，加鹿茸、巴戟天、仙茅、雄蚕蛾。若女子闭经，属血虚者加熟地黄、阿胶；属血瘀者加牛膝、桃仁、红花、丹参；崩漏者加三七、炮姜炭；偏脾阳虚者，去淫羊藿，加茯苓、炒山药、高良姜、白豆蔻、陈皮；偏肾阳虚者，去干姜、白术，加鹿茸、仙茅。②阳虚湿盛型：除具有肾阳虚之证候外，另见周身浮肿，以双下肢为甚，小便量少；胸腹满闷，周身沉重，酸软乏力，纳呆；舌体胖大而淡嫩，苔白腻，脉沉迟无力。治宜温阳健脾，化气行水。方用真武汤合五苓散加减。常用药物如黄芪、人参、白术、茯苓、茯苓皮、附子、桂枝、芍药、干姜、车前子、大腹皮、厚朴、苍术、泽泻、陈皮等。③水邪凌心型：除阳虚证候外，伴胸闷憋气，心悸怔忡，咳嗽气喘，动则加重；双下肢肿甚，小便短少；舌淡胖，苔白水滑，脉沉、迟、细弱。治宜健脾温肾，补益心阳，化气行水。方用苓桂术甘汤合生脉散加减。常用药如桂枝、白术、茯苓、泽泻、人参、熟附子、山萸肉、五味子、当归、干姜、葶苈子、牛膝、车前子、大枣、炙甘草等。④阳虚痰瘀型：除具有阳虚证候外，兼见皮肤粗糙，肢体麻木，女子闭经；舌质紫暗，或有瘀斑，脉沉迟涩。治宜温阳益气，活血化瘀，化痰行水。方选肾气丸、桃红四物汤及二陈汤加减。常用药如黄芪、白术、茯苓、附子、桂枝、山萸肉、当归、莪术、川芎、香附、桃仁、红花、陈皮、半夏、海藻、甘草等。⑤阴阳两虚型：症见畏寒蜷卧，腰膝酸冷，小便清长或遗尿，大便干结，口干咽燥，但喜热饮，眩晕耳鸣，视物模糊，男子阳痿，遗精滑精，女子不孕，带下量多，舌质淡红，舌体胖大舌苔薄白，尺脉弱。治宜温肾滋阴，调补阴阳。方以金匮肾气丸加味。常用药如熟附子、肉桂、山药、山萸肉、麦冬、五味子、党参、枸杞子、女贞子、龟板、鳖甲等。

（四）林兰辨证治疗甲减经验

　　林兰提出"甲状腺为奇恒之腑，助肝疏泄，助肾生阳"。对现代甲状腺的中医功能有新的认识：一是助肝疏泄，调畅气机。若该功能失司，则出现肝失疏泄，血液与津液运行输布受阻，形成痰瘀阻滞之证，如甲状腺结节、肿大，或全身气机失于条达，则出现急躁易怒、善太息等表现。二是升发阳气和推动阳气运行。如甲状腺切除或功能减退患者多表现为形寒肢冷、腰膝酸软、肢软无力、嗜睡、水肿、男子阳痿、女子月经不调等肾阳虚衰之候。甲状腺有五脏之形实，又有六腑传化之机，故林兰提出"甲状腺为奇恒之腑，助肝疏泄，助肾生阳"。基于此观点，认为肝失疏泄、肾阳不足是甲减的病机本质。甲减的主要病机是肾阳不足，但肝的疏泄不畅在本病早期则起到了推波助澜的作用。因肝失疏泄，气的升发不足，气机的疏通和畅达受阻，则水液运行不畅而出现手足肿胀；又气机不畅则津液敷布不能达表而见少汗，精微不能至皮毛肌肤则出现皮肤干燥粗糙、毛发稀疏干枯；且气机不畅则肠道运行无力而出现便秘，又可致津液阻滞局部而出现唇厚、舌胖等症。脾之健运有赖于肾阳温煦。甲状腺助肾生阳之功能匮乏，肾阳虚衰，损及脾阳，致脾失健运，出现体乏好卧、腹胀纳差、神疲倦怠、肌肤粗糙等症；又水谷不化精微，反化为水湿之邪潴留，则出现头面及周身浮肿。心主血脉和神志，心阳亦需肾阳之鼓动。甲状腺助肾生阳之功能不足，心阳得不到肾阳温煦，水气凌心，故见气短、心悸、胸闷胸痛；心阳不振致血行无力，脉络瘀阻，则见肌肤甲错、心悸胸痛、舌质暗、脉来迟缓；阳气衰竭，孤阴不长，则阴阳俱衰，又可出现口燥咽干、口干不欲饮、皮肤干燥粗糙等阴虚证候。肾阳衰竭，心、脾、肾各脏随之衰竭，进一步发展则出现脾肾阳虚，心肾阳虚、阳气衰竭等证，可见神情淡漠、痴呆，重则昏迷、四肢厥冷、脉微欲绝等症。

　　基于病因病机将本病分为五个证型，即肾阳不足、脾肾阳虚、心肾阳虚、阴阳两虚、阳气衰竭。①肾阳不足证候特点：面色白或黧黑，倦怠乏力，少气懒言，困倦喜卧；畏寒肢冷，腰酸膝软，小便清长或遗尿，口淡不渴，体重增加；皮肤干燥或粗糙，指甲厚脆，性欲减退；舌质淡白，脉沉迟无力。治宜温阳散寒，方选金匮肾气丸加减。药用桂枝、炮附子、山药、山茱萸、熟地黄、泽泻、牡丹皮、茯苓、黄芪、太子参。②脾肾阳虚证候特点：面色晦暗，畏寒肢冷，周身沉重，嗜睡健忘，睡声鼾；胸腹满闷或冷痛，喜温喜按，纳呆便秘，食后脘腹胀满，口淡无味，不渴，喜热食热饮；腰酸膝冷，面浮肢肿较甚或水臌胀满，小便频数，余沥不尽或小便不利，男子阳痿遗精，女子闭经或崩漏、带下清稀甚则宫寒不孕；舌质淡胖而有齿痕，舌苔白滑，脉沉迟细弱。治宜温补脾肾，方选真武汤合温脾汤加减。药用炮附子、茯苓、生姜、白术、白芍、桂枝、干姜、人参、泽泻、肉苁蓉。③心肾阳虚证候特点：精神萎靡，唇甲青紫，面色晦暗；身倦欲寐，形寒肢冷，腰膝酸软而冷，全身浮肿，小便不利；心悸怔忡，胸闷憋痛，咳嗽，气喘息促，动则加重，眩晕耳鸣，唇紫；舌质淡暗或青紫，苔白滑，脉沉微或结代。治宜温补心肾、化气利水，方选四逆汤合桂枝甘草龙骨牡蛎汤加减。药用熟附子、干姜、葶苈子、炙甘草、桂枝、白术、茯苓、泽泻、人参、龙骨、牡蛎。④阴阳两虚证候特点：神志呆钝，面色晦垢，肌肤甲错，寒温难适；口干咽燥而不欲多饮，纳呆便结，形体寒冷，心悸怔忡，头晕目眩，视物模糊，全身浮肿较甚，舌淡有齿痕，苔薄，尺脉弱。治宜温肾回阳、滋阴活血，方选四物汤合右归饮加减。药用附子、干姜、甘草、人参、茯苓、白术、桂枝、麦冬、白芍、山药、熟地黄、山茱萸、桃仁、红花、当归。⑤阳气衰竭证候特点：神志模糊或神昏，面色晦暗，肌肤冰凉，肌肉弛张无力，四肢厥冷，气息微弱；口淡不渴，口唇青紫，心悸怔忡，面浮肢肿；舌淡胖，脉微欲绝。治宜回阳救逆，方选回阳救逆汤加减。药用附子、干姜、肉桂、白术、茯苓、陈皮、半夏、人参、五味子、甘草。

四、现代研究进展

（一）中医药治疗甲减的理论研究进展

赵进喜基于肾-命门-三焦系统辨证治疗甲减。生理情况下，肾为先天之本，内藏元阴元阳，命门为生命之根，内蓄真阴真阳，两者异名同谓。肾与命门所藏的元阴元阳经三焦输布，充养五脏六腑及四肢百骸。病理情况下，元阴元阳不足，五脏六腑未得充养；三焦气化不利，痰浊水湿等病理产物不断产生，遂致甲减。本病以肾气不足、命门火衰、三焦气化不利为发病基础；肾气不足、命门火衰是甲减的病机基础；三焦气化不利是甲减重要的病机环节。因此基于肾-命门-三焦系统辨证治疗甲减应重视温养肾气，培补元阴元阳，主张阴中求阳，阳中求阴。同时应重视疏利三焦气机，注意祛除痰浊水湿等病理产物，在辨病辨证基础上抓准病机关键，则疗效可期。

方朝晖提出"肝气虚"理论辨证治疗亚临床甲减。肝气虚属于"气虚"范围，全身症状明显，如气短乏力，少气懒言，精神倦怠，常自汗出，动则尤甚，舌淡胖或有齿印，脉虚弱无力。然而，因肝为刚脏、肝主疏泄，与肺、脾胃共主机体一身之气机，肝气不足与一般气虚又可见很大的不同，亚临床甲减的肝气虚证与他脏的气虚证相比，区别在于其出现了肝经循行部位的症状与相应的情志症状，而这些症状的出现大多与肝气不畅相关，即肝气亏虚乃肝之推动功能不足。肝气亏虚在全身气的运动方面体现在肝气升发不足，进一步导致鼓舞之动力不足，肝气虚除气机流动无以充盈，关键在于无力推动。在临证治疗过程中发现，亚临床甲减患者多表现为畏寒、乏力、记忆力减退、体重增加、嗜睡、性功能减退等低代谢状态及抑郁沉闷、烦躁不安、思维鲁钝呆默、寐中易惊善恐等情志障碍，是肝气亏损、升发不足的表现，故治疗上强调整体把握，选方重用黄芪、五味子为主药调补肝气，寓补于畅，可有效改善亚临床甲减患者整体症状。

丁治国以"膺本相应"理论为指导思想辨证论治甲减。从"膺本相应"理论的甲状腺病诊疗三阶段来看，甲减已属于第三阶段（病情既重阶段），治疗策略是中西医相结合的"整合治疗"方案，即在现代医学有效控制、祛除甲状腺病变的同时，整合中医药的治疗优势，同时纠正人体内环境的紊乱，与现代医学手段形成协同，实现治愈疾病、减少复发、提升患者生活质量的目的。此时，中医药不仅能够有效地缓解甲减的临床症状，还可以有效地改善甲状腺功能，使甲状腺激素的服用剂量降低，甚至停药，避免终身服药，达到"治本"的目的。临床上对于甲减的治疗，单纯补充 $L-T_4$ 仅为治标，如果肝郁脾虚等病因持续存在，患者的甲状腺功能就难以完全恢复，从而也就无法停止药物替代治疗。基于此，主张甲减治疗时应坚持标本兼治，在补充 $L-T_4$ 的同时，通过中药疏肝健脾、温阳利湿，改善脏腑功能，祛除病因，促使甲状腺功能尽快恢复，最终实现停用替代药物，达到临床痊愈的目的。

（二）中医药治疗甲减的临床研究进展

张宁提出温补消和法治疗甲减。本病多呈现虚、寒、滞的特点，治疗宜温、补、消、和数法并用。"温"即温阳散寒，常用附子、干姜、桂枝、吴茱萸等，常用方剂有附子理中丸、真武汤；"补"

即补益脾肾，为治病之本，用补肾填精（菟丝子、枸杞子、熟地黄、山茱萸、黄精、肉苁蓉等）及健脾益气（黄芪、党参、白术、炙甘草等）之品，填补肾精、健运脾气，偏于肾精亏虚者选用参芪地黄汤，偏于脾气虚者选用生脉饮、补中益气汤等；"和"指调和肝脾，常用调理肝脾气机药，如柴胡、香附、郁金、佛手、陈皮、枳壳、厚朴等，常用方如四逆散、逍遥散、当归芍药散、小柴胡汤等；"消"法包括理气、化痰、利湿、活血等治法，应依据病情随证治之，酌情使用。如此温阳散寒、补益脾肾、调和肝脾以治本，理气、利湿、化痰、活血以治标。因个体差异，多以经方、时方合方应用，一人一方，药证相应。

　　高天舒辨证论治甲减将其分为肝郁、脾虚、肾虚三期辨治。认为甲减发病之初即存在"肝气郁结"，肝郁及脾是甲减发病初期的重要病机，治宜疏肝解郁，方用逍遥散加减。脾虚明显，合用参苓白术散加减；兼胸胁胀痛者，加合欢皮、郁金；兼颈前肿大者，加陈皮、夏枯草、牡蛎等。甲减中期以脾阳虚弱、气血不足为主，治宜温阳健脾、补气生血，适当合用活血、化痰、利水等药，方用补中益气汤加味。心血不足者，加远志、熟地黄、茯神、龙眼肉；气血亏虚者合八珍汤加减。常配伍活血之川芎、牡丹皮、王不留行，化痰之川贝母、陈皮，祛湿之苍术、泽泻、薏苡仁，消瘿之三棱、莪术、夏枯草、牡蛎等药；因脾阳根于肾阳，少佐肉桂、仙茅、杜仲、菟丝子等温肾助阳之品。甲减后期为肾阳虚衰、水湿内停，阳虚生内寒是其主要病机。发展至此期，多是脏腑功能衰退，气血生化不足，是甲减的极期，临床表现复杂多样，须分清主次，灵活用药。肾阳虚衰，治宜温肾助阳，方用金匮肾气丸加减。脾肾阳虚合并面浮肢肿甚或全身水肿者，治宜温肾健脾、通阳利水，方用金匮肾气丸合防己黄芪汤、五皮饮加减；湿阻气滞可加厚朴、木香；上身肿甚而喘者合越婢加术汤或葶苈大枣泻肺汤。心肾阳虚者，治宜温通心阳、补肾益气，方用金匮肾气丸合苓桂术甘汤加减。胸闷憋痛明显者，加瓜蒌、薤白、川芎、延胡索等；形寒肢冷者加淫羊藿；神倦乏力重者加生黄芪。另外，根据张景岳"善补阳者，必于阴中求阳"之说，常选用阴阳两补之肉苁蓉、黄精、枸杞子等，在温补肾阳为主的组方中，配伍滋补肾阴之品，以防温燥伤阴。

　　李林等用针灸治疗脾肾阳虚引起的甲减，把 60 例患者随机分为治疗组和对照组，治疗组采用针灸结合口服优甲乐，对照组单纯口服优甲乐，以中医证候积分值判定疗效，针灸取穴：百会、廉泉、天突、关元、足三里、三阴交、太溪、命门、脾俞、肾俞。结果：治疗组的总有效率为93.3%，明显优于对照组的80%，对甲状腺功能的影响，治疗组明显优于对照组。近代研究发现，针灸治疗甲减主要是通过调节下丘脑-垂体-甲状腺轴起作用。针灸治疗对下丘脑-垂体-甲状腺轴的调节可能是通过神经-内分泌-免疫系统调节起作用的，针刺对神经系统的调节是其刺激体表相应穴位产生体感刺激，机体将其转化为生物电刺激，电刺激激活体内脑干-网状系统后，到达下丘脑，兴奋大脑皮质而调节甲状腺激素水平，针刺对免疫系统的刺激也是通过中枢神经系统产生神经递质、神经肽、激素而作用于免疫器官和免疫系统。神经-内分泌-免疫三大系统相互调节、紧密联系，其中神经系统起着主导性的作用，而内分泌和免疫系统又对其具有一定的调节作用。

（三）中医药治疗甲减的实验研究进展

　　柏力萄等利用中医药整合药理学研究平台（TCMIP，www.tcmip.cn）预测经典名方补中益气汤治疗甲减的主要活性成分及作用靶点，筛选关键靶标并进行通路富集分析，构建补中益气汤"中药材-核心成分-关键靶标-主要通路"多维网络，对补中益气汤治疗甲减的物质基础及分子机制进行初步分析。结果提示共预测得到 517 个活性成分。其作用机制涉及 1466 个关键药靶及线粒体氧化应激、嘌呤代谢、内分泌系统、雌激素信号通路等相关生物过程和代谢通路。"关键成分-核心靶标-关键通路"分析显示 36 个化学成分与 63 个靶点可能参与了补中益气汤治疗甲减。说明补中益气汤是以多成分交互作用于多靶点，通过多通路对甲减发挥一定的治疗作用。

五、预防与调护

1. **运动锻炼** 循序渐进进行运动锻炼，逐步增加机体的耐受力。

2. **心理调护** 注重心理调护，多沟通、勤交流、畅情志，积极配合治疗。

3. **注意保暖** 勿用生冷之物，谨防感冒，减少房事，避免劳累。

4. **注意饮食调护** 缺碘性甲减，碘摄入量适度增加；非缺碘性甲减，如桥本甲状腺炎患者则要控制碘的摄入量。忌用导致甲状腺肿的食物。限制高脂肪和富含胆固醇的饮食，保证维生素的摄入，多食新鲜水果和蔬菜。补充足量的蛋白质，可适当进食具有温补功效的食物，如羊肉、牛肉、韭菜、山药等。水肿患者要低盐饮食，少吃腌制食物。

六、结语与展望

综合本章节内容，甲减是临床最常见的甲状腺功能性疾病之一，发病原因众多，常见的包括自身免疫性甲状腺炎、甲亢进行 ^{131}I 治疗、药物及手术损伤等。其最主要的临床表现是倦怠乏力、情绪低落、水肿等，并且由于代谢速度减慢，常会合并血糖、血脂升高，产生动脉硬化、心脑血管疾病等潜在风险。现代医学主要以 L-T$_4$ 口服补充为主要治疗方法，可以有效地改善甲状腺激素水平。但是普遍存在终身无法停药、临床症状部分改善的问题。中医药治疗甲减历史悠久，不仅能够通过传统的辨病、辨证、病证结合治疗，还可配合特色的非药物疗法如针灸、贴敷治疗、耳穴压丸等内外合治，能显著缓解临床症状，有效改善甲状腺功能，使甲状腺激素的服用剂量降低，甚至停药，避免终身服药，达到"治本"的目的。结合名老中医的治疗经验，在疾病的不同发展阶段，适时进行中医药干预，中西医结合治疗，往往可以祛除病因，改善症状，延缓病情，避免复发，减少并发症，达到治病求本、标本兼治的治疗效果。另外，现代医家在中医、中西医结合治疗甲减的理论研究、临床研究、实验研究等方面都取得了不同程度的进展和创新，但在发病机制、研究方法、疗效评价等方面仍存在一些局限性，还需要不断深入钻研和取得突破。

（丁治国　李　哲）

第十二章 甲状腺炎症

第一节 急性甲状腺炎

急性甲状腺炎是甲状腺发生的急性化脓性感染,又称为急性化脓性甲状腺炎(acute suppurative thyroiditis,AST),是一种甲状腺非特异性感染性疾病,临床罕见,由细菌、真菌、病毒或寄生虫感染所致。急性甲状腺炎起病较急,症状可见高热、出汗、咽痛、吞咽困难及全身不适,甲状腺部位出现局部肿块,触痛明显,局部皮肤发红、发热。

一、流 行 病 学

由于甲状腺血流丰富,且自身含碘量丰富,因此具有很强的抵御感染的能力,临床上急性化脓性甲状腺炎相当罕见,儿童多于成人。然而一旦发生,往往病情非常凶险,甚至危及患者生命。感染来源多数是由颈部的其他感染病灶直接扩展而来。持续存在的下咽部梨状窝瘘可使儿童甲状腺对感染的易感性增加,从而引起急性化脓性炎症。少数可能是细菌经由血行途径进入甲状腺而形成脓肿。致病菌一般为金黄色葡萄球菌、溶血性链球菌或肺炎球菌。感染可以发生在正常甲状腺,呈现出弥漫性的特征;也可以发生在甲状腺原有结节内,形成局限性炎症。炎症如未能控制而继续发展,可使组织坏死并形成脓肿。脓肿可穿破周围组织,一旦向后方破入纵隔或气管,可导致患者死亡。

二、病 因 病 理

(一)病因

急性化脓性甲状腺炎中的 35%~40% 是由于革兰氏阳性菌如金黄色葡萄球菌、葡萄球菌和链球菌引起;约 25% 是由革兰氏阴性菌如大肠杆菌、克雷伯菌和假单胞菌引起;12% 是由厌氧菌引起;近 9% 是由于结核杆菌和非典型分枝杆菌引起;约 15% 是由真菌引起,如曲霉属和念珠菌属,特别是在免疫功能低下的患者。急性化脓性甲状腺炎的发病原因除机体免疫功能低下外,还多与下列因素有关。

1. 甲状腺原有疾病 甲状腺存在某些病变的基础上继发感染,如结节性甲状腺肿、甲状腺囊肿、甲状腺腺瘤囊性变等病变,因局部循环血供不良、含碘浓度降低,较易并发感染。

2. 医源性感染 主要见于甲状腺穿刺或注射药物时消毒不严格,个别见于甲状腺手术后线结反应诱发感染。

3. 先天性梨状窝瘘 属于鳃源性瘘继发感染,是儿童急性化脓性甲状腺炎的主要原因。在胚胎发育过程中,第三或四鳃裂未完全退化,残留鳃囊或瘘管,90%发生在左侧,这可能与左侧后鳃体退化消失较晚有关。瘘管自梨状窝经由甲状软骨下缘外侧斜行从咽下缩肌穿出,终止于甲状腺上极。

当咽部或上呼吸道感染时，化脓菌可由此瘘管进入甲状腺内。

4. 甲状腺附近的炎症 感染源可由甲状腺附近的炎症直接蔓延或血行感染所致。有的继发于上呼吸道感染、咽喉炎和颈部软组织炎症等。

（二）病理

急性甲状腺炎的病理特点是在甲状腺组织呈现急性炎症变化。初期阶段以明显较多的中性多形核白细胞与少量淋巴细胞浸润为主，常伴有甲状腺组织的坏死，严重者形成脓肿，而在炎症后期恢复阶段则出现显著的纤维性变。急性化脓性甲状腺炎的病理类型可分为弥漫型和局限型：①弥漫型：一般多在没有甲状腺结节等病变的正常甲状腺发生化脓性感染，初期甲状腺叶实质呈弥漫性充血、肿胀、疼痛等早期炎症改变，若未能及时诊治则逐渐发展形成脓肿；②局限型：多数发生在原有甲状腺结节、腺瘤、囊肿等病变的基础上并发感染，炎症范围多局限在原有病变及其周围组织附近。

三、临 床 表 现

本病多见于儿童、中年女性，起病急骤，全身表现为高热、寒战，局部可出现颈前区皮肤红肿、皮肤温度升高等炎症表现，并出现颈部疼痛，触痛明显。头部转动或后仰时疼痛加重。如果脓肿较大，可使气管受压，患者出现气急、吸气性呼吸困难。体检可扪及甲状腺肿大、压痛，血白细胞和中性粒细胞升高。脓肿形成后，B超检查可以显示甲状腺增大，内可见蜂窝状强回声区和无回声相混合的肿块，肿块内透声差，可见弱回声点漂浮。亦可见甲状腺内无回声区，内有絮状、点状回声，边界不清。甲状腺周围可见边界不清的低密度带。CT检查显示甲状腺肿大，其内有单发或者多发液性暗区，甲状腺外侧有广泛的低密度影。如果病灶较大，可使气管明显偏向健侧。核素扫描甲状腺区可出现放射性分布稀疏的图像或"冷结节"。甲状腺功能多数正常，感染严重者甲状腺功能减退。在儿童，经常由梨状窦瘘引起，其临床表现因年龄而异。

四、实验室及其他检查

（一）实验室检查

血常规检查提示白细胞总数增加，中性粒细胞比例增高，分叶核左移，红细胞沉降率加快，C反应蛋白增高等；细菌学检查可明确致病菌；本病一般不影响甲状腺功能，甲状腺功能检测多在正常范围，但严重感染或真菌感染可有甲减表现，急性化脓性甲状腺炎伴有甲状腺功能改变时，应警惕是否为真菌感染。

（二）甲状腺检查

甲状腺扫描可发现凉结节或冷结节；B超可发现甲状腺单叶肿胀或脓肿形成，在B超引导下穿刺针吸，安全、可靠，准确率高；X线检查可了解气管偏移或受压情况，有时可发现甲状腺及甲状腺周围组织中由产气细菌产生的游离气体；CT或MRI检查可发现纵隔脓肿。

五、诊 断 标 准

急性甲状腺炎的诊断并不困难。根据病史，原有甲状腺肿、甲状腺肿瘤，于口咽部或颈部邻近甲状腺区有感染灶或有败血症、脓毒血症的基础上突发颈前部红肿剧痛；体温升高，外周血白细胞增高，红细胞沉降率快；甲状腺部位压痛明显，呼吸与吞咽均感困难；B超检查甲状腺肿大或伴有结节，化脓性甲状腺炎可提示脓肿部呈无回声区，即可明确诊断。最可靠之诊断方法是甲状腺局部穿刺同时行细胞学检查，化脓性甲状腺炎可抽吸出脓汁。

六、鉴 别 诊 断

（一）亚急性甲状腺炎

亚急性甲状腺炎发病前多有上呼吸道感染史，亚急性甲状腺炎患者最常见的症状是前颈部疼痛，通常是放射到同侧下颌、耳朵和上纵隔。在实验室发现，红细胞沉降率快，有时甚至达到三位数，是亚急性甲状腺炎症的一个特征。血清蛋白结合碘升高和 ^{131}I 吸收率降低的分离现象是亚急性甲状腺炎急性期的重要特征之一。本病的急性症状往往持续数周甚至数月，严重影响患者的正常生活。

（二）甲状腺结核

甲状腺结核是一种极其罕见的疾病，具有极低的发病率，患病后并不伴有典型的临床症状，多表现为颈部包块。病灶累及压迫周围组织时能够引发呼吸和吞咽困难，声音嘶哑等症状，极少数患者还会表现为各种全身中毒症状。红细胞沉降率和结核菌素实验一般缺乏特异性，行常规的 B 超及 CT 检查可见甲状腺发生占位性病变，然而缺乏必要的典型特征，这一检查结果与其他性质的病变检查结果没有明显区别，因此往往误诊为甲状腺炎、甲状腺癌、甲状腺腺瘤等。在各种辅助检查诊断中，只有穿刺活检具有较高的敏感度和准确度，组织病理学检查发现干酪样肉芽肿、抗酸杆菌染色阳性，具有临床应用价值，其他检查方法均缺乏必要的特异性。

（三）桥本甲状腺炎

桥本甲状腺炎是甲状腺最常见的炎症性疾病。这是一种自身免疫性疾病，也称为慢性淋巴细胞性甲状腺炎，主要见于中年妇女。在临床上，它会引起无痛的、扩散的甲状腺炎症，与抗甲状腺抗体滴度升高和大多数甲减病例有关。桥本甲状腺炎的诊断主要基于临床表现，为了提高诊断的准确性，还必须进行必要的实验室检查，通常包括 TGAb 和 TPOAb 阳性，甲状腺功能可正常、减低或者升高。超声、计算机断层扫描和其他成像方法、术前超声引导下细针穿刺细胞学检查有助于鉴别诊断。

七、治 疗

对本病的治疗原则一是早期应用抗生素，有可能使炎症消退；二是如有脓肿形成，应及时切开排脓。急性化脓性甲状腺炎的治疗应强调早期诊断、早期治疗，尽量避免形成脓肿。发病初期明确诊断及时采取有效抗炎治疗，多数不致发展成为脓肿。

（一）内科治疗

早期抗感染治疗，包括局部理疗和全身使用足量、广谱抗生素和抗厌氧菌药物，并以静脉途径给药为宜。

（二）外科治疗

脓肿形成后除加强抗炎治疗外，应及时排脓。

（1）脓肿较小、局限在甲状腺包膜内，未侵蚀颈前肌、皮下及周围组织，无明显全身中毒症状者，可在 B 超引导下穿刺抽吸脓液，简单、安全、有效，并可根据脓液培养、药敏试验结果调整抗生素。一般经穿刺抽脓 2~4 次多可获得痊愈。但若反复穿刺效果不满意，则应行切开引流。

（2）急性炎症发展快、全身中毒症状重、脓肿较大或侵及胸骨后纵隔等周围组织，出现压迫症状者应及时切开排脓，放置引流。

（3）原有甲状腺结节、囊肿等病变继发感染脓肿。原则上以切开引流为主，待脓肿痊愈3个月后择期处理原有甲状腺病变比较安全。脓肿及甲状腺周围组织炎症较轻、无明显粘连，也有主张行包括原有甲状腺病变及脓肿在内的患叶甲状腺大部分切除。但在炎症期行甲状腺部分切除，因出血、粘连等因素较易失误或术后多量渗血、继发出血、切口愈合不良等不利因素，宜慎重。

（4）经吞钡或咽喉部内镜检查证确有梨状窝瘘管者应在感染控制3个月后再次手术，切除瘘管。为了术中便于寻找和识别瘘管，可经喉镜从梨状窝瘘口插管注入亚甲蓝染色。找到瘘管后将其根部高位结扎、切断切除瘘管。若瘘管侵入或贯穿甲状腺内，则需切除与瘘管相连的部分甲状腺组织。由于炎症反应瘘管周围多有粘连，需注意保护喉返神经防止误伤。

第二节　亚急性甲状腺炎

亚急性甲状腺炎（subacute thyroiditis，SAT，简称亚甲炎），是一种非化脓性甲状腺炎性疾病，又称肉芽肿性、巨细胞性甲状腺炎。本病1904年首先由 De Quervain 描述，故又称为 De Quervain 病。

一、流　行　病　学

本病多见于20～50岁女性，以40～50岁最为多见。本病约占甲状腺病的5%，近年来有逐渐增多的趋势。亚急性甲状腺炎发病有季节性，夏季是发病的高峰期。临床变化相对复杂，缺乏特异性，病程长短不一，可持续数周至半年以上，一般为2～3个月。亚急性甲状腺炎病情缓解后，有可能出现病情复发。

二、病　因　病　理

（一）病因

本病的发病原因至今尚未完全确定。因常继发于流行性感冒、扁桃体炎和病毒性腮腺炎，故一般认为其病因可能与病毒感染或变态反应有关。患者血中可检出病毒抗体，最常见的是柯萨奇病毒抗体，其次是腺病毒抗体、流感病毒及腮腺炎病毒抗体。一些合并流行性腮腺炎的亚急性甲状腺炎患者的甲状腺组织内可以培养出流行性腮腺炎病毒，说明某些亚急性甲状腺炎是由流行性腮腺炎病毒感染所致。另外，有报道认为亚急性甲状腺炎与 HLA-Bw35 有关，提示对病毒的易感性具有遗传因素。

（二）病理

大体标本可见甲状腺明显肿大，组织充血和水肿，质地较实。双叶可不对称，常以一叶肿大为主。但以后往往会累及另一侧腺叶，故本病又称为匐行性甲状腺炎。感染使甲状腺滤泡破坏，释放出的胶体可引起甲状腺组织内的异物样反应。切面上可见透明的胶质，其中有散在的灰色病灶。显微镜下见甲状腺实质组织退化和纤维组织增生，有大量慢性炎症细胞、组织细胞和吞有胶性颗粒的巨细胞。在退化的甲状腺滤泡周围见有肉芽组织形成。这种病变与结核结节相似，故本病又称为巨细胞性或肉芽肿性和假结核性甲状腺炎。

三、临　床　表　现

亚急性甲状腺炎随病程进展，其实验室检查结果可呈现动态演变过程。临床可根据实验室检查结果将亚甲炎分为三期，即甲状腺毒症期、甲减期和甲状腺功能恢复期。甲状腺毒症期的患者血清 T_4 和 T_3 升高，TSH 降低，^{131}I 摄取率减低（24h<2%），这就是本病特征性的"分离现象"，并且此期患者常伴有红细胞沉降率的加快。甲减期的患者血清 T_3、T_4 逐渐下降至正常水平以下，TSH 逐渐回升至高于正常值，^{131}I 摄取率逐渐恢复至正常。甲状腺功能恢复期的患者血清 T_3、T_4、TSH 和 ^{131}I 摄取率恢复至正常水平。病程一般持续 2～3 个月。由于患者就诊时处于疾病的不同时期，临床表现可有很大不同，有些患者可有典型症状，而有些病例症状不明显，易被误诊。常见的临床表现包括下列几方面。

1. 上呼吸道感染或流感症状　如咽痛、发热、肌肉酸痛等。

2. 甲亢症状　可出现烦躁不安、心悸、多汗、怕热，是由于甲状腺滤泡破坏，甲状腺激素释放入血所致。有些患者可以出现眼征，如眼眶疼痛、突眼、上眼睑收缩等。

3. 甲状腺病变的局部表现　表现为颈前区肿痛，疼痛向颌下、耳后放射，咀嚼和吞咽时疼痛加剧。体检可发现甲状腺一侧叶或双侧叶肿大，质坚韧，压痛明显，表面高低不平，与周围组织无粘连，甲状腺可随吞咽而上下活动。周围淋巴结不肿大。

四、实验室及其他检查

（一）实验室检查

血常规示白细胞计数正常或稍高，红细胞沉降率明显加快，有时可达 80～100mm/h 以上，血中免疫球蛋白（α球蛋白）含量增高。血清蛋白结合碘升高，甲状腺摄 ^{131}I 率降低，TSH 降低。这种血清蛋白结合碘升高和摄 ^{131}I 率降低的分离现象是亚急性甲状腺炎急性期的重要特征之一。

（二）其他检查

同位素扫描甲状腺可无影像或显示冷结节，或示踪剂分布不规则及减低的图形。超声检查发现甲状腺肿大或结节呈致密影像。CT 与 MRI 可发现甲状腺肿大，增强后组织呈不均匀改变。细针穿刺检查，显示滤泡上皮细胞呈退行性变，纤维组织增生，中性粒细胞及单核细胞浸润，有时呈肉芽肿性炎症改变。

五、诊 断 标 准

本病的诊断要点如下。

（1）急性起病，常伴有急性炎症的全身症状，红细胞沉降率显著增快。

（2）甲状腺轻、中度增大，中等硬度，有压痛，触痛显著。

（3）典型患者实验室检查呈现甲状腺毒症期、甲减期和甲状腺功能恢复期的动态演变过程，其中甲状腺毒症期存在血清甲状腺激素浓度升高与甲状腺摄 ^{131}I 率降低的分离现象。

六、鉴 别 诊 断

（一）急性化脓性甲状腺炎

临床上可出现发热、甲状腺肿胀及疼痛，但全身中毒症状明显，白细胞升高，穿刺可抽得脓液，抗生素治疗或手术切开引流效果明显。

（二）甲状腺癌

甲状腺癌快速生长可出现局部疼痛，但无全身中毒症状，无甲亢表现，可出现区域淋巴结肿大，细针穿刺可见肿瘤细胞。

（三）桥本甲状腺炎

两者临床症状和体征有很多相同之处，有时很难鉴别，一般没有发热，血清 TPOAb、TGAb 升高，细针穿刺可见大量淋巴细胞。

（四）甲状腺囊肿伴出血

甲状腺腺瘤囊性变可伴突然囊内出血，临床可表现为甲状腺突然肿大伴触痛，一般无发热，红细胞沉降率与甲状腺功能均正常，B超可显示结节内液化图像，CT 显示囊性改变。

七、治　　疗

本病有自限性，多可自发缓解消失，但多数仍需要药物治疗。主张采用类固醇药物和甲状腺制剂治疗。

（1）常用的类固醇药物为泼尼松，每日 20～40mg，分次口服，持续 2～4 周，症状缓解后减量维持 1～2 个月。亦可先用氢化可的松，每日 100～200mg，静脉滴注，1～2 天后改用口服泼尼松，2 周后逐渐减少药量，维持用药 1～2 个月。

（2）甲状腺片每日 40～120mg，或 L-T$_4$ 每日 50～100μg，症状缓解后减量，维持 1～2 个月。

（3）本病本身并不需要抗生素治疗，但如果合并其他细菌感染，可根据情况选用敏感抗生素。

（陈小菁）

第三节　桥本甲状腺炎

桥本甲状腺炎（Hashimoto thyroiditis，HT）又称慢性淋巴细胞性甲状腺炎，属于自身免疫性甲状腺炎的范畴，是各种甲状腺炎中最常见的一种，由日本学者 Hashimoto 于 1912 年首先报道于德国外科杂志上而命名，1939 年英国著名甲状腺外科医生 Cecil Joll 在综述文章中首次使用了 Hashimoto 甲状腺炎（HT）的称谓。本病多见于 30～50 岁女性，成人桥本甲状腺炎为甲状腺炎中最常见的临床类型，青少年也不少见，青少年桥本甲状腺炎约占儿童甲状腺肿的 40% 以上，多见于 9～13 岁，5 岁以下罕见。近年，本病的发病呈现逐年增加趋势，起病隐匿，发展缓慢，病程较长。本病以甲状腺弥漫性肿大、质地坚韧、表面光滑、病程较长者可扪及结节，伴 TPOAb、TGAb 升高为主要临床特征，淋巴细胞浸润甲状腺为本病的主要病理特征。

一、流 行 病 学

本病的发病率和患病率，文献报道差异很大，主要的影响因素是性别、年龄、遗传背景、地区碘摄入量。桥本甲状腺炎的发病率为 0.3/1000～1.5/1000，患病率为 1.0% 左右。女性显著高于男性（10∶1），高发年龄为 30～50 岁。

引用国际上 4 个比较权威的流行病学调查资料。第一个调查是英国北部的 Whickham 研究，是国际上首个著名甲状腺方面的前瞻性流行病学调查。20 世纪 70 年代，一个社区 2779 例居民进入这个队列，并且被随访 20 年。基线的甲状腺抗体阳性率：女性是 10.3%，男性是 2.7%。20 年后随访发现自发性临床甲减的发病率女性是 3.5/1000，男性是 0.6/1000；单纯抗体阳性发生临床甲减的 OR 值：女性是 8，男性是 25；抗体阳性附加 TSH 升高发生临床甲减的 OR 值：女性是 38，男性是 173。

第二个调查是 1988～1994 年的 NHANES Ⅲ，样本是 17 000 例＞12 岁的美国居民。TPOAb 的总阳性率是 13.0%，女性是 17%，男性是 8.7%。TGAb 的总阳性率是 11.5%，女性是 15.2%，男性是 7.6%。第三个调查是 1999～2004 年我国学者对北方 3 个农村社区 3761 例居民的 5 年随访研究（IITD-1）的基线甲状腺抗体阳性率：TPOAb 为 9.81%，TGAb 为 9.09%；碘轻度缺乏、碘超足量和碘过量 3 个社区的患病率分别是 0.5%、1.8%、2.8%，发病率分别是 0.4/1000、2/1000、2.6/1000。2010～2011 年我国东中部地区 10 城市调查（IITD-3，n=15 008 例）的甲状腺抗体阳性率：TPOAb 为 11.5%，TGAb 为 12.6%。综合各国的调查结果，普通人群甲状腺抗体的阳性率在 10% 以上，女性是男性的 2～3 倍，随年龄增高而增加。桥本甲状腺炎的发病率受到种族影响，白种人和亚裔的发病率增加，黑种人的发病率减少。

另外，值得注意的是，桥本甲状腺炎 90% 以上发生在成年女性，青少年发病者也不在少数，美国 1.5% 的中小学学生患桥本甲状腺炎。北京协和医院曾统计 1980～1982 年来诊的病例数，其数值相当于过去 30 年总数的 4 倍。儿童病例也不少见。Harvin 等报道 5000 多名学龄儿童中，本病的发生率为 1.2%。北京协和医院普查 5601 名学龄儿童中，19 名有自身免疫性甲状腺炎。近几十年以来，随着诊断技术的不断进步，桥本甲状腺炎检出率日益提高；为防治甲状腺肿，增加了碘摄入量而诱发桥本甲状腺炎，或许多隐性桥本甲状腺炎转为显性桥本甲状腺炎，不少研究显示，本病的发病率在明显增加。

二、病 因 病 理

（一）病因

本病的病因目前尚不明确，发病机制复杂，一般认为，本病的发病由遗传、自身免疫、细胞因子、细胞凋亡及环境等多方面因素引起。

1. 遗传因素 桥本甲状腺炎具有一定的遗传倾向，10%～15% 的患者有家族史，不同种族之间存在对本病的不同基因易感。虽然种族不同、群体各异，导致各等位基因的频率分布的大不相同，但是这些基因的共同之处在于都与许多自身免疫病的遗传易感性密切相关。目前大量科学研究已经证实，HLA 基因区作为与机体免疫功能相关、多态性最丰富、基因最多的一个区域，参与自身免疫性甲状腺炎的发病。细胞毒性 T 淋巴细胞相关抗原-4（CTLA-4）及 TPOAb 基因也是导致自身免疫性甲状腺炎发生的遗传易感基因。基因多态性通过对比桥本甲状腺炎患者与健康者杀伤细胞免疫球蛋白样受体基因型，发现桥本甲状腺炎患者中两种基因型频率高于健康对照组，一种基因型低于健康对照组；桥本甲状腺炎组携带 6 个以上抑制性基因型总频率明显少于对照组。糖皮质激素诱导的肿瘤坏死因子受体影响着调节 T 细胞和效应 T 细胞的分化，轻度桥本甲状腺炎患者与较严重的桥本甲状腺炎患者糖皮质激素诱导的肿瘤坏死因子受体（glucocorticoid-induced tumor necrosis factor receptor，GITR）基因型不同，并与 Treg/Teff 有关，提示与 GITR 易患基因有关。另一项国内研究，叶真等研究 ACE 基因多态性与中国人甲状腺病的相关性，以 ACE 基因为候选基因，随机挑选 417 例甲状腺病（Graves 病、桥本甲状腺炎、单纯性甲状腺肿）患者和 143 例正常人，用 PCR 方法检测 ACE 基因的缺失/插入多态性。结果：①正常对照组与各组之间的基因型及等位基因频率比较差异均无显著性意义（P＞0.05），正常对照组与各组之间的 DD+DI/Ⅱ、DI+Ⅱ/DD 及 DD/Ⅱ 比较差异均无显著性意义（P＞0.05）。②正常人群 ACE 基因型分布 DD 型最少，与日本人相近，而与白种人差异显著。认为 ACE 基因与中国人甲状腺病（Graves 病、桥本甲状腺炎、单纯性甲状腺肿）基本上无关联。

2. 自身免疫因素 免疫学因素认为，本病的发生可能是基因决定的抗原物特异性抑制 T 淋巴细胞（T_8）的缺乏，导致细胞毒性 T 淋巴细胞无控制地侵犯滤泡上皮细胞；同时辅助 T 淋巴细胞（T_4）功能活跃，促使 B 淋巴细胞产生大量自身抗体。血清中可检测出 TGAb、TPOAb、TSBAb 等多种抗体。TPOAb通过抗体介导的细胞毒作用（ADCC）和补体介导的细胞毒作用影响甲状腺激素的合成，参与甲状腺细胞的损伤。TGAb TgG亚群的分布以TgG$_1$、TgG$_2$、TgG$_3$、TgG$_4$为主，高滴度TgG$_1$、TgG$_2$的存在提示由亚临床甲减发展至临床甲减的可能。TSBAb占据TSH受体，促进了甲状腺的萎缩和功能低下。

关于免疫因素导致本病的原因主要有以下5种观点。

（1）先天性免疫监视缺陷：导致器官特异的抑制性T淋巴细胞数量和质量异常，T淋巴细胞可直接攻击甲状腺滤泡细胞。

（2）体液免疫介导的自身免疫机制：HK细胞可在抗甲状腺抗体协同下攻击甲状腺滤泡细胞，当抗原抗体结合时，其复合物存在于靶细胞靶面，激活的HK细胞与抗体的Fc片段起反应，而杀伤靶细胞。这种抗体依赖性HK细胞所参与的细胞毒性反应，在HT中是被甲状腺球蛋白-甲状腺球蛋白抗体复合物所激活，具有特异的细胞毒性而杀死甲状腺滤泡细胞。此外，TPOAb本身就在甲状腺组织中发挥细胞毒作用。

（3）与补体结合的抗甲状腺抗体对滤泡细胞的溶解作用。

（4）先有淋巴细胞介导毒性，抗甲状腺抗体对其起触发和启动作用。

（5）桥本甲状腺炎患者常同时伴随其他自身免疫病，如恶性贫血、系统性红斑狼疮、类风湿关节炎、1型糖尿病、慢性活动性肝炎等，也证明自身免疫因素的存在。

3. 细胞因子学说 细胞因子是由造血系统、免疫系统或炎症反应中的活化细胞产生的一组小分子多肽或糖蛋白，其具有高活性且功能多样，通过和细胞膜表面的特异受体结合进而参与调节细胞的生长、分化、免疫、信息传递，以及炎症的发生、创伤的愈合等多种生理过程。根据功能不同可分为白细胞介素（IL）、干扰素（IFN）、肿瘤坏死因子（TNF）、集落刺激因子等，而甲状腺细胞能产生IL-1、IL-6、TNF-α、IFN-γ等主要细胞因子。由于多种细胞因子的作用，以及其他因素如TSH、B淋巴细胞、巨噬细胞、活化的T淋巴细胞及甲状腺上皮细胞等因素的参与，直接造成甲状腺自身免疫损伤，而甲状腺自身功能的异常又进一步加重了免疫损伤程度，最终导致自身免疫性甲状腺炎的发生。桥本甲状腺炎患者甲状腺滤泡上皮人白细胞DR抗原CD40、CD1α和CD54、B7-1呈常高表达，显著高于健康对照组，异常表面蛋白为抗原呈递细胞提供T淋巴细胞活化所需信号或作为甲状腺器官特异性抗原而成为淋巴细胞杀伤所识别对象，在桥本甲状腺炎的发病中起重要作用。

4. 细胞凋亡学说 有研究证实，桥本甲状腺炎甲状腺滤泡破坏的直接原因是甲状腺细胞凋亡。细胞凋亡（apoptosis）是指由体内外因素触发细胞内预存的死亡程序而导致的细胞死亡过程。细胞凋亡也称细胞程序性死亡，指为维持内环境稳定，由基因控制的细胞自主的有序的死亡，是机体的一种正常生理现象。细胞凋亡调控涉及相关信号及其传导通路、基因和酶的调控。FasL和Fas是肿瘤坏死因子家族中的一对跨膜蛋白，也是控制细胞凋亡的死亡因子之一。FasL是Fas的配体，细胞通过其表达的FasL与另一细胞上的Fas结合使另一细胞死亡，这就是Fas介导的细胞凋亡（Fas-mediated apoptosis）。T淋巴细胞在甲状腺自身抗原的刺激下释放细胞因子IL-1、IL-6、TNF-α、IFN-γ等，后者刺激甲状腺细胞表面Fas的表达，FasL与Fas结合导致甲状腺细胞凋亡。Hammoned等的研究发现，桥本甲状腺炎甲状腺内的细胞凋亡程度和凋亡核较Graves病、多发结节性甲状腺肿和正常甲状腺组织显著增加。

5. 环境因素

（1）高碘：碘摄入量是影响本病发生发展的重要环境因素。碘缺乏和碘过量均会诱发自身免疫性甲状腺疾病，而过量的碘摄入则更容易破坏甲状腺组织，最终将甲状腺抗原呈递给免疫系统诱发自身免疫反应，特别是碘摄入量增加可以促进隐性的甲减发展为临床甲减。高碘诱发自身免疫性甲状腺炎的原理为：①高碘可直接破坏甲状腺细胞。②与甲状腺球蛋白（TG）结合形成碘化TG后增强了单纯TG分子的免疫原性，导致致病性T淋巴细胞的增加。③碘诱使MHC-Ⅱ抗原异常表达，增强了免疫细胞的攻击性及吞噬细胞的吞噬功能。④碘促进机体免疫细胞产生如TNF等致病物质，诱发甲状腺自身免疫的产生。流行病学调查发现，距离沿海越近，本病的发病率越高，尿碘与 TPOAb 和 TGAb 呈明显正相关，但仍有部分桥本甲状腺炎患者尿碘水平较低，提示碘摄入仅为本病的病因之一。

（2）硒缺乏：硒是机体的必需微量元素之一，在体内主要以硒代半胱氨酸的形式参与脱碘酶和其他硒蛋白的合成而发挥其生理功能，硒在甲状腺抗氧化系统和免疫系统，以及甲状腺激素的合成、活化、代谢过程中发挥重要的作用，对于维持机体免疫系统和内分泌系统的正常功能，减轻炎症反应起重要作用，减轻自由基对甲状腺的破坏。有研究发现，硒缺乏可降低谷胱甘肽过氧化物酶的活性，导致过氧化氢（H_2O_2）浓度升高而诱发炎症反应。在 H_2O_2 存在的前提下，通过甲状腺过氧化物酶（TPO）参与完成甲状腺激素合成需三个过程，即碘活化、酪氨酸碘化及碘化酪氨酸偶联。作为甲状腺激素合成中的重要底物之一，H_2O_2 构成甲状腺内的双氧化酶体系。同时因其强氧化性，可造成局部的氧化损伤。因此，正常甲状腺内存在另一套系统，能够将这一过程产生的 H_2O_2 有效地还原为水和氧气。谷胱甘肽过氧化物酶系是甲状腺内最主要的还原 H_2O_2 的酶系。谷胱甘肽过氧化物酶体系由多种酶组成，它们全是含硒的蛋白酶。硒代半胱氨酸位于谷胱甘肽过氧化物酶的催化中心，体内硒水平影响着该酶的活性。也就是说，甲状腺内甲状腺激素的正常合成，不仅受碘水平、TPO 活性的影响，也与甲状腺 H_2O_2 水平、硒的水平密切相关。因此，硒通过硒代半胱氨酸，通过谷胱甘肽过氧化物酶这种硒蛋白，参与甲状腺激素的合成。脱碘酶（iodothyronine deiodinase，DIO）1、2 和 3 构成了甲状腺原氨酸脱碘酶系，在甲状腺激素代谢过程中，DIO1 和 DIO2 催化 T_4 转为 T_3，DIO3 催化 T_4 转化为 rT_3。硒代半胱氨酸处于催化中心位置。硒水平的高低直接影响这 3 种脱碘酶的活性，其中影响最大的是 DIO1。有研究表明，硒代半胱氨酸插入序列结合蛋白 2（SBP2）结合蛋白基因突变，导致脱碘酶活性异常，从而使血清 TSH 升高，T_4 升高，T_3 下降。另外，硒对桥本甲状腺炎患者有一定的免疫调节作用，可能是通过打断免疫反应的连锁效应或阻断细胞免疫应答中的某一个环节，从而减少 TGAb、TPOAb 的产生，进而发挥免疫调节作用，缓解甲状腺的自身免疫炎性反应。同时，硒可能是通过产生免疫激活效应，调节 T 淋巴细胞因子的分泌与 B 淋巴细胞的增殖、分化，进而增强机体免疫力。

（3）感染：感染可诱导自身抗原表达。受感染的病毒或细菌又因含有同甲状腺抗原类似的氨基酸序列，可通过"分子模拟"激活特异性 $CD4^+T$ 淋巴细胞，该细胞促使 $CD8^+T$ 淋巴细胞及 B 淋巴细胞浸润甲状腺，$CD8^+T$ 淋巴细胞可直接杀伤甲状腺细胞，B 淋巴细胞则通过产生抗甲状腺抗体导致甲状腺细胞的破坏。研究发现，聚合酶链反应和原位杂交技术检测桥本甲状腺炎患者细小病毒 B19DNA，阳性率分别为 90.6% 和 71.9%，显著高于健康对照组（43.8%对 12.5%），B19 病毒蛋白衣壳阳性率同样高于健康对照组，表明桥本甲状腺炎发病与 B19 病毒感染密切相关。

（4）其他：应用某些药物如胺碘酮、TNF-α 治疗、锂盐、吸烟等都与本病的发展有一定相关性。也有相关研究表明，肠道微生物菌群失调可导致甲状腺免疫功能障碍，引起甲状腺相关抗体升高从而导致本病发生。

（二）病理

大体标本甲状腺对称性弥漫性肿大，多累及锥体叶，质地坚韧，组织呈胶皮样硬度，包膜完整而增厚。切面呈灰黄色或灰白色均质性肉样组织。组织学显示甲状腺滤泡广泛被淋巴细胞和浆细胞浸润，并形成淋巴滤泡及生发中心，这是本病的特异表现。间质呈现纤维化，纤维化轻中度不等，取决于病程和疾病程度。晚期甲状腺萎缩伴广泛纤维化，残余的滤泡上皮细胞增大，细胞质嗜酸性染色，称为 Askanazy 细胞或 Hürthle 细胞。组织学类型：镜检可分为以下三种类型：①淋巴细胞型：以淋巴细胞浸润为主，纤维组织增生不明显，特点为显著的胶质吞噬，滤泡上皮细胞多形性，有中至大量的淋巴细胞浸润，甲状腺功能正常，多见于儿童、青少年；②嗜酸性细胞型：较多的细胞质丰富而红染的嗜酸性粒细胞及大量淋巴细胞浸润，生发中心形成，甲状腺功能正常或有甲减，多见于中年人；③纤维化型：显著的纤维化和浆细胞浸润。病程初期常有不同程度的甲亢表现，随着病变的发展，甲状腺组织被破坏，遂出现不同程度的甲减，此时90%的甲状腺滤泡被破坏。常见于中年人、老年人。电镜检查：嗜酸性细胞细胞质内充满线粒体和溶酶体。嗜酸性细胞不能分泌 T_3、T_4 或甲状腺球蛋白。滤泡腔内胶质明显减少而红染，间质可呈现不同程度的纤维化。可出现滤泡细胞的鳞状化生，这种现象在纤维型中尤为明显。免疫组织化学：桥本甲状腺炎滤泡细胞的角蛋白，尤其是高分子量角蛋白、S-100蛋白、HLA-DR 及 N-乙酰-α-D 半乳糖胺的免疫组化阳性程度较正常细胞高。

三、临床表现

本病多见于女性，临床表现不典型，起病隐匿，进展缓慢，病程较长。主要表现为甲状腺弥漫性肿大，多呈无痛性、对称性、质地偏韧硬，与周围组织无粘连，随吞咽上下活动，病程较长者可扪及结节。早期临床表现不一，部分患者可伴有咽部不适或轻度吞咽困难、颈部压迫感、局部疼痛与触痛、乏力、失眠等症状。本病发展缓慢，甲状腺肿常常是桥本甲状腺炎的标志，出现甲状腺肿时病程可达数年，常由体检发现。初期时甲状腺功能正常，病程中也可见甲亢，继而功能正常、甲减，再正常，但当甲状腺破坏到一定程度时，大部分患者逐渐出现甲减，少数呈黏液性水肿。也有一些患者特别是有纤维变类型者在首次见到时即表现为甲减。甲状腺功能正常时，可无明显不适；合并甲状腺毒症时，患者可有心悸、多汗、食欲亢进等临床表现；合并甲减时，患者可表现出怕冷、心动过缓、便秘或者黏液性水肿等症状及体征。

桥本甲状腺炎早期的临床表现往往并不典型，或与其他甲状腺病或自身免疫病合并存在，主要可以表现为以下临床类型。

1. 桥本甲亢 患者常出现甲亢的临床症状和实验室检查结果，即 Graves 病与桥本甲状腺炎合并存在，也可相互转化。

2. 假性甲亢 或称为桥本一过性甲亢，有甲亢症状，但甲状腺功能正常，临床症状可在短时间内消失，不需要抗甲状腺药物治疗。

3. 突眼型 以浸润性突眼为主，可伴有甲状腺肿。甲状腺功能正常，TGAb 和 TPOAb 阳性，部分患者可测到 TSAb 及致突眼免疫球蛋白。

4. 类亚急性甲状腺炎型 临床表现类似亚急性甲状腺炎，起病急，甲状腺肿大伴疼痛，^{131}I 吸收率测定正常，T_3、T_4 正常，TGAb 和 TPOAb 高滴度阳性。

5. 纤维化型 又称萎缩型，发生在病程较长的患者，表现为甲状腺广泛纤维化，甲状腺萎缩，质地坚硬，TGAb 和 TPOAb 可因甲状腺破坏、纤维化而不高，甲状腺功能减退。常被误诊为原发性甲减或甲状腺癌，是导致成年人黏液性水肿的主要原因之一。

6. 青少年型 约占青少年甲状腺肿的40%以上，多见于9～13岁。此型甲状腺功能大部分正常，甲状腺抗体滴度较低，易误诊为非毒性或青春期甲状腺肿大。部分出现甲减的患者可能影响生长发育。

7. 伴发甲状腺肿瘤型 常表现为孤立性结节、质硬，抗体滴度较高，病理学显示甲状腺腺瘤或癌，周围部分为桥本甲状腺炎。

8. 伴发其他自身免疫性疾病 桥本甲状腺炎可伴发肾上腺功能减退、特发性甲状旁腺功能减退、1型糖尿病、性腺功能减退、艾迪生病、恶性贫血、重症肌无力、自身免疫性肝病、系统性红斑狼疮、白癜风、斑秃等，表现为多发性自身免疫病，也有人称"自身免疫性多腺体衰竭综合征"或"多肉芽肿衰竭综合征"。

9. 桥本脑病 严重而罕见，特征是复发性脑病。临床表现为：①血管炎型：以脑卒中样发作反复出现为特征；②弥漫性进展型：可出现意识障碍、精神错乱、嗜睡或昏迷，脑脊液检查异常，表现为蛋白含量和单核细胞增多。甲状腺抗体阳性，尤其是 TPOAb 滴度高，甲状腺激素水平一般正常或偏低，脑电图可出现异常。本病治疗以糖皮质激素效果好，甲状腺激素也有较好的临床疗效。本病的死亡率为 6%。

10. 与甲状腺癌的关系　研究分析了 13 738 例甲状腺癌与甲状腺抗体的关系，桥本甲状腺炎患者甲状腺癌的患病率显著高于结节性甲状腺肿，并伴随 TSH 水平的增加。L-T$_4$治疗可以降低 TSH 水平，减少临床甲状腺癌的发生。其他研究发现，甲状腺自身免疫和 TSH 增高都是甲状腺癌的独立危险因素。桥本甲状腺炎伴发甲状腺癌主要发生乳头状甲状腺癌。桥本甲状腺炎的重要合并症是甲状腺恶性淋巴瘤，女性多见，通常发生于 60 岁以上的老年人。

四、实验室及其他检查

（一）甲状腺功能

根据甲状腺破坏的程度，本病早期甲状腺功能可正常，部分患者可有一过性甲亢，发生甲状腺功能损伤时可出现亚临床甲减，血清 TSH 增高，TT$_4$、FT$_4$正常；出现临床甲减时血清 TSH 增高，TT$_4$、FT$_4$降低。部分患者可出现甲亢与甲减交替的病程。

（二）甲状腺自身抗体

TPOAb、TGAb 阳性滴度明显升高是本病的特征之一。在出现甲减以前，抗体阳性是诊断本病的唯一依据。TPOAb 是诊断桥本甲状腺炎的最重要指标，桥本甲状腺炎患者血清中 TPOAb 的阳性率达到 95%以上，TPOAb 的滴度与甲状腺淋巴细胞浸润的程度密切相关，直接反映炎症的程度，它与甲状腺超声的低回声程度相关。桥本甲状腺炎患者中 TGAb 的阳性率为 60%～80%。有研究提示 TGAb 出现在疾病发生的初期，反映固有免疫系统的启动，而 TPOAb 出现在疾病的中晚期，反映适应免疫系统的启动。

（三）甲状腺超声

双侧甲状腺体积增大，回声不均匀，弥漫性低回声内出现短线状强回声并形成分隔状或网格样改变，对本病的诊断具有较高的特异性。部分患者可合并甲状腺结节。早期甲状腺体积增大明显，后期由于腺体萎缩、纤维化，体积缩小，内部呈网格样改变。弥漫性低回声反映甲状腺内的淋巴细胞浸润，网格样改变反映间质的纤维化。Willams 报告 223 例桥本甲状腺炎患者甲状腺的超声影像与抗体的关系，研究发现等回声、轻度低回声和低回声的抗体滴度分别为 TPOAb 656U/ml、1343U/ml、1992U/ml，TGAb 185U/ml、362U/ml、366U/ml。结论是甲状腺的低回声和异质性与 TPOAb 的滴度显著相关，但是这些影像与 TGAb 无相关。

（四）核医学检查

1. 甲状腺摄碘率　本病早期摄碘率可以正常，后期甲状腺滤泡逐渐被破坏，摄碘率逐渐降低。

2. 甲状腺核素检查　可显示为不规则的浓集与稀疏区，显影密度不均、边界不清，或呈"冷结节""凉结节"样改变。

（五）细针穿刺细胞学检查

诊断桥本甲状腺炎不需要做 FNAC，如桥本甲状腺炎合并可疑恶性肿瘤、持续性甲状腺毒症需要鉴别桥本甲状腺炎或 Graves 病时可考虑行 FNAC。桥本甲状腺炎病理切片可见淋巴细胞和浆细胞，甲状腺滤泡上皮细胞可表现增生、缩小、萎缩、结构破坏及间质显微组织增生等不同改变，具有较高的诊断价值。细针穿刺细胞学检查必须具备以下三个条件：①足够的样本量；②穿刺到所指定的病变部位；③由临床经验丰富的病理学家读片，以免漏诊或误诊。

五、诊 断 标 准

血清 TPOAb、TGAb 阳性即可临床诊断为桥本甲状腺炎。如 TPOAb、TGAb 单一抗体阳性，还要结合桥本甲状腺炎的临床表现。甲状腺弥漫性肿大，质地较韧，特别是伴有峡部锥体叶肿大，不论甲状腺功能是否改变，应怀疑桥本甲状腺炎。FNAC 或病理检查有确诊价值，伴有亚临床甲减或临床甲减可进一步支持诊断。

六、鉴 别 诊 断

（一）亚急性甲状腺炎

发病前多有上呼吸道感染史，甲状腺区域性疼痛及肿大逐渐或突然发生，放射性疼痛及转移性疼痛为特征性表现，红细胞沉降率（ESR）可明显升高，血清中 TT_4、TT_3 增高或正常，与甲状腺摄碘率降低呈双向分离可协助诊断，必要时可行 FNAC 鉴别。

（二）Graves 病

桥本甲状腺炎与 Graves 病均为自身免疫性甲状腺疾病，桥本甲状腺炎合并甲状腺毒症临床症状相对较轻，不伴或较少伴有胫前黏液性水肿及突眼。吸碘率可有助于鉴别，桥本甲状腺炎合并甲状腺毒症时甲状腺吸碘率可正常或升高，但可被 T_3 抑制；Graves 病时甲状腺吸碘率明显升高，且不能被 T_3 抑制。

（三）单纯性甲状腺肿

甲状腺肿质软，甲状腺自身抗体多为阴性，甲状腺功能正常。

（四）结节性甲状腺肿

有地区流行病史，甲状腺功能正常，甲状腺自身抗体阴性或低滴度，FNAC 有助于鉴别。桥本甲状腺炎可见大量淋巴细胞浸润，少量的滤泡上皮细胞表现为 Hürthle 细胞的形态；结节性甲状腺肿则为增生的滤泡上皮细胞，没有淋巴细胞浸润。桥本甲状腺炎的结节性改变，并非真正的结节，球形感和占位效应不明显，周边无低声晕环。

（五）甲状腺恶性淋巴瘤

病理学家观察到几乎所有的恶性淋巴瘤患者的甲状腺组织都存在不同程度的桥本甲状腺炎表现。甲状腺淋巴瘤是在桥本甲状腺炎的基础上发生的，当甲状腺肿迅速增大，并伴有疼痛或压痛时，颈淋巴结肿大，很快出现压迫症状，应考虑本病，可行 FNAC 相鉴别。

（六）甲状腺恶性肿瘤

桥本甲状腺炎中甲状腺癌的发生率为 5%～17%，比普通人群高 3 倍。两者均可有甲状腺结节样改变，但甲状腺癌的肿块坚硬固定、与周围器官粘连。可伴随颈部淋巴结肿大或出现对周围器官的压迫症状，或存在多年的甲状腺肿块在短期内迅速增大，甲状腺超声或 FNAC 可协助鉴别。

七、治　　疗

如果甲状腺功能正常，可随访无须特殊治疗。甲状腺毒症期部分患者可以使用 β 受体阻滞剂对症治疗，一般不需要抗甲状腺药物治疗，若需使用抗甲状腺药物，需小剂量使用，一般不采用 ^{131}I 及手术治疗，但治疗中易发生甲减。甲减期给予 L-T$_4$ 替代治疗。严重甲状腺肿可使用 L-T$_4$ 治疗，对年轻患者效果明显，但尚无证据表明有阻止病情进展的作用。甲状腺肿大显著、疼痛、有气管压迫，经内科治疗无效者，可以考虑手术切除。合并甲状腺结节患者，若结节恶性或疑似恶变，或结节较大、局部压迫症状明显需手术治疗。

（一）内科治疗

1. 甲状腺功能正常期 建议定期随访，随访时间依据甲状腺功能状态而异，主要检查为甲状腺功能，必要时可行甲状腺超声检查。本病尚无针对病因的治疗措施，限制碘摄入量在安全范围有助于阻止甲状腺自身免疫破坏进展。2001 年世界卫生组织（WHO）、联合国儿童基金会（UNICEF）和国际防治碘缺乏病委员会（ICCIDD）提出了依据学龄儿童尿碘水平评价碘营养状态的流行病学标准，指出尿碘 100～200μg/L 为理想的碘摄入量；尿碘 200～300μg/L 为碘超足量状态，易感个体有发生碘致甲亢的危险；尿碘＞300μg/L 为过量状态，健康个体有发生致甲亢和自身免疫性甲状腺疾病的危险。研究发现，补硒治疗也为本病治疗展示了新的途径，但是否可作为常规治疗手段，尚缺乏足够的临床证据。

2. 合并甲状腺毒症时 一般不用抗甲状腺药物，甲状腺毒症症状明显可用 β 受体阻滞剂（如普萘洛尔）治疗，普萘洛尔 10mg，每日 3 次，口服，4 周后根据病情和心率情况，逐渐减量或停药。个别甲状腺毒症症状严重不能控制者，可应用小剂量抗甲状腺药物，4 周左右根据甲状腺功能监测情况及时调整剂量或停药，以免导致甲减。一般不予 ^{131}I 及手术治疗。

3. 合并甲减时 可进行 L-T$_4$ 替代治疗。适应证：①合并临床甲减；②合并亚临床甲减，TSH＞10mIU/L；③合并亚临床甲减，TSH4.5～10mIU/L，同时存在甲状腺肿大、TPOAb 阳性、血脂升高、孕妇、不孕的妇女、神经心理疾病及其他自身免疫病。替代治疗的总原则是个体化，从小剂量开始逐渐增加剂量，达到有效剂量后长期维持，药物加量至目标值所需时间要根据患者年龄、体重和心脏状态决定。具体方法如下。

（1）对于年龄＜50 岁，既往无心脏病史的患者可以尽快加量达到目标剂量，通常起始量予 L-T$_4$ 50～75μg/d，每 1～2 周增加 25μg，直至达到目标剂量。标准体重的女性 L-T$_4$ 的平均需要量为 75～112μg/d，男性为 125～200μg/d。

（2）年龄＞50 岁的患者，应用 L-T$_4$ 前应常规检查心脏状态，如无心脏病病史，起始量一般予 L-T$_4$ 25～50μg/d，每 1～2 周增加 25μg，直至达到目标剂量。

（3）年龄＞50 岁合并缺血性心脏病的患者，起始量更少，一般予 L-T$_4$ 12.5～25μg/d，每 2～4 周增加 12.5～25μg，有心绞痛或心动过速症状要及时减量，并经常监测心电图，以免发生心肌缺血及心律失常，因药物所致心肌缺血、心力衰竭或致死性心律失常的危险性远远高于甲减持续状态的危害性。

治疗的目标是临床甲减症状和体征消失，血清 TSH 和甲状腺激素水平恢复到正常范围内。监测指标：补充甲状腺激素，重新建立下丘脑-垂体-甲状腺轴的平衡一般需要 4～6 周，所以治疗初期每 4～6 周测定甲状腺功能指标，根据检查结果调整治疗剂量，直到达到治疗目的；治疗达标后，需要每 6～12 个月复查一次甲状腺功能指标。

4. 甲状腺肿大的治疗 严重甲状腺肿可使用 L-T$_4$ 治疗，对年轻患者效果明显，但尚无证据表明有阻止病情进展的作用。若甲状腺迅速肿大，伴局部疼痛或压迫症状时，可先给予非甾体抗炎药对症止痛治疗，如效果不佳可予糖皮质激素治疗，泼尼松 10mg/d，每日 3 次，口服，1～2 周症状缓解后逐步减量，每周递减 5mg/d 直至停药。

5. 特殊类型桥本甲状腺炎的治疗

（1）胺碘酮诱发桥本甲状腺炎的治疗：因潜在的甲状腺病及其他一些未知原因，机体丧失了对高碘的适应能力，如长期应用胺碘酮可引起持续的碘阻断效应，导致甲减。与各种原因引起的甲减一样，L-T₄替代治疗仍为主要的治疗药物。L-T₄替代治疗应从小剂量开始，起始量为 $25\sim50\mu g/d$，$4\sim6$ 周后监测血清 TSH 水平，然后逐渐增加 L-T₄ 的剂量至 TSH 恢复正常，胺碘酮诱发桥本甲状腺炎患者所需 L-T₄ 剂量比常规甲减患者大。有研究显示，胺碘酮诱发桥本甲状腺炎患者使 TSH 恢复正常的平均 L-T₄ 需要量是 $256\mu g/d$，而常规甲减患者的需要量是 $136\mu g/d$。

（2）儿童桥本甲状腺炎的治疗：儿童临床甲减和亚临床甲减（TSH>6mIU/L）是补充 L-T₄ 的适应证，是因为生长发育的需要。补充剂量 $1\sim5$ 岁 $4\sim6\mu g/d$，$6\sim10$ 岁 $3\sim4\mu g/d$，>10 岁 $2\sim3\mu g/d$。服药后每 $6\sim8$ 周复查甲状腺功能。治疗目标是 TSH 达到 $0.3\sim1.0mIU/L$。甲状腺功能达标后仍然要每 6 个月复查甲状腺功能。如果病情缓解，及时调整剂量。

6. 其他治疗　细胞因子调节治疗、基因治疗、补硒治疗等方法，也为本病治疗提供了新的思路和途径，但还未被临床广泛应用。

（二）外科治疗

桥本甲状腺炎的发展趋势为甲减，不恰当的手术治疗存在加速甲减进程的潜在影响，手术并不能从根本上治疗桥本甲状腺炎，本病一般不采用手术治疗，当出现以下情况，可考虑手术治疗。外科手术指征是：①甲状腺弥漫性肿大有明显压迫症状，药物治疗无效者；②并发 Graves 病反复发作，药物治疗无效时；③甲状腺内结节，可疑恶性者；④颈部淋巴结肿大并有粘连，FNAC 或组织活检证实为恶性者；⑤甲状腺明显肿大，药物治疗效果不明显，要求手术者。病理证实为本病可行甲状腺腺叶部分切除或峡部切除手术，以解除压迫。病理确诊合并恶性肿瘤者，按甲状腺癌的处理原则治疗。手术后大多继发甲减，须长期给予 L-T₄ 替代治疗。

第四节　无痛性甲状腺炎

无痛性甲状腺炎（painless thyroiditis）又称寂静性甲状腺炎、散发性甲状腺炎、亚急性淋巴细胞性甲状腺炎、淋巴细胞性甲状腺炎伴自发缓解甲亢等，属于自身免疫性甲状腺炎的一种类型。以一过性甲状腺毒症伴甲状腺摄 ¹³¹I 率减低、甲状腺毒症自发缓解、甲状腺局灶性淋巴细胞浸润为特征，临床过程与亚急性甲状腺炎相似。

一、流　行　病　学

无痛性甲状腺炎在甲状腺毒症中占比 $5\%\sim23\%$。不同地区报道的发生率存在较大差异，20 世纪 80 年代，日本报道本病发生率为 10%。在丹麦的一项研究中无痛性甲状腺炎发生率<1%。本病任何年龄均可发病，以 $30\sim50$ 岁多见，女性较男性更易患病，男女比例为 1：（$2\sim5$）。

二、病　因　病　理

（一）病因

无痛性甲状腺炎是自身免疫性甲状腺炎的一种，因病理改变与桥本甲状腺炎类似，有研究者认为本病是桥本甲状腺炎的一个特殊类型或是桥本甲状腺炎的亚急性加重。其发病机制涉及遗传、免疫及环境因素等，以免疫因素为主。

1. 遗传因素　无痛性甲状腺炎与特定的 HLA 单倍体相关，主要是 HLA-DR3 和 HLA-DR5，提示本病有遗传易感性。文献报道 $20\%\sim25\%$ 的无痛性甲状腺炎患者的一级亲属患有自身免疫病。

2. 免疫因素　患者血清中可以检测到甲状腺自身抗体，尤其是 TPOAb。临床中可以观察到无痛性甲状腺炎与其他自身免疫病并存或先后发生，如 1 型糖尿病、系统性红斑狼疮、免疫性血小板减少性紫癜、类风湿关节炎等，但这些疾病与无痛性甲状腺炎之间是否有病因相关性尚未得到证实。

3. 环境因素　过多的碘摄入和临床应用各种细胞因子制剂等因素均可诱发无痛性甲状腺炎，如应用 α-IFN、IL-2、胺碘酮、锂剂和酪氨酸激酶抑制剂等。动物实验证实高碘摄入对甲状腺具有直接的细胞毒作用，并可间接导致淋巴细胞浸润。IL-2 等细胞因子对甲状腺滤泡细胞同样存在直接的毒性作用。在接受胺碘酮治疗的患者中，5%～10%可发生本病。部分药物对自身免疫应答可能有间接的阳性调节作用或者对甲状腺滤泡细胞发挥直接的毒性作用。

4. 其他因素　部分患者发病前有明确的上呼吸道感染史，提示本病可能与病毒感染有关。也有霍奇金淋巴瘤患者接受颈部外放射后发生无痛性甲状腺炎的报道。另外有研究证实烟草中的硫氰酸盐可抑制甲状腺碘转运，提示吸烟也可能是本病发生的机制之一。其他少见因素包括甲状腺局部创伤、甲状腺手术、库欣综合征患者肾上腺术后停用糖皮质激素等也可能导致本病发生。

（二）病理

病理可见局灶性或弥漫性淋巴细胞浸润，并有少量多形核白细胞及浆细胞。可有与亚急性甲状腺炎相似的滤泡结构破坏和纤维化。桥木甲状腺炎的特征性生发中心罕见。

三、临床表现

无痛性甲状腺炎因甲状腺炎症损伤了甲状腺滤泡细胞，临床表现与亚急性甲状腺炎有较多重叠。典型的临床过程可分为 4 个阶段：①甲状腺毒症阶段：甲状腺滤泡破坏后甲状腺激素大量入血所致；②甲状腺功能正常期：甲状腺毒症之后出现，此阶段时间短暂；③甲减阶段；④甲状腺功能恢复期。近 1/3 无痛性甲状腺炎患者有典型的临床经过，60%～70%的病例在暂时的甲状腺毒症期后不进入甲减期，甲状腺功能直接恢复正常。大部分患者可能无任何症状或体征，仅在常规检查甲状腺功能时才发现。

（一）甲状腺毒症阶段

甲状腺毒症的症状常在本病发病后的 1～2 周出现，持续 2～8 周后消退。此阶段患者可出现怕热、多汗、心悸、食欲亢进、腹泻、易疲劳、凝视和眼睑回缩等甲状腺毒症表现。这些症状常常比较轻微，与 Graves 病相比持续时间短，症状轻。体重减轻、严重的肌无力等持续性甲状腺毒症的相关表现少见。无浸润性突眼、胫前黏液性水肿和甲状腺肢端病。

（二）甲减期

约 40%的患者随后进入为期 2～9 个月的甲减期，其中约 5%的患者发生永久性甲减。此阶段患者可出现怕冷、便秘、乏力等甲减的相关表现，部分患者可能表现为亚临床甲减，并随时间推移进展至临床甲减。一般而言，以甲状腺毒症为首发表现的患者甲减期的持续时间较短。如果患者有明显的甲减症状，往往倾向此阶段持续时间更长。若甲减期持续 6 个月以上，发生永久性甲减的可能性较大。

四、实验室及其他检查

（一）甲状腺功能

无痛性甲状腺炎甲状腺功能变化过程与亚急性甲状腺炎相似。在甲状腺毒症期，血清 FT_4 升高、T_4 正常或轻度升高、TSH 降低，部分患者仅有血清 TSH 降低。因 T_4 由受损的滤泡细胞直接释放入血，

T_3 主要来自于 T_4 的转化，因此在无痛性甲状腺炎中 T_4 升高的比例大于 T_3。甲减时血清 T_4 浓度下降，TSH 水平升高，有些患者仅有 TSH 升高，即亚临床甲减。恢复期甲状腺功能逐渐恢复正常。

（二）甲状腺自身抗体

在甲状腺毒症阶段，大约 1/4 的患者 TGAb 阳性，而 2/3 的患者 TPOAb 阳性；TPOAb 增高常更明显，但较桥本甲状腺炎升高程度低。TPOAb 可能仅在几周内暂时性升高，在甲减期达到高峰，然后下降，但在甲状腺功能恢复后仍可阳性。TRAb 在疾病期间或疾病后偶尔可检测到，但是其并不参与甲状腺功能的变化。刺激阻断型 TRAb 可以导致发生暂时性甲状腺功能衰竭，极少数情况下，刺激型 TRAb 可导致其进展为 Graves 病。

（三）其他实验室检查

1. 尿碘 因甲状腺滤泡破坏，碘释放增加，因此尿液中碘的排泄量增加 2～3 倍。而在碘导致的甲状腺毒症中，24h 尿碘很高，常常超过 1000μg。

2. 甲状腺球蛋白 因炎症过程破坏甲状腺滤泡细胞，造成甲状腺球蛋白（Tg）进入血液循环，因此 Tg 可明显升高（可达到 400～500ng/ml），并可一直持续到甲状腺功能恢复正常。

3. 炎症反应指标 白细胞计数多正常。约 50% 的患者红细胞沉降率增快，但红细胞沉降率在第 1h 末很少超过 40mm/h。

（四）甲状腺彩超

超声检查通常提示弥漫性或局灶性低回声、甲状腺正常或轻度增大。在甲状腺毒症期，超声多普勒检查显示甲状腺血流正常或降低，对与 Graves 病鉴别有一定帮助。但值得注意的是，在甲状腺功能恢复期和甲减期，同样可以观察到甲状腺血流增加。

（五）核医学检查

1. 甲状腺摄碘率 无痛性甲状腺炎患者甲状腺摄 ^{131}I 率常常小于 1%。甲状腺毒症期，甲状腺摄 ^{131}I 率多小于 3%。在恢复期的前几周摄碘率虽仍低，但呈逐步回升趋势。甲状腺摄碘率检查是本病与 Graves 病鉴别的重要指标。

2. 甲状腺核素检查 无痛性甲状腺炎患者甲状腺核素扫描提示无摄取或摄取低下。

（六）细针穿刺细胞学检查

FNAC 不是诊断无痛性甲状腺炎的常规方法，除非有其他适应证，如合并甲状腺结节等。无痛性甲状腺炎患者在 FNAC 中，可见淋巴细胞、巨噬细胞、正常的甲状腺上皮细胞、少量受损的甲状腺滤泡和胶质团，无肉芽肿形成、滤泡塌陷和滤泡细胞变性。在大约半数患者中可以观察到局灶或弥漫的淋巴滤泡。上述炎症改变与超声图像中的低回声区相对应。与桥本甲状腺炎相比，无痛性甲状腺炎淋巴细胞浸润程度较轻，生发中心更少，基质的纤维化更轻，无 Hürthle 细胞。桥本甲状腺炎则以甲状腺滤泡损毁为主要表现，有生发中心和淋巴滤泡形成。

五、诊 断 标 准

无痛性甲状腺炎的诊断基于临床表现和辅助检查，根据患者无痛性、自发缓解的甲状腺毒症表现，血清甲状腺激素与甲状腺摄碘率分离现象、甲状腺放射性核素扫描无摄取或摄取低下等辅助检查，诊断一般并不困难。必要时予以甲状腺组织及细胞学检查明确诊断。任何甲状腺毒症的女性（除外产后）或男性，症状小于 2 个月，有轻度的弥漫性甲状腺肿或无甲状腺肿或在应用 α-IFN、酪氨酸激酶抑制剂等后出现甲状腺毒症的临床表现时，均需考虑本病。

六、鉴 别 诊 断

（一）与 Graves 病鉴别

无痛性甲状腺炎应与有甲状腺毒症表现，T_3、T_4 增高而无突眼，甲状腺肿大不明显的 Craves 病进行鉴别。Craves 病病程较长，甲状腺毒症症状更明显，查体甲状腺可闻及血管杂音，T_4/T_3 升高，甲状腺摄碘率增高伴高峰前移。TRAb 对鉴别两者也有帮助，但少数无痛性甲状腺炎患者也可出现 TRAb 阳性，且有 2%～10% 的 Graves 病患者 TRAb 阴性。超声多普勒血流信号也有利于两者鉴别，在无痛性甲状腺炎的甲状腺毒症期，血流正常或下降，而 Graves 病血流增快。必要时可行 FNAC。Graves 病的 FNAC 中，可见大量增生的功能旺盛的泡沫细胞，细胞质富含细颗粒，核大而浅染，糖原染色（periodic acid-Schiff stain，PAS）可见阳性颗粒。而在无痛性甲状腺炎患者 FNAC 中，PAS 染色阴性。上述方法中，甲状腺摄碘率是临床鉴别两者的重要方法。

（二）与桥本甲状腺炎鉴别

在甲减阶段，无痛性甲状腺炎与桥本甲状腺炎相似。TPOAb 在两者中都可以阳性，两者鉴别主要依靠甲状腺穿刺病理检查，无痛性甲状腺炎无生发中心和淋巴滤泡生成征象。另外甲减未应用甲状腺激素替代治疗，甲状腺功能在几周后恢复正常，可考虑无痛性甲状腺炎。

（三）与亚急性甲状腺炎鉴别

无痛性甲状腺炎和亚急性甲状腺炎有许多相似之处。对疼痛不剧烈的亚急性甲状腺炎，两者鉴别主要依赖红细胞沉降率及细胞学检查，本病红细胞沉降率有增快，但相比亚急性甲状腺炎更低。细胞学检查中，无痛性甲状腺炎主要是淋巴细胞浸润，而亚急性甲状腺炎可见多核巨细胞。

七、治　　疗

无痛性甲状腺炎是自限性疾病，早期诊断是合理治疗的关键。治疗应以对症处理为主，避免不适当及不必要的抗甲状腺治疗。对无症状或轻度甲状腺功能异常者无须治疗，但是应每 4～8 周监测甲状腺功能以确保甲状腺功能完全恢复，并及时发现更严重的甲减。

（一）甲状腺毒症期

实验室检查提示甲状腺激素升高，患者可有心率增快、怕热等甲状腺毒症症状，此时应避免应用抗甲状腺药物及放射性碘治疗，必要时可应用 β 受体阻滞剂或镇静剂改善临床症状，如酒石酸美托洛尔、普萘洛尔等，具体可根据患者情况调整药物用量。

（二）甲减期

甲减期一般不需要治疗，如症状明显或持续时间久，可短期、小剂量应用甲状腺激素。具体剂量应根据甲状腺功能监测结果而定，随着甲状腺功能恢复，逐渐减量至停药。在治疗中，注意不需抑制 TSH，因为 TSH 有助于正常甲状腺的恢复。对于初始 TSH 很高的妇女（＞50mIU/L 或 100mIU/L），也可以持续应用左甲状腺激素治疗。大约 30% 的患者甲状腺功能不能恢复，而永久性甲减者需终身口服甲状腺激素进行替代治疗。

第五节　产后甲状腺炎

产后甲状腺炎（postpartum thyroiditis，PPT）是自身免疫性甲状腺炎的亚型，发病人群为正常分娩或流产妇女，本病患者既往甲状腺功能正常，而在产后 6 个月至 1 年内出现异常，呈现出甲状腺毒症或甲减，伴有甲状腺过氧化物酶抗体升高，^{131}I 摄取率降低，甲状腺局部表现为产后无痛性肿大，病理检查呈淋巴细胞浸润性甲状腺炎改变。

一、流行病学

产后甲状腺炎的发生率为 1.9%～16.7%，平均患病率为 7.5%。我国报道的产后甲状腺炎的临床患病率是 11.9%，其中临床型为 7.2%，亚临床型为 4.71%。意大利报道的发生率为 3.5%～18%，西班牙托莱多（Toledo）地区为 15.9%。其患病率报道差异较大可能与样本选择偏移、评估甲状腺的频率、应用的诊断标准及检测方法的差异有关。排除上述偏移因素，产后甲状腺炎的发生率为 5%～10%。此外，遗传基因、碘摄入量、吸烟等也会影响患病率。产后甲状腺炎多见于 TPOAb 阳性的孕妇。50%的产后甲状腺炎患者有自身免疫性甲状腺疾病史或家族史，特别是桥本甲状腺炎的患者。

二、病因与发病机制

本病的病因目前尚不明确，发病机制复杂，一般认为，本病的发病由遗传、免疫、碘摄入量及吸烟等多方面因素引起。目前认为产后甲状腺炎是患者原已存在的隐匿性甲状腺炎在产后因免疫反弹所致，细胞免疫及体液免疫均在其发病机制中发挥重要作用。产后出现的皮质醇撤退现象可能也参与了产后甲状腺炎的发病。

（一）遗传因素

遗传因素中，产后甲状腺炎的组织学特征与桥本甲状腺炎相似，均与 HLA-D 和 HLA-B 单倍型有关。这些发现表明遗传风险因素的重要性。文献报道 HLA 单倍体 B8、DR3、DR4、DR5、DRW3、DRW8 和 DRW9 都与产后甲状腺炎的发生风险增加相关，产后甲状腺炎的相对风险可增加 2～5 倍，但 HLA-DR2 单倍体患产后甲状腺炎的风险明显下降。

（二）免疫因素

细胞免疫在产后甲状腺炎发病机制中占有重要地位。T 淋巴细胞及杀伤性 T 淋巴细胞导致的甲状腺细胞毒作用在甲状腺细胞损伤中具有重要作用，而甲状腺抗体则是预测疾病进展的标志。

母体的免疫系统在孕期主要表现为免疫抑制增强，抑制性 T 淋巴细胞（Ts）的活性增加；产后母体的免疫抑制逐渐解除，Th/Ts 增高，Th 细胞的活性增强，这种免疫反跳导致产后甲状腺炎的发生。发生产后甲状腺炎的女性常常在妊娠早期有高水平的 TPOAb，随后因妊娠期间免疫耐受增强导致 TPOAb 水平下降，分娩后再次上升。高滴度的 TPOAb 水平提示疾病程度较重，更有可能在后期发展至甲减。

（三）其他因素

碘、吸烟和泌乳素（PRL）等因素可能均参与了产后甲状腺炎的发病机制。

尽管研究发现同一地区，高碘摄入及低碘摄入地区产后甲状腺炎的发病率相似，但碘暴露（长期高碘摄入）可能仍是产后甲状腺炎的危险因素之一。吸烟是产后甲状腺炎发生的独立危险因子（RR=3.1）但可能不是导致产后甲状腺炎的病因；每日吸烟 20 支以上的妇女产后甲状腺炎的发生率显著上升。此外，研究发现 PRL 显著诱导 ICAM-1、免疫共刺激分子 B7.1 和 TPO 在甲状腺细胞高水平表达，因此产后哺乳妇女分泌的 PRL 很可能是产后甲状腺炎的致病因子之一。

产后甲状腺炎典型病例可经历甲亢期、甲减期和恢复期三个阶段。具体机制：妊娠期妇女免疫系统受到抑制，妊娠后免疫抑制作用消失，出现暂时性免疫反跳，原有的 TPOAb 水平迅速恢复至妊娠前水平甚至更高，甲状腺滤泡急剧破坏，血中甲状腺激素水平一过性增高而出现甲状腺毒症表现，若过度破坏则出现甲减表现，此后滤泡上皮细胞逐渐修复，甲状腺功能恢复正常。病因可能与自身免疫有关。TPOAb、补体、自身反应性 T 淋巴细胞、自然杀伤细胞及 Fas 系统等因素均参与了本病的发生、发展，其中 TPOAb 是预测妊娠妇女发生产后甲状腺炎最重要的指标。妊娠期神经-内分泌-免疫网络调节、遗传因素、微嵌合体及环境因素等的相互作用，也影响产后甲状腺炎的发生、发展。

三、病 理 生 理

产后甲状腺炎的病理特征性表现为甲状腺对称性弥漫性肿大，甚者牵累锥体叶，质地坚韧，组织呈胶皮样硬度，包膜完整而增厚。切面呈灰黄色或灰白色均质性肉样。局部淋巴细胞和浆细胞浸润，间质呈纤维化，无生发中心形成，无嗜酸性细胞（又称 Hürthle 细胞或 Askanazy 细胞，为桥本甲状腺炎的病理特征），因此其病理学变化为亚急性淋巴细胞性甲状腺炎。病情严重的患者，晚期可出现甲状腺萎缩伴广泛纤维化，残余的滤泡上皮细胞增大，细胞质嗜酸性染色，称为 Askanazy 细胞或 Hürthle 细胞。

组织学镜检有三种类型，一种是淋巴细胞型，是以淋巴细胞浸润为主，纤维组织增生不明显，特点为显著的胶质吞噬，滤泡上皮细胞多形性，有中至大量的淋巴细胞浸润，甲状腺功能正常，多见于儿童、青少年；一种是嗜酸性细胞型，有较多的细胞质丰富而红染的嗜酸性粒细胞及大量淋巴细胞浸润，生发中心形成，甲状腺功能正常或有甲减，多见于中年人；还有一种是纤维化型，出现显著的纤维化和浆细胞浸润。病程初期常有不同程度的甲状腺毒症表现，随着病变的发展，甲状腺组织被破坏，遂出现不同程度的甲减，此时 90% 的甲状腺滤泡被破坏。常见于中老年人。

四、临 床 表 现

产后甲状腺炎典型病例分为甲状腺毒症期、甲减期和恢复期三个阶段。

（一）甲状腺毒症期

一半以上的女性患者约有一过性甲状腺毒症特征，产后第 3 个月最常见，一般持续 1～2 个月，最主要的症状是心悸和乏力，其他症状还包括体重减轻、怕热、焦虑、易激、心动过速和颤抖。大部分患者常伴有甲状腺肿，但一般不伴突眼及胫前黏液性水肿等体征。需要注意的是少数本病患者体内存在针对 T_3、T_4 的抗体，因此可能会出现甲状腺激素假性升高或降低。产前患 Graves 病的妇女产后也可发生产后甲状腺炎。复发患者在此阶段往往无心悸、乏力等甲状腺毒症症状。

（二）甲减期

产后 3～6 个月，多数患者可能出现短暂性甲减，一般会出现畏寒、乏力、食欲减退、水肿、便秘、呆滞、皮肤干燥、记忆力和注意力下降等症状，产后甲减还会导致母乳减少。部分患者还可能会有精神障碍如产后抑郁症，与甲状腺功能正常的产妇对比，产后甲状腺炎患者出现抑郁症状的概率会增加。甲减持续 4～6 个月可缓解，部分患者在此阶段需要甲状腺素替代治疗。部分患者发病后数年仍有甲减表现。

（三）恢复期

产后 6～12 个月，甲状腺功能逐渐恢复正常。大部分患者在甲状腺功能异常时，甲状腺会呈现弥漫性增大，无触痛，当甲状腺功能恢复后，这些表现会消失。约有 20% 的病例甲减不能恢复，导致永久性甲减。因此，有产后甲状腺炎病史的女性应该每年复查甲状腺功能，以监测可能出现的甲减。

五、实验室检查

（一）甲状腺功能检查

甲状腺功能检测是产后甲状腺炎最基本的检查项目。在甲状腺毒症期，患者甲状腺功能结果显示 TSH 降低，FT_3 和（或）FT_4 水平升高，即可诊断为临床甲状腺毒症；TSH 降低，FT_3 和 FT_4 水平在正常范围内，即属于亚临床甲状腺毒症。在甲减期，TSH 升高，血清 FT_3 和（或）FT_4 降低，即为临床甲减；血清 FT_3 和 FT_4 正常，则是亚临床甲减。

（二）甲状腺自身抗体

血清 TPOAb 和 TGAb 均可阳性，其 90% 的产后甲状腺炎患者 TPOAb 阳性，TPOAb 滴度与病情的严重程度相关。在妊娠前 3 个月，TPOAb 阳性者产后甲状腺炎的发生率为 30%～35%，而在产后 TPOAb 仍阳性的产妇中有 2/3 会发生产后甲状腺炎。另外，约 90% 的产后甲状腺炎患者 TPOAb 阳性。总之，妊娠开始时 TPOAb 阳性的女性产后甲状腺功能紊乱的发生率明显升高，大约是 TPOAb 阴性者的 100 倍（50% 对 0.5%）。此外，15% 的患者 TGAb 阳性，产后甲状腺炎患者血清中也可检测到其他自身抗体（如抗垂体抗体阳性、抗 DNA 抗体等）。

（三）¹³¹I 摄取率

¹³¹I 摄取率可以帮助鉴别产后甲状腺炎和轻度 Graves 病甲亢，甲状腺毒症期特征性表现为血清甲状腺激素水平与 ¹³¹I 摄取率呈现出"分离现象"，即血清 TT_3、TT_4、FT_3、FT_4 升高，TSH 水平降低，¹³¹I 摄取率显著降低。甲减期 TSH 水平逐渐升高，血清甲状腺激素水平下降；恢复期甲状腺激素水平、TSH 和 ¹³¹I 摄取率逐渐恢复正常。处于哺乳期的产妇，一般不宜做该项检查。

（四）甲状腺超声

产后甲状腺炎患者甲状腺彩超提示弥漫或低回声区，持续性低回声可能提示甲状腺自身免疫破坏过程持续存在。除此之外，甲状腺局部血流减少。甲状腺炎痊愈后，低回声区消失；若患者已进展到永久性甲减，则可提示持续低回声区。

（五）甲状腺 FNAC

产后甲状腺炎活检可见弥漫性或局灶性淋巴细胞浸润，或有甲状腺滤泡的破坏。可见有淋巴细胞及滤泡细胞、胶质团。恢复阶段的 FNAC 除外淋巴细胞，还可能有纤维化。FNAC 不是产后甲状腺炎患者的首要检测手段。

六、诊断与鉴别诊断

（一）诊断

妊娠后 1 年内发生的甲状腺功能异常，病程为甲状腺毒症期、甲减期、恢复期。甲状腺局部呈现轻、中度肿大，质地坚韧。TPOAb 滴度升高，血清 TRAb 阴性。15% 的患者出现 TGAb 阳性，小于 5% 的患者仅有 TGAb 阳性。

（二）鉴别诊断

1. Graves 病 妊娠后 3 个月出现的甲状腺毒症是产后甲状腺炎，而 Graves 病通常在分娩后 6 个月开始，产后 Graves 病相关症状较明显，部分患者还可能呈现出突眼，胫前黏液性水肿，持续时间较长，^{131}I 摄取率升高，TRAb 可阳性，TPOAb 可阳性，尿碘降低或正常，彩超提示甲状腺局部血流增多；产后甲状腺炎为一过性甲状腺毒症，甲状腺毒症症状轻微，甲状腺轻度肿大，无突眼表现，病程中多出现甲减，^{131}I 摄取率降低，TRAb 常阴性，TPOAb 常为强阳性，尿碘升高，彩超提示甲状腺局部血流减少。产后甲状腺炎的发生率较 Graves 病高，大部分产后甲状腺炎患者的甲状腺功能可恢复，而 Graves 病的甲状腺功能不容易恢复，会保持不变或加重。

2. 亚急性甲状腺炎 发病前有明显上呼吸道感染史，甲状腺区疼痛和压痛，血沉增快，白细胞计数可升高，甲状腺自身抗体阴性，甲状腺病理显示多核巨细胞或肉芽肿样改变；产后甲状腺炎发病前无感染史，甲状腺无触痛，白细胞计数、血沉多正常，但甲状腺自身抗体阳性，甲状腺病理显示淋巴细胞浸润，但不形成生发中心。

3. 淋巴细胞性垂体炎 可能会导致 TSH 或垂体的其他激素降低，如 ACTH 缺乏，FT$_4$ 降低，TSH 正常或降低。产后甲状腺炎甲减阶段时，FT$_4$ 降低时常常伴有 TSH 升高。

七、治　疗

（一）甲状腺毒症期

产后甲状腺炎的此期并非甲状腺激素合成过多所致，因此一般不推荐使用抗甲亢药物治疗，症状严重者可使用 β 受体阻滞剂对症治疗，可服用最低剂量的普萘洛尔 40～120mg 或者阿替洛尔 25～50mg。处于哺乳期女性，首先考虑采用普萘洛尔。该药有较高的血浆蛋白结合率，乳汁中的浓度低于其他药物。

（二）甲减期

处于此时期的产后甲状腺炎，是否治疗取决于甲减的程度及患者是否有妊娠计划。患者出现相关临床症状或计划再次妊娠，需给予甲状腺激素替代治疗；TSH>10mIU/L 的患者无论有无临床症状及妊娠计划均应接受甲状腺激素替代治疗；无临床症状且无妊娠计划的患者，TSH<10mIU/L 时不需要治疗，但需要定期复查甲状腺功能，若甲状腺激素替代治疗的目标是使患者血清 TSH 维持在正常范围内，对计划再次妊娠的患者 TSH 目标值应≤2.5mIU/L。

八、预　后

产后甲状腺炎是一种自身免疫性自限性疾病，大部分患者若不干预，甲状腺功能会在产后 1 年之内恢复正常，但曾患产后甲状腺炎的妇女产后 5～10 年内会有发展成为永久性甲减的风险，有 15%～20% 的产后甲状腺炎患者发展成为永久性甲减，因此要对产后甲状腺炎患者的相关指标进行监测，以避免甲减的发生。

第六节　Riedel 甲状腺炎

Riedel 甲状腺炎（Riedel thyroiditis，RT）又称为 Riedel 甲状腺肿、侵袭性纤维性甲状腺炎、慢性纤维性甲状腺炎、慢性木样甲状腺炎、纤维性甲状腺肿。本病由 Riedel 于 1896 年首先描述，是一种病因未明而罕见的慢性硬化性甲状腺炎。本病主要表现为甲状腺组织和邻近组织结构发生纤维化，可压迫邻近组织，包括气管、食管、喉返神经等，纤维化也可以累及其他部位，最常见的是腹膜后区域。本病缺乏特异性临床表现。RT 本身为良性自限性疾病，一般预后良好，但一旦累及甲状腺外甚至颈部以外区域，可造成重要功能损害，死亡率为 4%～10%。故应加强对 RT 患者的随访，监测甲状腺功能及本病的发展，尽早发现其他器官、组织发生纤维化病变，以便及时采取相应治疗。

一、流行病学

RT 非常罕见，全世界关于 RT 的文献都是系列病例报道或单个病例报道，缺乏强有力的流行病学资料。一般认为 30～50 岁发病，男女比例为 1:4，发病率为桥本甲状腺炎的 1/50。美国梅奥诊所对 1920～1984 年甲状腺手术患者进行统计，RT 的发生率为 0.06%（57 000 例进行甲状腺切除术的患者中有 37 例为 RT），门诊患者总发病率为 1.06/10 万。我国北京协和医院统计 1977～2005 年 28 年间共收治的 8 例 RT 患者，RT 占同期甲状腺手术患者的 0.065%。

二、病因病理

（一）病因

本病病因尚未阐明，目前比较盛行的观点认为 RT 是一种独立的疾病或是自发性多灶性纤维硬化症的局部表现。还有观点认为 RT 与桥本甲状腺炎相关，曾被称为变异型桥本甲状腺炎，该观点认为桥本甲状腺炎可能是 RT 的早期阶段，但经过多年的随访几乎没有一例进展为 RT。也有观点认为 RT 是亚急性甲状腺炎（SAT）的终末阶段，有报道 SAT 后发生 RT。另外，也有 RT、桥本甲状腺炎和急性甲状腺炎同时发病的报道，还有报道 GD 患者 30 年后发生 RT 及 RT 后发生 GD 的报道，还观察到 RT 发病过程中 B 细胞增殖，以及糖皮质激素治疗有效，这些均支持自身免疫机制参与 RT 发病。RT 发病的关键是成纤维细胞增殖，但刺激纤维化发生因素目前尚不清楚。组织嗜酸性粒细胞及其脱颗粒产物被认为在纤维化形成过程中非常重要。鼠类甲状腺炎的研究发现 TGF-β 与纤维化相关。

最近将 RT 归于 IgG4 相关性系统性疾病（immunoglobulin G4-related disease，IgG4-RD），IgG4-RD 中 IgG4 阳性的淋巴细胞浸润到多种组织器官，导致组织纤维化及功能障碍，组织学表现为不同程度的纤维组织替代受累组织。组织病理学表现为累及间质及小静脉导致闭塞性静脉炎，有报道 RT 患者炎性组织中存在 IgG4（+）的淋巴细胞。但不是所有报道病例的炎性组织中都存在 IgG4（+）的淋巴细胞，并且血清中 IgG4 的水平并未升高，因此，RT 与 IgG4-RD 的相关性还有待进一步深入研究。

还有研究发现吸烟史与 RT 的发病有一定关联，可能通过加剧免疫进程和激活成纤维细胞发挥作用，但是还没有关于戒烟对 RT 发病和临床演变过程影响的报道。

另有阻塞性静脉炎假说，并推断可作为诊断 RT 的特征性病理学特点，可能与甲状腺无菌性脓肿形成相关。也有报道 EB 病毒感染可能是其发病原因。

（二）病理

病变组织整体呈块状，不规则、无包膜，质地坚硬，切面呈灰白色，可见广泛的纤维组织浸润，可累及神经、肌肉、血管、气管、食管等，组织间无明显界限。镜下早期表现为大量的淋巴细胞、浆细胞、中性粒细胞、嗜酸性粒细胞浸润，大量纤维条索分割甲状腺，之后致密透明样纤维组织及少量淋巴细胞、浆细胞和嗜酸性粒细胞替代正常的甲状腺组织。本病特异性表现为静脉血管发生炎症反应。RT 确诊主要依赖手术后病理诊断。

三、临床表现

本病起病隐匿，进展缓慢，从最早发现到确诊一般需要 4～10 个月，先表现为无症状性甲状腺肿，然后逐渐进展为典型的甲状腺及其周围组织纤维化。

甲状腺体积正常或增大，通常是对称性受累，偶尔单侧受累，质地坚硬，即所谓的"木样"或

"石样"，无触痛，且与周围组织广泛粘连，偶有局部淋巴结肿大。国内有报道显示淋巴结肿大的患者占 1/10。通常会有窒息感和压迫感，压迫程度与甲状腺肿大程度不成比例。压迫症状的存在和程度取决于周围组织受累程度。当纤维化的病变组织突破甲状腺包膜累及颈部肌肉时，会压迫气管及食管，引起呼吸困难、窒息、吞咽困难，此时易被误认为颈部恶性肿瘤。喉返神经受累表现为声音嘶哑或失声，或两侧喉返神经同时受累可引起喘鸣。血管受压可见颈部和头部静脉怒张。当迷走神经受累时，可导致心动过缓，甚至引起晕厥。偶尔累及颈部交感神经干，引起 Horner 综合征（上眼睑下垂、瞬目减少）。

由于 RT 可能是全身系统性纤维硬化疾病的一部分，因此可以同时或序贯出现其他组织器官的纤维化，30%的患者有腹膜后和纵隔纤维化，有时可见局灶性肺纤维化和纤维性胆道炎等。

RT 的甲状腺功能一般都正常，即使发生甲减，其程度一般也较轻。也有较少病例报道 RT 的纤维化可以累及甲状旁腺导致甲状旁腺功能减退症，表现为手足抽搐、感觉异常、束臂加压试验、面神经叩击征阳性。

四、实验室及其他检查

RT 无特异性生化指标，白细胞计数正常或升高，红细胞沉降率升高。大部分患者甲状腺功能正常，确诊时甲状腺功能正常、甲减、甲亢发生率分别为 64%、32%和 4%，这种差别可能取决于诊断时甲状腺被纤维组织浸润程度的不同。67%的患者存在甲状腺自身抗体，偶可累及甲状旁腺，导致血钙降低、血磷升高。

（一）甲状腺彩超

RT 多表现为不对称性肿大，病变双侧或单侧不均质低回声结节或甲状腺实质内弥漫性回声减低，受累部位未见血流信号或血流信号减少，超声弹性成像显示 RT 的炎性组织部位具有很强的硬度。颈外动脉壳是 RT 的特有表现，很少在多结节性甲状腺肿和桥本甲状腺炎中发现。甲状腺细针穿刺活检对 RT 没有诊断意义，因为大部分时候只能取到滤泡细胞，并没有取到 RT 特征性的纤维组织。最近有报道甲状腺细针穿刺获取的蛋白可以用于蛋白组学分析，成功将 RT 与未分化甲状腺癌区分开来。

（二）颈部 CT 及 MR 检查

通常用来评估甲状腺病变累及的范围、颈部血管结构状况，以及评估其他部位发生纤维化情况，典型表现为受累甲状腺部分不均一低密度影，增强扫描后不能强化。MR 平扫时表现为 T1 加权像、T2 加权像均一低密度信号，增强后强化程度不一。

（三）PET/CT

RT 患者甲状腺中葡萄糖代谢增强，可能是因为受累的淋巴细胞、血细胞、成纤维细胞炎症增强，脱氧葡萄糖（fluorodeoxyglucose，FDG）代谢活动也可以用来评估患者对治疗的反应。在一些报道中 FDG 摄取减少与症状改善相一致，临床可以此来评判病变的活动度及对治疗的反应性。

（四）甲状腺静态显像及甲状腺碘摄取率

RT 放射性核素摄取呈现不均匀减低，但并不具有特异性。

五、诊断标准

RT 的临床诊断较困难。临床特征不典型，甲状腺肿大，无疼痛或压痛，质地坚硬如石，与周围组织粘连固定，颈部组织受压症状明显，无局部淋巴结肿大和全身表现。术后病理是最佳确诊方式。

诊断标准包括甲状腺的纤维炎症过程累及周围组织；炎症部位无巨核细胞、淋巴滤泡、嗜酸性细胞或肉芽肿；有闭塞性静脉炎的证据；没有甲状腺肿瘤。

六、鉴 别 诊 断

（一）与甲状腺癌鉴别

甲状腺癌与 RT 均可表现为无痛性、质硬包块，活动度差，可有明显的压迫症状，但甲状腺癌临床表现与甲状腺受累和肿大程度相平行，且常有淋巴结肿大。可行甲状腺 FNAB 或手术活检加以鉴别。

（二）与亚急性甲状腺炎鉴别

亚急性甲状腺炎与 RT 类似，也可以表现为甲状腺肿大，质硬，但亚急性甲状腺炎触痛明显，伴放射痛及体温升高，发病前多有病毒感染史，并存在甲状腺激素和甲状腺摄碘率分离现象，可与 RT 相鉴别。

（三）与桥本甲状腺炎鉴别

桥本甲状腺炎多好发于中年女性，一般为双侧甲状腺受累，无触痛，甲状腺周围组织大多正常，不与颈部肌群粘连，且甲状腺特异性抗体如 TPOAb 呈强阳性。

七、治 疗

RT 是良性疾病，进展缓慢，具有自限性，从出现临床症状到诊断可能会延误很多年。据估计从观察到症状（如甲状腺肿）到做出诊断一般会延误 10 个月到 2 年。RT 目前尚无标准治疗方案，如能明确诊断，可应用糖皮质激素和他莫昔芬等药物治疗，当出现压迫症状时行手术治疗，术后辅助药物治疗，可取得较好效果。

（一）手术治疗

手术治疗慢性纤维性甲状腺炎有双重作用，一方面可以明确诊断，另一方面则解除气管压迫症状。楔形切除甲状腺峡部已经足够，部分患者可行甲状腺腺叶切除或大部切除。由于纤维化可累及颈部肌肉、甲状旁腺或喉返神经，并且与上述组织、器官分界不清，完全切除受侵袭的甲状腺组织非常困难，极易造成副损伤。手术后复发也有报道，偶有术前难以与甲状腺恶性肿瘤区分。

（二）糖皮质激素治疗

小规模的研究和病例报道显示糖皮质激素治疗 RT 取得较好效果，可以抑制炎症过程，减小甲状腺的体积和硬度，但部分患者撤药后复发，炎症活性的疾病持续时间可能是导致治疗效果差异的原因，越早给予糖皮质激素治疗效果越好。糖皮质激素治疗的剂量是经验性的。有报道称泼尼松起始治疗剂量为 100mg/d，维持治疗期泼尼松的剂量为 15～60mg/d。也有报道称泼尼松起始治疗剂量为 1mg/kg，每日 2 次，每 2 周减少总剂量的 20%，治疗 10 周左右，10mg/d 维持治疗 2 周以上，也有专家建议维持治疗 4～6 个月。在糖皮质激素治疗过程中需注意给予质子泵抑制剂保护胃黏膜，同时给予补充碳酸钙（1000～1500mg/d）和骨化三醇（0.5μg/d），预防骨质疏松。

（三）他莫昔芬治疗

他莫昔芬是雌激素拮抗剂，通过刺激 TGF-β 分泌，抑制未成熟的成纤维细胞和上皮细胞。他莫昔芬可用于治疗糖皮质激素不敏感或是糖皮质激素治疗好转后停药复发的患者。此外，他莫昔芬与泼尼松联合用药也是有效的。

（四）麦考酚吗乙酯治疗

麦考酚吗乙酯治疗系统性硬化相关性疾病是通过激活麦考酚酸，直接抑制 T 淋巴细胞和 B 淋巴细胞增殖及抗体的产生。麦考酚吗乙酯治疗 RT 的有效性还有待验证。

（五）其他治疗

当出现甲减时，给予甲状腺素替代治疗，高水平的 TSH 会加速 RT 的进展。关于 RT 自然病程的数据微乎其微，甲状腺素治疗也是凭经验，对甲状腺功能正常的患者给予甲状腺素可使甲状腺体积缩小。少数甲状旁腺功能减退症的患者需给予补充碳酸钙和维生素 D_3。

（陈晓珩）

第七节　中医学对甲状腺炎症的研究和认识

急性、亚急性甲状腺炎可归属于中医学"瘿痈"范畴。桥本甲状腺炎在中医古籍文献中没有病名的记载，大多医家将其归属于"气瘿""瘿病""虚劳""瘿瘤"等范畴，其中以"气瘿"最为多见。

瘿痈（急性、亚急性甲状腺炎）

一、病因病机

本病外因多为外感风热火毒或风温疫毒之邪；内因多为内伤七情而致情志不舒。

（一）外因

疾病初期，外感风热火毒或风温疫毒之邪，灼津成痰，风热夹痰上攻，壅滞颈前而发病。疾病进展，风热痰毒结聚日久，气血阻滞不畅，瘀血内聚，痰瘀互结。疾病后期，邪毒渐消，正气耗伤，气阴两虚，久则阴损及阳，阳虚不得温煦，气化失运，水液不能化痰，则阳虚痰凝。

（二）内因

内伤七情，情志不舒，肝失疏泄，肝郁气滞，兼以外感风热，肝郁热结，气郁化火，火热互结于颈前，导致血液运行障碍则可形成血瘀，或导致津液流行障碍，聚而成痰，痰气交阻，则咽部异物感，颈部压痛，发为本病。

综上所述，外感风热火毒是本病的主要病因；肝失疏泄是重要的病机。病性多为虚实夹杂，初期多以实证多见，后期多为虚证；病位主要在肝，与肺、心、脾、肾关系密切；气滞、痰凝、血瘀是基本的病理因素。

二、治　　疗

（一）治疗原则

本病初期可见发热、疼痛等，治宜疏风清热，化痰散结为主；病情发展，热退痛消，治宜疏肝清热，化痰散结；疾病后期常见畏寒、乏力、水肿等，治以温阳散寒，健脾化痰。疾病早期、中期可联合中医外治疗法清热消肿，散结止痛。

（二）辨证论治

1. 风热痰凝证

证候：结喉处结块，疼痛明显，可牵扯颌下、耳后或枕部，拒按；发热、口渴、咽干；舌红，苔薄黄，脉浮数或滑数。

治法：疏风清热，化痰散结。

方药：牛蒡解肌汤加减。药用牛蒡子、薄荷、荆芥、连翘、栀子、牡丹皮、玄参、夏枯草、菊花、射干；热甚时，加生石膏、知母、黄芩。

2. 气滞痰凝证

证候：肿块坚实，轻度作胀，重按才感疼痛，其痛牵扯颌下、耳后或枕部，或有喉结梗塞感，痰多；一般无全身症状；舌淡，苔黄腻，脉弦滑。

治法：疏肝理气，化痰散结。

方药：柴胡疏肝散加减。药用柴胡、白芍、川芎、枳壳、陈皮、香附、甘草、浙贝母、半夏、牛蒡子、苏子。

3. 肝郁内热证

证候：颈前肿痛，伴胸闷不舒，急躁易怒，胸胁胀痛，口苦咽干，怕热多汗，尿赤便秘；舌红、少苔或苔薄黄，脉弦数。

治法：疏肝清热，化痰散结。

方药：柴胡清肝汤加减。药用柴胡、白芍、川芎、当归、生地黄、黄芩、赤芍、栀子、天花粉、牛蒡子、僵蚕、沙参、麦冬、浙贝母、连翘。

4. 阳虚痰凝证

证候：颈前结块，疼痛消失，有紧束压迫感，皮色不变，质韧，畏寒肢冷，纳呆，腹部胀满，面目浮肿，下肢水肿，小便清长；舌淡，苔薄白，脉沉。

治法：温阳散寒，健脾化痰。

方药：阳和汤加减。药用熟地黄、炮姜、鹿角胶、白芥子、黄芪、党参、白术、茯苓、半夏、甘草。

（三）外治疗法

疾病初期、中期，可外敷清热消肿、散结止痛的膏药，如金黄散、四黄散、双柏散、玉露散、大青膏、消瘿膏、消肿散结膏等外敷于颈部肿大处，每日1~2次。

三、名老中医经验

（一）方和谦辨证治疗亚急性甲状腺炎经验

方和谦认为亚急性甲状腺炎属于中医学"瘿瘤"范畴，本病的病因多与情志和体质有关。其基本病理为热郁上焦，痰凝气结，以热郁、气结、痰凝三者合而为患。治疗上主张以疡论治，认为此病虽然属于中医学"瘿瘤"的范畴，但在临床实践中并没有用常规的软坚散结的方法去治疗，而是把此病当作疮疡来治疗。治疗以清热解毒、散结通络为主，处方以仙方活命饮加减：金银花15g，连翘15g，桔梗10g，橘叶6g，瓜蒌15g，泽兰10g，白芷3g，当归6g，陈皮10g，甘草6g，天花粉10g，蒲公英10g。方中金银花、连翘、蒲公英、甘草清热解毒，白芷疏散外邪，天花粉清热散结，当归、泽兰活血散瘀，瓜蒌、橘叶理气化痰，陈皮理气和中通络。通过临床试验观察，"仙方活命饮"加减在控制体温、改善亚急性甲状腺炎疼痛的症状及缩小结节方面可以取得较好的疗效。

（二）裴正学辨证治疗亚急性甲状腺炎经验

裴正学认为本病之病位在咽颈，根据足厥阴肝经上绕咽喉，本病当从肝论治。正气虚损，热毒乃犯，咽颈部随之而疼痛，久则气滞血瘀，甲状腺肿大。肝郁则化火，与外热相合，煎熬津液，则见阴虚火旺之证。当属"瘿病""痛瘿"范畴。鉴于此病通常于上呼吸道感染后发病，且主要表现为发热、甲状腺肿痛及甲状腺功能异常。裴教授认为此病之病机为本虚标实。亚急性甲状腺炎乃正气虚损，加之风邪外犯，入里化热，久病入络所致，此病始于感冒者居多，感冒者非风寒即风热，两者均可入里化火，常人之正气充盛，风邪拂入，正虚之患者则风邪入里也，此与西医学所述自身免疫之缺陷不无相合。辨证论治重视正虚发病说，提出益气补血以固其本，清热解毒、软坚散结以治其标。主要方药为龟板、山药、香附、夏枯草、鳖甲、白芍、何首乌、黄芪、生地黄、丹参、党参、金银花、连翘、蒲公英、败酱草。临证加减：热毒重者加重金银花、连翘、蒲公英、败酱草用量；肿胀明显者加重龟板、鳖甲、夏枯草用量；正气虚甚加重黄芪、生地黄、白芍、丹参用量；疼痛甚时加延胡索、川楝子、制乳没。伴明显外感证候时加用麻黄桂枝合剂；咽干、咽痛时加用裴氏养阴清肺汤；甲状腺肿痛明显者加用五味消毒饮；全身关节疼痛者加用复方桑枝汤。

（三）许芝银辨证治疗亚急性甲状腺炎经验

许芝银认为本病多与外感风温、七情不和、正气不足相关。亚急性甲状腺炎临证诊治主要分为四法：外感风热证，治以疏风清热，和营消肿止痛法，方用银翘散加减；肝郁蕴热证，治以疏肝泄热，和营消肿止痛法，方用补心丹、一贯煎加减；阳虚痰湿证，治以温阳化痰，消肿散结法，方用阳和汤加减。另外，在内服药的基础上，配合外治疗法：①针刺治疗。体针：合谷、内关。隔日1次，留针20~30min；局部肿痛明显的患者，可加用针刺耳穴交感、神门。②贴敷疗法。一种是膏药：痰核膏（由蜣螂虫、磁石、乳香、没药、明矾等组成）合阴消散（由麝香、丁香、樟脑、高良姜、肉桂、川乌等组成）外敷，用于阳虚痰凝的证候。另一种是箍围药：金黄膏（由大黄、黄柏、白芷、胆南星、陈皮、苍术、厚朴、天花粉等组成）外敷，用于外感风热证；片仔癀1g，冷开水调开，外敷患处，保持湿润，每日1~2次。

（四）袁占盈辨证治疗亚急性甲状腺炎经验

袁占盈认为，本病病机多为情志久郁不舒，加之素体气虚，卫表不固，风热邪毒乘虚入侵，热毒蕴结，气血壅滞，久则生成肝郁热蕴、痰气瘀结、瘿络瘀滞等证，故热、毒乃其病机之关键。临床见症以发热、咽痛、腺体肿痛居多。临床治疗中分为三型：风热蕴结证，治宜疏风清热、凉血解毒，予银翘散加减，药用金银花、连翘、薄荷、牛蒡子、淡豆豉、荆芥穗、桔梗、甘草；肝郁化火型，治宜疏肝解郁、理气泻火，予丹栀逍遥散加减，药用牡丹皮、栀子、柴胡、当归、白芍、白术、茯苓、薄荷、煨姜、甘草；痰气瘀阻型，治宜健脾化痰，活血散瘀，予六君子汤合血府逐瘀汤加减，药用人参、白术、茯苓、炙甘草、陈皮、半夏、桃仁、红花、当归、生地黄、川芎、赤芍、牛膝、桔梗、柴胡、枳壳、甘草。

（五）林兰辨证治疗亚急性甲状腺炎经验

林兰根据病因病机将本病分为四型：①风热外袭，热郁毒结。治法：疏风清热，泻火解毒，以消肿止痛。方药以银翘散加减：金银花、连翘、芦根、薄荷、荆芥、防风、浙贝母、牛蒡子、玄参、蒲公英、甘草。咽喉肿痛较重者加射干、桔梗；热甚者加黄芩、栀子；颈痛者加乳香、没药。②热毒壅瘿，表里合病。治法：清热解毒，消瘿止痛，佐以疏风清热。方药以清瘟败毒饮加减：黄芩、黄连、牛蒡子、连翘、薄荷、玄参、马勃、板蓝根、桔梗、甘草、陈皮、升麻、柴胡。高热者加生石膏、知母；痛剧者加延胡索、没药；烦躁易怒者加薄荷、郁金；失眠者加夜交藤、生龙齿。③毒热炽盛，阴伤风动。治法：清肝降火，滋阴息风，佐以消肿止痛。方用柴胡清肝汤加减：柴胡、夏枯草、大青叶、黄芩、牛蒡子、连翘、板蓝根、金银花、浙贝母、龟板。烦躁不寐者加炒枣仁、茯神；结节者加牡蛎；急躁易怒、胸胁胀满者加生牡蛎、郁金；头晕目眩者加菊花、天麻；心悸、手颤者加天麻、钩藤。④阳衰正虚，肾阳亏虚。治法：温阳化痰，软坚散结。方用金匮肾气丸加减：熟地黄、山药、山茱萸、泽泻、牡丹皮、白术、生姜、桂枝、炮附子、肉苁蓉、鹿茸、黄芪、当归。纳少便溏者加白术、党参；水肿甚者加猪苓、泽泻；腰膝酸软者加桑寄生、淫羊藿；遗精梦交者加龙骨、牡蛎；有结节者加夏枯草、穿山甲。同时，治疗上重视外治法，在整体辨证治疗的同时结合局部外敷治疗，使局部肿痛得以尽快控制。选用如意金黄散以清热解毒、活血消肿，药用天花粉、黄柏、大黄、天南星等加蜜调敷；或黄连膏（黄连、黄柏、姜黄、生地黄、当归）或四黄水蜜加羚羊角粉混匀外敷颈前甲状腺区；热轻肿显者可局部外敷活血散（刘寄奴、虎杖、生南星、半枝莲、地肤子、土鳖虫、黄柏、红花）；热、痛消失而有结节者用夏枯草消瘿散（夏枯草、牛蒡子、三棱、香附、黄药子、牡蛎）外敷软坚散结；肿痛明显者可用消瘿止痛膏（香附、黄芪、白芥子、黄药子、川乌头、全蝎、三棱、莪术、山慈菇、蜂房、瓦楞子、木鳖子、生大黄、乳香、没药）。

四、现代研究进展

（一）中医药治疗亚急性甲状腺炎的理论研究进展

刘喜明等提出基于伏邪学说探讨亚急性甲状腺炎的治疗思路。亚急性甲状腺炎发病有几大特点：①起病前1~3周常有病毒性咽炎、腮腺炎、麻疹或其他病毒感染的症状；②少数患者可复发。前驱症状较为突出，即有感邪的过程。后出现乏力、倦怠、肌肉疼痛及咽痛、发热等症状，此为邪发之态，感邪而后再发，为伏邪之特性。少数患者可复发，多因治不得法，虽诸症得消，而邪气未尽驱，此即"暂时假愈，后仍作者"。本病复发后，运用同种药物依然有效，一定程度上可推知邪气性质未变，多为潜伏之邪而发。从发病特征角度论证，亚急性甲状腺炎具备伏邪发病的特点。再者，部分亚急性甲状腺炎患者症状特异性不强，常因单纯表现发热、咽痛、甲状腺结节、甲状腺肿而被误诊、漏诊。其与伏邪发病特性相关，伏邪潜于半表半里，出表则发热，入里则心悸等，邪气伏留与正气胶结则生结节疼痛。同时，亚急性甲状腺炎病程长短不一，可数周至半年以上，一般为2~3个月，即符合伏邪缠绵难愈的特点。发病方式满足伏邪特征，具备邪气伏留的基本条件，与伏邪关系密切，可基于伏邪学说为亚急性甲状腺炎提供中医治疗思路。因伏邪发病隐匿，药力不能达于病所；伏邪发作，必与正气相争，其总的治疗原则为透邪、扶正。基于伏邪学说，疏利透散与扶正护本当为亚急性甲状腺炎治疗的基本思路。

高天舒等提出基于络病理论探讨亚急性甲状腺炎防治体系的建立。以"络病"学说为理论基础，结合临床经验及中西医对于亚急性甲状腺炎的研究进展，提出亚急性甲状腺炎的主要病机为脉络亏虚，热毒滞络；以清补（扶正补虚，清热解毒）络脉、分期论治亚急性甲状腺炎。可将亚急性甲状腺炎分为早期（外感期）、中期（甲亢期）、后期（甲减期或恢复期）。各期主要证型分别为风温犯肺，络气郁热；肝火亢盛或气阴两虚，热毒阻络；阳气亏虚，络息成积。各期分别予以相应治法并酌情选取荣养络脉、清热通络等中药组方施治，进而为亚急性甲状腺炎的治疗提供新思路。

衡先培等论病因病机，强调当从"瘿"而不从"痹"。认为亚急性甲状腺炎可归属于中医学"瘿病"范围。《说文解字》云"瘿，颈瘤也"，又说"瘤，肿也"。段玉裁《说文解字注》进一步解释："瘤，流也。流聚而生肿也。"这就是说，瘿是由于邪气流注于颈部并稽留而成，是一种邪气稽留不散的疾病。对于亚急性甲状腺炎而言，认为导致邪气稽留于颈部的原因有内外两个方面，一是感受外邪，包括风寒湿热之邪。外邪之为病，易犯筋骨连接之处，易犯要塞。颈部连接众多，且所犯之处位高处险，又为五脏气血流通之关隘。风寒湿热之邪入侵，阻于四肢关节则为"痹证"，阻于颈部关隘则为瘿病，本质上是痹证的另一种表现形式。痹之为病，伤于风温风火，是火毒烧灼而成，故与本病显著不同。二是正气不强，五脏薄弱。此时感受外邪，正气更损，易致邪气久留不去，化生浊气痰瘀，并可与稽留于颈前的邪气胶结，内外合邪，使病机更为复杂化。如正气不足之人，腠理空疏，外邪乘虚而入，使营卫行涩，经络阻塞，气血凝滞。脾胃虚弱之人，运化功能失司致痰湿内停，气滞、痰凝、血瘀结于颈前。素体阴虚之人，痰气郁滞易于化火，伤阴更甚。妇女的经、孕、胎、产、乳等生理特点可致肝肾亏虚，又因喉结由肝经、肾经，任脉所主，水不涵木，肾虚肝旺，气郁化火，津灼痰结，复感外邪，故女子易患此病。

（二）中医药治疗亚急性甲状腺炎的临床研究进展

赵玲等临床治疗亚急性甲状腺炎主张分期结合分型辨证论治，根据亚急性甲状腺炎疾病进展过程中的不同症状并结合甲状腺功能的变化，将其病程分为两期，即甲亢期和甲减期。甲亢期，临床表现多以颈部肿胀疼痛为主，可伴见发热、肌肉酸痛、乏力不适等全身症状，查体多可触及肿大的甲状腺，质韧，有压痛，检查甲状腺功能多呈甲亢状态，少数也可正常。中医辨证以实证、热证多见，甲亢期临床常见四大证型，即风热外袭、痰瘀互结型，肝火旺盛、痰瘀互结型，气阴两虚、痰瘀互结型和湿热内蕴、痰瘀互结型。另外亚急性甲状腺炎病程中多数会出现甲减期的临床表现，此时患者多有精神疲倦、畏寒怕冷、腹胀纳差等症状，查体甲状腺较前明显缩小，无压痛，甲状腺功能检查可正常或呈甲减状态。病机为病情迁延日久，痰瘀化热，耗气伤阴，阴损及阳，脾肾之气渐亏，据此赵玲将甲减期分为两大证型：气阴亏虚型和脾肾亏虚型。

向楠等采用中西医结合方法治疗亚急性甲状腺炎。向楠等系统观察了40例亚急性甲状腺炎患者，随机分为中西药结合试验组（简称试验组）、单纯西药对照组（简称对照组）。试验组予中药清肝消瘿汤：柴胡10g，黄芩10g，蒲公英20g，夏枯草15g，赤芍15g，忍冬藤20g，川楝子10g，猫爪草20g，延胡索15g。加减：疼痛甚者加乳香12g，没药12g；心慌手颤者加牡蛎20g，远志10g，酸枣仁20g；甲亢者加知母15g，生石膏50g。每日1剂，水煎分2次口服。泼尼松片每日1次，每次20mg口服。对照组：予泼尼松片每日1次，每次30mg口服。两组泼尼松片以疼痛及发热消失后开始减药，根据病情结合红细胞沉降率正常后减至每日1次，每次5mg，维持1～2周，停药。合并用药：心率快（＞100次/分）加服普萘洛尔10mg，每日3次，疼痛甚者加吲哚美辛25mg，每日3次，合并甲减者加优甲乐25～50μg，每日1次或分次口服。疗程：连续用药4周为一个疗程。试验组总有效率为95%，对照组总有效率为75%。复发率试验组为5.0%，对照组为40.0%。结果表明，中药口服配合小剂量泼尼松的治疗方法可以迅速改善临床症状，缩短病程，减少副作用，降低复发率。

冯志海等使用瘿痛汤联合消肿止痛膏内外合治治疗亚急性甲状腺炎。将260例热毒壅盛型亚急性甲状腺炎患者随机分为治疗组和对照组，对照组给予泼尼松治疗，治疗组给予瘿痛汤口服联合消肿止痛膏外敷双侧甲状腺，连续治疗5个疗程后，比较两组患者甲状腺超声图像、中医证候积分及甲状腺功能、红细胞沉降率、吸碘率等指标的变化情况，评价临床疗效，随访停药后3个月、6个月的复发率。两组患者治疗后甲状腺超声图像均显示肿大甲状腺恢复正常，不均匀低回声消失或明显缩小，血流信号恢复正常，其中对照组超声有效率为78.46%，治疗组超声有效率为95.38%，两组比较，差异有统计学意义（$P<0.05$）；两组患者治疗后中医证候积分、FT_3、FT_4、红细胞沉降率均较治疗前明显下降，TSH恢复至正常值，差异有统计学意义（$P<0.05$）；治疗2h、4h、24h后两组患者吸碘率均较治疗前显著增加，差异有统计学意义（$P<0.01$）；治疗后治疗组有效率为93.07%，对照组为90.00%，差异无统计学意义（$P>0.05$）。停药后3个月、6个月随访显示，治疗组复发率均低于对照组，差异有统计学意义（$P<0.05$）。治疗组并发症发生率为0.70%，显著低于对照组的3.08%，两组比较，差异有统计学意义（$P<0.05$）。通过此临床观察说明瘿痛汤联合消肿止痛膏外敷治疗亚急性甲状腺炎临床疗效显著，且并发症少，复发率低。

（三）中医药治疗亚急性甲状腺炎的实验研究进展

实验研究发现黄药子治疗亚急性甲状腺炎有效。黄药子，出自《滇南本草》，苦，寒；有毒；

归肝、肺经，功擅化痰散结消瘿，清热解毒。李国进将 140 例亚急性甲状腺炎患者随机分为治疗组与对照组，对照组使用基本方：夏枯草 12g，海带 12g，玄参 9g，生牡蛎 30g，当归 6g，陈皮 5g，浙贝母 6g，板蓝根 15g，山豆根 10g，每日 1 剂，水煎分 2 次口服。治疗组，基本方加用黄药子 15g，疗程为 15 天，可应用 2～3 个疗程。发现两组治愈率比较有显著性差异（$P<0.05$）。证明黄药子化痰消瘿散结，能治瘿痛结块。

五、预防与调护

1. 调控运动 强健体魄，增强抵抗力，减少上呼吸道感染和咽喉炎的发生。

2. 调畅情志 调畅情志，建立战胜疾病的信心，积极配合治疗。

3. 呼吸通畅 病重者宜卧床休息，注意保持呼吸道通畅，预防气管痉挛发生。

4. 饮食调护 注意饮食调护，均衡饮食，少食辛辣炙煿之品，进食高热量、高蛋白、糖类、含 B 族维生素饮食。

气瘿（桥本甲状腺炎）

一、病 因 病 机

本病的发生主要与情志内伤、水土饮食失宜和体质因素有关。其中以情志内伤最为常见。

1. 情志内伤 本病初期，长期情志失调、思虑过重，肝气失于调达，气机郁滞，气不行津，则津液输布障碍，聚而成痰，气滞痰凝，交阻于颈前。肝疏泄失调，致脾失健运，则肝郁脾虚；肝气郁结日久则郁而化热，郁热内蕴，可见颈部肿胀、烦躁易怒、口苦咽干等；热扰心神，则心肝热盛；火热炽盛成毒，灼伤阴液，则阴虚热盛；甚则热毒耗气伤阴，气阴两虚，此为本病发展过程中的变证，可见乏力、心悸不宁、怕热、多汗、失眠等。气滞不能行血，或脾虚痰阻经脉血行致血瘀。疾病后期，肝气郁热日久则伤脾阳，久病则伤肾阳，而致脾肾阳虚之证。常见咽部痰阻感、纳差、便溏、下肢水肿、畏寒肢冷、月经不调等。

2. 饮食水土失宜 饮食失调，或水土失宜，一方面影响脾胃的功能，使脾失健运，不能运化水湿，聚而成痰；一方面影响气血的正常运行，导致气滞、痰凝、血瘀壅结颈前而成瘿肿。

3. 体质因素 先天禀赋不足是发病的内在因素，正气是决定疾病发病的主导因素，正气不足是疾病发生的内在因素。若先天不足，禀赋虚弱，体质因素决定其更易患甲状腺病。

综上所述，情志内伤是本病最常见的致病因素；郁热内蕴是核心病机；病性以虚实夹杂多见，初期多以实证多见，后期多为虚证；病位主要在肝、脾，与肺、心、肾关系密切；气滞、痰凝、血瘀是最常见的病理因素。

二、治 疗

（一）治疗原则

本病以内治为主，实证多用理气活血、化痰散结药物加减；虚证多以益气养阴、健脾温肾为主，必要时可配合西药治疗。若颈部症状明显，可结合外治疗法。

（二）辨证论治

本病辨证分型观点尚未统一，较有代表性的有尚德俊主编的《新编中医外科学》将本病分为血瘀痰凝证和脾肾阳虚证；王永炎等主编的《今日中医外科》将本病分为四型，即肝郁气滞证、气阴两虚证、血瘀痰凝证和脾肾阳虚证；李曰庆等主编的《中医外科学》将本病分为四型，即肝气瘀滞证、血瘀痰结证、气阴两虚证、脾肾阳虚证。本节结合中医文献和临床经验，根据桥本甲状腺炎中医病因病机和疾病发展阶段的不同表现，将其分为八个证型：肝郁气滞证、郁热内蕴证、肝郁脾虚证、痰凝血瘀证、心肝热盛证、阴虚火旺证、气阴两虚证、脾肾阳虚证。

1. 肝郁气滞证

证候：颈前肿块质地中等或质硬，咽喉有梗阻感，随吞咽动作上下移动；情绪抑郁，胸闷不舒，乏力，大便溏或不爽，女子月经不调；舌质红，苔薄黄，脉弦滑。

治法：疏肝理气，软坚散结。

方药：柴胡疏肝散加减。药用柴胡、川芎、香附、陈皮、白芍、枳壳、半夏、合欢花、郁金、夏枯草、牡蛎等。

2. 郁热内蕴证

证候：颈部弥漫性肿大，可有颈部肿胀、疼痛，或咽部异物感，情绪急躁，胁肋胀痛，口苦、咽干，心悸，舌质红，少苔，脉数。

治法：清肝泻火，疏肝理气。

方药：栀子清肝汤加减。药用栀子、石菖蒲、柴胡、当归、黄芩、黄连、牡丹皮、牛蒡子、蒲公英、知母、桔梗、甘草等。

3. 肝郁脾虚证

证候：颈部弥漫性肿大，情志抑郁，喜太息，胸胁胀痛，或腹胀，食欲不振，或有眼睑及双下肢水肿，纳呆，便溏不爽，或腹痛欲泻，泻后痛减，舌淡红，苔白，脉弦细或缓。

治法：疏肝健脾，消痰散结。

方药：逍遥散加减。药用柴胡、当归、白芍、白术、茯苓、炙甘草、薄荷、夏枯草、桔梗、赤芍、牡蛎、黄芪、党参等。

4. 痰凝血瘀证

证候：颈前肿块质地坚韧，或有结节感，局部闷胀不适，有咽喉阻塞感及其他压迫感，轻度疼痛；纳差，便秘；舌质暗或有瘀斑，苔微黄，脉沉细或弦滑。

治法：活血祛瘀，化痰散结。

方药：桃红四物汤加减。药用桃仁、红花、当归、赤芍、三棱、莪术、夏枯草、半夏、香附、瓜蒌等。

5. 心肝热盛证

证候：颈部弥漫性肿大，按之震颤，情绪急躁易怒，身热多汗，心悸手抖，面红目赤，消谷善饥，身体消瘦，口干多饮，舌红，苔黄，脉弦数。

治法：清泄肝火，理气化痰。

方药：龙胆泻肝汤加减。药用栀子、黄芩、柴胡、生地黄、车前子、泽泻、甘草、当归、知母、牡丹皮、牡蛎、珍珠母、蒲公英、丹参、生石膏等。

6. 阴虚火旺证

证候：颈部弥漫性肿大，心烦、焦虑，胁肋部隐痛，心悸，伴五心烦热，潮热盗汗，口苦咽干，失眠多梦，乏力，大便硬或秘结，舌红少苔或无苔，脉细数。

治法：滋阴清热，散结消瘿。

方药：一贯煎加减。常用生地黄、枸杞子、北沙参、麦冬、当归身、川楝子、黄芩、牡丹皮、生龙骨等。

7. 气阴两虚证

证候：颈前肿块质地中等或质韧，有轻度压迫感；可见眼突，神疲，乏力，心悸气短，怕热，多汗，易怒，口渴，食多，便溏，失眠多梦，形体消瘦；舌质红，苔少，脉细数无力。

治法：益气养阴，化痰散结。

方药：生脉散加减。药用党参、麦冬、五味子、玄参、浙贝母、牡蛎、龙骨、夏枯草、知母、沙参、酸枣仁、茯神、党参、黄芪等。

8. 脾肾阳虚证

证候：颈部弥漫性肿大，面色萎黄，腰膝酸软，畏寒肢冷，腹胀纳呆，便溏肢肿，夜尿频多，健忘脱发，舌胖大，苔白滑，脉沉细。

治法：温补脾肾，散寒化瘀。

方药：金匮肾气丸合阳和汤加减。药用附子、肉桂、山茱萸、熟地黄、牡丹皮、茯苓、鹿角胶、半夏、黄芪、党参、防己、车前子、茯苓皮、泽泻等。

（三）外治疗法

可外贴冲和膏、阳和解凝膏、消瘿膏或消肿散结膏。

三、名老中医经验

（一）张琪辨证治疗桥本甲状腺炎经验

张琪治疗本病强调脏腑辨证，重视调补肝肾，临床治疗分为两个证型：肾阳虚衰、寒凝筋脉型，治以温补肾阳、温经散寒，常用药物：淫羊藿、仙茅、杜仲、当归、巴戟天、附子、牛膝、肉苁蓉、桃仁、川芎、黄芪、太子参、益母草、甘草；肝肾阴虚、肝郁血虚型，治以滋阴疏肝解郁、养心安神散结，常用药物：生地黄、熟地黄、山茱萸、枸杞子、女贞子、太子参、白芍、当归、夏枯草、龟板、五味子、柏子仁、龙骨、牡蛎、海藻、青皮、柴胡。

（二）陈如泉辨证治疗桥本甲状腺炎经验

陈如泉将本病分为四型：气郁痰阻型，治以理气舒郁、化痰消瘿，代表方为柴胡疏肝散合四海舒郁丸加减，药用柴胡、橘叶、香附、郁金、夏枯草、浙贝母、瓜蒌；痰结血瘀型，治以化痰祛瘀、消瘿散结，代表方为活血消瘿汤加减，药用柴胡、郁金、瓜蒌皮、山慈菇、土贝母、三棱、莪术、蜣螂虫、自然铜等；气阴两虚型，治以益气养阴，柔肝消瘿，代表方为二至丸合生脉散或益气养阴方加减，药用黄芪、牡蛎、女贞子、太子参、郁金、麦冬、钩藤、五味子、旱莲草、玄参等；脾肾阳虚型，治以温补脾肾、化痰消肿，代表方为右归丸或温肾方加减，药用淫羊藿、半夏、女贞子、巴戟天、补骨脂、肉苁蓉、石菖蒲、熟地黄、桂枝等。

（三）王晖辨证治疗桥本甲状腺炎经验

王晖将本病分为三期辨证论治。①甲亢期-阴虚阳旺期，治拟滋阴潜阳为法，以杞菊地黄汤为基本方治疗。如兼有心悸气短，恶热多汗，神倦乏力气阴两虚之证者，加太子参、北沙参、玉竹、黄精、麦冬益气养阴；如兼有咽干口苦，多食善饥阴虚胃热之证者，加知母、玄参、石膏、淡竹叶等滋阴清热生津；如兼有烦躁易怒，寐少梦多肝气郁结之证者，加柴胡、山栀、玫瑰花、合欢花。②甲状腺功能正常-痰瘀互结期，治拟化痰散瘀，软坚散结为法，自拟软坚散结汤：夏枯草、三棱、莪术、浙贝母、猫爪草、山慈菇。本期又分为三种证型：气虚痰瘀证，治以益气化痰散瘀，软坚散结为法，用基本方加黄芪、党参、麦冬、五味子；血虚痰瘀证，治以养血散瘀，化痰散结为法，用基本方加黄芪、当归；阴虚痰瘀证，治以养阴散瘀，化痰散结为法，用基本方加生地黄、玄参、知母、麦冬、鳖甲、功劳叶。③甲减期-正虚邪实期，治拟补益脾肾、调和气血阴阳，佐以软坚散结为法，自拟三和汤为基本方，三和汤由桂枝汤、小柴胡汤、玉屏风散三方组成。如颈部肿粗不适加三棱、莪术、浙贝母、夏枯草等软坚散结；畏寒肢冷、腰膝酸冷者加鹿角片、仙茅、淫羊藿、补骨脂温肾壮阳；面浮肢肿甚者加茯苓、猪苓、车前草利水消肿；皮肤干燥者加当归、制首乌养阴和血。

（四）林兰辨证治疗桥本甲状腺炎经验

林兰将本病分为两型：肝郁脾虚型，治以疏肝理气、健脾化痰、通络消瘿，方用参苓白术散合四逆散加减，药用柴胡、白芍、枳实、太子参、白术、夏枯草、黄药子、浙贝母、半夏、陈皮、海藻、海蛤壳、牡丹皮、赤芍、白僵蚕。若有颈咽部不适可加牛蒡子、射干、薄荷；若有热盛风动加炒山栀、钩藤、石决明；若有阴虚加枸杞子、生地黄、二至丸；若气阴两虚加生脉散合二至丸养阴益气；若阴虚火旺加知柏地黄丸；若颈部瘿肿大且较硬，可加穿山甲、生牡蛎、猫爪草、鳖甲、皂角刺；目睛突出者加谷精草、菊花；心悸、汗多、失眠者加浮小麦、煅龙牡、远志、酸枣仁。脾肾阳虚型，治以温补脾肾之阳，方用八味肾气丸合二仙汤加减，药用桂枝、熟附子、熟地黄、山茱萸、茯苓、山药、牡丹皮、泽泻、黄芪、淫羊藿、仙茅、肉苁蓉、夏枯草、黄药子、浙贝母、海藻。浮肿甚者加猪苓、车前草；头晕目眩者加当归补血汤；女子闭经因血虚者加胶艾四物汤，因瘀血明显者加桃仁、红花、当归、丹参；若有结节加穿山甲、半夏、陈皮、海藻、海蛤壳。

（五）冯建华辨证治疗桥本甲状腺炎经验

冯建华依据甲状腺功能将本病分为3型，以自拟扶正化瘿汤为基本方，随症加减治疗。扶正化瘿汤：炙黄芪30～60g，党参15～20g，玄参15g，蒲公英30g，夏枯草15～20g，浙贝母12g，牡蛎30g，三棱15g，鳖甲15g，全蝎9g，甘草9g。①单纯型：本型患者多无明显临症状，多由体检或感冒后咽部不适就诊而发现，化验甲状腺功能指标（FT$_3$、FT$_4$、TSH）正常，TPOAb、TRAb都增高或单一增高；主要表现为无痛性甲状腺肿大，多呈弥漫性甲状腺肿大，或为多结节性甲状腺肿大，质地硬韧，可随吞咽动作上下活动。肿大发展较慢，局部压迫症状和全身症状不明显，常有咽部不适感；舌多淡红或偏暗，苔薄或黄，脉弦数或弦滑。辨证为痰气交阻，或夹风热外邪，多属早期，临床表现以邪实为主，治疗上以益气清热、化痰散结为法，以扶正化瘿汤为主方，酌情加莪术、当归、川芎等以活血，加昆布、海藻等以软坚散结，加薄荷、桔梗等引药上行。②甲亢型：本型患者除具有甲状腺肿大等单纯型桥本甲状腺炎的表现外，还出现心烦急躁、心慌惊悸、失眠、心律失常、乏力、怕热、多汗、体重减轻、食欲亢进、大便次数增多或腹泻、突眼、手颤、周期性瘫痪（男性）、女性月经稀少、重症肌无力等甲亢表现。化验甲状腺功能指标FT$_3$、FT$_4$都增高或单一增高，TSH正常或降低，抗体都增高或单一增高。舌脉：舌红，苔薄或薄黄，脉多弦数。本型多属于桥本甲状腺炎的早期或进展期，中医辨证属于心肝火旺证，治以清泻心肝之火，佐以扶正化痰散结。方以扶正化瘿汤为主，加龙胆草、栀子、黄芩、牡丹皮、白藜等清泻心肝之火，余随症酌情加减。③甲减型：本型患者除具有甲状腺肿大等单纯型桥本甲状腺炎的表现外，还出现疲劳、畏寒怕冷、出汗减少、皮肤干燥、萎黄虚肿、面容虚浮、声音嘶哑、毛发稀少干枯、乏力淡漠、少言嗜睡、反应迟钝、记忆力减退、纳差、便秘、腹胀等甲减症状。舌脉：舌淡红或有瘀斑，苔薄，脉弦沉或细。化验甲状腺功能指标FT$_3$、FT$_4$都降低或单一降低，TSH正常或升高，抗体都增高或单一增高。本型多属于桥本甲状腺炎的后期，病久入脏，损伤机体阳气，辨证为脾肾阳虚证，治以扶正化瘿汤为主方，加肉苁蓉、淫羊藿、菟丝子、肉桂、附子、鹿茸等温补脾阳药物以助阳化气，加升麻、柴胡以升举阳气，余随症酌情加减。

四、现代研究进展

（一）中医药治疗桥本甲状腺炎的理论研究进展

左新河等从络病理论研究桥本甲状腺炎的病机。主要病机为：①先天禀赋不足-肾络亏虚。先天肾精亏虚，则肾络亦虚，若再感六淫邪气或内伤杂病，一旦邪气入里侵于肾络，后虽病情可好转，但余邪仍易伏于肾络。此时正气若再受损，无力与余邪相抗，则气血运行受阻，瘀滞于颈前，日久成积，可见颈前肿大；气血瘀滞而新血不生，使得阳气更伤，导致畏寒、乏力等甲减的症状。②情志调节不畅-肝络不畅。情志不舒一直被认为是甲状腺病的重要病因之一，有研究显示桥本甲状腺炎患者较正常人更容易焦虑和抑郁，以合并甲减的患者为甚。焦虑则易怒，怒而不发则郁，中医学认为肝主怒、主藏血又主疏泄。常常发怒则肝火旺盛，肝气易泄，肝血亦被灼伤，气血耗伤则运行无力，或是常常怒而不发，则气郁不疏，同样会导致气血运行不畅。络脉最是细小曲折，其中的气血运行也最缓慢，而气血运行不畅所生之瘀血首先阻于肝络，再逐渐发展。肝木之邪克制脾土，脾虚不运又生痰，痰瘀互结随肝木之邪上循肝经至颈部，就形成了桥本甲状腺炎患者典型的颈前肿大之象。因而在使用祛痰消瘀之法治疗桥本甲状腺炎之时，也当重视疏通肝络之气血。③病程缠绵日久-络脉瘀闭。病程发展至后期，甲状腺滤泡结构已经大量被破坏，甲状腺组织纤维化明显，形成间隔，甲状腺逐渐萎缩。此时的甲状腺功能已严重受损，临床可见明显甲减症状。此时病程已较久，久病入络，痰浊瘀血阻于络脉，颈部络脉闭阻，气血不通，甲状腺不得濡养，故逐渐萎缩。久病及肾，肾络不得气血濡养，日渐亏虚，伤及先天之元气，可见畏寒肢凉、腰膝酸软、疲劳乏力等肾阳亏虚之象。故此时辨证施治，既要化瘀通络以促进气血运行，又要兼顾温肾助阳以缓解患者症状。

刘素荣等基于血证论理论治疗桥本甲状腺炎。基于多年临床观察发现桥本甲状腺炎患者女性发病率远高于男性，女子以血为本，以气为用，进一步提出桥本甲状腺炎的病机根本在于血虚，并融合《血证论》关于血虚的认识，提出应用清火补血法、化瘀补血法、补火生血法治疗桥本甲状腺炎的学术思想。通过补血方法来治疗桥本甲状腺炎的各分期中无论是在改善症状还是在规范化验指标方面都取得了显著疗效。

王旭从"一气周流"理论探讨桥本甲状腺炎的病因病机和辨证治疗。"一气周流"理论强调"中气"之要，重视培补中土脾胃，提出中土健运，木火左旋上升、金水右旋下降得畅，中气环周身无碍，百病乃平。桥本甲状腺炎其病位在肝、脾、肾，病机为脾虚湿困、肝郁气滞、肾虚血瘀，气机升降循环障碍贯穿始终。临床中，可运用"一气周流"理论论治桥本甲状腺炎，补中土以升降有序、疏肝木使一气贯通、补肾阳助周流顺畅。无论肝木郁滞，抑或肾虚水寒，皆为中土湿困所致，故应重视恢复中土斡旋、左升右降之效，以使中气通流全身而循环不绝，肝木升发、肾水降敛而升降平衡，相火下煦、肾水上资而阴阳调和。

张兰提出基于"神形共养"理论探讨桥本甲状腺炎亚临床期的防治："神形共养"的理论内涵体现了治未病和中医整体观念的特色思想，为从肝脾肾治疗桥本甲状腺炎亚临床期提供了理论依据，对从肝脾肾防治甲状腺特异性自身抗体对甲状腺组织及功能的破坏和逆转疾病衍化有着重要意义。在"形神共养"理论指导下，分别从肝讨论"神"的紊乱在桥本甲状腺炎发病的潜性作用和从脾肾讨论"形"的损伤是桥本甲状腺炎的发病基础，强调了神形共养即疏肝健脾兼补肾是早期防治桥本甲状腺炎的重要原则。

丁治国治疗桥本甲状腺炎以"靥本相应"理论为指导。"靥本相应"是指甲状腺与人体全身内环境（包括脏腑功能、免疫系统等）是相互影响、互为映照的。基于"靥本相应"理论，针对桥本甲状腺炎疾病发展的三阶段提出三大策略：①亚健康阶段与"未病先防"策略。桥本甲状腺炎亚健康阶段是指患者尚未出现甲状腺的功能或器质性可查病变，无抗体升高，但临床已有以"甲状腺病症候群"为主的临床症状。从现代医学角度看，本阶段无明确的干预方法。从"靥本相应"理论的角度看，此时肝郁气滞，甚或肝郁脾虚之证已现，逐步出现"靥"与"本"相互影响的负反馈的初始阶段。此阶段的治疗原则是采取"未病先防"策略，以充分发挥中医药"治未病"优势，尽快纠正人体内环境的紊乱，避免引发甲状腺器质性或功能性疾病。②病情尚轻阶段与"适度干预"策略。桥本甲状腺炎病情尚轻阶段是指患者已经出现甲状腺器质性或功能性疾病的初期，抗体升高但甲状腺功能正常，病情尚轻，尚未到达现代治疗的适应证标准的阶段。从现代医学角度看，本阶段诊疗主要采取"定期随访"策略。从"靥本相应"理论角度出发，提出"适度干预"策略，中医干预治"本"以降低自身免疫性抗体，避免或减缓病情继续加重。③病情既重阶段与"整合治疗"策略。

病情既重阶段是指患者甲状腺病继续加重，已经进入需要甲状腺素制剂、抗甲状腺药物或手术治疗等阶段。所谓"整合治疗"策略，是指在现代医学有效控制、祛除甲状腺病变的同时，应整合中医药的治疗优势，同时纠正人体内环境的紊乱，与现代医学手段形成协同，实现治愈疾病、减少复发、提升患者生活质量的目的。

（二）中医药干预桥本甲状腺炎作用机制的实验研究进展

目前尚无针对桥本甲状腺炎病因的西药，中医药不仅临床应用广泛，而且从药效实验、中医药治疗本病的作用机制等方面开展了许多相关研究，为中医药诊治本病提供了研究基础。中医药干预桥本甲状腺炎作用机制的实验研究主要包括以下几个方面：①中医药可降低甲状腺抗体水平，如中药甲宁（药物组成：三棱、莪术、柴胡、五味子、穿山甲、何首乌、夏枯草、野菊花、女贞子）、抗炎消瘿方（药物组成：麻黄、雷公藤、桃仁、肉桂）、祛瘀消瘿颗粒（药物组成：柴胡、夏枯草、乌药等）均能使 EAT 小鼠 TGAb、TPOAb 水平明显降低。②中医药能调节淋巴细胞及其亚群平衡：张程斐等用甲炎康泰复方颗粒剂（药物组成：柴胡、郁金、浙贝母、玄参、夏枯草、穿山龙、乌梅、山慈菇、黄芪）干预 EAT 大鼠，结果甲炎康泰高剂量组 Th1、Th2 细胞分布比例均降低。③中医药能够调节 Th1/Th2 相关细胞因子平衡：张红等用凉血化瘀中药（板蓝根、苦参、黄芩、丹参、大黄等）干预 EAT 大鼠，结果显示凉血化瘀中药能降低 TNF-α，增加 IL-10 表达，从而调节 Th1/Th2 平衡紊乱。④中医药能够调节 Treg/Th17 相关细胞因子平衡：关溪等发现消瘿合剂能使 EAT 大鼠脾脏 Foxp3 mRNA 表达提高，脾脏 IL-17 mRNA 及血清 IL-6、IL-17 降低。⑤中医药可能阻止甲状腺细胞凋亡：许芝银等实验结果显示，麻黄多糖可使小鼠甲状腺 Bcl-2 蛋白表达增加，Bax 蛋白表达抑制。Fas 活化后和其配体 FasL 结合能够介导细胞凋亡。⑥中医药可能抑制桥本甲状腺炎癌变：华川等动物实验显示芪箭消瘿汤能减轻 EGFR 的过度表达，对 ETA 小鼠疗效明显，能抑制甲状腺细胞增殖，但是否阻止桥本甲状腺炎患者甲状腺恶变尚需进一步研究证实。以上实验研究均证实中医药对桥本甲状腺炎治疗有效，但数据结果有限，还需更多数据的支持；提取中药有效成分应用于 EAT 动物的药效研究会更具有准确性和说服力。目前实验多基于验证某些细胞因子，而对于完整免疫通路研究较少，如 PI3K/AKT 信号通路、JAK/STAT 信号通路等；中药如何通过影响 Foxp3、IL-17、RORγT 等的蛋白表达变化从而达到调节并维持 Treg/Th17 细胞平衡状态仍不明确；同样，中药调节 Th1/Th2 细胞失衡与影响 IL-2、IL-4、IFN-γ 等蛋白表达变化之间的具体过程有待深入研究。另外，中医治疗强调辨证分型，在 EAT 动物造模的同时，也应制造某种证型，病证结合，以观察中药的疗效。

（三）中医辨证分型治疗桥本甲状腺炎研究进展

中医学对桥本甲状腺炎分型的认识不尽相同，从不同的临床角度分为两型、三型、四型、六型、八型、九型等。①两型：林兰将本病分为脾肾阳虚型、肝郁脾虚型。前者拟八味肾气丸合二仙汤加减以温补脾肾之阳；后者拟参苓白术散健脾合四逆散疏肝。②三型：姜兆俊将桥本甲状腺炎分为肝郁痰凝型、气阴两虚型及脾肾阳虚型，自拟"消瘿方"，并根据不同证型辨证加减；③马建将本病分为肝气郁结证、痰凝血瘀证、脾肾阳虚证，据疾病发展规律提出"疏肝理气、软坚散结、补益脾肾"三大治则。④四型：史奎钧根据疾病发生发展过程将桥本甲状腺炎相应地分为湿阻痰凝证、气滞血瘀证、阴虚火旺致瘀瘀互结证、脾肾两虚夹血瘀痰凝证，重点突出"疏肝气"在治疗过程中举足轻重的地位；刘素荣等将本病辨证分为肝郁脾虚、心肝火旺、脾肾阳虚、痰凝血瘀四型，并分别给予逍遥散、丹栀逍遥散、肾气丸、消瘿丸加减辨证论治。⑤六型：姜德友等将瘿病分为痰浊阻滞型、肝郁气滞型、肝火旺盛型、心肝阴虚型、痰结血瘀型、气阴两虚型，相对应地选用化痰散结类、疏肝理气类、清肝泻火类、养阴柔肝类、活血化瘀类、益气养阴类中药论治。⑥八型：魏军平治疗桥本甲状腺炎分为气郁痰阻、痰结血瘀、肝郁脾虚、心肝火旺、气阴两虚、肝肾阴虚、脾肾气虚及阳虚。⑦九型：徐宇琨等将本病分为肝气郁结证、肝郁蕴热证、痰凝血瘀证、气郁痰阻证、肝郁脾虚证、阴虚火旺证、气虚痰阻证、气阴两虚证、脾肾阳虚证。

（四）中医辨证分期治疗桥本甲状腺炎研究进展

李敏超等根据桥本甲状腺炎甲亢期、稳定期、甲减期的发展规律，结合吴敏教授多年的临床治疗经验，相应地将本病分为心肝火旺型、脾胃虚弱型和脾肾阳虚型，前期多用清热养阴药，中期多用补益脾胃兼理气化痰药，后期则用温补脾肾兼化湿药。

魏军平等将桥本甲状腺炎分为三期：①早期主要为类似甲亢的临床表现，以气滞痰凝为主要特点。症见甲状腺肿大，质地坚韧，可随着吞咽活动，胸胁胀满，恶心痞闷，口苦咽干，舌质红，苔黄腻，脉弦滑。治法：疏肝理气，健脾化痰。方药：柴胡疏肝散加味，川芎6g，柴胡10g，香附30g，白芍15g，赤芍15g，法半夏9g，陈皮10g，莪术10g，海浮石15g，海螵蛸10g，生牡蛎（先煎）30g，夏枯草15g，乳香3g，三棱10g。②中期是甲亢的表现得到初步控制，但临床症状及体征尚没有完全缓解，以阴虚内热而兼痰凝为主要特点。症见甲状腺肿大，质地坚韧无痛，心悸，双手震颤，烦躁不安，潮热，盗汗，口干咽燥，夜寐不安，多梦，夜间鼾声，舌质红少苔，脉细数。治法：滋阴降火，利湿化痰。方药：一贯煎合二陈汤加味，生地黄30g，知母10g，川牛膝10g，麦冬10g，生石膏（先煎）10g，陈皮10g，法半夏9g，茯苓15g，牛蒡子6g，白薇10g，卷柏10g，白芷6g，地骨皮10g，牡丹皮10g，夏枯草15g，海浮石15g，炒栀子10g，酸枣仁10g，紫草10g。③后期经过一段时间治疗，甲亢症状得到控制，继而发生甲减表现，以肝肾阴虚为主要特点。症见甲状腺肿大逐渐变软，形寒肢冷，面色苍白，腰膝酸软，头晕目眩，倦怠乏力，男子阳痿或精少，女子月经过多，带下清冷，或面浮肢肿，舌质红苔白，脉沉迟。治法：温肾健脾。方药：右归丸合阳和汤加减，熟地黄15g，山药12g，枸杞子15g，熟附子（先煎）5g，菟丝子15g，炒白术15g，鹿角胶10g，生甘草10g，白芥子10g。

赵丽等将桥本甲状腺炎分为三期：①早期：气郁痰阻、痰瘀互结，需标本兼治。桥本甲状腺炎早期多因情志内伤，津液输布失常，气机郁滞，津凝痰聚，痰气搏结于颈前所致。本期病邪入侵，正气尚存，正强邪弱，一般无明显临床表现，或仅表现为甲状腺弥漫性肿大或情志不舒。②甲亢期：肝火旺盛、阴虚火旺，重在治标。本期多因气郁日久而化火，致使火热内盛，热盛津伤，痰气交阻于颈前，病症多属肝火旺盛或阴虚火旺之热象。③甲减期：脾肾两虚，治本为主。临床上，处于甲减期的桥本甲状腺炎患者最常见，多因病变日久，机体耗伤过度，邪盛正衰。本期病机主要以脾肾亏虚为主。

五、预防与调护

1. 饮食有节，营养均衡 适量补充热量和营养，如蛋白质、维生素、微量元素等，保证营养均衡。关于碘摄入，目前摄碘量尚存在争议，建议根据尿碘（UIC）水平评估病情，制订个体化方案，避免碘过量；平素饮食有所节制，避免过食或偏嗜。

2. 调畅情志，心理健康 情志对甲状腺病的影响尤为突出。保持精神愉悦，心胸开朗，及时疏解不良情绪；积极沟通和社交，适应周围生活环境变化，是防治桥本甲状腺炎发生及病情发展的重要方式。

3. 起居有常，不妄作为 顺应四时变化，培养良好的生活习惯，注意劳逸结合，五脏六腑调和，机体内环境稳定，疾病乃愈。

4. 适度运动，增强体质 积极锻炼身体，避免过度劳累，增强机体抗病能力，激发正气，抵御外邪，中医所谓"正气存内，邪不可干"。

5. 早期发现，适时干预 桥本甲状腺炎多发病慢，病程长，具有一定隐匿性。注意定期体检甲状腺，有相关家族遗传史者更应重视；一旦发现疾病，应定期复查，适时合理治疗。

　　综合本章节内容，在甲状腺炎发病的不同时期，可将现代医学和中医学治疗优势互补。甲状腺炎起病隐匿，早期临床症状常不典型，且中后期症状多变，西医主要以对症治疗为主，而中医药对本病病机的认识及治疗方面取得了一定的进展，弥补了西医治疗的短板，特别是"未病先防、既病防变、愈后防复"的"治未病"思想、整体观念和辨证论治体现在甲状腺炎中医治疗的各个阶段，更有利于掌握病程的进展，充分展示中医治疗本病的优越性。目前针对桥本甲状腺炎的治疗存在两大科学难点，一是现代医学尚无公认的、统一的、有效的治疗方法降低甲状腺自身免疫性抗体、延缓桥本甲状腺炎向甲减期发展，而中医药在延缓其病情发展过程中有一定的疗效。二是贯穿桥本甲状腺炎发生发展过程中的临床症状表现无法改善问题，比如甲减期现代医学以甲状腺激素替代治疗为主，部分患者经治疗后甲状腺功能指标恢复到正常水平，但仍会出现一些临床症状，比如乏力、易怒、失眠、脱发、水肿、记忆力减退等。中医治疗除了传统的中药辨病、辨证、病证结合治疗外，还有特色的外治法治疗，可有效调理脏腑功能，促进机体内环境稳定，显著改善临床症状。因此，中药内外合治及中西医结合的诊治方案对于甲状腺炎的诊疗具有重要的临床价值和研究意义，值得我们进一步探索和突破。另外，在现代研究方面，现代医家在理论研究、实验研究、临床研究等方面都取得了较大的进展，但在发病机制、研究方法、疗效评价等方面仍存在一些局限性，还需要我们在继承前人经验的基础上，进一步挖掘和创新。

（丁治国）

第十三章

甲状腺肿、结节与肿瘤

第一节 青春期甲状腺肿

甲状腺肿（goiter）是指甲状腺上皮细胞增生形成的甲状腺肿大。根据是否伴有甲状腺激素过度产生，甲状腺肿分为毒性甲状腺肿和非毒性甲状腺肿。非毒性甲状腺肿，又称为单纯性甲状腺肿。青春期甲状腺肿（goiter in puberty）是发生于青春期的单纯性甲状腺肿。

一、病 因 病 理

世界卫生组织将青春期界定为 10～20 岁。青春期由于人体生长发育加快，这个阶段身体需要的甲状腺激素增多，甲状腺产生甲状腺激素的速度如果跟不上需求节奏，甲状腺激素相对不足，就会出现甲状腺不同程度的肿大。本病女性明显多于男性。女孩进入青春期出现甲状腺肿的原因是多方面的。其中最主要的原因是女孩进入青春期后，由于其身体对甲状腺素的需要量增加，从而引起体内碘的相对缺乏。由于饮食习惯、摄食量的差异，女生碘摄入量往往低于男生，特别是爱挑食的女孩，碘摄入量更少。在青春期，女子体内雌激素的分泌增加，雌激素会使甲状腺的含碘量下降，抑制甲状腺激素分泌。由于以上原因，机体通过下丘脑-腺垂体系统的反馈机制，刺激甲状腺滤泡上皮增生、甲状腺组织肿大，从而形成了青春期甲状腺肿。过了青春发育期，人体的生长发育高潮过去，新陈代谢渐趋平稳，机体对甲状腺激素的需求量相应减少，需碘量减少，甲状腺便自行恢复正常。

青春期甲状腺肿大发病率与饮食习惯、地域、环境等相关。但没有证据显示青春期甲状腺肿与遗传和种族有关。2014 年，一项英国的研究发现，处于青春期生长发育阶段的 14～15 岁女生中，超过 2/3 存在碘缺乏现象。2017 年，一项对浙江省德清县 124 名初一女生的调查中，发现其甲状腺肿发病率为 1.65%。

青春期甲状腺肿的病理表现为滤泡密集、滤泡脱水、胶质减少、上皮细胞增多、甲状腺腺体增大。若病因未及时纠正，病程时间长，便形成弥漫性甲状腺肿，但极少形成结节性甲状腺肿。

二、临 床 表 现

本病见于青春期，女性发病率是男性的 4 倍。临床表现为甲状腺肿大。多数青春期甲状腺肿，甲状腺肿大并不严重，一般无明显不适症状，只是照镜子或是旁人不经意时发现颈部饱满或增粗。甲状腺肿大常有自发性波动，可能与情绪波动和月经周期有关。身体发育、智力成长均正常。甲状腺触诊为弥漫轻度增大，轮廓清楚，左右叶对称，峡部肿大较明显，一般无结节，无触痛，质地软，无震颤及血管杂音。

三、实验室及其他检查

血清 T_3、T_4、FT_3、FT_4、TSH 测定正常；甲状腺吸碘率可有升高，但吸碘高峰不提前出现；B 超或甲状腺 SPECT 检查示甲状腺弥漫性肿大。甲状腺自身抗体阴性，合并自身免疫性甲状腺炎时，抗体可呈阳性。一般情况下不推荐进行细针穿刺活检。

四、诊 断 标 准

本病发生于青春发育期（10～20 岁），女性多见；存在甲状腺不同程度的肿大；抽血化验甲状腺功能正常，B 超或甲状腺 SPECT 检查示甲状腺弥漫性肿大。

五、鉴 别 诊 断

（一）甲亢

甲亢与青春期甲状腺肿均有甲状腺肿的表现。青春期甲状腺肿没有甲亢的表现，如怕热、多汗、心悸、体重减轻、大便次数增多、突眼等；化验甲状腺功能正常，甲状腺吸碘率可升高，但是吸碘率高峰不提前出现。甲亢常有上述表现；化验甲状腺功能有 T_3、T_4 升高，TSH 减低；吸碘率不仅升高而且高峰还会提前出现。

（二）甲状腺炎

本病亦须与甲状腺炎鉴别。若在甲状腺肿的基础上，甲状腺相关抗体增高，包括 TGAb 和 TPOAb 等，则提示患者合并有甲状腺炎。

六、预防与治疗

世界卫生组织推荐青春期每日摄入 150μg 碘，可有效预防甲状腺肿。妊娠期妇女每日摄入 250μg 碘。青春期甲状腺肿大多可自行消退，不会造成严重后果。部分肿大明显的可以给予小剂量的甲状腺素治疗。

第二节　妊娠期甲状腺肿

甲状腺病在妊娠期十分常见。由于妊娠期女性的生理特点，即使是碘充足的女性，其甲状腺会膨胀约 10%，而碘缺乏的女性则较非孕时增大 20%～40%。妊娠期甲状腺肿（goiter in pregnancy）是指发生于妊娠期的单纯性甲状腺肿，不伴有甲状腺功能的改变。

一、病 因 病 理

妊娠期，雌激素水平骤升，肝脏合成甲状腺素结合球蛋白增多，使结合型甲状腺激素增加、游离型甲状腺激素浓度减少，反馈刺激甲状腺额外增加甲状腺激素合成。妊娠期甲状腺激素代谢也较孕前增快。妊娠期产生的 hCG 与 TSH 结构类似，有直接促进甲状腺增大并形成甲状腺肿的作用。妊娠期肾小球滤过率增加，导致碘随尿液排出增加 50% 左右。此外，随着胎儿碘需求量的逐渐增加，妊娠期女性处在相对缺碘状态。以上原因共同导致妊娠期甲状腺肿。目前国内尚未推荐妊娠女性普筛甲状腺。英国一项多中心研究显示，孕妇普遍存在不同程度的甲状腺增大，但仅 15.3% 的孕妇出现各种甲状腺功能异常。

妊娠期甲状腺肿是一种生理性甲状腺肿。与青春期甲状腺肿类似，其主要病理表现为滤泡密集、胶质减少、上皮细胞增多、滤泡间及小叶间血管增多。随着妊娠结束，甲状腺结构随之恢复正常。

二、临 床 表 现

本病主要表现为颈部饱满，甲状腺轻度肿大，无明显不适症状。甲状腺触诊为弥漫轻度增大，轮廓清楚，一般无结节，无触痛，无震颤及血管杂音。

三、实验室及其他检查

妊娠期甲状腺肿是一种生理性改变，甲状腺功能正常。B 超检查可见甲状腺弥漫性肿大，一般无结节。甲状腺放射性碘扫描由于对胎儿有一定危险禁用于妊娠女性，故不应用于妊娠期检查。妊娠期也不推荐进行细针穿刺活检。

四、诊 断 标 准

发生于妊娠期的甲状腺肿大，一般为轻度肿大，B 超检查示甲状腺弥漫性肿大，甲状腺功能正常，即可诊断妊娠期甲状腺肿。

五、鉴 别 诊 断

妊娠期甲状腺肿须行甲状腺功能及甲状腺相关抗体检查，排除有无合并甲亢、甲减或甲状腺炎。B 超检查发现小于 10mm 的结节，可分娩后进一步检查。若结节较大、有甲状腺癌高危因素或 B 超检查发现疑似甲状腺恶性肿瘤，则需细针穿刺活检。

六、预 防 与 治 疗

妊娠期由于甲状腺激素生成增加、肾碘排泄量增加和胎儿碘需求增加导致碘的需求增加，孕妇应每日摄碘 250μg。妊娠期甲状腺肿为生理性改变，待妊娠结束后，甲状腺肿可自行消退，故除了正常摄碘外，无须特殊处理。

第三节　高碘性甲状腺肿

高碘性甲状腺肿（iodine-excess goiter）是由于机体长期摄入远远超过生理需要量的碘而引起的甲状腺肿。我国是一个普遍缺碘的国家，自 1995 年以来开始陆续实施全民食盐加碘，全民碘营养水平得到了明显提高。在碘缺乏的省份，甲状腺肿发病率明显降低，我国在国家水平上已基本纠正碘缺乏的情况，但居民甲状腺肿发病率仍未降至 WHO 推荐标准（≤5%）。我国幅员辽阔，也存在着一些高碘地区。高碘地区分为食源性和水源性两种。日本是世界上最早发现食源性高碘性甲状腺肿的国家，1960 年即有报道北海道居民因食用昆布引发高碘性甲状腺肿，我国的山东日照地区也存在类似现象。我国是最早发现水源性高碘性甲状腺肿的国家，20 世纪 70 年代在河北省黄骅市发现当地深水井中含碘量过高，饮用深水井水的居民甲状腺肿发病率达到 28.36%。1983 年之前，我国高碘性甲状腺肿仅报道河北、山东的渤海海滨和新疆维吾尔自治区的奎屯乌苏山前倾斜地带。1983年，河北省进行了大范围的高碘性甲状腺肿调查，发现在保定地区的新城、雄县，廊坊地区的永清、固安，以及邢台地区的广宗和威县也存在高碘性甲状腺肿。同时，山东省亦在德州、梁山等地区发现高碘性甲状腺肿病例。这些平原地区的高碘性甲状腺肿是由浅层高碘水源所致，表现为以村为单位，散点式存在，不像渤海海滨那样形成大片病区。根据卫生部 2012 年的调查结果显示，中国水源性高碘地区包括北京、天津、河北、山西、内蒙古、江苏、安徽、山东和河南 9 个省（自治区、直辖市）中的 109 个县（市、区、旗）的 535 个乡镇，此外还包括陕西省卫生厅确定辖区内富平县刘集镇，共约 1600 万人口。美国在 20 世纪 20 年代就开始供应碘盐，基本消除碘缺乏。根据在密歇根、肯塔基等五个州的调查，尿碘水平越高的人群，甲状腺肿发病率越高，提示美国现存的甲状腺肿主要是高碘性甲状腺肿。在第三世界国家的调查也有类似情况。在新几内亚、伊朗、伊拉克等国的调查均发现，用碘化物防治甲状腺肿的过程中，儿童、青少年的甲状腺肿发病率反而升高。以上均提示碘过量导致甲状腺肿是一个不容忽视的问题。

一、病　　理

碘是人体必须的微量元素，是合成甲状腺激素的必需原料。健康成人体内的碘总量为 20～50mg，约 90% 都集中在甲状腺。碘每天都在代谢，成人每天对碘的需求量约为 150μg。食物是碘摄入的主要来源，肾脏则是碘的主要排泄器官。在碘充足的情况下，碘的排出量等于碘的摄入量，处在平衡状态。碘摄入量影响甲状腺的形态和功能，与甲状腺病的发病率呈"U 形曲线"关系。"U 形曲线"的底部表示最佳碘摄入量。

高碘引发甲状腺肿，通常的解释是碘阻断效应，即 Wolff-Chaikoff 效应所致。当摄入高碘时，碘抑制了过氧化物酶的活性，使 T_3、T_4 合成减少，反馈性 TSH 分泌增高，促进了甲状腺肿的发生。近年的研究表明，高碘摄入后主要是抑制了钠碘同向转运体（NIS），使碘向甲状腺细胞内转运减少，造成细胞内碘水平下降，T_3、T_4 合成减少，反馈性 TSH 分泌增高，促进了甲状腺肿的发生。然而，碘阻断效应是暂时的，多数人机体很快适应，称为碘阻断的逃逸现象，故大多数人并不发生高碘性甲状腺肿。长期摄入高碘，尽管机体的适应可使激素代谢维持正常，但由于胶质合成过多而潴留，高碘又抑制蛋白脱碘，最终导致滤泡腔扩大而形成甲状腺肿。碘过剩也有促进自身免疫性甲状腺炎的作用。此外，有报道显示，在部分高水碘地区，甲状腺乳头状癌发病率升高。

在光镜下，高碘性甲状腺肿的甲状腺滤泡明显肿大，胶质明显增多，而上皮细胞扁平；但有的上皮细胞呈现柱状或增生改变，有的滤泡融合，泡腔变小或呈现突性滤泡，甲状腺间质纤维增生及早期结节改变。在电镜下，则见扩大的滤泡腔内充满电子密度高的胶质，上皮细胞扁而薄，细胞器成团存在，细胞核呈梭形或已经破裂坏死，内质网扩大，线粒体、溶酶体减少。

高碘性甲状腺肿患者的血清 T_3、FT_3、T_4、FT_4、rT_3 和 TSH 与正常人群无显著差异，但高碘的各项激素水平高于或低于正常范围的百分比要高于正常人群。在动物实验中，则表现为随着摄碘量增加，血清 T_4 水平增高。但血清 T_3 却表现相反，随着摄碘量增加，血清 T_3 水平有降低的趋势。

二、临床表现

本病主要表现为甲状腺肿大，一般呈弥漫性肿大，多系 I～II 度，III 度少见。两侧叶可以大小不等，表面比较光滑，质地较坚韧，一般无杂音，无震颤。结节型、混合型少见。极少引起压迫气管症状，但新生儿高碘性甲状腺肿可压迫气管，甚者导致窒息。少数患者表现出甲减症状，甚至出现黏液性水肿。

三、实验室及其他检查

（一）血清学检查

高碘性甲状腺肿患者的血清 T_3、FT_3、T_4、FT_4 和 TSH 检查结果正常。偶有 T_4 值低、TSH 值高的情况。

（二）尿碘测定

尿碘排泄增高，常常大于 800μg/L。

（三）过氯酸钾排泄试验

过氯酸钾排泄试验阳性；血浆无机碘含量显著增高。

（四）甲状腺吸碘率

甲状腺吸碘率下降，但摄取碘的绝对量常增高。

（五）甲状腺超声

B 超表现为甲状腺弥漫性肿大，少数患者形成结节。

四、诊 断 标 准

患者生活或居住在高碘地区，或有明确的高碘摄入史，甲状腺肿大，质地较坚韧，尿碘大于 800μg/L，吸碘率低（一般 24h 低于 10%），能排除其他原因引起的甲状腺肿，则可诊断为高碘性甲状腺肿。

五、鉴 别 诊 断

高碘性甲状腺肿的诊断根据病史和流行区域结合临床症状及实验室检查，多可以做出明确诊断，需与其他甲状腺肿大疾病，如甲亢、甲减、结节性甲状腺肿、桥本甲状腺炎等鉴别。高碘性甲状腺肿的甲状腺肿大多呈弥漫型，与低碘性甲状腺肿相比，其质地较坚韧，较易鉴别。

六、预防与治疗

高碘性甲状腺肿一般无须治疗，祛除病因即可。包括食用含碘量低的盐或无碘盐，不吃含碘高的食品，限制碘的摄入。中重度甲状腺肿，可口服小剂量甲状腺素片或左甲状腺素钠片，纠正甲减倾向，经 6~12 个月的治疗，可使甲状腺体积缩小，部分可治愈。

根据碘的生态学研究，由于冰川融解、降水过滤，土壤中的碘丧失殆尽，一般认为陆地上是缺碘的。基于这种认识，WHO 倡导陆地国家全民食盐加碘。值得注意的是，我国仍是世界上碘缺乏病分布较广泛、病情较严重的国家之一，一般人群每日从食物和饮水中获取的碘不能满足日常需求，仍需食用碘盐额外补碘。但是，陆地上仍然存在部分高碘区。当居民饮用水碘含量超过 300μg/L，尿碘水平超过 800μg/g · Cr，就会出现高碘性甲状腺肿的流行。根据我国在河北、山东、贵州 3 省 17 个点的水碘、尿碘和甲状腺肿率的调查，水碘最适浓度是 5.0~300.0μg/L，尿碘最适浓度为 50~800μg/g · Cr。在高碘地区，碘与甲状腺肿的关系已经进入了"U 形曲线"时代，高碘性甲状腺肿已经成为新的公共卫生问题。保持合适的碘摄入，避免碘过剩，是预防高碘性甲状腺肿的有效措施。

（田　明）

第四节　地方性甲状腺肿

地方性甲状腺肿（endemic goiter）是一种常见的碘缺乏病（iodine deficiency disorders，IDD），指居住在特定地理环境下的居民，因饮食长期摄入的碘低于生理需要量，从而引起以甲状腺肿大为临床特征的地方性疾病。当一个地区学龄儿童中单纯性甲状腺肿的患病率超过 10%时，称为地方性甲状腺肿。

一、流 行 病 学

1960 年 WHO 首次提出地方性甲状腺肿是一种全球性疾病。WHO 在 2007 年对全球碘缺乏病流行情况进行了评估，其数据来源于 1997～2006 年共 130 个国家的调查，覆盖了世界 6～12 岁人口的 92.7%。结果显示，47 个国家碘摄入不足，49 个国家碘摄入充足，27 个国家碘摄入超过充足，7 个国家碘摄入过量。据估计，全世界 31.6%（2.667 亿）学龄儿童的碘摄入量不足。地方性甲状腺肿多发生在 15～30 岁，常见于女性，尤其妊娠期和哺乳期容易发病。在流行地区，常出现于儿童，越是重病区发病越早，甚至可见于新生儿。其流行区多为内陆山区，如亚洲的喜马拉雅山脉、美洲的安第斯山脉，以及我国的天山、秦岭和燕山山脉等。

中国曾是受碘缺乏严重威胁的国家之一，1970～1980 年我国内地碘缺乏病的普查结果表明，有 29 个省、市、自治区存在碘缺乏病，累计查出地方性甲状腺肿患者 3500 万例。1996 年起，我国立法推行普遍食盐碘化（universal salt iodization，USI）防治碘缺乏病。根据我国 2014 年全国碘缺乏病病情监测的结果，我国 31 个省份及新疆生产建设兵团儿童甲状腺肿率为 2.6%，除山东外，其他省份儿童甲状腺肿率均在 5%以下；19 个省份儿童尿碘处于碘适宜水平，尚有 12 个省份及新疆生产建设兵团儿童尿碘大于适宜量。1996 年至今我国曾多次调整食盐含碘量，使得碘缺乏病得到了有效控制。

二、病 因 病 理

（一）病因

地方性甲状腺肿最常见的病因是碘缺乏。碘是甲状腺合成甲状腺激素的主要原料之一。WHO 推荐的成人每日摄碘量为 150μg。在碘缺乏时，甲状腺肿的患病率和甲状腺体积随着碘缺乏程度的加重而增加，称之为缺碘性甲状腺肿。缺碘引起甲状腺激素分泌相对不足，通过 TSH 的刺激作用，使甲状腺增生肿大，代偿性分泌甲状腺激素，因而不伴有明显的甲状腺功能异常。

尽管缺碘是本病的基本病因，但在某些缺碘程度相同的地区，地方性甲状腺肿的发病率并不相同。此外，一些地区在采取补碘措施后，虽然人群尿碘水平已经正常，但甲状腺肿症状仍旧存在，或甲状腺肿率降低但仍高于非缺碘地区，这就证明除缺碘外还存在其他病因可引起本病，研究表明致甲状腺肿物质、营养因素、遗传因素、精神因素等均可导致本病的发生。

（二）病理

甲状腺对缺碘有一个适应代偿过程，而甲状腺肿就是这种适应代偿的结果。本质上是甲状腺因摄碘不足所发生的由代偿（生理）到失代偿（病理性损伤）的过程。

在一般饮食情况下，每人每日可摄取 100～200μg 碘。在缺碘情况下，甲状腺摄碘率增高，这是由于缺碘使 T_4 的生成减少而反馈性地使促甲状腺激素（TSH）分泌增加，进一步使浓缩碘的能力增加所致。进入甲状腺细胞的碘由基底膜附近移向顶部细胞膜，最后到达微绒毛附近。可能在与微绒毛接壤的胶质中 I^- 在过氧化物酶的作用下被过氧化氢氧化成为 I^0。

当碘缺乏时，甲状腺中一碘酪氨酸（MIT）的生成增加，而二碘酪氨酸（DIT）的生成减少，继而 T_3 生成增加而 T_4 生成减少，在缺碘地区地甲状腺肿患者与当地无甲状腺肿但仍缺碘的居民均有这种变化。随着 MIT/DIT 的增高，偶合形成的 T_3 相对增多，因此甲状腺组织与血液中 T_3/T_4 也增加，但 T_4 的绝对量减少，这种变化现在认为是由于甲状腺自身调节完成的。由于 T_3 的生物活性比 T_4 强，因此这种变化对于防止缺碘时出现甲减是有益的。但是，现在还很难判断它是一种自发性的代偿措施还是一种损伤的结果。

因 T_4 下降，反馈性引起 TSH 升高，TSH 长期增高而显示出对甲状腺细胞促进生长的作用（慢效应），即上皮细胞由立方状变为高柱状，细胞数目、体积增加，故上皮细胞的蛋白质、RNA 合成加速。TSH 的慢效应往往是在持续性低碘的数周或数月后逐渐出现，与缺碘的程度和机体的反应性有关。一般来讲，严重缺碘 2～3 个月患者可出现甲状腺肿。短期缺碘可使甲状腺滤泡上皮细胞增殖和肥大；缺碘时间稍长则形成均匀的轻度肿大，如胶质甲状腺肿。若长期缺碘，可导致多结节性甲状腺肿。以上的适应代偿变化是处于发展过程中的，低 T_4 高 TSH 已经具备损伤意义，当甲状腺形成结节后，代偿意义逐渐消失，并进一步转化为损伤性因素，如诱发甲亢、压迫、癌变等。

三、临 床 表 现

大多数患者在患病早期无明显症状，甲状腺多呈轻度或中度肿大，质地柔软，没有触痛和可触及的结节。甲状腺功能基本正常，但约有 5% 的患者由于甲状腺代偿功能不足出现甲减。随着病情的发展，可在肿大腺体的一侧或两侧扪及单个或多个大小不等、软硬程度不一的结节，并可随吞咽动作上下活动。有些病程长久、体积巨大的甲状腺可向胸骨后延伸，形成胸骨后甲状腺肿。如果甲状腺过于肿大，可能压迫气管、食管、神经和颈部静脉等组织，引起吞咽困难、呼吸窘迫等压迫症状。

此外，少数患者由于长时间血清 TSH 水平增高，当充分补碘后，甲状腺激素合成增多，可形成碘致甲亢（IIH）。当形成结节性甲状腺肿时，有发生癌变的可能，且多以单个结节为主。

地方性甲状腺肿的分型如下。

1. 弥漫型 甲状腺均匀增大，摸不到结节，属于早期甲状腺肿，多见于儿童和青少年，补碘后易于恢复。

2. 结节型 在甲状腺上能摸到单个或多个结节，继发于已经形成的甲状腺肿。结节的多少与缺碘的程度有关，约 60% 的结节型甲状腺肿为多结节。此型多见于成年人，特别是妇女和老年人，说明缺碘时间长；儿童甲状腺肿则少见结节型，若有结节，也多发生于青春期。

3. 混合型 在已经弥漫肿大的甲状腺上能摸到单个或多个结节。

四、辅 助 检 查

（一）尿碘水平测定

碘摄入量可由尿中碘化物排出获悉，尿碘的排泄比较恒定，排泄量基本反映摄入量，因此通过尿碘含量可了解人体的碘摄入和碘营养水平，群体一定样本量的尿碘值，可反映该地区人群的碘营养水平。尿碘中位数（MUI）100～199μg/L 是最适宜的碘营养状态（表 13-1）。尿碘水平＜50μg/L 可支持碘缺乏的诊断。

表 13-1　碘营养状态的流行病学评估标准（基于尿碘中位数）

MUI（μg/L）	碘摄入量	碘营养状态
<20	不足	重度碘缺乏
20~49	不足	中度碘缺乏
50~99	不足	轻度碘缺乏
100~199	足量	适宜
200~299	超足量	易感个体有发生 IIH 的风险
≥300	过量	有发生 IIH 和 AITD 的风险

注：此表不用于妊娠期及哺乳期妇女；AITD：自身免疫性甲状腺疾病。

（二）甲状腺功能测定

在地方性甲状腺肿中，血清 TSH 可略增高（严重缺碘时多见），血清 T_4 可稍低，但血清 T_3 一般正常或略增高。应测定患者的甲状腺功能以除外甲状腺毒症或甲减。

（三）甲状腺摄碘率测定

甲状腺功能正常而甲状腺摄碘率高是地方性甲状腺肿的特殊表现。在地方性甲状腺肿病区内，甲状腺摄碘率呈"碘饥饿曲线"，是甲状腺肿患者和健康人的共同表现，补碘后，可迅速恢复正常。

（四）甲状腺球蛋白（Tg）测定

Tg 测定被认为是衡量碘缺乏的敏感指标，因为缺碘时甲状腺功能及组织发生改变的同时，导致细胞的转换率升高而使 Tg 入血。已经证实 Tg 与碘摄入量成反比。缺碘后，甲状腺尚未肿大，Tg 可先于 TSH 升高；补碘后，甲状腺缩小前，Tg 就已经恢复正常。碘摄入正常的儿童和成人血清 Tg 的中位数为 10μg/L，常把 20μg/L 作为正常值上限。

（五）甲状腺自身抗体测定

一般抗体检查阴性。若 TPO 抗体呈阳性，并且伴血清 TSH 水平升高，提示患者自身免疫性甲状腺疾病的风险增加。

（六）超声检查

超声检查可以更详细地确定甲状腺大小，临床中甲状腺触诊要和超声检查相配合。在缺碘地区，若患者甲状腺容积超过相应年龄段正常水平，即可诊断为本病（表 13-2）。

表 13-2　甲状腺容积正常值

年龄（周岁）	甲状腺容积正常值（ml）	年龄（周岁）	甲状腺容积正常值（ml）
6	≤3.5	13	≤9.0
7	≤4.0	14	≤10.5
8	≤4.5	15	≤12.0
9	≤5.0	16	≤14.0
10	≤6.0	17	≤16.0
11	≤7.0	成年女性	≤18.0
12	≤8.0	成年男性	≤25.0

（七）其他检查

当怀疑患者有胸骨后甲状腺肿，或患者存在较大颈部淋巴结时，可选用 CT、MRI。当患者甲状腺病变有恶性倾向时，可选用 FNAC 进行鉴别诊断。

五、诊　　断

根据流行病学资料、临床表现，结合实验室检查及辅助检查，即可做出诊断：①患者来自缺碘地区；②甲状腺弥漫性肿大超过受检者拇指末节，或者小于拇指末节但有结节，或影像学检查提示甲状腺容积超过相应年龄段正常水平；③患者有缺碘表现，尿碘排出减少，少于 50μg/L；④摄碘率高于正常；⑤血清 T_4 正常或稍低，血清 T_3 增高或正常，血清 TSH 正常或增高；⑥排除甲亢、甲状腺癌等其他甲状腺病。

六、鉴别诊断

本病应与散发性甲状腺肿相鉴别，散发性甲状腺肿又称非地方性甲状腺肿，是与地方性甲状腺肿相对而言，本病多见于沿海地区，居住地区的水和土壤碘含量正常，但患者甲状腺摄碘能力增强，血浆内无机碘浓度降低。地方性甲状腺肿与散发性甲状腺肿临床表现基本相同。本病还应与表现为甲状腺肿大的其他疾病相鉴别。

七、治　　疗

地方性甲状腺肿原则上首选内科治疗，轻度弥漫型甲状腺肿经持续补碘 6～12 个月，甲状腺肿即可回缩至正常，少数需数年，但结节一般不会因补碘而消失。结节较小的结节型和混合型地方性甲状腺肿患者，也可试用药物治疗 1～2 个疗程。对于巨大结节型甲状腺肿或出现并发症者，如压迫气管、食管等，可手术治疗，手术后个别病例可能会有复发、甲减等副作用。

（一）内科治疗

1. 碘制剂

（1）复方碘溶液：通常每日服用 1 滴，约含 0.06ml 碘，连服 30 天，停服 10 天，而后可重复服用。这种方法费用低，使用简便，适宜在小范围内的人群或暂时不能推广碘盐的地区使用。

（2）碘化钾：治疗本病时开始剂量宜小，10mg/d，20 天为一个疗程，疗程间隔 30～40 天，1～2 个月后剂量可逐渐增至 20～25mg/d，总疗程 3～6 个月。

（3）碘油：为长效补碘制剂，适用于在一定地区一次性大剂量补碘，碘油释放缓慢，安全有效，可作为暂时性辅助措施。分为口服和注射两种方法。一般成年人一次口服 400～600mg，儿童一次口服 100～200mg，可维持 8 个月到 1 年，超过有效期可再次服用。碘油注射时，对于 0～12 个月的婴儿最适宜的剂量为 0.5ml，2 年注射 1 次。1～10 岁的儿童 1.0ml，2.5 年注射 1 次。11～48 岁的成人，注射 1.0ml 时 3 年注射 1 次，注射 2.0ml 时 4 年注射 1 次。因碘油在体内吸收较慢，用后应每年随访，检测疗效。

复方碘溶液和碘化钾适用于妊娠期、哺乳期妇女及婴幼儿，碘油适用于成人、青少年和儿童。在使用碘制剂的过程中，要注意补碘过多造成 IIH、AITD 等，同时还需警惕碘过敏和碘中毒。

2. 甲状腺激素制剂　除补碘外，可口服甲状腺激素制剂，以抑制过多的内源性 TSH 分泌，补充内生甲状腺激素的不足，从而达到缓解甲状腺增生的目的。可口服甲状腺片 40～80mg/d，或 L-T_4 50～100μg/d，第 2 个月可增至 150～200μg/d，经 6～12 个月可使甲状腺肿缩小或消失，如甲状腺肿大明显或引起压迫症状，或疑有癌变者宜手术治疗。应用甲状腺激素制剂时，要由小剂量开始，逐渐增加。对已有心血管疾病的患者和老年人，要慎重使用。碘制剂和甲状腺制剂可以混合服用。

（二）外科治疗

选用外科手术治疗地方性甲状腺肿时应严格掌握适应证和禁忌证。术前应进行一段时间的保守治疗，保守治疗无效时，可考虑手术治疗。术前要充分做好准备，防止出血、术后甲亢危象等。

适应证：①凡结节型或混合型合并有坏死、囊性变、出血及其他退行性变者；②可疑恶性变者；③甲状腺肿有继发钙化者；④合并化脓感染或有瘘管形成者；⑤甲状腺肿大压迫气管、食管、喉返神经等组织引起临床症状者；⑥胸骨后甲状腺肿；⑦合并继发性甲亢；⑧患者因美观等原因迫切要求手术。

禁忌证：①弥漫型甲状腺肿，除有明显并发症者；②儿童和青年期弥漫型甲状腺肿，结节型和混合型甲状腺肿药物治疗有效者；③有严重慢性病者，如高血压、冠心病、糖尿病等；④年龄过大且无严重压迫症状的结节型或混合型甲状腺肿者；⑤妊娠期及月经期暂不施行手术；⑥继发甲亢，未经术前严格准备者；⑦颈部有伤口、感染及皮肤病者，未经治愈暂不手术。

对于地方性甲状腺肿，临床上常选择患侧腺体大部分切除术，近年来，专家对传统术式不断改进，形成各自新术式，缩小了甲状腺正常组织切除范围，提高了手术质量。内镜手术主要适用于结节型甲状腺肿或伴囊性增生、甲状腺腺瘤等，且甲状腺单结节最大直径小于4cm为佳；而对于巨大甲状腺肿、伴有甲亢、高龄、有颈部手术史或难以纠正的严重凝血功能障碍者禁用。对伴发甲状腺癌患者应视具体情况而定。

（三）放射性碘治疗

对于部分腺体过大，内科治疗无效且不能耐受手术治疗及术后复发患者可考虑 ^{131}I 治疗。^{131}I 可以使甲状腺体积缩小，绝大多数患者在 6~12 个月后可缩小 50%左右。^{131}I 治疗后有可能出现甲减、一过性甲状腺毒症等，故需密切随访患者甲状腺功能，必要时及时加用甲状腺素并根据随访的 TSH 水平逐步调整至合适剂量。

八、预　防

本病的关键在于预防，无论是治疗还是预防均应科学、系统、恰当地补碘。补碘过程中要坚持长期性、生活化和全民性原则。在流行地区，除改善水质外，最常用有效的补碘方法是食用碘盐。截至 2015 年 6 月，全球已有超过 120 个国家采用了食盐加碘措施，碘盐覆盖率在全球水平上达到了 70%。我国近年的碘缺乏病监测数据显示，碘盐覆盖率呈现稳步上升的趋势，从 1995 年的 80.2% 上升到 2014 年的 96.3%，合格碘盐食用率也从 31.9%上升到 91.5%。此外，为了保证人群适宜的碘营养水平，我国合格碘盐的标准经过几次调整。2012 年，再次将碘盐含量调整为 20mg/kg、25mg/kg、30mg/kg，每个省可自选 1~2 个碘盐含量。除食用碘盐外，碘化用水、碘化食品也常被使用。此外，还可以多食用含碘食物，如紫菜、海带及海产品等。平时应保持心情舒畅，勿郁怒动气。

第五节　非毒性弥漫性和结节性甲状腺肿

非毒性甲状腺肿（nontoxic goiter）又称单纯性甲状腺肿，是指由非炎症和非肿瘤原因导致的甲状腺弥漫性或结节性肿大，且无临床甲状腺功能异常表现。

一、流 行 病 学

非毒性甲状腺肿多见于女性，女性与男性之比为（3~5）∶1，且多发生在女性青春期、妊娠期。在青春期许多人可有轻度弥漫性甲状腺肿，但随着年龄的增长甲状腺肿可逐渐消失。少数患者，特别是女性，甲状腺肿可不消退，而在月经期及妊娠期进一步增大。发病早期绝大多数患者无自觉症状，只有少数病程较长而产生压迫症状及其他并发症，或偶然体检发现甲状腺肿大而来就诊。根据相关资料统计，一般人群的患病率约为 4%。尸解发现约 8% 的甲状腺肿中有 1 个或 1 个以上直径大于 1cm 结节，年龄在 50 岁以上的女性患者检出率为 5%～40%。

二、病 因 病 理

（一）病因

引起非毒性甲状腺肿的原因很多，主要包括以下几方面：①甲状腺激素合成原料缺乏；②甲状腺激素需要量增加；③甲状腺激素合成或分泌障碍。

（二）病理

甲状腺肿是在致病因素的作用下，甲状腺组织发生的代偿性反应到病理性损伤的一个发展过程。由于各种原因导致血浆中甲状腺激素水平降低，机体通过大脑皮质下丘脑-腺垂体系统的反馈机制，刺激甲状腺滤泡上皮增生。甲状腺滤泡增生性变化表现为滤泡密集、脱水，胶质减少，上皮细胞增多，呈高柱状，甲状腺腺体增大。当机体对激素的需求趋于缓和时，甲状腺滤泡则呈"复原"状态，滤泡肿大，腔充满胶质，上皮细胞呈立方状。这种"增生复原"的变化随生理功能的变化反复交替进行。当机体长期受到致病因素的刺激时（如长期缺碘），上述"增生复原"的变化幅度加大，时间持续延长，如此反复、长期进行便造成甲状腺弥漫性肿大，是甲状腺肿的早期病变。

甲状腺弥漫性肿大自然演变过程的晚期形成结节性甲状腺肿，开始可能只有一个结节，以后为多发性结节，称非毒性结节性甲状腺肿。由于长期反复增生和缓解复旧，形成越来越多的结节。甲状腺切面呈结节状，包括合成较多甲状腺球蛋白的胶质潴留性结节及腺瘤样增生性结节。也有不能合成甲状腺球蛋白的小滤泡结构。后期部分腺体继发坏死、出血、囊性变或纤维化及钙化和骨化。囊性结节含胶体和棕色液体，坏死出血，纤维样变，较大结节压迫周围组织，部分纤维化形成不完整的纤维包膜。后期尚可见功能自主的区域或结节。

三、临 床 表 现

本病女性多见，一般无特异性全身症状。病程早期，甲状腺呈对称、弥漫性肿大，腺体表面光滑，质地柔软，随吞咽动作上下移动。随后，在肿大腺体的一侧或两侧可扪及多个（或单个）结节；通常存在多年，增长缓慢。当发生囊肿样变的结节内并发囊内出血时，可引起结节迅速增大。甲状腺不同程度的肿大和肿大结节对周围器官引起的压迫症状是本病主要的临床表现。非毒性甲状腺肿病程长久、体积较大时可压迫气管、食管和喉返神经等组织，从而出现气管弯曲、移位和气管狭窄影响呼吸。开始只在剧烈活动时感觉气促，发展严重时，甚至休息、睡觉也有呼吸困难。受压过久还可使气管软骨变性、软化。少数喉返神经或食管受压的患者可出现声音嘶哑或吞咽困难。当形成胸骨后甲状腺肿时，还可能压迫颈深部大静脉，引起头颈部静脉回流障碍，出现面部青紫、肿胀及颈胸部表浅静脉怒张。此外，结节性甲状腺肿可继发甲亢，也可发生恶变。

四、实 验 室 检 查

（一）甲状腺功能测定

血清 TSH、T_3、T_4、FT_3、FT_4 水平在正常范围，但 T_3/T_4 增高。如果 TSH 水平升高提示临床或

亚临床甲减；TSH 水平降低则应进一步检查排除亚临床和临床甲亢。如果患者血清 TSH 水平低，FT_4 水平正常，则需测定 FT_3 水平以排除 T_3 型甲状腺毒症。

（二）甲状腺自身抗体测定

TGAb、TPOAb 及血清 TSI 正常。

（三）血清 Tg 测定

血清 Tg 水平可升高，但缺乏特异性。其他甲状腺病也可引起血清 Tg 水平升高，如亚急性甲状腺炎等，当合并结节内出血或囊内出血时，血清 Tg 水平也可一过性升高。

五、特殊检查

（一）超声检查

超声检查是诊断甲状腺肿最常用的方法。高分辨率超声可以发现直径为 2mm 的甲状腺结节，必要时还可以同时进行细针穿刺细胞学检查。超声检查不仅能测量甲状腺大小，有无结节，结节的数目、大小和位置；还能分辨结节是实性、囊性还是囊实性；有无钙化，是砂粒样钙化还是壳形钙化；有无淋巴结肿大。

（二）CT 和 MRI 检查

CT 和 MRI 检查可以清楚地显示甲状腺的解剖形态，特别是与周围组织的关系。当怀疑有胸骨后甲状腺肿时，CT 或 MRI 检查能够提供更加敏感的横断面影像，可以很好地探测气管受压情况及甲状腺肿向胸腔内延伸情况，从而指导外科干预治疗。值得注意的是在使用 CT 检查时，不能给予碘造影剂，因为碘造影剂可诱发甲状腺毒症。如果在临床上必须使用碘造影剂者则应该预先给予抗甲状腺药物。当怀疑有恶性病变时，最好使用 MRI 了解甲状腺与周围组织的关系。

（三）甲状腺核素检查

甲状腺核素检查可以评价甲状腺形态及甲状腺结节的功能。对于非毒性甲状腺肿患者，在多数情况下，甲状腺区域核素吸收是不均匀的，而不是弥漫性均匀吸收或单一结节。结节性甲状腺肿大多表现为"温结节"，有时也呈"冷结节"。如果为了治疗和缩小甲状腺而拟进行放射性碘治疗时，放射性核素甲状腺扫描也可以评判对碘的吸收情况及预测治疗的有效性。

（四）细针吸取细胞学检查

虽然细针吸取细胞学检查（FNAC）能明确多数患者甲状腺肿的性质，对鉴别甲状腺肿原因有很大帮助，但一般情况下，对于非毒性甲状腺肿患者不推荐进行 FNAC。如有以下情况之一者可进行 FNAC 检查：具有高风险临床病史，如头颈部放射治疗史、甲状腺癌家族史等；甲状腺肿不对称；结节快速增大；超声显示为低回声的实质性结节、钙化结节，或有恶性超声征象、颈部淋巴结转移征象；与甲状腺内其他结节相比，形成主结节或结节质地不一或放射性核素甲状腺扫描时有"冷结节"形成。

六、诊　　断

本病起病隐匿，进展缓慢，患者多表现为甲状腺弥漫性或结节性无痛性肿大，多数无甲状腺功能异常。

患者血清 T_3、T_4 正常，T_3/T_4 可相对增高，血清 Tg 水平增高，血清 TSH 水平一般正常。TGAb

及 TPOAb 测定可帮助确定是否有慢性淋巴细胞性甲状腺炎。

超声检查是确定甲状腺肿的主要方法，不仅可以测量甲状腺的各条径线，还能够评估甲状腺的回声、血流，以及是否存在甲状腺结节，结节的大小、数量、囊性抑或实性等。^{131}I 扫描可以确定结节摄碘功能。FNAC 有助于诊断，病理检查可确诊。

七、鉴 别 诊 断

（一）亚急性甲状腺炎

亚急性甲状腺炎常继发于病毒性上呼吸道感染，起病急，发热、咽部及颈部疼痛，甲状腺常呈不对称性肿大、质硬而表面光滑、触痛，常始于甲状腺的一侧，很快向腺体其他部位蔓延。急性期红细胞沉降率加快，病后 1 周内因部分滤泡破坏可表现基础代谢率略高，血清 T_3、T_4 升高，而血清 TSH 水平降低、甲状腺摄碘率降低，有助于两者鉴别。

（二）慢性淋巴细胞性甲状腺炎

慢性淋巴细胞性甲状腺炎是一种自身免疫病，一般中年女性患者居多，起病缓慢，常见乏力，多伴甲减。甲状腺呈弥漫性、对称性肿大，质地硬如橡皮，表面光滑，无压痛。摄碘率减少，血清可检出 TGAb 和 TPOAb 等多种抗体；而非毒性弥漫性甲状腺肿摄碘率正常，甲状腺自身抗体滴度通常减低或正常。鉴别困难时可行穿刺细胞学检查。

（三）甲状腺腺瘤

甲状腺腺瘤呈圆形或椭圆形，质地较韧，表面光滑，边缘清楚，无压痛，随吞咽动作上下活动，腺瘤生长缓慢，临床上大多无症状。与结节性甲状腺肿相鉴别时需要进行病理学检查。

（四）甲亢

甲亢患者多表现为高代谢症状和体征，大多数甲亢患者有程度不等的甲状腺肿，甲状腺肿可呈弥漫性或结节性，甲状腺可以触及震颤，闻及血管杂音。血清甲状腺激素水平升高，TSH 降低。而非毒性甲状腺肿患者除甲状腺有不同程度的肿大外，无其他明显临床症状，且甲状腺功能多正常。

（五）甲状腺癌

甲状腺癌发展快，多为单发，质地硬，形态不规则，包膜不完整或无包膜，边界不清楚，与周围组织粘连，或伴有颈部淋巴结肿大及声音嘶哑、吞咽困难、呼吸困难等压迫症状。值得注意的是，结节性甲状腺肿“冷结节”伴发甲状腺癌的危险与甲状腺单发“冷结节”中发生甲状腺癌的危险相当，无论是对多发性结节性甲状腺肿还是对单发性甲状腺结节中的“冷结节”，都需要进行细胞学检查，以除外恶性的可能。

八、治 疗

非毒性弥漫性和结节性甲状腺肿治疗方案的选择取决于该病的病因和发病阶段，治疗主要有三个目的：①解除压迫症状；②防止甲状腺肿加重；③美容。对有明确病因者，应针对病因治疗，如缺碘或使用锂等致甲状腺肿物质，应补充碘或停用锂盐。该病主要的治疗方法包括以下几种。

（一）定期随访

对于部分非毒性甲状腺肿患者，如果甲状腺肿或结节生长缓慢，局部无症状，甲状腺功能正常，可以不给予特殊治疗，临床密切随访，定期检查，观察甲状腺肿生长情况，必要时可行 FNAC。另外，要定期检测血清 TSH 水平，及早发现亚临床甲亢或甲减。

（二）甲状腺激素治疗

甲状腺激素治疗对弥漫性甲状腺肿疗效较好，但对结节性甲状腺肿效果不明显。治疗前应常规检测血清 TSH 水平，若血清 TSH 正常，可进行甲状腺激素治疗，可以口服甲状腺片或者 L-T$_4$，剂量为成年人甲状腺片 40～80mg/d，或者 L-T$_4$50～100μg/d，第 2 个月可增至 150～200μg/d。3～6 个月为 1 个疗程，停药后如复发可重复治疗。儿童减量，妊娠期、哺乳期女性适当加量。治疗时应定期检测血清 TSH 水平，根据血清 TSH 水平调整剂量，目标值为 0.5～1.0mIU/L。如果 TSH 达到抑制水平，甲状腺肿大无明显缩小，应停用。若血清 TSH＜0.1mIU/L，则提示有亚临床甲亢，不应进行甲状腺激素治疗。

（三）放射性碘治疗

^{131}I 用于治疗非毒性多结节性甲状腺肿，可使甲状腺不同程度缩小，安全有效。^{131}I 治疗多数在 3 个月内可见甲状腺体积减小，1～2 年甲状腺体积可减小 40%～55%。特别适合于年老等不耐受手术治疗的患者。

^{131}I 治疗的适应证：①禁忌手术，手术后复发或不愿手术者；②老年人手术风险较高者；③TSH 下降，疑有自主功能组织存在者；④结节明显尤其生长迅速时，此时应通过细针穿刺排除恶性病变的可能；⑤散发性非毒性甲状腺肿。

禁忌证主要包括：①妊娠及哺乳期妇女；②严重肾功能不全者；③甲状腺极度肿大且有压迫症状者。

并发症包括：①甲减：是最常见的并发症，虽然甲减的发生与给药剂量有关，但治疗前甲状腺体积小、TPOAb 阳性和甲状腺病家族史是治疗后甲减的危险因素；②甲亢：部分病例在 ^{131}I 治疗后 1～3 个月内发生 Graves 甲亢，其原因未明，可能与碘过多有关，需用抗甲状腺药物治疗；③放射性甲状腺炎：主要表现为颈部不适或疼痛，吞咽不畅，血清 TSH 一过性增高，伴或不伴轻度甲亢症状。多发生在 ^{131}I 治疗后 1 个月内，可持续 1～3 周。非甾体类药物治疗有效，无须使用抗甲状腺药物。

（四）手术切除治疗

外科治疗可快速减轻压迫，缓解症状，明确病理诊断。为防止甲状腺肿的复发，建议术后给予小剂量甲状腺激素 1.5～2 个月。

有下列情况之一的非毒性甲状腺肿，应及时手术治疗：①胸骨后甲状腺肿；②继发性甲亢；③临床疑有恶变；④对邻近器官有压迫引起临床症状；⑤结节巨大者，影响患者生活和工作。

手术禁忌证：①轻度弥漫性甲状腺肿；②儿童期、青春期、妊娠期患者；③合并重要脏器严重器质性疾病的患者。

主要并发症如下。

1. 术后呼吸困难和窒息 是最严重的并发症，多发生在术后 48h 内，如不及时发现处理，可能危及患者生命。常见的原因有出血或水肿压迫气管，喉头水肿，气管塌陷，双侧喉返神经损伤。轻者的呼吸困难有时临床不易发现，中度者往往坐立不安、烦躁，重者可有端坐呼吸、吸气性三凹征，甚至口唇、指端发绀和窒息。手术后近期出现呼吸困难，如还有颈部肿胀，切口渗出鲜血时，多为切口内出血所引起。发现上述情况时，必须立即行床旁抢救，及时剪开缝线，敞开切口，迅速除去血肿；如此时患者呼吸仍无改善，则应立即施行气管插管；情况好转后，再送手术室做进一步的检查、止血和其他处理。因此，术后应常规在患者床旁放置无菌气管插管和手套，以备急用。

2. 喉返神经损伤　发生率约为 0.5%。大多数是因手术处理甲状腺下极时，不慎将喉返神经切断、缝扎或挫夹、牵拉造成永久性或暂时性损伤所致。少数也可由血肿或瘢痕组织压迫或牵拉而发生。损伤的后果与损伤的性质（永久性或暂时性）和范围（单侧或双侧）密切相关。喉返神经含支配声带的运动神经纤维，一侧喉返神经损伤，大都引起声嘶，术后虽可由健侧声带代偿性地向病侧过度内收而恢复发音，但喉镜检查显示病侧声带依然不能内收，因此不能恢复其原有的音色。双侧喉返神经损伤，视其损伤全支、前支或后支等不同的平面，可导致失音或严重的呼吸困难，甚至窒息，需立即做气管切开。由于手术切断、缝扎、挫夹、牵拉等直接损伤喉返神经者，术中或术后立即出现症状。而因血肿压迫、瘢痕组织牵拉等所致者，则可在术后数日才出现症状。切断、缝扎引起者属永久性损伤，挫夹、牵拉、血肿压迫所致则多为暂时性，经理疗等及时处理后，一般可能在3～6个月内逐渐恢复。

3. 喉上神经损伤　多发生于处理甲状腺上极时，离腺体太远，分离不仔细，将神经与周围组织一同大束结扎所引起。喉上神经分内（感觉）、外（运动）两支。若损伤外支会使环甲肌瘫痪，引起声带松弛、音调降低；内支损伤，则喉部黏膜感觉丧失，进食特别是饮水时，容易误咽发生呛咳。一般理疗后可自行恢复。

4. 甲状旁腺功能减退　因手术时误伤甲状旁腺或其血液供给受累所致，血钙浓度下降至2.0mmol/L 以下，严重者可降至 1.0～1.5mmol/L，神经肌肉的应激性显著增高，多在术后 1～3 天出现症状，起初多数患者只有面部、唇部或手足部的针刺样麻木感或强直感，严重者可出现面肌和手足伴有疼痛的持续性痉挛，每日发作多次，每次持续 10～20min 或更长，严重者可发生喉和膈肌痉挛，引起窒息死亡。经过 2～3 周后，未受损伤的甲状旁腺增大或血供恢复，起到代偿作用，症状便可消失。切除甲状腺时，注意保留腺体背面部分的完整。切下甲状腺标本时要立即仔细检查其背面甲状旁腺有无误切，如发现误切时要将误切的甲状旁腺设法移植到胸锁乳突肌中，可避免此并发症的发生。

发生手足抽搐后，应限制肉类、乳品和蛋类等食品摄入（因含磷较高，影响钙的吸收）。抽搐发作时，立即静脉注射10%葡萄糖酸钙或氯化钙10～20ml。症状轻者可口服葡萄糖酸钙或乳酸钙2～4g，每日 3 次；症状较重或长期不能恢复者，可加服维生素 D，每日 5 万～10 万 U，以促进钙在肠道内的吸收。口服双氢速甾醇（双氢速变固醇）（DT10）油剂能明显提高血中钙含量，降低神经肌肉的应激性。定期检测血钙，以调整钙剂的用量。永久性甲状旁腺功能减退者，可用同种异体甲状旁腺移植。

（五）消融治疗

近年来随着微创技术的发展，甲状腺消融手术因能保留正常腺体、损伤小、恢复快、颈部无瘢痕等优势，受到临床医生和患者的青睐。临床中常用的甲状腺消融手术因其原理不同可分为化学消融、热消融。

其中化学消融对甲状腺囊肿的治疗反应最佳，一般而言，囊性结节的不良反应较少，注射部位疼痛和术后触痛是最常见的副作用，但疼痛大多轻微而短暂，一般在 3 天左右自行缓解，所有患者均可耐受，不必使用局麻和镇痛药。虽然其他不良反应如一过性声音嘶哑、甲状腺功能异常、静脉血栓、发热及颈部血肿等发生率很低，但必须引起重视。

热消融包括射频消融（RFA）、微波消融（WMA）、激光消融（LA）和高能量聚焦超声（HIFU）等，较适用于单发实质性结节或多结节性甲状腺肿。采用这些方法治疗前，必须严格掌握各消融方法的适应证及禁忌证，并注意防治各种并发症。

（王宽宇）

第六节　甲状腺腺瘤

甲状腺腺瘤（thyroid adenoma）是起源于甲状腺滤泡细胞的良性肿瘤，是指一类具有滤泡分化、包膜完整、无包膜与脉管浸润的良性肿瘤。目前认为本病多为单克隆性，是由于与甲状腺癌相似的刺激所致。在甲状腺肿瘤疾病中具有相当高的发病率，可发生于任何年龄，以女性多见。

一、病因病理

（一）病因

甲状腺腺瘤有的病因未明，可能与性别、遗传因素、射线照射、TSH 过度刺激等有关，也可能与地方性甲状腺肿有关。

1. 性别　甲状腺腺瘤在女性的发病率为男性的 4～6 倍，提示性别因素与发病有关。

2. 癌基因　甲状腺腺瘤中可发现癌基因 c-mye 的表达。腺瘤中还可发现癌基因 H-RAS 第 12、13、61 密码子活化突变和过度表达。高功能腺瘤中还可发现 TSH-G 蛋白腺嘌呤环化酶信号传导通路所涉及的蛋白突变，包括 TSH 受体跨膜功能区的胞外和跨膜段突变、刺激型 GTP 结合蛋白突变。上述发现均表明腺瘤的发病可能与癌基因有关，但上述基因突变仅见于少部分腺瘤患者。

3. 家族性肿瘤　甲状腺腺瘤可见于一些家族性肿瘤综合征中，包括 Cowden 和 Carney 联合体病等。

4. 外部射线照射　幼年时期头、颈、胸部曾经进行过 X 线照射治疗的人群，其甲状腺癌发病率约增高 100 倍。而甲状腺腺瘤的发病率也明显增高。

5. TSH 过度刺激　在部分甲状腺腺瘤患者中可发现血 TSH 水平增高，可能与发病有关。其机制可能是缺碘和致甲状腺肿物质的联合作用，导致甲状腺素的合成及分泌降低，反馈性地引起垂体分泌释放过高的 TSH，甲状腺滤泡上皮长期在其作用下可出现过度增生。实验发现 TSH 可刺激正常甲状腺细胞表达前癌基因 c-myc，从而促使细胞增生。

6. 碘缺乏　长期缺碘，机体代偿性 TSH 升高，促进甲状腺细胞增殖、突变，形成自主功能细胞群，同时甲状腺细胞损伤，形成自主高功能腺瘤。研究发现，与碘充足人群相比，中度缺碘人群甲状腺自主高功能腺瘤的发病率显著升高。

7. 其他　毒性甲状腺腺瘤发病机制研究表明，腺瘤细胞上 TSH 受体基因不同位点发生突变，或刺激性 G 蛋白的 α 亚单位突变，损害了 GTP 酶的活性，导致 GTP 酶的活性降低，cAMP 的产生增加，出现在没有 TSH 作用的情况下，受体持续性激活，产生过量的甲状腺激素。临床上出现甲亢。

（二）病理

甲状腺腺瘤根据细胞形态、结构及功能不同又分为滤泡状腺瘤、乳头状腺瘤、毒性甲状腺腺瘤和特殊腺瘤（嗜酸性细胞腺瘤、腺脂肪瘤、透明变梁状腺瘤）。

1. 滤泡状腺瘤　是最常见的甲状腺腺瘤，腺瘤一般为单发，偶见 1 个以上。直径多在 2～5cm，小者可＜1cm，大的可达 10cm 以上，表面被覆完整的包膜，切面实性，质细腻，颜色根据其是否有水肿、黏液变性、出血囊性变而不同。细胞丰富时，呈淡红色或灰红色鱼肉状，当细胞较少而胶质多时则呈浅棕红色带胶质光泽。较大的腺瘤常有出血囊性变，并有瘢痕组织从中心向外放射，偶有合并钙化。瘤组织由大小不等的滤泡构成，细胞呈单层立方形或扁平状，腔内有粉红色的胶状体，间质常有充血、出血或水肿，胶原纤维常伴透明化、钙化和骨化等。

2. 乳头状腺瘤 良性乳头状腺瘤少见，多呈囊性，故又称乳头状囊腺病。乳头由单层立方或低柱状细胞覆于血管及结缔组织构成，细胞形态和正常静止期的甲状腺上皮相似，乳头较短，分支较少，有时见乳头中含有胶质细胞。乳头突入大小不等的囊腔内，腔内有丰富的胶质。瘤细胞较小，形态一致，无明显多形性和核分裂象。甲状腺瘤中，具有乳头状结构者有较大的恶性倾向。凡有包膜浸润或血管受侵犯现象，均应列为乳头状癌，如具有 1~2 级乳头分支，瘤细胞排列整齐、异形核很小，分裂象偶见，且包膜完整，可暂时按乳头状瘤处理，但手术后定期随访有无复发与转移。

3. 毒性甲状腺腺瘤 是一种少见的甲状腺瘤，腺瘤组织功能自主，不受垂体分泌的 TSH 调节。在腺瘤形成的初期，瘤体外的甲状腺组织仍能正常分泌甲状腺激素，保持正常的反馈调节，甲状腺功能正常。随着病情进展，腺瘤分泌的甲状腺激素增多，出现甲亢的表现，垂体 TSH 分泌受到抑制。结节周围的甲状腺组织功能部分或完全被抑制。

4. 特殊腺瘤

（1）嗜酸性细胞腺瘤（oxyphil cell adenoma）：又称 Hürthle 细胞瘤，绝大部分或全部肿瘤细胞由嗜酸性细胞构成，瘤细胞体积大，呈多角形，细胞可分成梁索片状或实体片状分布，较少形成滤泡。即使形成滤泡，也很少含胶质。有时瘤细胞可围绕血管形成假菊形团。细胞排列呈条索状或腺泡状。偶成滤泡或乳头状。乳头结构有二级分支，要与乳头状癌鉴别。胞质丰富，含有丰富的线粒体，核小深染，核仁突出，核异型性明显。虽然细胞学表现提示嗜酸性细胞滤泡腺瘤有恶性的可能，但由于其生物学行为缺乏浸润性，提示为良性病变。

（2）腺脂肪瘤（adenolipoma）：是非常少见的良性肿瘤，肉眼见包膜完整，分界清楚。光镜下见分化成熟的脂肪组织中有小滤泡和呈单纯性结构的滤泡岛，或由分化成熟的滤泡和脂肪构成。有人认为是腺瘤间质的脂肪化生。

（3）透明变梁状腺瘤（hyalinizing trabecular adenoma）：也是一种少见的特殊类型腺瘤，表现为包膜完整的肿块。细胞丰富，形成细胞柱，呈梁状条索状排列伴有突出的玻璃样变性，透明变可出现在肿瘤细胞的胞质内，也可出现在细胞外间质。小梁曲直不一，可形成特殊的"器官样"构象，与髓样癌、乳头状癌、副节瘤的图像相似，但为良性病变。有时可出现核沟和沙砾体，但很少见。免疫组化染色和甲状腺球蛋白总是阳性表达，可与其他肿瘤相鉴别。同时也出现局灶性的表达 NSE、嗜铬素 A。

二、临床表现

甲状腺腺瘤好发于 20~40 岁女性，40 岁以上发病逐渐减少。多数无自觉症状，绝大部分患者为偶然触及或颈部超声检查时发现。初始症状多为颈前无痛性肿块，表面光滑，质地坚韧，边界清楚，与皮肤无粘连，随吞咽动作上下移动。若乳头状囊性腺瘤发生囊内出血时，肿瘤体积可在短期内迅速增大，局部出现胀痛或伴压痛。少数增大的肿瘤压迫周围组织，引起器官移位，偶见吞咽困难、呼吸困难、声音嘶哑等压迫症状。毒性甲状腺腺瘤常先出现甲状腺结节，逐渐增大，数年后出现甲亢表现，甲亢临床表现较轻，不伴突眼。

三、实验室检查

（一）甲状腺功能检查

甲状腺功能检查用于检查甲状腺功能。甲状腺腺瘤其功能及抗体水平多正常。肿瘤发生出血时，血清 TG 水平可短期升高。毒性甲状腺腺瘤血清甲状腺激素水平 T_4、T_3、FT_4、FT_3 升高，血清 TSH

水平降低。

（二）超声检查

甲状腺肿物均应进行颈部超声检查。多为单发实性结节，呈圆形、椭圆形或卵圆形，边界清楚，直径在数毫米至数厘米，形态规则，包膜完整，与正常甲状腺组织分界清楚，内部回声均匀偏弱。边缘可见特征性声晕，典型的声晕薄而光滑，后方回声增强。甲状腺腺瘤分为 3 种类型：囊性、囊实混合性及实性。实质性回声可分为低回声、等回声及高回声，高回声及等回声常见。较大腺瘤可发生退行性病变，包括囊性变，内部回声出现无回声，而出血时，结节的无回声区透声差，囊腔内见悬浮细小点状或絮状强回声。腺瘤内部可出现微钙化、粗钙化、条形钙化和环形钙化。腺瘤有较小概率发生癌变，癌变后边界不清、形态不规则、晕环不规则。若为毒性甲状腺腺瘤并伴有甲亢症状时，结节内可见丰富血流。

（三）甲状腺穿刺与活检

穿刺活检是确诊的主要手段。可以选择细针穿刺（FNA）或粗针穿刺活检（CNA）。由于甲状腺腺瘤有恶变倾向，特别是乳头状腺瘤，一旦诊断明确，应尽快进一步治疗。

（四）CT、MRI

CT 和 MRI 一般不作为甲状腺腺瘤常规诊断评估手段。在评估甲状腺腺瘤良恶性方面，CT 和 MRI 检查不优于超声，但可显示结节与周围解剖的关系，寻找可疑淋巴结，特别是对胸廓内转移淋巴结进行评估，协助制订手术方案，CT 或 MRI 检查有独特的作用，且大多需要增强扫描。

（五）核素扫描

核素扫描适用于甲状腺功能异常的腺瘤，或疑似有甲状腺癌转移灶及术后残留甲状腺组织的患者。其目的在于按照甲状腺细胞对放射性碘的摄取能力来评价甲状腺的功能状态、鉴别结节的性质、明确异位病灶的位置。90%的腺瘤不能聚集放射性物质，核素扫描多显示为"冷结节"，少数腺瘤有聚集放射性碘的能力，核素扫描示"温结节"；毒性甲状腺腺瘤表现为放射性浓聚的"热结节"；腺瘤发生出血、坏死等囊性变时则均呈"冷结节"。

四、诊 断 标 准

甲状腺腺瘤的诊断应根据患者的病史、症状、体征及实验室检查结果，综合判断得出。

五、鉴 别 诊 断

（一）结节性甲状腺肿

甲状腺腺瘤与结节性甲状腺肿的单结节临床表现相似，较难区别，以下几点可供鉴别：①甲状腺腺瘤较少见于单纯性甲状腺肿流行地区，甲状腺肿流行地区多诊断为结节性甲状腺肿，非流行地区多诊断为甲状腺腺瘤。②一般来说，腺瘤的单发结节在长期病程中仍属单发，而结节性甲状腺肿经长期病程后，多演变为多发结节。③在组织学上的区别，腺瘤有完整包膜，周围组织正常，分界明显；而结节性甲状腺肿的单发结节无完整包膜，界限也不清楚。腺瘤挤压包膜外围的组织形成挤压带而结节性甲状腺肿不挤压周围组织。

（二）甲状腺恶性肿瘤

甲状腺恶性肿瘤可表现为甲状腺质硬，结节表面凸凹不平，边界不清，颈淋巴结肿大，并可伴有声音嘶哑、霍纳综合征等。病理鉴别的要点就是血管浸润和包膜浸润,有血管或包膜浸润者为微小浸润癌,无则为腺瘤。细胞的丰富程度及细胞的异型性并不是诊断的指标,对判断良恶性没有意义。

区别甲状腺良恶性结节对于选择适当的治疗方案非常重要,主要依靠病史、体检、多普勒超声和穿刺细胞学检查。当患者具有以下特征时,怀疑恶性程度高:①儿童时期有放射史;②就诊时结节表面不平整,质地较硬,吞咽时移动较小,或伴淋巴结肿大;③超声提示实性结节,边缘模糊,血流丰富。

六、治 疗

甲状腺腺瘤属于良性结节,基于其不同程度的潜在恶性风险,结合是否存在自主功能、局部压迫症状、美容问题、胸骨后甲状腺肿或合并其他甲状腺病等选择合适的处理手段。对于甲状腺腺瘤的处理方法主要包括定期随访、甲状腺激素治疗、手术治疗、消融、^{131}I 治疗及中医中药治疗。

(一)手术治疗

甲状腺腺瘤有癌变可能的患者或引起甲亢者,手术切除是最有效的治疗方法,无论肿瘤大小,目前多主张做患侧腺叶切除或腺叶次全切除,而不宜行腺瘤摘除术。伴有甲亢的毒性甲状腺腺瘤需要先用抗甲状腺药物控制甲亢,待甲状腺功能正常后,行腺瘤切除术,可使甲亢得到治愈。对于甲状腺腺瘤,切除标本须立即行冷冻切片检查,以判定有无恶变。若证实为恶性病变,应扩大手术范围。

(二)甲状腺激素治疗

甲状腺激素治疗适用于多发性结节或"温结节""热结节"等单结节患者。甲状腺激素治疗能抑制垂体 TSH 分泌,减少 TSH 对甲状腺腺瘤的刺激,从而使腺瘤逐渐缩小,甚至消失。L-T$_4$ 50～150mg/d 或甲状腺素片 40～120mg/d,治疗 3～4 个月。如效不佳,应考虑手术治疗。

(三)^{131}I 治疗

^{131}I 适用于甲状腺腺瘤多用于毒性甲状腺腺瘤或年龄较大者。利用 ^{131}I 发生的 β 射线的电离辐射生物效应作用可破坏具有摄碘能力的甲状腺组织。妊娠期和哺乳期禁止使用。

第七节 甲 状 腺 癌

甲状腺癌(thyroid carcinoma,TC)是内分泌系统最常见的恶性肿瘤,占所有恶性肿瘤的 2.3%,位居女性恶性肿瘤第八位。本病常因对非甲状腺病或良性甲状腺病患者进行颈部超声探查时发现可疑结节,再行穿刺活检后明确诊断;当以声嘶、呼吸困难或吞咽困难等为首发症状时,多表明疾病处于较晚临床分期。

本篇所论述的甲状腺癌特指起源于滤泡细胞的癌细胞。根据恶性程度,甲状腺癌可分为分化型甲状腺癌(DTC)和甲状腺未分化癌(anaplastic thyroid carcinoma,ATC)。分化型甲状腺癌又分为甲状腺乳头状癌(PTC)和滤泡性甲状腺癌(FTC)。分化型甲状腺癌占所有甲状腺癌的 90% 以上,其中乳头状癌最常见,分化程度高,恶性程度低,占全部甲状腺癌的 70%～90%;滤泡性甲状腺癌占 10%～40%;未分化癌仅占 2%,髓样癌约占 3%。

一、流　行　病　学

甲状腺癌的发病率，因国家、地区、性别不同，具有一定差异。女性发病率是男性的 2～4 倍，其中在 30 岁以下的女性恶性肿瘤中，甲状腺癌的发病率位居首位。分化型甲状腺癌诊断年龄平均为 49 岁；而甲状腺未分化癌发病年龄约 70 岁，<50 岁患者不到 10%。

过去几十年，大多数国家，无论男女，甲状腺癌发病率在稳步上升。一项全球性的研究结果表明，2008～2012 年各国女性甲状腺癌的发病率从 4.3/10 万人升至 143.3/10 万人，各国男性的发病率从 1.2/10 万人升至 30.7/10 万人。美国国立癌症研究所显示，甲状腺癌的女性年平均增长率为 6.5%，男性为 5.3%，女性发病率是男性的 2～4 倍，同样，在青少年中女孩发病率也高于男孩；在高碘地区甲状腺癌发病总数高于低碘地区，虽然从发病率来看并无显著差异。韩国国家健康调查研究显示 2011 年甲状腺癌的发病率是 1993 年的 15 倍，甲状腺癌位于韩国女性肿瘤第一位，韩国男性肿瘤第六位。我国流行病学资料也显示甲状腺癌发病率在逐年上升。2015 年我国国家癌症中心统计数据显示，甲状腺癌年新发病例将近 90 000 例（为小样本推算），其中女性 679 000 人，男性 22 000 人，甲状腺癌发病率位于女性恶性肿瘤第八位。我国沿海地区甲状腺癌的发病率高于内陆地区，东部地区的发病率约为中西部地区的 1.98 倍，城市地区的发病率约为农村地区的 2.71 倍。在不同类型的甲状腺癌中，甲状腺乳头状癌在各个年龄段的发病率均显著增加，女性发病率的增速高于男性，白种人和黑种人高于其他种族，其中发病率增长最快的为肿瘤直径<1cm 的甲状腺微小乳头状癌。

甲状腺癌发病率显著增高可能与过度诊断有关。过度诊断这一概念最早由 Welch 等提出，指不进展的癌症，或者进展缓慢，不引起临床症状和死亡的癌症。判断一种肿瘤是否被过度诊断需要 3 个条件：①存在一个相对庞大的潜在患病群体；②筛查的普及与发病率呈正相关；③尽管筛查后发病率增加，死亡率却不增加。而甲状腺癌恰恰具备以上 3 个条件：①非甲状腺病死亡病例的尸检显示，隐匿性甲状腺的检出率为 11.5%～35.6%；②甲状腺癌的发病率急剧增长，可能是 B 超分辨率提高带来的甲状腺微小癌检出率增加所致；③甲状腺癌具有惰性生长的生物学性质，即使是发生了局部淋巴结转移，死亡率也极低。然而甲状腺癌是否真的符合并存在过度诊断仍有争议。尸检中发现的甲状腺癌并不能完全代表临床发现的甲状腺癌的生物学行为。

随着甲状腺癌发病率的增加，其死亡率增加缓慢。甲状腺癌患者死亡的高风险因素是甲状腺外侵袭和淋巴结转移。1975～2010 年美国甲状腺癌死亡率从 0.42/10 万增长至 0.52/10 万，近 20 年来稍有增加，每年大概以 0.8% 的速度上升。韩国甲状腺癌的每年死亡病例保持在 300～400 例，仅占新发甲状腺癌病例的 1%。2003～2007 年国内甲状腺癌的死亡率为 0.44%，并以每年 1.42% 的速度增长。ATC 是一类发病率低而死亡率高的疾病，中位生存期约 5 个月，1 年生存率约 20%，5 年生存率约 7%。

二、病　因　病　理

（一）病因

甲状腺癌的病因及发病机制尚不清楚，一般认为与遗传、辐射、碘缺乏与碘过量、激素等有关。

1. 遗传因素　甲状腺癌与遗传因素有关，亲属患甲状腺癌，其本人患甲状腺癌的风险高。家族性 PTC 占所有 PTC 患者的 5%，更具有侵袭性。家族聚集性分析显示 PTC 患者的一、二级亲属和一般人群的患病率均有统计学差异，存在一级亲属＞二级亲属＞一般人群的规律。在其他家族性肿瘤的研究中，甲状腺癌常作为伴发疾病出现。比如家族性腺瘤性息肉病（FAP）存在 APC 基因突变和 RET/PTC1 重排，此类人群甲状腺癌发生的风险比一般人群高 100 倍以上。另外 Cowden 综合征存在 PTEN 抑癌基因突变并失活，约有 2/3 的 Cowden 综合征患者有甲状腺病，其中约 75%为慢性淋巴细胞性甲状腺炎伴发多发性腺瘤。

2. 电离辐射　电离辐射与甲状腺癌的发生显著相关，是迄今为止甲状腺癌最明确的致病因素之一。对有放射史的患者首先进行放射评估，包括放射的类型、放射的位置、接受放射时的年龄、放射的剂量。国际上对于电离辐射能导致甲状腺癌是公认的，因此很少应用放射来治疗良性的疾病，但是对于诊断应用的放射却呈逐年增加的趋势，甲状腺仍然会暴露在放射风险中。多数研究确定医源性使用的治疗用和诊断用 ^{131}I 是安全的，但一些从 ^{131}I 治疗甲亢的患者研究中发现 ^{131}I 会增加此类患者患甲状腺癌的风险，并且对于毒性甲状腺结节的患者风险更大。对于恶性疾病的治疗，外源性放射主要应用于儿童的恶性肿瘤、霍奇金病、喉癌。这些放射治疗经常导致亚临床甲减或临床甲减，明显提高甲状腺结节和甲状腺癌的发病率。甲状腺癌的发病率与辐射剂量线性相关，辐射时间越长，年龄越小，发病率越高。放射剂量低至 0.1Gy（10rad）与甲状腺的发生显著相关，当放射剂量很高（20～30Gy）时，甲状腺细胞会被直接杀死，由放射引起的甲状腺癌的风险下降，但患甲状腺癌的风险依然较高。而暴露年龄与放射相关的甲状腺癌呈负相关，年龄越小罹患甲状腺癌的风险就越大。射线暴露后 30 岁的人患甲状腺癌的风险是 50 岁人的 2 倍，10 岁的人患甲状腺癌的风险则是 30 岁人的 2 倍。

3. 癌基因　原癌基因和抑癌基因是肿瘤病因学中最重要的概念。原癌基因由于基因的重排、缺失、点突变而受到激活，使细胞获得不受机体限制的生长优势，最终导致向恶性表型的转变；抑癌基因的失活在致癌因素中同样占一定比例。

在分化型甲状腺癌中最常见的突变是 BRAF 基因的点突变。BRAF 突变与甲状腺乳头状癌密切相关，占到 PTC 的 40%，仅占 FTC 的 10%。RET 和 TRK 重排占甲状腺乳头状癌的 20%～30%，而在受到放射后的甲状腺乳头状癌中 RET 重排占 60%～70%。H-RAS、K-RAS、N-RAS 突变在甲状腺癌中并非特异性，其在 30%的甲状腺滤泡腺瘤中也可观察到。分化型甲状腺癌中的抑癌基因包括 11q13 染色体基因在滤泡腺瘤和癌中的失活，表皮生长因子受体（EGFR）及 RB 抑癌基因突变及缺失也在甲状腺乳头状癌中占一定比例。PAX-8/PPARγ 抑癌基因的突变在滤泡癌中占较高比例。编码 TSH 受体的基因及 Gs 基因 α 亚基突变可能与高功能的滤泡腺瘤及高功能的滤泡癌相关。p53 抑癌基因的突变失去生长抑制作用，反而刺激细胞生长，刺激肿瘤生长，在分化型甲状腺癌中并不常见，主要分布在未分化癌中。

4. 碘缺乏与碘过量　碘与甲状腺癌的关系目前仍存在争议。20 世纪初，通过低碘饮食饲鼠，成功诱发了甲状腺肿瘤。其后较长时间内，缺碘一直被认为与甲状腺肿瘤发生有关，其诱发的甲状腺癌以滤泡性甲状腺癌为主。在地方性甲状腺肿流行地区，滤泡性甲状腺癌患者比碘充足地区更常见，这可能是缺碘而引发的甲状腺滤泡过度增生而致癌变，或长期 TSH 刺激有关。高碘饮食亦是甲状腺癌高发的诱因，高碘地区的甲状腺乳头状癌发病率明显高于其他地区。在摄碘超足量的夏威夷地区，甲状腺乳头状癌所占比例较高。在瑞典和西西里岛，碘缺乏地区比碘充足地区的居民患滤泡状癌的风险更高，而患乳头状癌的风险较低。当碘不足地区实行补碘措施后，乳头状癌发病率高于滤泡状癌。我国东部沿海地区是高碘饮食地区，亦是我国甲状腺癌高发地区。致病原因可能是由于长期的高碘刺激甲状腺上皮致突变而产生癌变。

5. 性别与女性激素　甲状腺癌发病性别差异较大，女性生育期甲状腺癌的发病率明显高于男性，青春期前和绝经后与男性的发病率大致相同，而且绝经后发病率呈明显下降趋势，提示雌激素对甲状腺癌的发生有一定作用。研究表明，甲状腺癌组织中有雌激素受体（ER）的表达，体外实验发现随着雌激素的增加，ER 阳性的 PTC 原代培养细胞发生增殖反应增强现象。

6. 其他因素　饮酒是许多恶性肿瘤明确的危险因素，2012 年全世界所有新增癌症病例的 5.5%和癌症死亡人数的 5.8%均归因于饮酒。大量研究表明，饮酒是分化型甲状腺癌的危险因素。不论是从饮酒的剂量、时长，或酒精类型，结果均显示出酒精与甲状腺癌风险增加有关。有些研究表明甲状腺癌与饮酒呈负相关关系，但并没有观察到两者的量效关系，尚不能得出"饮酒能够降低甲状腺癌患病风险"。

多项研究证实十字花科蔬菜与降低患甲状腺癌的风险相关，适量食用十字花科蔬菜与降低甲状腺风险轻度相关，而大量食用则没有显著性。但另一项研究则表明对于处于低碘下限的妇女，食用十字花科蔬菜会增加患甲状腺癌的风险。

甲状腺癌的发病率增加与环境内分泌干扰物的作用有关，防晒霜、日用化妆品等均还有不同类别的内分泌干扰物，可影响甲状腺功能，促进甲状腺自身免疫异常，导致甲状腺癌发病率增加。

另外任何途径接触苯、甲醛、硝酸盐都将增加患甲状腺癌的风险。

（二）病理

根据病理分型甲状腺滤泡上皮肿瘤可以分为乳头状癌、滤泡状癌和未分化癌。

1. 乳头状癌 甲状腺乳头状癌通常为典型性的乳头状凸起，呈浸润性生长，伴有不规则浸润性边界，细胞核表现为核体积大于正常滤泡上皮细胞，核排列拥挤、重叠、苍白。甲状腺乳头状癌的侵袭早期从淋巴结开始，逐渐向远处转移，但血管侵袭和远处转移较少见，发生率仅为2%～5%。

甲状腺乳头状癌根据肿瘤的大小，分为微小癌和非微小癌。根据肿瘤侵袭范围分为局限于甲状腺腺体内的腺内型癌和侵袭超出甲状腺腺体的腺外型癌。微小癌的肿瘤直径小于1cm，表现为经典的乳头状特征，或表现为数毫米的无包膜的质硬结节，并且向周围的甲状腺组织浸润。非微小癌表现为无包膜或者部分包膜的肿瘤，切面白色或黄白色，外形不规则，中等硬度较脆，切面呈颗粒状。

2. 滤泡状癌 甲状腺滤泡状癌通常是实质，带有部分或完整包膜的甲状腺肿瘤，肿瘤经常侵袭血管而极少侵袭淋巴管。其镜下以滤泡状结构为主要组织特征，其形态学表现是多变的，从分化良好、形态正常的滤泡到分化不良、形态呈立方形的滤泡。根据侵袭程度的不同，可分为最小侵袭性肿瘤（包膜内型）和广泛侵袭性肿瘤。

3. 未分化癌 甲状腺未分化癌起源于滤泡上皮，但由于高度不分化，使镜下布局有别于甲状腺滤泡上皮细胞的特征。ATC组织病理分型包括梭状细胞型、多形巨细胞型和鳞状细胞型。ATC以某一类型为主要成分，也可能是其中几种的组合。组织病理学检查提示PTC或FTC出现坏死和多形核浸润可能是未分化癌的先兆。约50%的ATC患者既往有或同时患有DTC，其中PTC（常为高细胞亚型）最常见，其次是FTC（经典型和嗜酸性细胞型）。肿块中ATC成分所占比例越大，生存率可能越低。

三、临床表现

甲状腺癌可发生在任何年龄，多见于中年女性，常以颈部肿块或结节而就诊。不少甲状腺癌与甲状腺良性肿瘤的临床表现相似，肿瘤较大时局部可压迫和侵袭周围组织和气管，常有呼吸困难、吞咽困难及声音嘶哑等症状，远处转移时可出现相应的临床表现。

甲状腺乳头状癌倾向于淋巴结转移，阳性的淋巴结转移一般不会给年轻患者带来不良预后，但是会给40岁以上的人带来不良预后。几乎所有乳头状癌在诊断时都能摄取 ^{131}I。滤泡状癌更易在年龄较大的人群中发生，在50～60岁中的人群发病率最高。25%的滤泡癌发生腺外侵袭，5%～10%出现局部淋巴结转移，10%～20%出现远处转移，易侵袭周围的带状肌和气管，并且倾向于转移至肺和骨。骨转移通常表现为骨质的溶解。甲状腺未分化癌多有长期甲状腺肿大史或多次肿瘤术后复发史。与其他地方的侵袭性肿瘤类似，能引起局部的侵袭和颈部组织、器官的压迫，并且容易向颈部淋巴结和肺转移。肺和胸膜是最常见的远处转移部位，约占 90%；5%～15%发生骨转移；5%发生脑转移；还有少部分可转移至皮肤、肝脏、肾脏、胰腺、心脏及肾上腺等。

关于甲状腺的分期目前国内外最通用的是病理学 TNM 分期。依据美国癌症联合委员会（American Joint Committee on Cancer，AJCC）第 8 版中制订的分期标准，甲状腺癌 TNM 分期如下（表 13-3）。

表 13-3　甲状腺癌的 TNM 分期

pTX：原发肿瘤不能评估

pT0：无肿瘤证据

pT1：肿瘤局限在甲状腺内，最大径≤2cm

T1a 肿瘤最大径≤1cm

T1b 肿瘤最大径＞1cm，≤2cm

pT2：肿瘤直径在 2～4cm

pT3：肿瘤直径＞4cm，局限于甲状腺内或大体侵犯甲状腺外带状肌

pT3a：肿瘤直径＞4cm，局限于甲状腺内

pT3b：大体侵犯甲状腺外带状肌，无论肿瘤大小

带状肌包括胸骨舌骨肌、胸骨甲状肌、甲状舌骨肌、肩胛舌骨肌

pT4：大体侵犯甲状腺外带状肌外

pT4a：侵犯喉、气管、食管、喉返神经及皮下软组织

pT4b：侵犯椎前筋膜，或包裹颈动脉、纵隔血管

乳头状或滤泡状癌（分化型）

年龄＜55 岁

	T	N	M
Ⅰ期	任何	任何	0
Ⅱ期	任何	任何	1

年龄≥55 岁

	T	N	M
Ⅰ期	1	0/X	0
	2	0/X	0
Ⅱ期	1～2	1	0
	3a～3b	任何	0
Ⅲ期	4a	任何	0
ⅣA 期	4b	任何	0
	任何	任何	1
ⅣB 期	4b	任何	0
ⅣC 期	任何	任何	1

未分化癌（所有年龄组）

	T	N	M
ⅣA 期	1～3a	0/X	0
ⅣB 期	1～3a	1	0
	3b～4	任何	0
ⅣC 期	任何	任何	1

四、实验室及其他检查

（一）甲状腺功能

一般应测定血清 TT_4、FT_4、TT_3、FT_3、TSH、TG、TGAb、TPOAb、TSAb、降钙素（CT）等。甲状腺癌患者的甲状腺功能一般正常。当肿瘤细胞合成和分泌甲状腺激素或肿瘤出血、坏死时，可出现一过性甲亢，较轻者仅有 TSH 下降和 FT_3、FT_4 升高。甲状腺结节患者如伴有 TSH 水平低于正常范围，其结节为恶性的比例低于伴有 TSH 水平正常或升高者。血清 TG 测定主要用于分化良好的甲状腺癌的复发判断，其浓度主要由 3 个因素决定：①甲状腺容量和体积越大，分泌的 TG 越多；②TSHR 的活化程度，TSHR 被刺激时分泌的 TG 增多；③滤泡细胞合成和分泌 TG 的能力，一般分化良好的甲状腺癌可保存 TG 的合成和分泌功能。甲状腺自身抗体阳性表明自身免疫病的存在，抗体阳性会降低但是不能完全否定恶性的可能性。血清降钙素可在疾病早期诊断甲状腺癌细胞增生和甲状腺髓样癌。

（二）高分辨率超声检查

高分辨率超声检查是评估甲状腺结节的首选方法。对触诊怀疑或 X 线、CT、MRI 或 ^{18}F-FDG PET 检查提示"甲状腺结节"，均应行颈部超声检查。

通过颈部超声确定甲状腺结节的大小、数量、位置、质地、形状、边界、包膜、钙化、血供及与周围组织的关系等情况，同时评估颈部区域有无淋巴结和淋巴结的大小、数量、形态和结构特点。

甲状腺癌的超声征象包括：①实性低回声结节；②结节内血供丰富（TSH 正常的情况下）；③结节形态和边缘不规则、晕圈缺如；④微钙化、针尖样弥散分布或簇状分布的钙化；⑤同时伴有颈部淋巴结超声影像异常，人淋巴结呈圆形、边界不规则或模糊、淋巴门消失或囊性变等。

（三）细针穿刺活检（FNA）与粗针穿刺活检（CNB）

细针穿刺活检是明确甲状腺结节良、恶性诊断的金标准。凡直径＞1cm 的甲状腺结节，均可考虑 FNA 检查；直径＜1cm 的结节不推荐行常规 FNA。

细针穿刺具有损伤小、患者痛苦小、操作简便、并发症少等优点，但仍有约 20% 的比例可因穿刺获得的标本出现细胞过少或血液过多、图片效果不佳等情况出现不明确诊断。另外，细针穿刺标本只能进行细胞学检查，对于甲状腺滤泡状癌的诊断需要显示确切的血管或包膜侵犯的证据，此时细针穿刺无法确诊，需要使用粗针穿刺获得组织块。

与细针穿刺相比，粗针穿刺在某些情况下对恶性结节有更高的敏感性，可减少不确定诊断结果。但粗针穿刺创伤较大、患者耐受较差、操作更复杂。《超声引导下甲状腺结节细针穿刺细胞学检查实践指南（2019 版）》指出以下情况粗针穿刺可作为细针穿刺的补充办法：①若细针穿刺的报告结果为良性病变，一般无须进一步诊断和处理，按 12~24 个月的时间间隔作随访超声检查；当结节＞4cm 时，建议行超声引导下粗针穿刺活检或外科诊治。②若细针穿刺的报告结果为意义不明确的细胞非典型性病变，或意义不明确的滤泡性病变，建议再次进行细针穿刺。③若多次细针穿刺均无结果，建议根据结节超声影像提示的恶性可能性，提高随访检查频率；超声影像上出现明显恶性特征者可在细针穿刺基础上行基因检测，也可经评估后实行超声引导下粗针穿刺或诊断性外科手术。

（四）颈部增强 CT、MRI

术前颈部增强 CT、MRI 推荐作为超声的补充检查，用来评估一些怀疑有进展性肿瘤的患者。

包括对原发灶、周围组织器官的侵袭情况，临床明显多发的转移淋巴结或者较大淋巴结的评估。

（五）甲状腺核素扫描

经典使用的核素是 ^{131}I、^{123}I、$^{99m}TcO_4$，用以评估甲状腺的摄碘能力。根据甲状腺结节摄取核素的多少，分为"热结节""温结节""凉结节""冷结节"。因为大多数良性结节和甲状腺癌一样吸收核素较少，成为"凉结节"和"冷结节"，诊断价值不大。仅对毒性甲状腺腺瘤（热结节）有诊断价值。

五、诊 断 标 准

甲状腺癌患者最常因颈部超声探查发现结节后行穿刺活检发现。因此对每一例甲状腺结节或甲状腺肿块患者来说，鉴别甲状腺良、恶性肿块（或结节）是最重要的。甲状腺癌术前诊断主要依靠 FNA 或 CNB 确定，同时必须做颈部淋巴结超声检查并选择 CT 或 MRI，评估癌症有无转移。下列情况提示恶性甲状腺结节的可能性大：①既往有头颈部放射治疗史或放射性尘埃接触史或全身放射治疗史；②男性；③结节质地硬，活动度差；④结节生长迅速或颈部病理性淋巴结肿大；⑤伴持续性声音嘶哑、发音困难、吞咽困难或呼吸困难；⑥超声结果提示恶性可能大；⑦有 DTC 甲状腺性多发性息肉病、某些甲状腺综合征（如 Cowden 综合征、Carney 综合征、Werner 综合征等）的既往史或家族史。

六、鉴 别 诊 断

（一）颈部转移性肿瘤

颈部转移性肿瘤约占颈部恶性肿瘤的 3/4，原发癌灶绝大部分（85%）在头颈部，尤以鼻咽癌和甲状腺癌转移最为多见。锁骨上窝转移性淋巴结的原发灶，多在胸腹部（肺、纵隔、乳房、胃肠道、胰腺等）；其中胃肠道、胰腺癌肿多经胸导管转移至左锁骨上淋巴结。

（二）恶性淋巴瘤

恶性淋巴瘤包括霍奇金病和非霍奇金淋巴瘤，来源于淋巴组织恶性增生的实体瘤，多见于男性青壮年。肿大的淋巴结常先出现于一侧或两侧颈侧区，以后相互粘连成团，生长迅速。需依靠淋巴结病理检查确定诊断。

七、治　　疗

甲状腺癌属于生存期较长的肿瘤，治疗的目的不能仅关注死亡率，还应重视保护重要脏器的功能、注重美观及生活质量。颈部有众多的重要组织结构，肿瘤的外侵及淋巴结转移所造成的器官功能损害，都会严重影响患者的生活质量。甲状腺癌的治疗方法主要包括手术治疗、术后 ^{131}I 治疗、外放射治疗、TSH 抑制治疗及化学治疗等。其中手术治疗是关键治疗手段。

（一）手术治疗

甲状腺癌一经诊断或高度恶性甲状腺癌者，一般均需尽早手术治疗。有以下任何一条指征者建议行甲状腺全切或近全切：①颈部有放射史；②已有远处转移；③双侧癌结节；④甲状腺外侵犯；⑤肿块直径>4cm；⑥不良病理类型：高细胞性、柱状细胞型、弥漫硬化型、岛状细胞或分化程度低的变型；⑦双侧颈部多发淋巴结转移。满足以下条件者建议仅行腺叶切除：①无颈部放射史；

②无远处转移；③无甲状腺外侵犯；④无其他不良病理类型；⑤肿块直径<1cm。有以下任何一条指征者禁忌手术：妊娠期、计划 6 个月内妊娠、哺乳期、凝血异常、肝肾功能异常。

手术方式的选择需注意严防治疗不足，同时尽量避免治疗过度。目前甲状腺癌的手术方式和范围仍有争议，手术范围的选择与肿瘤复发率和死亡率显著相关。次全切除术会带来更高的肿瘤复发率及肺转移率，这种术式可能遗漏对侧甲状腺内的微小病灶，不利于术后通过血清 Tg 和 ^{131}I 全身显像监控病情，如果术后经评估还需要 ^{131}I 治疗，则要进行再次手术切除残留的甲状腺。甲状腺近全切除术比单侧或双侧腺叶次全切除术更能降低癌灶>1cm 的甲状腺乳头状癌患者的死亡风险，同时降低全部患者的复发风险。这种术式对外科医生专业技能的要求较高，术后甲状旁腺功能受损和（或）喉返神经损伤的概率增大。

（二）术后 ^{131}I 治疗

甲状腺组织和分化型甲状腺癌具有摄 ^{131}I 能力，利用 ^{131}I 发生的 β 射线的电离辐射生物效应作用可破坏甲状腺组织和癌细胞，从而达到治疗目的。而甲状腺未分化癌失去了摄碘能力，甲状腺髓样癌非甲状腺滤泡上皮细胞来源，两者均不能从 ^{131}I 治疗中获益。

^{131}I 治疗作为 DTC 重要的术后治疗手段，主要在以下三个方面发挥作用：①清甲治疗：清除甲状腺全切或次全切手术残留的甲状腺组织，以便于在随访过程中通过血清 Tg 水平或 ^{131}I 全身显像（whole body scan，WBS）监测病情进展，对 DTC 进行再分期，为清灶治疗打好基础；②辅助治疗：清除术后可能残留的癌细胞，包括隐匿或术后残余甲状腺组织的微小癌病灶、已侵袭到甲状腺外的隐匿转移灶，以降低复发及肿瘤相关死亡风险；③清灶治疗：治疗无法手术切除的局部或远处转移病灶，以延缓疾病进展，改善疾病相关生存率，提高患者生活质量。

^{131}I 治疗的适应证：①对于甲状腺已近全切或转移病灶无法再次手术，或因患者自身状态差，伴有手术禁忌证而无法手术时，可考虑直接行 ^{131}I 治疗。②复发高风险人群是 ^{131}I 治疗的适应证人群，该人群具备的特征有肉眼可见的甲状腺外侵犯（T3）；癌灶未完全切除；远处转移（M1）；转移淋巴结最大径>3cm；伴有 4 个以上脉管浸润灶的 FTC；术后血清刺激性 Tg 异常升高提示远处或可疑残存病灶，如果抑制性 Tg>5～10ng/ml 者应直接建议患者后续 ^{131}I 治疗。③复发中风险人群中，年龄>45 岁、病灶直径 1～4cm 伴有高侵袭性组织亚型或血管侵犯、淋巴结转移个数>5 个或受累淋巴结直径 2～3cm 或伴结节外侵犯者推荐行 ^{131}I 治疗。而对于复发低风险患者，尤其是单灶，癌灶直径<1cm，且无周围组织侵犯、淋巴结转移及其他侵袭性特征者不推荐 ^{131}I 治疗。

^{131}I 治疗的禁忌证：妊娠期妇女、哺乳期妇女、计划 6 个月内妊娠者、无法遵从放射防护要求者。

（三）外放射治疗

外放射治疗（external bean radiotherapy，EBRT）是在肿瘤不摄取 ^{131}I 或 ^{131}I 治疗效果差出现放射性碘难治状态时，在 TSH 抑制治疗的同时，可考虑外照射治疗。这种疗法适用于甲状腺未分化癌，或有肉眼可见但无法手术切除的局部残留或复发肿瘤，或远处转移。而对于年龄小于 45 岁者不采用 ERBT 治疗，因为这些患者的预后良好，而且该疗法可能有迟发性的副作用，包括继发性恶性变。考虑到外照射对周围组织的影响，外照射的剂量一般低于 60Gy。ERBT 急性并发症包括气管炎和食管炎，长期并发症包括颈部纤维化、口感异常、龋齿和食管或气管狭窄。

（四）TSH 抑制治疗

促甲状腺激素抑制疗法（thyroid hormone suppression therapy，THST）是指 DTC 患者术后应用大剂量外源性甲状腺激素将 TSH 抑制到正常低限或以下，甚至不可测水平。TSHT 作为甲状腺癌术后治疗一个重要组成部分，不仅可以补充 DTC 患者缺乏的甲状腺素生理需要量，还可以抑制或消除 TSH 对甲状腺细胞增长的刺激、抑制 DTC 细胞的增长，进而减少 TSH 依赖性肿瘤的复发和转移、降低癌肿相关死亡率。

《2015 ATA 成人甲状腺结节与分化型甲状腺癌指南》放宽了初始治疗期中危及部分低危患者 TSH 控制目标：①DTC 复发与进展危险度高的患者 TSH 可控制在＜0.1mIU/L；如伴有 L-T$_4$ 治疗的不良反应时，推荐 TSH 抑制到 0.1～0.5mIU/L；②DTC 复发与进展危险度低的患者，均推荐 TSH 0.5～2mIU/L。建议高危患者推荐终身服用 L-T$_4$，低危患者可在术后 5 年内服用 L-T$_4$，并严密随访，5 年后若无复发，可将 L-T$_4$ 调整为生理需要量，使血清 TSH 水平维持在正常范围内即可。

在 THST 治疗下，DTC 患者获益良多的同时，其副作用也越来越多被证实。TSH 过度抑制可能导致患者长期处于亚临床甲亢状态，对骨骼系统、心血管系统和认知功能产生不良后果。长期甲状腺激素抑制可能诱发或加重骨质流失，甚至发生骨折，尤其是对绝经后妇女在没有骨质疏松治疗的情况下。在心脏疾病的发生方面，长期进行 THST 的 DTC 患者会出现心室舒张功能受损、心房颤动、大小动脉血管弹性下降、凝血等问题，在 TSH 浓度低于 0.1mU/L 的老年患者中，心房颤动的发生率增加 3.1 倍。另外有报道称 THST 引起的医源性甲亢对老年患者认知功能产生不良影响。

（五）化学治疗

化学治疗仅作为姑息治疗或其他手段无效后的尝试治疗。由于甲状腺组织具有天然的多药耐药基因（MDR）产生 P-糖蛋白高表达现象，故对化疗药物敏感性很差，此法主要用于不能手术或远处转移的晚期癌。多柔比星（阿霉素）是唯一经美国 FDA 批准用于转移性 DTC 的药物，其对肺转移的疗效优于骨转移或淋巴结转移，但因疗效差正在被靶向药物所取代。

第八节　甲状腺髓样癌

甲状腺髓样癌（MTC），也称滤泡旁细胞癌、甲状腺实体癌，是一种来源于甲状腺 C 细胞的神经内分泌肿瘤，具有分泌甲状腺降钙素（CT）及可伴发嗜铬细胞瘤和甲状旁腺增生的特点。

一、流　行　病　学

根据遗传特点，MTC 分为散发型 MTC 和遗传型 MTC。MTC 与 RDT 原癌基因突变有密切关系，其中大部分散发型 MTC 存在 RDT 基因体细胞突变，而遗传型 MTC 主要是由 RDT 基因种系突变引起，呈常染色体显性遗传。

散发型 MTC 临床上最常见，占 80%～90%，高发于 40～60 岁，男女发病的比例约为 2∶3，家族中无类似疾病患者，也不会遗传给后代，无伴发其他内分泌腺病变。

二、病　因　病　理

（一）病因

1. C 细胞增生　甲状腺主要由分泌 T$_4$ 和 T$_3$ 的滤泡细胞及分泌降钙素（CT）的滤泡旁细胞（或称 C 细胞）构成。C 细胞是一种神经内分泌细胞。它能摄取生物胺，具有神经元的特征，更重要的是它具有合成并分泌降钙素的功能。C 细胞增生（C-cell hyperplasia，CCH）是指 C 细胞体积增大及数量增加。主要包括两种不同的病理状态，包括 C 细胞数量增加和瘤样 CCH。当增生的 C 细胞呈侵袭性生长并破坏甲状腺滤泡基底膜，同时伴有周围结缔组织增生，便可定义为 MTC。

2. 遗传学病因　遗传型 MTC 具有明显的家族遗传倾向，在散发型 MTC（sporadic MTO，

SMTC）、MENⅡa、MENⅡb 和 FMTC 中均发现 RET 原癌基因突变。RET 基因在甲状腺癌的形成过程中起到独特的作用，RET 基因种系突变不仅参与了 MTC 的发生，而且 RET 基因重排与约 1/3 的甲状腺乳头状癌的发生有关。超过 98% 的遗传型 MTC 均存在有 RET 基因突变，约 60% 的散发型 MTC 也存在 RET 基因突变。

（二）病理

MTC 肿瘤的大小差异较大，可以从肉眼难辨别到直径数厘米大小。散发型 MTC 多为单发病灶，而超过 90% 的遗传型 MTC 为多发病灶且累及甲状腺双叶。肿块呈圆形或分叶状，包膜多不完整或无包膜，可见周围组织侵犯。切面常呈灰白色或红褐色。

镜下观，细胞呈梭形或纺锤形，淀粉样变与 CT 免疫组化染色阳性是 MTC 的特征性病理改变。淀粉样变多见于生长缓慢的肿瘤，而生长迅速的肿瘤中细胞成分所占比例更大，这类淀粉物质实质上是滤泡旁细胞分泌的降钙素和其他多肽类激素。钙化灶较常见，通常是淀粉样变中的钙沉积所形成。极少数分化程度低的 MTC 无法合成 CT，CT 免疫组化染色呈阴性，提示预后不良。"C 细胞增生"表现为甲状腺实质中的多灶性滤泡旁细胞簇，多数病理学家把其看作是 MTC 的先期过程。

三、临 床 表 现

散发型 MTC 高发于 40～60 岁，75%～95% 的患者以单发甲状腺结节为首发症状就诊。结节多位于甲状腺两侧叶中上部，质地硬、表面不平滑、活动度差，生长缓慢，呈浸润性生长。可侵犯甲状腺外的颈部器官组织，如气管、食管、喉返神经及颈部肌肉、脂肪组织。大部分患者在就诊时已经出现肿瘤转移，约 70% 的患者伴有可触及的颈部淋巴结肿大，最常见的转移部位是颈中央组淋巴结和外侧颈淋巴结，少数可转移至上纵隔淋巴结；15% 左右的患者有上呼吸道及上消化道压迫或侵犯的症状，包括吞咽困难及声嘶；5%～10% 的患者出现远处转移，最常见的远处转移部位为肝、肺、骨，偶可转移到脑和皮肤。全身症状包括面色潮红、顽固性腹泻、类癌综合征等。少数肿瘤可释放 ACTH 或 CRH，引起异位 ACTH 综合征。

依据美国癌症联合委员会（American Joint Committee on Cancer，AJCC）第 8 版中制订的分期标准，甲状腺髓样癌 TNM 分期如下（表 13-4）。

表 13-4　甲状腺髓样癌 TNM 分期

分期	临床表现
I	肿瘤直径 <2cm，且无甲状腺外症状
Ⅱ	肿瘤直径在 2～4cm，且无甲状腺外症状
Ⅲ	肿瘤直径 >4cm，且伴有Ⅵ、Ⅶ区淋巴结转移
ⅣA	肿瘤直径 >4cm，且伴有Ⅰ～Ⅴ区淋巴结转移或咽后淋巴结转移；或无论肿瘤大小，伴有甲状腺外和软组织浸润
ⅣB	无论肿瘤大小，侵犯椎前筋膜，或包裹颈动脉、纵隔血管区域淋巴结
ⅣC	有远处转移

四、实验室及其他检查

（一）实验室检查

1. 血清降钙素（CT）　是甲状腺髓样癌诊断和术后疗效判断的指标。CT 是由 MTC 细胞分泌，其浓度高低不仅反映肿瘤的大小，也反映肿瘤的分化程度。MTC 患者多数出现血清 CT 增高，部分低分化 MTC 患者血清 CT 水平并无明显升高。对于血清 CT 正常或稍高者，如临床上怀疑 MTC，可行五肽促胃液素激发试验协助诊断，激发后血浆 CT 水平升高就可诊断 MTC。如果治疗彻底，术后 CT 可降至正常；如果术后血清 CT 水平持续不降，说明手术不彻底，仍有肿瘤残留；如果术后 CT 降至正常后又升高提示肿瘤复发或转移。

2. 癌胚抗原（carcinoembryonic antigen，CEA） 50%的 MTC 还会分泌 CEA，其作用与 CT 相同，可作为 MTC 的标志物。肿瘤切除后降至正常，术后血清 CEA 升高提示肿瘤复发或转移。但作为一种肿瘤标志物，CEA 的特异性较差，应结合其他检测手段进行综合判断，CEA 升高常同时伴有血清 CT 增高。

此外，MTC 患者的甲状腺功能和血钙往往正常。

（二）细针吸取细胞学检查

MTC 的诊断通常依靠细针吸取细胞学检查（FNAC），其敏感度为 50%～80%，结合 CT 的免疫组化染色可以达到更高的敏感性。病理诊断主要根据异型性较小上皮样细胞和（或）梭形细胞组成的巢索、片状等多样排列方式及间质淀粉样物质沉着加之组织化学及免疫组化染色来明确诊断。当 FNAC 提示不能诊断或提示 MTC 时，则需要进一步检测 FNAC 冲洗液的 CT，如为阳性则诊断 MTC 成立。

与细针穿刺相比，粗针穿刺在某些情况下对恶性结节有更高的敏感性，可减少不确定诊断结果。

（三）影像学检查

多普勒超声检查是甲状腺癌的首选影像学检查，对于颈部可疑结节均应行颈部超声检查。MTC 颈部超声表现为低回声结节、微钙化等。提示甲状腺癌淋巴结侵犯的征象有高回声、微钙化、周围血供丰富等。

（四）基因诊断

原癌基因 RET 的突变对 MEN Ⅱa、MEN Ⅱb、FMTC 和散发型 MTC 的诊断与治疗有一定的临床意义，并可以作为散发型 MTC 的筛查、诊断、分级及预后指标。

五、诊 断 标 准

MTC 的术前确诊往往比较困难。散发型 MTC 多以甲状腺肿物前来就诊，结合颈部超声结果，基础 CT 水平和胃泌素/钙离子激发后血清 CT 水平有助于诊断。遗传型 MTC 进行 RET 基因突变检测有助于早期诊断。

MTC 的诊断通常依靠 FNA 细胞学，结合 CT 的免疫组化染色可以达到更高的敏感性。FNAC 不能诊断或提示 MTC 时，则需要进一步检测 FNA 冲洗液中的 CT，如为阳性则诊断 MTC 成立。并且应对细胞样本进行免疫组化染色来检测 CT、嗜铬粒蛋白、CEA 及甲状腺球蛋白，如前 3 项阳性而甲状腺球蛋白为阴性，也可明确 MTC 诊断。MTC 核素扫描为"冷结节"。

六、鉴 别 诊 断

颈前区肿物为 MTC 最常见的症状，根据不同年龄层需要鉴别侧重点不同。大部分的颈部肿物为良性甲状腺结节或囊肿。非甲状腺来源的颈部肿物包括先天性病变，如血管异常；炎症性病变如淋巴结肿大；肿瘤性病变如原发性肿瘤或转移癌。

CT 升高是 MTC 的特征性表现，但也可见于高钙血症、高胃泌素血症、神经内分泌肿瘤、肾功能不全、甲状腺乳头状癌和滤泡状癌、甲状腺结节和自身免疫性甲状腺炎等疾病。另外，长期服用奥美拉唑（>2～4 个月）、β 受体阻滞剂、糖皮质激素也可引起 CT 升高。

CEA 升高可见于异噬性抗体产生的干扰，胃肠道炎症性疾病，良性肺部病变，呼吸系统、消化系统等非甲状腺源性的恶性肿瘤，以及部分吸烟的患者。

七、治　疗

由于 MTC 对化疗、放疗均不甚敏感，故根治性手术切除是治疗 MTC 的主要手段。早期诊断、早期手术治疗是提高远期生存率的关键。

（一）手术治疗

甲状腺髓样癌以手术治疗为主，越早进行手术，治愈的可能性越大。对于术后残留、术后复发或有远处转移的患者，目前为止仍无理想的治疗手段。

MTC 手术方式通常选择甲状腺全切术。对于行单侧甲状腺切除术，术后病理提示为 MTC 的，需进一步行甲状腺全切术或术后监测 CT 水平。而明确无 RET 基因种系突变的散发型 MTC 并不常规要求行甲状腺全切，但是单侧切除术后 CT 仍高于正常值或影像学提示病灶残留，建议进一步行甲状腺全切。

甲状腺全切术及预防性中央区淋巴结清扫是最佳的手术方式，但在无临床证据或超声检查提示有淋巴结转移的情况下，是否清扫侧颈部淋巴结（Ⅱ～Ⅴ），目前仍缺乏统一意见。

对 MEN Ⅱa 的家庭成员检测发现 RET 原癌基因突变者，早期预防性手术可以提高疗效。手术的时机取决于 RET 基因突变的类型（中危、高危、最高危）（表 13-5）。

表 13-5　遗传性甲状腺髓样癌预防性手术的一致建议

风险分级	RET 密码子突变	筛查年龄	预防行甲状腺切除时机
最高危	918	不适用	出生至第 1 年内
高危	634	3 岁	5 岁或 5 岁前
中危	533、609、611、618、620、630、666、768、790、804、891、912	5 岁	儿童或青少年

（二）药物治疗

进展期 MTC 患者进行常规化疗并无明显获益，仅 10%～20% 的患者可达到部分缓解，因此目前并不作为残留或复发 MTC 患者的一线治疗。常见的药物包括多柔比星、达卡巴嗪（dacarbazine）、长春新碱、5-氟尿嘧啶和链佐星等，其中多柔比星（每 3 周 60～75mg/m² 或每周 15mg/m²）由美国 FDA 批准用于转移性 MTC，但其部分缓解率仍达不到 30%。

目前针对 MTC 的药物治疗主要集中在分子靶向药物-酪氨酸激酶抑制剂（tyrosine kinase inhibitor，TKI）。目前，凡德他尼（vandetanib）和卡博替尼（cabozantinib）已通过美国 FDA 批准用于无法行手术治疗的进展期 MTC 或有症状 MTC。其他 TKI 包括索拉非尼（sorafenib）、舒尼替尼（sunitinib）、莫替沙尼（motesanib）等正在进行 Ⅰ 期和 Ⅱ 期临床试验。

（三）放射疗法

MTC 对外放射治疗不敏感，放射治疗后生存率并未得到明显改善，放疗更多只是作为术后的辅助治疗。

（王小平）

第九节 甲状腺结节的诊断思路

甲状腺结节（thyroid nodule）是一种常见的甲状腺病，是甲状腺细胞在局部异常生长所引起的散在病变。有多种甲状腺病可表现为甲状腺结节，如炎症、自身免疫病、肿瘤和退行性病变等。结节可单发，也可多发。随着年龄的增长，结节发生率逐步增加。临床上识别甲状腺结节的良恶性十分重要，在甲状腺结节中，大多数是良性病变，恶性结节占甲状腺结节的 7%～16%，但因术前诊断有一定难度，故对甲状腺结节要综合分析年龄、性别、病史、家族史及相关检查进行评估处理。对甲状腺癌的诊断应高度重视，以免漏诊，延误治疗。

一、流 行 病 学

甲状腺结节在一般人群中通过触诊的检出率为 3%～7%，借助高分辨率超声的检出率可达 20%～76%。甲状腺结节临床上多见于中青年人群，女性多于男性，尤其是更年期妇女。尽管女性甲状腺结节和癌的患病率显著高于男性，但男性甲状腺结节的恶性风险高于女性，尤其是 70 岁以上人群。近年来，患甲状腺结节的年轻化趋势越来越明显，恶性结节的发病率也在逐年上升，是目前发病率上升最快的恶性肿瘤之一。研究表明，低于 15 岁和高于 45 岁，甲状腺结节的恶性风险较高。2014 年，有学者对全国 10 个城市 15 008 例成人进行甲状腺病调查，发现甲状腺结节患病率为 12.8%。2017 年，有学者统计了国内多城市的研究，研究总样本量为 560 877 例，甲状腺结节患者 190 228 例，经过 Meta 分析，我国大陆地区甲状腺结节患病率为 33.9%，其中，男性患病率为 26%，女性患病率为 39%。可见，甲状腺结节已成为人群较为常见的疾病，其合理、规范的诊治是目前临床工作的重点。

二、病 因

甲状腺结节形成的病因仍未明确，目前认为，主要与下列因素相关。

（一）性别

国内不同地区甲状腺结节患病率调查结果证实，女性甲状腺结节发病率高于男性。日本健康成年人经超声检查的男性和女性的甲状腺结节检出率分别为 18.5%和 21.0%。细胞和动物实验均发现，雌激素可促进甲状腺细胞增殖，这可能是女性好发甲状腺结节和肿瘤的重要原因。

（二）年龄

随着年龄的增长，甲状腺结节的患病率显著升高。在相对年轻的甲状腺结节患者中，结节直径<1cm 的单发结节占多数，随着年龄增加，直径≥1cm 的结节无显著升高，但甲状腺结节数量明显增加。海南省百岁老人中的甲状腺结节患病率高达 73.5%。提示年龄增长可能是甲状腺结节数量持续增加的影响因素之一。

（三）碘摄入量

碘摄入量对甲状腺的影响具有双向性。摄入不足会导致碘缺乏性甲状腺病，摄入过量也会增加某些甲状腺病的患病风险。对国内 1985～2014 年甲状腺病的研究文献进行 Meta 分析后发现，1996 年推行普遍食盐碘化后甲状腺肿的患病率降低了几乎一半，但 2002 年以后甲状腺结节的患病率明显增加。新近开展的全国 10 城市调查研究也发现，碘超足量地区甲状腺结节患病率为 14.5%，高于碘适量地区的 10.4%，显著高于 1999 年的 2.8%。

（四）放射性物质接触史

电离辐射是甲状腺结节形成和肿瘤发生的一个重要致病因素。射线损伤甲状腺细胞，一方面，可以导致基因结构受损或表达异常；另一方面，可以导致甲状腺素合成、分泌减少而引起 TSH 升高，继而促发甲状腺细胞癌变。目前，诊断性的医疗照射特别是 CT 的使用已成为最主要的原因。在询问病史时，应注意询问暴露于辐射的时间、身体部位，并尽可能仔细询问清楚辐射的种类与剂量。

（五）自身免疫

研究发现，Graves 病患者容易患甲状腺结节，而这些结节发展为甲状腺滤泡状癌的概率较高。一项多中心回顾性研究显示，连续观察 557 例 Graves 病患者，发现甲状腺结节发生率为 25.1%，其中，有 15% 的患者发展为甲状腺癌。此外，桥本甲状腺炎（HT）合并甲状腺结节也极为常见。据报道，HT 合并甲状腺癌的比例可达 3%～23%。

（六）代谢紊乱

肥胖、糖尿病等代谢性疾病与甲状腺结节和甲状腺癌的发生发展存在显著相关性。研究发现，在合并有代谢性疾病的人群中甲状腺结节发病率更高，通过二元逻辑分析表明空腹血糖受损、高腰围、高血压等都和甲状腺结节发病相关。现有研究也支持，无论是男性还是女性，胰岛素抵抗都是甲状腺结节发生的独立危险因素，且胰岛素抵抗患者结节血流更加丰富。也有多个临床研究证实，二甲双胍可通过改善胰岛素抵抗缩小甲状腺体积，减轻甲状腺肿。

（七）其他

多项研究表明，吸烟、饮酒、睡眠时间及孕产次数等因素都与甲状腺病高发病率相关。尽管目前没有证据表明职业和心理状况与甲状腺结节直接相关，但有相当多研究提示脑力劳动和工作压力大这两类人群的甲状腺结节患病率有升高趋势。另外，绝经年龄、生育期长短、流产次数等都与甲状腺结节的形成有一定相关性。

三、甲状腺结节的评估

甲状腺结节的临床评估，主要围绕甲状腺结节的诊断、鉴别诊断，确定结节的良恶性，以及可能选择的处置方式展开。迄今为止，测定血清 TSH、颈部超声及超声引导下 FNAC 是甲状腺结节性质评估的基石。在评估甲状腺结节时，应该仔细询问病史，完善相关的体格检查，合理地完善实验室检查、影像学检查，结合临床指南和临床经验选择细胞学甚至分子病理学检查。

（一）临床表现

甲状腺结节相关的临床表现主要包括结节、肿大引起的局部压迫症状，合并其他疾病的临床表现，恶性结节及肿瘤转移的相关特征。

甲状腺结节体积较大时，可以对甲状腺周围组织产生压迫，因此，临床评估时，应注意肿块发生时间、生长速度、是否存在吞咽困难、声音嘶哑和呼吸困难。体检时应通过正确的检查方法评估甲状腺及结节的大小、位置、活动度、压痛，以及颈部淋巴结是否肿大。对于结节性甲状腺肿患者，可通过体检评估是否存在胸骨后甲状腺肿。胸骨后甲状腺肿可压迫胸腔内大血管，其中，5%～9% 的患者可出现上腔静脉综合征，Pemberton 手法有助于明确诊断，对于结节体积明显较大或存在上述症状和体征的患者，应考虑颈部和胸部的影像学检查。

甲状腺结节的患者可能合并甲亢、自主功能性腺瘤等。此时，应详细询问患者是否存在心悸、出汗、食量增加、脾气改变、失眠、兴奋等。体格检查中应注意测量脉搏、心率和心律等，并观察是否存在甲状腺弥漫性肿大、眼球突出等。另外，还应注意询问是否存在肿瘤转移的相关表现，如头痛、视力下降、咳嗽、咯血、胸痛、腹痛、黄疸、骨痛等。体检中应注意触诊颈、锁骨上甚至腋窝淋巴结，判断是否存在异常肿大的淋巴结。此外，少数甲状腺癌可能合并其他腺体的疾病，如垂体瘤、甲状旁腺肿瘤、嗜铬细胞瘤等，应在病史询问和体格检查中加以详查，并排查 MEN。

下述病史和体格检查结果是甲状腺癌的危险因素：①童年期头颈部放射线照射史或放射性尘埃接触史；②全身放射治疗史；③有分化型甲状腺癌、甲状腺髓样癌或 MEN Ⅱ、家族性多发性息肉病、某些甲状腺癌综合征（如 Cowden 综合征、Carney 综合征、Wemer 综合征和 Gardner 综合征等）的既往史或家族史；④男性；⑤结节生长迅速；⑥伴持续性声音嘶哑，发音困难，并可排除声带病变（炎症、息肉等）；⑦伴吞咽困难或呼吸困难；⑧结节形状不规则、与周围组织粘连固定；⑨伴颈部淋巴结病理性肿大。

明显的孤立结节是重要的体征。约 4/5 分化型甲状腺癌及 2/3 未分化癌表现为单一结节，有一部分甲状腺癌表现为多发结节。检查甲状腺务必要全面、仔细，以便明确是否为弥漫性肿大或存在其他结节。癌肿患者常于颈下 1/3 处触及大而硬的淋巴结，特别是儿童及年轻乳头状癌患者。

（二）实验室检查

1. 甲状腺功能测定 所有甲状腺结节患者均应检测血清 TSH 水平和甲状腺激素，研究显示，如果甲状腺结节患者 TSH 水平低于正常，其结节为恶性的比例低于 TSH 水平正常或升高者。如果血清 TSH 降低，甲状腺激素增高，提示高功能结节，此类结节绝大多数为良性。甲状腺恶性肿瘤患者绝大多数甲状腺功能正常。

2. 甲状腺自身抗体测定 血清 TPOAb 和 TGAb 水平是检测桥本甲状腺炎的金指标，85%以上桥本甲状腺炎患者血清抗甲状腺抗体水平升高，少数桥本甲状腺炎可合并甲状腺乳头状癌或甲状腺淋巴瘤，无病理诊断前，行超声检查时均提示甲状腺结节。

3. Tg 测定 Tg 是甲状腺产生的特异性蛋白，由甲状腺滤泡上皮细胞分泌。多种甲状腺病均可引起血清 Tg 水平升高，包括 DTC、甲状腺肿、甲状腺炎症、甲亢等，因此血清 Tg 不能鉴别甲状腺结节的良恶性。

4. 血清降钙素（CT）测定 CT 由甲状腺滤泡旁细胞（C 细胞）分泌。血清 CT>100ng/L 提示甲状腺髓样癌（MTC）。但是，MTC 的发病率低，血清 CT 升高但不足 100ng/L 时，诊断 MTC 的特异度较低，因此临床应用血清 CT 指标筛查 MTC 时要综合考虑。

（三）影像学检查

1. 超声检查 高分辨率超声检查是评估甲状腺结节的首选方法，对已知或可疑甲状腺结节，都应进行甲状腺及颈部淋巴结的超声检查。颈部超声可确定甲状腺结节的大小、数量、位置、质地（实性、囊性或囊实混合性）、形状、边界、包膜、钙化、血供和与周围组织的关系等情况，同时可以评估颈部区域有无可疑淋巴结和淋巴结的大小、形态和结构特点。某些超声征象有助于甲状腺结节的良恶性鉴别。

下述两种超声表现的甲状腺结节几乎全部为良性：①纯囊性结节；②由多个小囊泡占据50%以上体积、呈海绵状改变的结节。

而以下超声征象提示甲状腺癌的可能性大：①实性低回声结节；②结节内血供丰富（TSH正常情况下）；③结节形态和边缘不规则、晕圈缺如；④微钙化、针尖样弥散分布或簇状分布的钙化；⑤结节纵横径之比>1；⑥同时伴有颈部淋巴结超声影像异常，如淋巴结呈圆形、边界不规则或模糊、内部回声不均、内部出现钙化、皮髓质分界不清、淋巴门消失或囊性变等。

近年来，甲状腺超声弹性成像和造影技术在评估甲状腺结节中的应用日益增多，其临床价值有待进一步研究。

2. CT 和 MRI 检查　拟行手术治疗的甲状腺结节，术前可行颈部 CT 或 MRI 检查，显示结节与周围解剖结构的关系，寻找可疑淋巴结，协助制订手术方案。为了不影响术后可能进行的核素显像检查和 ^{131}I 治疗，CT 检查中应尽量避免使用含碘造影剂，但磁共振增强检查对此并无不利影响。

良性结节的 CT 征象包括边界清晰、形态规则、有囊变，增强后边界较平扫清晰、高强化。良性结节的 MRI 征象除以上外，还包括速升速降型的灌注曲线、较高的 ADC 值。恶性结节的 CT 征象则包括边界模糊、形态不规则、有"咬饼"征及微钙化、增强后边界较平扫模糊。恶性结节的 MRI 征象除以上特征外，还包括渐进型的灌注曲线、较小的 ADC 值。颈部淋巴结转移的 CT 征象则为高强化（CT 值 340HU），淋巴结最小径/最大径≥0.5，有囊变、微钙化、簇集状淋巴结（同组淋巴结≥3 枚）。

CT 和 MRI 的优势在于对操作者的经验依赖性小，可观察到中央组、上纵隔组和咽后间隙组淋巴结，能够了解胸骨后甲状腺病变、较大病变及其与周围结构的关系，并通过观察强化程度对滤泡性病变进行初步判断，有利于观察环状钙化内部与周围甲状腺组织，判断病变良恶性及预测孤立性粗钙化的良恶性。同时，MRI 还可以通过动态增强扫描、DWI 等成像功能对结节良恶性进行较准确的评估。

但 CT 的不足在于存在射线暴露、软组织分辨率较低，不适用于最大径≤5mm 结节及弥漫性病变合并结节的患者，无法对淋巴结内微转移及最大径≤5mm 的淋巴结性质进行判断。MRI 仅适用于最大径＞1cm 的结节，且检查禁忌证较多，如病情危重、幽闭恐惧症及有心脏起搏器者，且检查时间长，易受呼吸和吞咽动作影响。

3. 甲状腺核素检查　适用于评估直径＞1cm 的甲状腺结节。在单个（或多个）结节伴有血清 TSH 降低时，甲状腺 ^{131}I 或 ^{99m}Tc 核素显像可判断某个（或某些）结节是否有自主摄取功能。根据图像上甲状腺结节部位放射性核素分布的情况，通常将结节分为 3 类，即"冷结节""热结节""温结节"。结节部位放射性核素分布明显稀疏或缺损的，称为"冷结节"，表示该结节内甲状腺组织基本丧失甲状腺上皮细胞的摄碘功能，常见于无功能腺瘤、炎性病变、囊肿、结节液化出血及癌变等，其中，16%～21%为甲状腺癌。明显浓集的称为"热结节"，表示结节的摄碘功能明显增高，常见于高功能结节或自主功能性腺瘤，恶性结节比例低于 5%。当"热结节"内含有"冷"区时，要考虑合并恶性的可能。与周围甲状腺组织相近的，称为"温结节"，常见于结节性甲状腺肿、慢性炎症或腺瘤等。部分"冷结节"体积较小或位置较后时，由于后方射线穿透或表面正常组织的覆盖及周围甲状腺组织对射线的影响，也可以表现为"温结节"。所以，"温结节"有时候也被称为"不确定结节"，其恶性结节的比例小于 10%。^{18}F-脱氧葡萄糖（^{18}F-fluorodeoxyglucose，^{18}F-FDG）PET 显像能够反映甲状腺结节摄取和代谢葡萄糖的状态，高 ^{18}F-FDG 摄取的甲状腺结节多为恶性。

（四）细针吸取细胞学检查

细针吸取细胞学检查（FNAC）可以明确甲状腺病的病理性质，指导临床诊疗。超声引导下的 FNAC 是目前临床上采取的最有效、安全的穿刺方法，已被视为甲状腺结节性病变诊断的金标准。术前 FNAC 检查有助于减少不必要的甲状腺结节手术，并帮助确定恰当的手术方案。但其不足之处在于，FNAC 对粗钙化、环状钙化、滤泡性结节检出率不高。目前，对于 FNAC 结果的解读一般推荐采用甲状腺细胞病理学 Bethesda 报告系统（TBSRTC）。

凡直径≥1cm 的甲状腺结节，均可考虑 FNAC 检查。但在下述情况下，FNAC 不作为常规检查，可视情况决定：①经甲状腺核素显像证实为有自主摄取功能的"热结节"；②超声检查提示为纯囊性的结节；③超声检查已高度怀疑为恶性结节。

直径<1cm 的甲状腺结节，不推荐常规行 FNAC。但如存在下述情况，可考虑超声引导下 FNAC：①超声提示结节有恶性征象；②伴颈部淋巴结超声影像异常；③童年期有颈部放射线照射史或辐射污染接触史；④有甲状腺癌或甲状腺癌综合征的病史或家族史；⑤^{18}F-FDG PET 显像阳性；⑥伴血清降钙素（CT）水平异常升高。

另外，甲状腺结节合并颈部可疑淋巴结存在时，对短径>8mm 的可疑淋巴结可在超声引导下行 FNAC，并进行细胞学检查或对穿刺冲洗液做 Tg 水平测定。但目前尚无公认的穿刺洗脱液 Tg 的诊断切点。

（五）粗针活检

粗针活检（CNB）可作为 FNAC 的补充，而非一线诊断方式。两次 FNAC 仍不能明确诊断或疑有甲状腺周围淋巴结转移时可考虑 CNB。一般情况下，FNAC 基本能满足临床诊断甲状腺结节的需要。但 FNAC 标本脱离了组织形态，有时仅凭少量细胞很难准确鉴别肿瘤的良恶性，尤其是对甲状腺滤泡型肿瘤的诊断更是困难，而 CNB 取材较多，可含有结节包膜或血管组织，可进行免疫组化染色，能在一定程度上满足病理诊断的需要，有效提高诊断的正确率。

CNB 仍存在一些不足之处。与 FNAC 不同，CNB 缺乏与 Bethesda 细胞病理学系统类似的病理分类标准。CNB 与 FNAC 相比创伤更大，存在着更大的出血和损伤周围组织的风险，尤其是在穿刺直径<1cm 的结节时更加突出，故需要操作者熟练掌握超声检查技术及颈部局部解剖结构，以提高穿刺的准确性和减少并发症的发生。另外，CNB 的适应证存在争议，医疗成本明显高于 FNAC。

CNB 的禁忌证包括：①有出血倾向不能合作者；②疑似血管瘤或血管丰富的病灶；③不能避开大血管、神经、气管、食管或骨骼，无安全穿刺路径者；④呼吸道梗阻、呼吸困难者；⑤穿刺部位局部皮肤感染者。穿刺过程中，还应注意可能出现的相关并发症，如出血、疼痛、感染、呼吸困难、窒息或神经损伤等。穿刺后出现呼吸困难通常是由于大量出血对气管造成压迫而引起，因此，防止穿刺后大出血是避免发生呼吸困难的关键。一旦患者发生窒息应立即进行气管插管抢救；而神经损伤发生率很低，通常可以自愈。

（六）分子标志物检测

尽管细胞学检查是甲状腺结节评估的基石，但它仍存在一些不足之处，如缺乏组织病理学结构、无法确认是否存在包膜或血管的侵犯，故对细胞学上无法诊断的分类结果，分子学诊断成为一个重要的辅助手段。目前，血液分子标志物检测主要基于外周血或甲状腺 FNAC 后可获得 DNA、RNA 和蛋白质，主要针对来源于 DNA、RNA 和蛋白质组学的相关标志物。DNA 相关研究标志物主要包括 BRAF、RAS、RET/PTC 和 PAX-8/PPARγ 重排等，RNA 相关研究的标志物则包括 HMGA2、hTERT、TFF3 和 miRNA 等，而蛋白质组学主要是一些肿瘤标志物，如 Galectin-3、HBME-1 和 CK19 等。另外，对甲状腺结节及颈部可疑淋巴结穿刺后，可以进行洗脱液测定。出于鉴别目的的不同，可对洗脱液测定甲状腺球蛋白、降钙素甚至甲状旁腺激素。检测方法应根据所检测的标志物，采取测序、免疫细胞化学、血清学检测等方法。

对 FNAC 标本进行基因突变、重排和 miRNA 检测，是目前最受关注的领域。目前，临床可获得的分子检查主要包括 BRAF^{V600E} 突变、7 基因突变芯片、基因表达分类器（gene expression classifier，GEC）、二代测序芯片 ThyroSeq、基于 miRNA 的 RosettaGX Reveal 检测、将 7 基因突变芯片和 miRNA 表达分类器结合的联合芯片 ThyGenX/ThyraMIR 等。迄今为止，国内已有不少单位能开展 BRAF^{V600E} 突变检测，研究显示，BRAF^{V600E} 突变检测诊断甲状腺乳头状癌（PTC）具有较好的特异性，联合 FNAC 细胞学能够提高甲状腺癌诊断的敏感性和准确率，对于 Bethesda 细胞学报告系统中细胞学不确定的Ⅲ、Ⅳ、Ⅴ类结节，结合BRAF^{V600E}突变检测有助于提高诊断准确性。但此类结节尤其是Ⅳ类结节中，包含较多滤泡性病变，BRAF^{V600E}突变较少，故影响其临床应用。

（王宽宇）

第十节　中医学对甲状腺肿、结节与肿瘤的研究和认识

单纯性甲状腺肿（simple goiter）属中医学"瘿病"范畴。甲状腺结节（thyroid nodules）在中医古籍文献中并无特定的病名，大多医家将其归于"瘿瘤"等范畴，甲状腺腺瘤（thyroid adenoma）属于甲状腺良性结节，属中医学"肉瘿"范畴。甲状腺癌（thyroid cancer）属中医学"石瘿"范畴。

瘿病（包括弥漫性甲状腺肿和结节性甲状腺肿）

一、病　因　病　机

瘿病的病因主要是情志内伤、饮食及水土失宜，但也与体质因素有密切关系。

1. 情志内伤　愤郁恼怒或忧愁思虑日久，肝失疏泄，气机郁滞，津液输布失常，易于凝结成痰，气滞痰凝，壅结颈前，形成瘿病。正如《杂病源流犀烛》所说"瘿之为病，其症皆隶五脏，其源皆由肝火"。

2. 饮食、水土失宜　饮食失调，或居于高山地区，水土失宜，饮食中含碘不足，导致脾失健运，不能运化水湿，聚湿成痰，发为瘿病。正如《诸病源候论·瘿候》所言"诸山水黑土中，出泉流者，不可久居，常食令人作瘿病""也由饮沙水，沙随气入于脉，搏颈下而成之"。

3. 体质因素　先天禀赋不足，天癸虚弱，或经胎产乳期间肝血不足，肾气亏损，冲任失调，复遇情志不遂，肝郁化火，阴津亏少，气郁痰易结于颈前，故女性易患瘿病。或为素体阴虚者，津液亏少，易于结痰化火，而患瘿病。

综上所述，瘿病的病位主要在肝脾，肝郁则气滞，脾伤则气结，气滞则湿阻，脾虚则生痰，痰气交阻，血行不畅，而成瘿病。久病阴津亏耗，阴虚火旺，病变及心。初起多实，为气滞、痰凝壅结颈前，日久血脉瘀阻，以气、痰、瘀合而为患；后期由于痰气郁结，久郁化火，耗伤阴津，阴虚火旺，成虚实夹杂，病久则由实致虚，尤以阴虚、气虚为主。病在肝、脾，与心相关，疾病日久，可以在损伤肝阴的基础上，伤及心阴，出现心悸、脉数等症。

二、治　　疗

（一）治疗原则

治疗以理气化痰、消瘿散结为基本法则。痰结血瘀者配合活血化瘀；肝火旺盛者配合清肝泻火，心肝阴虚者配合滋阴降火。

（二）辨证论治

1. 气郁痰阻证

证候：颈部肿大，弥漫对称，自觉胀满，质软光滑，无压痛；时有胸闷，喜叹息，病情的波动常与情志因素有关；苔薄白，脉弦。

治法：行气解郁，化痰消瘿。

方药：四海舒郁丸加减。药用青木香、陈皮、海蛤粉、海藻、昆布、海螵蛸。胸闷胁痛者加瓜

蒌、香附、郁金；咽颈不适者加桔梗、牛蒡子、木蝴蝶、射干；急躁易怒者加黄连、夏枯草。

2. 痰结血瘀证

证候：颈前肿块，按之较硬或有结节，日久难愈，胸闷，纳差，面色晦暗，口唇色暗；舌质暗或有瘀点瘀斑，苔薄白，脉弦或涩。

治法：理气化痰，活血消瘿。

方药：海藻玉壶汤加减。药用海藻、昆布、青皮、陈皮、当归、川芎、独活、浙贝母、连翘、甘草。结节较硬者加三棱、莪术、丹参；胸闷不舒者加郁金、香附；烦热、舌红、苔黄、脉数者加夏枯草、牡丹皮、玄参；纳差、便溏者加炒白术、茯苓、炒山药。

3. 肝火旺盛证

证候：颈前结节肿大，表面光滑，质地柔软，烦热多汗，胸胁窜痛，性情急躁易怒，眼球突出，手颤抖，颜面烘热，口苦；舌红，苔薄黄，脉弦数。

治法：清肝泻火，消瘿散结。

方药：栀子清肝饮加减。药用栀子、牛蒡子、柴胡、石膏、牡丹皮、黄芩、黄连、川芎、赤芍、当归、甘草。急躁易怒者加夏枯草、龙胆草；手指颤抖者加石决明、钩藤、白蒺藜、牡蛎，甚者加羚羊角粉；多食易饥者加寒水石、知母。

4. 心肝阴虚证

证候：颈部肿大，病起缓慢，质软，心悸不宁，少寐，手颤动，易汗出，倦怠乏力；舌质红，苔薄，脉弦细数。

治法：滋阴降火，柔肝散结。

方药：天王补心丹加减。药用生地黄、天冬、麦冬、玄参、酸枣仁、柏子仁、当归、丹参、人参、远志、茯苓、五味子、桔梗。手指及舌体颤抖者加钩藤、白蒺藜、白芍；耳鸣、腰膝酸软者加龟板、桑寄生、牛膝、菟丝子；病久正气耗伤，精血不足，妇女月经量少或闭经，男子阳痿，加熟地黄、山茱萸、枸杞子、黄芪。

三、名老中医经验

（一）周仲瑛辨证治疗甲状腺肿经验

周老认为从临床实际来看，中医治疗瘿病不能同治疗其他营养不良性疾病一样，运用健脾补益法所能奏功。病因有三：一者本病多见于年轻女性，而女子以肝为先天，中医治疗女子疾病每须从肝论治，且本病患者除甲状腺肿大外，每有性情急躁易怒之"肝旺"特征，日久还可以影响女性经、孕、产、乳等生理功能；二者除饮食缺碘可引起本病外，长时间情绪失调亦是本病形成原因之一；三者中医学认为土壅可致木郁，长期缺碘致脾虚内生痰湿，影响肝木疏泄。本病初期多为肝郁气滞，津聚痰凝，痰气搏结颈前，日久引起血脉瘀阻，气、痰、瘀三者合而为患。病位主要在肝，气滞、痰凝、血瘀壅结颈前是其基本病机。药用醋柴胡 5g、当归 10g、炒白芍 10g、香附 10g 养血柔肝，疏泄肝郁；夏枯草 10g 清泻肝火，兼有化痰散结之功；法半夏 10g、炙僵蚕 10g、海藻 10g、昆布 20g、生牡蛎 20g 化痰散结；玄参 10g、天冬 10g、麦冬 10g 等养阴生津。

（二）刘文峰教授治疗单纯性甲状腺肿经验

刘老认为单纯性甲状腺肿多由肝气郁结，肝气夹气、痰、瘀，循经上行壅结颈项而成。痰血凝结成块，为其基本病机。治以化痰活血软坚，消瘿散结，选用加味海藻玉壶汤（自拟方）：海藻 20g，昆布 20g，海浮石 20g，夏枯草 30g，连翘 15g，青皮 10g，浙贝母 20g，白芥子 10g，半夏 15g，当归 10g，川芎 15g，蜈蚣 2 条。颈项胀闷不适者加白蒺藜、香附、石菖蒲；甲状腺肿硬难消者加三棱、莪术、鳖甲；伴有热象者加黄连、红藤、金银花；伴有寒象者加肉桂、巴戟天；痰多者加陈皮、瓜蒌皮、茯苓、僵蚕、牛蒡子。

（三）唐汉钧教授治疗结节性甲状腺肿经验

唐老将结节性甲状腺肿归属于"瘿病"中"肉瘿"范畴，认为其发病与患者饮食水土失宜、情志不舒、思虑过度或劳逸失调有关。脾胃失于健运，肝气郁滞，进而形成气滞、血瘀、痰浊等病理产物，是本病的主要病机。治疗上以健脾理气、化痰散结为主，常选用党参、白术、茯苓健脾；柴胡、郁金、八月札疏肝理气，抑木扶土；佐以陈皮、半夏理气化痰，浙贝母、海藻破解痰结。病程长、结节硬者酌加莪术、白花蛇舌草解毒散结。对于青春期或更年期的结节性甲状腺肿，在疏肝健脾的基础上加入调摄冲任的药物，如女贞子、旱莲草、当归、丹参等。

（四）许芝银教授治疗结节性甲状腺肿经验

许老认为结节性甲状腺肿多因机体脏腑功能失调，导致气滞、痰凝、血瘀结于颈前而发病。临床辨证常以颈部肿块质地作为重要依据：以气滞为主者，颈部肿胀时大时小，甲状腺质地较软；以痰凝为主者，结节质韧或稍硬，多无疼痛，活动度良好；以血瘀为主者，结节质硬，压之有痛感，活动度较差。治疗上以健脾燥湿、化痰消瘿、活血散结为基本大法，基本方：夏枯草10g、茯苓10g、白术10g、法半夏10g、牡丹皮10g、丹参10g、桃仁10g、赤芍10g、郁金10g、青皮5g、陈皮5g、姜黄10g、红景天10g、皂角刺20g、甘草5g。许老将结节性甲状腺肿分为3型：①痰气交阻型。治以疏肝理气，化痰散结，基本方加柴胡6g、香附10g增强疏肝理气的作用。②痰瘀互结型。治以破瘀化痰，活血消瘿，基本方去甘草，加牡蛎（先煎）20g、海藻10g、制南星10g加强软坚散结、破痰化瘀的功效。③肾虚肝郁型。治以补肾疏肝，破瘀化痰安神。基本方加当归10g、熟地黄10g、麻黄6g、补骨脂10g、狗脊10g、杜仲10g、桑寄生20g等温阳补肾之品。

四、现代研究进展

（一）中医药治疗单纯性甲状腺肿的理论研究进展

杜丽坤教授认为本病以气滞、痰凝、血瘀为主要病理变化，但究其根源，气郁为其发病之本。肝为风木之脏，内寄相火，以血为本，以气为用。脾在志为思，思虑伤脾，长期的忿郁恼怒，使肝气失于调达，疏泄失职，脾失健运，影响津液的正常输布。气机郁滞，津液凝聚成痰，痰气凝聚日久，痰湿内生，气机不畅，血脉不行，血滞为瘀，气、痰、瘀互结，循经上行，凝结颈部则为结节。杜教授在治疗结节性甲状腺肿中注重病症结合，遂根据多年临床经验，自创以"活血行气，软坚散结"为治法的贝牡莪消丸，临床疗效显著。方药组成：浙贝母、莪术、牡蛎、夏枯草、玄参，采用中药制备工艺，加工成水丸，方中浙贝母、莪术，味苦而性寒，然含有辛散之气，故能除热，能泄降，又能散结。而莪术不同提取物均具有一定的抗血小板聚集、抗凝血及调节血液流变性作用。故以浙贝母、莪术为君药，清热化痰，开郁散结，破血行气；臣以牡蛎、夏枯草，归肝经，清肝火，软坚散结，收敛固涩，其中夏枯草含有众多的抗肿瘤活性成分，如果酸、迷失香酸甲酯等，对多种肿瘤具有良好的抑制效果，牡蛎之原质为碳酸钙化合而成，善消瘤赘瘰疬，散结力强；佐以玄参，清热凉血，滋阴解毒。诸药配伍，共奏活血行气、软坚散结之效。杜教授认为海藻、昆布、黄药子软坚散结消瘿的功效虽较强，但含碘丰富，对于结节尤不适宜。

（二）中医药治疗单纯性甲状腺肿的临床研究进展

田甜等使用逍遥散合海藻玉壶汤治疗单纯性甲状腺肿。将136例单纯性甲状腺肿患者分为对照组和治疗组，两组各 68 例，对照组给予 L-T₄ 治疗，治疗组在对照组基础上给予逍遥散联合海藻玉壶汤治疗，连续治疗 2 个月后，比较两组治疗前后临床疗效、甲状腺激素水平、中医证候评分、甲亢和甲减发生率及不良反应发生情况。治疗后，治疗组总有效率为 94.12%，对照组总有效率为 80.88%，治疗组显著高于对照组（$P<0.05$）；治疗后，两组患者 FT_3、FT_4 水平显著升高（$P<0.05$），治疗组显著高于对照组（$P<0.05$），TSH 水平降低（$P>0.05$），治疗组低于对照组（$P>0.05$）；治疗后，两组中医证候评分明显降低（$P<0.05$），治疗组低于对照组（$P<0.05$）；治疗组甲亢、甲减发生率低于对照组（$P<0.05$）；治疗组不良反应发生率明显低于对照组（$P<0.05$）。此临床研究说明逍遥散联合海藻玉壶汤治疗单纯性甲状腺肿效果显著，可明显改善患者甲状腺激素水平，保护患者甲状腺功能，预后良好。

Yang Ming-Li 等对 72 例多结节性或弥漫性甲状腺肿患者进行临床研究。将患者随机分为治疗组和对照组，每组各 36 例，其中治疗组接受行气化瘿汤（黄芪 30g，牡丹皮 15g，柴胡 9g，枳壳 15g，川芎 10g，陈皮 10g，广木香 9g，夏枯草 15g，浙贝母 12g，瓜蒌 15g，煅牡蛎 30g，炙甘草 6g）治疗，对照组接受海藻玉壶汤治疗，连续治疗 3 个月后，治疗组临床症状评分明显低于对照组（$P<0.05$）。在接受行气化瘿汤治疗的患者中，82.3% 甲状腺肿大显著减轻，而在对照组中只有 67.7% 表现出甲状腺肿收缩。综合中医标准和甲状腺肿大的大小，治疗组的总有效率为 91.2%，而对照组仅为 67.7%（$P<0.05$）。结果表明行气化瘿汤是治疗甲状腺肿有前景的治疗方案。

（三）中医药治疗单纯性甲状腺肿的实验研究进展

中医药不仅临床应用广泛，而且从药效实验、中医药治疗本病的作用机制等方面开展了许多相关研究，为中医药诊治本病提供了研究基础。海藻玉壶汤能够影响凋亡蛋白 B 细胞淋巴瘤-2（Bcl-2）、Bcl-2 相关 X 蛋白（Bax）的表达水平，从而起到抗甲状腺肿大的作用。杨甫臣等通过网络药理学分析"海藻-昆布"治疗甲状腺肿是通过调控细胞蛋白定位、细胞有丝分裂周期的 G_1/S 转变、氮化合物的合成、激素刺激和酸性化学物质的反应、MAPK 级联等生物学过程及 p53 信号通路、黏着斑、ErbB 信号通路、VEGF 信号通路、Jak-STAT 信号通路等发挥作用。

吕艳敏探讨海藻玉壶汤中加减运用反药组合对大鼠甲状腺系数、甲状腺激素水平等相关指标的影响。结果表明全方组与各拆方组比较甲状腺激素相关指标水平，其恢复情况为海藻玉壶汤组＞海藻玉壶汤减甘草组＞海藻玉壶汤减海藻组＞海藻玉壶汤减海藻甘草组；与各拆方组比较甲状腺组织病理形态，其改善情况为海藻玉壶汤组＞海藻玉壶汤减海藻甘草组＞海藻玉壶汤减海藻组＞海藻玉壶汤减甘草组。由此可见，海藻玉壶汤全方组对甲状腺肿大大鼠疗效最佳。葛超冉探讨海藻玉壶汤加减运用对大鼠雷帕霉素靶蛋白（mTOR）-核糖体 S6 蛋白激酶（p70S6K）/真核起始因子 4E 结合蛋白（4E-BP1）信号通路的影响。结果表明与空白组比较，模型组 mTOR、p70S6K、4E-BP1 的 mRNA 表达均升高（$P<0.01$）；与模型组比较，海藻玉壶汤组及拆方各组均可使 mTOR、p70S6K、4E-BP1 的 mRNA 表达水平降低（$P<0.01$）。由此推测，海藻玉壶汤及拆方对甲状腺肿大模型大鼠的作用机制可能与其抑制 mTOR-p70S6K/4E-BP1 信号通路进而抑制细胞增殖有关。

五、预防与调护

1. **调畅情志**　调畅情志，保持心情舒畅。
2. **注意休息**　注意适当休息，坚持合理的治疗，定期复查，才能减少或防止病情复发。
3. **均衡饮食**　注意饮食调摄，均衡饮食，少食辛辣炙煿之品。

瘿瘤（甲状腺结节）、肉瘿（甲状腺腺瘤）

一、病 因 病 机

1. 饮食水土失宜　早在《吕氏春秋·尽数》就指出"轻水所"多"瘿人"，观察到瘿的发病与地理环境有关。因居位高山地区，易感受山岚瘴气，或久饮沙水，瘴气及沙水入脉中，搏结颈下而成瘿瘤。盖因水土失宜、饮食失调，影响脾胃运化水湿和化生气血等功能，脾失健运，不能运化水湿，聚而生痰，痰气壅结颈前而发为瘿瘤。

2. 情志内伤　《诸病源候论》指出"瘿者，由忧恚气结所生"，"动气增患"，由于长期郁忿恼怒或忧思郁虑，易使气机郁滞，肝气失于条达，津液输布失常易于凝聚成痰，肝气夹痰、夹瘀循厥阴之脉上逆，聚于颈，留而不去，气血凝滞，则成瘿瘤。

3. 体质因素　"女子以肝为先天"。女性的经带胎产等生理特点与肝经气血有密切关系，遇有情志等致病因素，常引起气郁痰结、气滞血瘀及肝郁化火等病理变化，故女性易患瘿瘤。本病与肾气亏虚、正气不足有关，肾为先天之本，即与患者的个人体质有密切关系。另外，素体阴虚之人，痰气郁结之后易于化火，更加伤阴，易使病情缠绵。

本病的主要病机是肝郁气滞，脾失健运，痰湿内生，气血瘀滞，痰湿凝结颈前，日久引起血脉瘀阻，以气、痰、瘀三者合而为患。瘿瘤之证，虽有气滞、痰凝、血瘀之别，但其发病之内在因素，即是人体正气虚弱，《黄帝内经》云"邪之所凑，其气必虚"。瘿瘤的发生与人体正气有着密切关系，由于正气不足，以至于病邪乘虚而入，结聚于经络、脏腑，导致气滞、痰凝、血瘀等病理变化，酿成瘿瘤之病。本病初起多实，病久则由实致虚，以气虚为主，故本病后期为虚实夹杂之证，病在肝、脾。

二、治　疗

（一）治疗原则

基于瘿瘤"本虚标实"的病理基础及"气滞、痰浊、瘀血"的病理产物，以理气、祛痰、化瘀为主，后期结合具体病情及病程变化辅以补气、健脾等治疗方法。

（二）辨证论治

1. 肝郁气滞证

证候：甲状腺结节，情志忧郁，善太息，或烦躁易怒，胁肋胀闷，月经不调，经前乳痛；舌质淡红，苔薄白，脉弦细。

治法：疏肝解郁，理气消瘿。

方药：丹栀逍遥丸合消瘿丸加减。药用牡丹皮、栀子、当归、柴胡、茯苓、白术、木香、陈皮、昆布、海螵蛸、海蛤壳等。胸闷、胁痛明显者加郁金、香附。

2. 痰气郁结证

证候：胸闷气促，咳嗽少痰，甲状腺结节形成，或伴有甲状腺肿大；苔薄腻，脉弦滑。

治法：理气化痰，软坚散结。

方药：海藻玉壶汤加减。药用昆布、青皮、陈皮、半夏、浙贝母、连翘、甘草、当归、川芎。郁久化火而见烦热，舌红，苔黄，脉数者，加夏枯草、牡丹皮、玄参。

3. 气血瘀结证

证候：甲状腺结节，按之较硬或赤脉显露，胸闷气短，或声音嘶哑；舌质暗，苔薄白，脉沉涩。

治法：行气活血，散结消瘿。

方药：活血散瘿汤加减。药用青皮、陈皮、木香、昆布、川芎、牡丹皮、红花、党参、白芍、当归、熟地黄。结块较硬者加三棱、莪术、穿山甲、露蜂房、丹参等。后期脾虚便溏，消瘦乏力者，加炒白术、炒山药、薏苡仁、麦芽。

三、名老中医经验

（一）张震治疗甲状腺结节经验

张老认为本病是在正气亏虚，脏腑功能失调的基础上，加之肝郁气滞，脾失健运，痰湿内生，气血瘀滞，痰湿凝结颈前，日久引起血脉瘀阻，以痰、气、瘀三者合而为患。其主要病理产物和致病因素是痰凝、气滞、血瘀，其病理特点是本虚标实，虚实夹杂。其发生主要与情志内伤、饮食及水土失宜有关。肝郁不舒、脾失健运是其核心病机，气虚、阴虚是其发病之本。针对本病的主要病机和病理产物，张老在治疗中惯以疏肝理气、理脾助运为大法，同时注重调扶正气，结合预防与调护，并根据病症的不同，在疏肝健脾化痰基础上适当配合活血化瘀、滋阴降火等。张老结合其 60 余年临床诊疗与科研工作经验，自创疏调气机汤，药用柴胡 10g，香附 10g，郁金 12g，丹参 12g，枳壳 10g，白芍 12g，茯苓 15g，薄荷 6g，甘草 6g。审证求因，辨证加减，临床使用得当，往往效果较佳。

（二）程益春治疗甲状腺结节经验

程老认为甲状腺结节的主要病机为气滞、痰凝、血瘀，故疏肝理气、化痰活血为其基本治法。

方药：柴胡 10g，夏枯草 30g，鳖甲 10g，浙贝母 10g，连翘 20g，刘寄奴 15g，水蛭 3g，炒白术 15g，茯苓 15g，白芥子 10g，郁金 10g，蒲公英 15g。方药中柴胡味辛、苦，主归肝、胆经，其性上行，善条达肝气，疏肝解郁。夏枯草性寒，味辛、苦，味辛能散结，苦寒能泄热；浙贝母性寒，味苦，归肺、心经，苦泄清解热毒，化痰散结消痈。连翘既能清心火，又能消散痈肿结聚。鳖甲味咸，长于软坚散结；鳖甲、连翘和夏枯草、浙贝母联用消结节之力益彰。刘寄奴，辛散苦泄，善于行散，能破血通经，散瘀止痛；水蛭味咸、苦，性平，归肝经，咸苦入血，破血逐瘀力强，与刘寄奴联用活血化瘀，破血逐瘀；郁金味辛、苦，性寒，归肝、胆、心经，味辛能行能散，既能活血，又能行气，故治气滞血瘀；蒲公英，苦寒能清解火热毒邪，又能泄降滞气，为清热解毒、消痈散结之佳品，与郁金合用疏肝解郁，清热解毒；白芥子味辛，性温，归肺、胃经，辛温能散肺寒，利气机，通经络，化寒痰，逐水饮。炒白术味甘、苦，性温，归脾、胃经，被誉为"补气健脾第一要药"，以益气、健脾、燥湿为主；茯苓味甘而淡，甘则能补，淡则能渗，药性平和，既可驱邪又可扶正，和白芥子合用既可先安未受邪之地，又可以其温热之性防止药物过于寒凉、损伤脾胃，还可健脾渗湿、化痰。全方温清并用，标本兼顾，共奏疏肝理气，化痰活血之效。在此基础上随症加减，便秘、失眠重者，加柏子仁、酸枣仁、远志养心安神；咽部不适明显者，加牛蒡子、射干散热利咽消肿。

（三）陈如泉治疗甲状腺结节经验

陈老认为，甲状腺结节类属于中医学"瘿瘤"范畴，随着碘盐的普及，甲状腺结节多不属于缺碘所致。随着现代生活节奏的加快和精神压力的增大，长期情志不畅，忧思恼怒，以致肝失疏泄条达，肝气郁结，气血运行不畅，津液停聚成痰，痰浊、瘀血相互胶着，壅结颈前则形成瘿瘤。同时，正气亏虚为发病之本。若正气亏虚，气血乏源，使气机不畅；反之，病程日久，缠绵难愈亦可耗伤正气。总之，陈老认为本病发病之本在于正气亏虚，发病之初以肝气郁滞表现为主，中后期以痰凝、血瘀表现为主，痰瘀互结贯穿始终，故病程较长，缠绵难愈，据此确定了以下八大治疗方法：①疏肝解郁法。本病起病之初，以疏肝解郁法为主，常以柴胡疏肝散、四逆散或经验方理气消瘿方为代表方，选用柴胡、枳壳、郁金、香附、橘叶等；气滞较甚者，用青皮、橘核、荔枝核、枳实等。中年女性发病常伴有更年期、月经不调，宜疏肝解郁之法。②健脾化痰法。脾为生痰之源、为气血生化之源，脾气健运则气血充盈，津液运行通畅。薏苡仁、白术、茯苓等是常用之药，是绝痰之来源。对于痰已成者，需用化痰药。化痰药有温化寒痰与清化热痰之分，前者包括半夏、陈皮、南星、白芥子、旋覆花、猫爪草、紫苏子等，后者包括浙贝母、瓜蒌皮、穿山龙、山慈菇、桔梗、土贝母、葶苈子等。③活血化瘀法。气滞则血瘀，气滞、血瘀、痰浊互为影响，后期以痰瘀互结为主要表现，故宜用活血化瘀法治疗甲状腺结节，血瘀证轻者用桃仁、赤芍、川芎、当归等，血瘀证较甚者用三棱、莪术、王不留行、鬼箭羽等，缠绵难愈者用水蛭、土鳖虫、蜈蚣、蜂房、斑蝥等虫类药。④益气养阴法。正气亏虚是发病之本，益气养阴法是治疗甲状腺结节术后复发的主要法则。常用黄芪、太子参、黄精等补脾肺气，麦冬、沙参、玄参等补肺胃阴，生地黄、女贞子、旱莲草、枸杞子、牡蛎、鳖甲等补肝肾阴。⑤清热解毒法。"气病多从火化"，肝气郁结，日久化火，热毒蕴结颈前则形成瘿痈、痛瘿，故炎症性结节宜清热解毒法。陈老常用经验方清肝泻火方治疗毒性结节，由夏枯草、黄芩、栀子、黄连、生地黄组成。⑥温肾助阳法。瘿瘤日久耗气伤阳，故致脾肾阳虚。初期要有既病防变的思想，常添加菟丝子、淫羊藿、肉苁蓉等；在疾病末期以温补脾肾为主，用制附子、肉桂、干姜、巴戟天、吴茱萸等。⑦软坚散结法。"结者散之""坚者削之""坚者软之"。软坚散结法贯穿甲状腺结节治疗的始末。陈老常用海藻、昆布、海蛤壳、海浮石等化痰散结软坚之品治疗碘缺乏所致甲状腺结节；用玄参、鳖甲、牡蛎、天冬等养阴软坚散结；用连翘、夏枯草等清热软坚散结；土鳖虫化瘀散结软坚；青皮、枳实等理气散结软坚。⑧滋阴降火法。本病常常病程较长，若长期服用破血化瘀或温燥化痰之剂，易于耗伤阴液，阴虚则内热。陈老依据"壮水之主以制阳光"的法则，用滋阴降火法治疗阴虚火旺型甲状腺结节伴甲亢者，选用知柏地黄丸为代表方，善用旱莲草、女贞子、生地黄、玄参、鳖甲等平补之品，清虚热药，如青蒿、地骨皮、秦艽等。以上八法并不是单独运用，常常将多法联用，依据病机，以某一治法为主；瘿病病机复杂，在不同的阶段亦采用不同的治疗方法。

（四）赵尚华辨证治疗甲状腺腺瘤经验

赵老认为甲状腺腺瘤属于中医学"肉瘿"范畴，本病总由七情过激，肝郁不达，脾失健运，气滞痰凝而成。临证诊治主要分为四法：①气滞痰凝证，治以理气化痰，活血散结，方选化痰消瘿丸加减，基本方为柴胡9g，郁金9g，瓜蒌12g，夏枯草15g，海藻9g，当归9g，牡蛎24g，玄参9g，莪术9g。②痰热互结证，治以清肝解郁，化痰软坚，以海藻玉壶汤为底方，基本方为柴胡9g，赤芍15g，夏枯草15g，海藻12g，昆布12g，芥子9g，黄芩9g，连翘15g，甘草6g，牡蛎30g。若心慌、心烦者，加远志、栀子；胸闷不舒者加瓜蒌、枳壳；若服药时间长出现口渴咽干唇燥者，加生地黄、玄参、天花粉。③寒痰凝聚证，治以温阳健脾，化痰软坚，方选阳和汤加减，药用熟地黄12g，鹿角胶9g，干姜3g，芥子12g，肉桂4.5g，巴戟天9g，山药12g，茯苓12g，海藻9g，昆布9g，海蛤粉9g，贝母15g，瞿麦9g。畏寒甚者加制附片；吞咽不适，胸闷少食者加陈皮、桔梗；肿块坚硬者加黄药子、玄参。④痰瘀互结证，治以破血理气，化痰软坚，方用化痰消瘿丸加减，药用当归12g，赤芍9g，三棱9g，莪术9g，玄参15g，海藻9g，贝母9g，夏枯草15g，穿山甲9g，海蛤粉9g，皂角刺9g，陈皮9g。若呼吸困难，加黄芪、土贝母；若消瘦乏力，加党参、黄芪；胃纳不佳者，加焦山楂、神曲。另外，在内服药的基础上，配合外治治疗：①偏热者，可用金黄膏掺红灵丹外敷患处。②痰气胶结者，可用消核膏外敷患处。③针灸取阿是穴（肿物四周两对称点），配内关、神门、曲池、尺泽、太冲、合谷、间使、三阴交、足三里等穴。取阿是穴进针时沿肿大的甲状腺体的表层，透到对侧皮下，向左右各捻转一次即退针。每次选配穴1~2个，强刺激。

（五）艾儒棣治疗甲状腺腺瘤经验

艾老认为甲状腺腺瘤首因是情志内伤，情志不畅，肝失条达，肝旺侮土，脾不健运，滋生痰浊，气机不利夹痰浊循经上行，气、痰、瘀血凝结于颈部遂发为肉瘿，总的病机是气、郁、痰、瘀四者合而为病，治疗以疏肝理气为先，兼以化痰散结、活血化瘀。根据"无痰不成块"理论，从痰入手治疗本病，认为痰之生，由于液不化；而液之结，由于气不化，故必查其所因之气，而后可治其所因之痰，因于火则当治火，因于气则当调理气机，是为治痰之本。将本病分为以下四型：①气滞痰凝型，治以疏肝行气、化痰散结，方用四逆散合二陈汤加减，药用柴胡、白芍、枳实（枳壳）、陈皮、香附、郁金、法半夏、茯苓、夏枯草、白芥子、淡昆布、淡海藻、山慈菇、合欢皮、甘草。实者用枳实，虚者用枳壳，且用量最多6g。②肝阳上亢型，治以疏肝泻火、化痰散结，方用丹栀逍遥散合二陈汤加减，药用柴胡、白芍、牡丹皮、山栀子、白术、茯苓、法半夏、陈皮、合欢皮、杭菊花、黄芩、淡海藻、淡昆布、甘草。心悸易汗者加茯神、玉竹、酸枣仁；消谷善饥者加石膏、知母。③气滞夹瘀型，治以疏肝行气、活血散结，方用逍遥蒌贝散加减，药用柴胡、白芍、当归、茯苓、玄参、白术、瓜蒌、浙贝母、法半夏、胆南星（先煎15min）、生牡蛎、山慈菇、淡海藻、淡昆布、白芥子、生黄芪。④血瘀毒聚型，治以活血化瘀、解毒散结，方用海藻玉壶汤加减，药用淡海藻、淡昆布、陈皮、浙贝母、玄参、生牡蛎、法半夏、炒青皮、川芎、当归、连翘、桃仁、红花、生黄芪。艾老用药巧妙配伍，认为海藻伍甘草用之恰当不但不为害，反而可以加强化痰软坚散结之功，是取其"相反相激，激之以溃其坚"之理，认为一般体质患者，淡海藻用15g，甘草仅用3g即可，体强者可加到6g。

（六）吕绍光治疗甲状腺腺瘤经验

吕老认为情志致病是甲状腺腺瘤、甲状腺结节等疾病发病的关键，临证时尤注意"欲治其疾，先治其心"，改善患者情绪，而后在辨证论治的基础上，加强疏肝理气等药的力度，以达到减轻疾病、加速治愈的目的。针对热郁、气滞、血瘀、痰凝的病机，采用平肝泄热、疏肝理气、活血化瘀、化痰消结为基本治法，自拟消结合剂：橘核15g，路路通15g，小茴香10g，三棱10g，莪术10g，红藤15g，丹参15g，王不留行15g，当归10g，皂角刺15g，浙贝母10g，白花蛇舌草15g，重楼10g。其中橘核、路路通、小茴香疏肝理气，三棱、莪术、红藤、丹参、王不留行、当归活血化瘀，皂角刺、浙贝母化痰散结，白花蛇舌草、重楼清热解毒。以上十三味药除了白花蛇舌草、浙贝母外，其余的药均入肝经。寒温并用，药性和缓，用药平和，综合调治。在应用消结合剂治疗各种结块病证时，总不离活血化瘀药。瘀血轻证者用丹参、赤芍、当归、川芎、益母草、泽兰等平和之品；较重者用三棱、莪术、桃仁、红花、路路通、王不留行等破血逐瘀之品；重证者则用水蛭、虻虫、地鳖虫、全蝎、蜈蚣等搜剔入络之品，逐步加重用药。

四、现代研究进展

（一）中医药治疗甲状腺结节的理论研究进展

林兰教授根据甲状腺既有五脏之形实又有六腑敷布气机之虚，似脏似腑，七经贯通，没有表里配对关系，首次提出了甲状腺为"奇恒之府"，主要生理功能为"助肝疏泄，助肾生阳"，并总结了肝、肾、心、脾、胃之经络与任、督二脉均循行甲状腺而贯通头足，网络全身，认为甲状腺病的病因为热邪外感、情志内伤、感受山岚沙水之气、体虚毒侵；其病因病机为郁、热、痰、瘀、虚。认为本病发生的关键在于肝郁脾虚及脾肾阳虚。故治疗本病的原则为疏肝气、调脾胃、温肾阳。

衡先培教授认为甲状腺良性结节既不同于中医内科学中的瘿病，也不同于传统理论中的瘿瘤。而是多因邪气痹阻经络，影响气血运行，导致气血郁阻、痰瘀互结于颈前，病久尚可引起肝肾不足、络气不利。因此主张把这类良性甲状腺结节诊断为"瘿痹"。而导致邪气阻痹颈部经络的原因可有二：一是因感受风寒湿邪，风寒湿三气侵犯卫表，流注经络，致气血运行不畅，痹阻于颈部发为瘿痹；二是内因于肝郁气结，肝气失于条达，气机郁结，则津液凝聚成痰，气滞痰凝，壅结颈前，日久致血行瘀滞则瘿瘤内生。根据甲状腺良性结节经络痹阻、气血不畅的基本病机，论治时应以通为用，祛邪为主。主张运用祛风通络、散结逐痰之法为主，兼虚象者尚需佐以培补肝肾之法。因肝气通畅，脏腑经络之气升降协调，方可推动气血津液的正常运行；而肾中元阴元阳亦须充盈，方能畅通三焦，布达全身。

阮国治教授认为，甲状腺结节的产生，以肝郁、脾伤为本，气滞、痰凝、血瘀为标，肝郁则气滞，脾伤则气结，气滞则津停，脾虚则酿生水湿，痰气交阻，血行不畅，则气、痰、血壅结于颈前而成瘿病。瘿病前期病理性质以实证居多，久病因实致虚，可见气虚、阴虚等虚候。治疗上以疏肝解郁，固护脾胃为主要治则。

余江毅教授在长期临证中发现，情志因素对甲状腺结节形成的影响越来越大。认为肝郁气滞常为本病始发因素，但气滞有别于气郁，气滞乃气机阻滞之意，饮食不节、素体虚弱等均可导致，而气郁多因"忧、思、怒"等情志异常，如喜怒不节、忧思过度等不良情绪导致肝失疏泄。郁在先，滞在后，气郁日久则气机失调而气滞，气滞则津液不布，又木郁克土，使脾失健运，水湿不运，聚湿生痰，随气升降，气滞痰凝，血行不畅，停而为瘀，结于颈前，发为瘿病。故瘿病者常以郁为始，郁而后滞，继而痰凝血瘀。

（二）中医药干预甲状腺结节临床研究进展

冯慧静等将收治的86例甲状腺结节患者随机分为对照组和观察组各43例，对照组以优甲乐治疗，观察组以疏肝化痰消瘿汤治疗。结果显示观察组临床有效率高于对照组，不良反应发生率低于对照组（$P<0.05$）。与对照组比较，观察组肿块大小、胸闷胸痛及情志异常评分显著降低，血清FT_3、FT_4水平显著升高，TSH水平、血管搏动指数（PI）、血管阻力指数（RI）、甲状腺结节直径及微血管密度显著降低（$P<0.05$）。结论：甲状腺结节患者使用疏肝化痰消瘿治疗效果更为显著，可有效减轻其胸闷胸痛等症状，改善血流指标，使甲状腺功能快速恢复，不良反应少，具有较高的安全性。

曹洁等随机将痰瘀互结型的甲状腺结节患者分为三组，每组30例，治疗A组口服小金丸，治疗B组予散结汤（柴胡、木香、醋香附、麸炒枳实、川芎、红花、炒桃仁、醋青皮、醋三棱、醋莪术、皂角刺、清半夏、夏枯草、炒芥子、桂枝、茯苓）合小金丸口服治疗，对照组为空白组，且治疗B组缩小更明显，治疗观察时间均为24周。结果显示：治疗A组和治疗B组的结节均比治疗前缩小（$P<0.05$），而对照组同治疗前无明显差异（$P>0.05$），由此可见在治疗痰瘀互结型甲状腺结节上，单用小金丸治疗，或小金丸联用散结汤治疗，均可使甲状腺结节缩小，而两药联用效果要好于单用一种药物治疗。

（三）中医治疗甲状腺结节实验研究进展

目前甲状腺结节的具体发病机制尚未完全明确，可能与饮食、炎性反应、放射线接触史、遗传及自身免疫有关。贾立春等研究疏肝散结方通过改善胰岛素抵抗（insulin resistance，IR）治疗良性甲状腺结节的作用机制。将68例良性甲状腺结节患者随机等分为观察组34例，对照组34例。观察组给予疏肝散结方治疗，而对照组口服$L-T_4$干预，共治疗16周。比较两组甲状腺结节缩小的疗效及甲状腺功能、空腹血糖（fasting plasma glucose，FPG）、胰岛素、胰岛素抵抗指数（HOMA-IR）等指标。结果发现观察组总有效率为88.2%，对照组为23.5%，两组比较差异有统计学差异（$P<0.05$）；观察组治疗后HOMA-IR、收缩压（systolic blood pressur，SBP）、体重指数（body mass index，BMI）、FPG较治疗前明显下降，差异有统计学差异（$P<0.05$）。此研究说明疏肝散结方可能通过改善胰岛素抵抗环节发挥作用，缩小甲状腺结节。

王冰梅等通过选取100例气郁痰阻型良性甲状腺结节患者，观察组和对照组各50例。观察组给予贝牡莪消丸治疗，对照组给予五海瘿瘤丸治疗。治疗后比较分析两组的临床疗效并探讨机制。结果发现观察组的临床总有效率为 92%，对照组为 74%（*P*<0.05）；治疗后组间比较，甲状腺结节最大直径差异有统计学意义（*P*<0.05）；治疗后，观察组有 9 例甲状腺结节消失，结节数目的减少率为 18%，对照组有 1 例结节消失，结节数目的减少率为 2%；治疗后观察组的甲状腺结节弹性评分的减少率为 17.24%，对照组为 6.96%（*P*<0.01）；治疗后组间比较，观察组血清类胰岛素生长因子-1（insulin-like growth factors-1，IGF-1）、血管内皮生长因子（vascular endothelial growth factor，VEGF）水平减少幅度均优于对照组，血清转化生长因子 β1（transforming growth factor beta1，TGF-β1）水平升高幅度明显高于对照组（*P*<0.05）；治疗前后两组安全性指标均未见不良影响。

李永贵等探究夏枯草汤加减结合雷火神针治疗良性甲状腺结节（气郁痰阻型）临床效果，纳入 99 例良性甲状腺结节（气郁痰阻型）患者，对照组（50 例）口服优甲乐 3 个月治疗，观察组（49 例）在对照组治疗基础上+夏枯草汤加减结合雷火神针治疗，治疗时间 3 个月。结果显示与观察组相比，对照组有效率较低（*P*<0.05）；治疗前，两组患者甲状腺结节数目及甲状腺结节大小、中医证候积分（颈部触及结节、喉间梗阻感、善太息、情志抑郁、头晕目眩等）、IGF-1、TGF-β、VEGF、结节内血流信号分级情况比较无差异（*P*>0.05），治疗后各组患者上述指标均改善，观察组患者治疗后甲状腺结节数目及甲状腺结节大小、中医证候积分、IGF-1、TGF-β、VEGF、结节内血流信号分级情况等指标优于对照组患者（*P*<0.05）；两组患者治疗前后 TSH、FT$_3$、FT$_4$ 等甲状腺功能指标无变化（*P*>0.05）；对照组失眠 1 例，口干 1 例，观察组口干 1 例，不良反应比较无差异（*P*>0.05）。

五、预防与调护

1. 调控情志 保持心情舒畅，精神愉悦，使之心境平和，保持乐观的情绪，有利于疾病恢复。

2. 饮食均衡 饮食宜清淡，进食新鲜蔬菜及富有营养的食物，忌食肥甘厚味、香燥辛辣食物，同时应避免烟酒、咖啡等。

3. 调控运动 积极锻炼身体，避免过度劳累，增强抵抗力，激发正气。

石瘿（甲状腺癌）

石瘿，指瘿之坚硬如石者，可由肉瘿等发展而成。瘿块比较坚硬，表面凹凸不平，有的坚硬如石，推之不移，甚至可有疼痛发生。

一、病因病机

1. 水土、饮食因素 《博物志·五方人民》言"山居之民多瘿疾"，范成大《昭君台》诗有"三峡女子、十人九瘿"。由此可以看出，瘿病的发生与所居地有关，尤其与碘的过量摄取密切关联。居处不宜，久居山区、高原地带，水质过偏，久之气机运行失畅，水湿内停，痰瘀互结，形成瘿瘤。饮食失调，或饮食不洁，过食肥甘，或劳伤脾胃，脾胃运化失调，痰浊内生，循经上犯，结滞于颈部，渐而凝结成块而成石瘿。

2. 情志失调 肝主疏泄，性喜条达而恶抑郁，情志抑郁或暴怒伤肝，则气机不畅，气滞血瘀；或气滞津停，聚湿成痰，或气郁日久化火，灼津成痰，痰瘀交阻，积于颈前日久而成石瘿。《素问·玉机真脏论》有言："忧恐悲喜怒，令人不得以其次，故令人有大病矣。"《丹溪心法》言："气血冲合，万病不生，一有怫郁，诸病生焉。故人身诸病多生于郁。"

3. 正气亏虚 先天不足，禀赋薄弱，或人到中年，正气渐趋不足，或房劳、惊恐伤及先天之肾，毒邪乘虚而入，毒邪侵入机体，邪气久羁，正气越发耗伤，邪盛正负，日久渐积颈前而成石瘿。《外证医案汇编》指出："正气虚则成岩。"《景岳全书》提及"凡脾肾不足及虚弱失调之人，多有积聚之病"。

本病的病位在颈，基本病理是气、痰、瘀三者蕴结。本病与肝、脾、心、肾密切相关，初期以气滞痰凝为主，多为气机郁滞，津凝痰聚，日久则血脉瘀阻，故中晚期以痰凝血瘀为主。本病的病理属性以实证居多，久病则由实致虚，可见虚实夹杂之候。

二、治　疗

（一）治疗原则

本病治疗基本原则为理气化痰、消瘿散结，瘿肿质地较硬者，配合活血化瘀；气血两虚者，以扶正固本为主。

（二）辨证论治

1. 肝郁痰结证

证候：颈前质硬肿块，渐大，痛或不痛，或胀痛，可随吞咽动作上下移动，或固定不移，胸闷，善太息，或胸胁窜痛；舌质淡，苔薄白或腻，脉弦滑。

治法：疏肝解郁，化痰散结。

方药：四海疏郁丸加减。药用青木香、陈皮、海蛤粉、海带、海藻、昆布、海螵蛸。胸闷、胁痛者加柴胡、枳壳、香附、延胡索、川楝子；咽部肿痛、声音嘶哑者加桔梗、牛蒡子、木蝴蝶、射干。

2. 痰结血瘀证

证候：颈前质硬肿块，迅速增大，固定不移，质地坚硬，表面高低不平，胸闷，吞咽困难，纳差；舌质紫暗或有瘀斑、瘀点，舌苔腻，脉弦或涩。

治法：理气活血，化痰消瘿。

方药：海藻玉壶汤加减。药用海藻、昆布、海带、青皮、陈皮、当归、川芎、独活、浙贝母、连翘、半夏、甘草。胸闷不舒者加郁金、香附、枳壳；瘀血较重者加三棱、莪术、穿山甲；痰结较重者加胆南星、鳖甲、浙贝母；肿痛明显者加延胡索、桔梗；心烦易怒、口干口苦者加牡丹皮、龙胆草、栀子、川楝子及大黄。

3. 痰毒热结证

证候：颈部肿物迅速增大，表面高低不平，烦躁，声音嘶哑，或可见吞咽及呼吸困难，口苦，咯吐黄痰，大便干结，小便短赤；舌质红，苔黄燥，脉弦数。

治法：清热泻火，解毒消瘿。

方药：清肝芦荟丸加减。药用黄连、芦荟、昆布、海蛤粉、猪牙皂、当归、川芎、青皮、生地黄、白芍。肝火旺盛，烦躁易怒者加龙胆草、黄芩、青黛及夏枯草；多食易饥者加生石膏、知母；大便干结不通者加桃仁、玄参、何首乌。

4. 气阴两虚证

证候：颈部肿块或大或小，局部痛或不痛，起病缓慢，病程长，伴有心悸气短，乏力，自汗，心悸不宁，心烦少寐，头晕目眩，消瘦；舌质红，苔少或无苔，脉细数。

治法：益气养阴，清热消瘿。

方药：生脉散加扶正解毒汤加减。药用太子参、麦冬、五味子、黄芪、白芍、柴胡、枳壳、丹参、板蓝根、半枝莲、白花蛇舌草、大黄、甘草。耳鸣、腰膝酸软者加龟板、桑寄生、牛膝、女贞子；口舌生疮者加黄连、莲子心；呃逆不止者加玉竹、竹茹、柿蒂。

三、名老中医经验

（一）蔡炳勤辨证治疗甲状腺癌经验

蔡老认为甲状腺癌多为痰从寒化。因为临床所见除甲状腺肿物外，一般无发热、疼痛等热象的表现，也无甲亢的表现，此为局部辨证，临床还要结合全身的情况进行整体辨证论治。而针对局部甲状腺占位，治疗应解毒散结，重用夏枯草、猫爪草、山慈菇三药，三者均有化痰散结之功。就外科原则而言，甲状腺癌应强调早期手术，而对于分化型甲状腺癌，手术后如何预防复发是关键。中医药在分化型甲状腺癌术后患者的防复发方面亦起着重要的作用，此类术后患者应加重软坚散结解毒之力，类似于现代医学的抑制术后甲状腺增生的治疗，常用中药有牡蛎、山慈菇、土茯苓、夏枯草、鹅管石、芥子、黄药子等。

（二）朴炳奎辨证治疗甲状腺癌经验

朴老将本病分为两期论治：初期以实为主，痰气瘀血错杂。治疗痰气凝结者以逍遥散合二陈汤加减化痰散结理气，热盛者选用龙胆泻肝汤加减：龙胆 10g，炒栀子 10g，酒黄芩 10g，泽泻 6g，陈皮 6g，山慈菇 15g，浙贝母 10g，蛇莓 20g，土茯苓 10g；痰瘀互结者自拟化痰通络汤加减：清半夏 10g，陈皮 10g，茯苓 15g，夏枯草 15g，丹参 15g，当归 10g，川芎 10g，赤芍 20g，猫爪草 10g，三棱 10g，莪术 10g。中晚期虚实夹杂，火热随经上炎，灼烁津液，加重痰瘀，而正气已虚，邪毒日渐耗气伤血，治以益气活血，消瘿散结之法。气血亏虚者选用八珍汤加减：党参 10g，炒白术 10g，茯苓 10g，当归 10g，赤芍 10g，川芎 10g，生黄芪 20g，夏枯草 15g，白花蛇舌草 15g，炒山楂 10g，炒神曲 10g，炒麦芽 10g，炙甘草 10g；气阴两虚者，选用沙参麦冬汤加减：沙参 15g，麦冬 15g，黄精 15g，玄参 15g，五味子 10g，女贞子 15g，生地黄 10g，夏枯草 12g，党参 15g，炒白术 15g，三棱 10g，莪术 10g，白花蛇舌草 15g。

（三）朱良春辨证治疗甲状腺癌经验

朱老认为肿瘤的发生是内因、外因共同作用的结果，正虚是肿瘤发生发展的重要内因，正气不足，气血虚弱，导致脏腑功能失调，出现气滞、血瘀、毒邪、湿聚、痰凝互结等一系列病理变化，最终形成肿瘤。外因是肿瘤的重要致病因素，包括环境污染，如化学物品、辐射、水源污染等，经常进食不良食品如腌制及油煎烧烤食物、大量饮酒、吸烟等都与肿瘤发生有关。朱老治疗多种肿瘤常用自拟扶正消瘿汤加减，即中医之"异病同治"思想。该方常由八味药组成，具有益气扶正、消瘿散结之功效。补助正气，滋阴养血常选用生地黄、石斛、麦冬、白芍、西洋参、阿胶、枸杞子等；温阳益气常选人参、太子参、党参、黄芪、仙鹤草、附子、肉桂、干姜等；补脾健脾常选山药、薏苡仁、鸡内金、大枣等；滋阴补肾常选熟地黄、山萸肉、女贞子、旱莲草等；清热解毒常选白花蛇舌草、龙葵、石见穿、七叶一枝花、半枝莲、半边莲、金荞麦等；涤痰散结常选半夏、川贝、白芥子、制南星、夏枯草等；软坚散结常选浙贝母、生牡蛎；活血化瘀常选三棱、莪术、桃仁、红花、水蛭、赤芍等。常用虫类药有蜂房、僵蚕、地龙、九香虫、穿山甲、土鳖虫、全蝎、蜈蚣等。如朱老常用蜂房治疗甲状腺癌，取其祛风止痛、攻毒消肿之功效，常用量为 10～15g，入煎剂。

（四）何任治疗甲状腺癌经验

何老认为本病多由情志抑郁或水土不宜而生。气郁及思虑过度，肝失条达，气机不畅，津液不得输布，聚而成痰，气滞痰凝壅滞于颈前，则可形成本病。何老以理气、解郁、化痰、软坚、健脾、除湿立法。常用白头翁丸（白头翁、通草、海藻、昆布、桂枝、白薇、连翘、玄参，蜜制成丸）、消瘿散（海马、海带、海藻、海蛤、海螵蛸、昆布、海燕）或海藻玉壶散（海带、海藻、昆布、雷丸、陈皮、青盐）等。初诊之时则以《金匮要略》半夏厚朴汤（半夏、厚朴、茯苓、紫苏叶、生姜）行气开郁，降气化痰。复增加昆布、海藻以消瘿破结，郁金行气开郁，牡蛎软坚散结，土贝母散结消肿。二诊则增加养阴、生津、润咽之品。通常经治三次，气瘿消除，余症亦解。

（五）陈如泉运用益气养阴扶正法治疗甲状腺癌术后经验

陈老认为甲状腺癌术后多以气虚、阴虚表现为主，出现乏力、精神萎靡、五心烦热、口干、多汗、心悸气短、舌暗红少苔、脉沉细无力等症状，认为气阴两虚是甲状腺癌术后病理状态，癌毒残留是复发的根源。陈老秉承中医"整体观"和"辨证论治"的特点，并将辨证与辨病有机结合，以"虚者补之，结者散之"为原则，拟定"益气养阴，软坚散结，扶正解毒"的基本治法。在沙参麦冬汤或者二至丸的基础上化裁，选用沙参、麦冬、天冬、玉竹、生地黄养阴生津；女贞子、旱莲草、枸杞子补益肝肾之阴；鳖甲、玄参既能养阴清热，又能软坚散结；党参、黄芪补气生津，兼能补气生血，顾护正气，扶正祛邪；太子参补脾肺之气，又养阴生津；山药、黄精补益脾肺肾之气阴，以补气血生化之源；当归、鸡血藤养血活血；龙葵、白花蛇舌草、半枝莲增强机体免疫力、抗癌解毒；山慈菇、猫爪草清热解毒，化痰散结。陈老对伴随症状的选药也有独到之处，若自汗加浮小麦、防风、牡蛎，盗汗加糯稻根、知母、黄柏；若手术瘢痕较疼痛加川楝子、延胡索、白芍；术后声音嘶哑者，加蝉蜕、桔梗、诃子利咽开音；术后手足抽搐者，用鳖甲、龟板、全蝎、僵蚕、钩藤；对放疗后恶心欲吐者，加旋覆花、代赭石、姜半夏；纳食较少者，加薏苡仁、白术；局部水肿现象，可佐以利水消肿，如茯苓、薏苡仁等。恰当选药，配伍精准，以扶正为主，祛邪为辅，使祛邪不伤正，扶正不留邪。

四、现代研究进展

（一）中医药治疗甲状腺癌的理论研究进展

全小林以分类、分证、分期思想治疗甲状腺癌。认为本病属于"瘿积"范畴，病程分为"郁、瘀、虚"三个时期。甲状腺癌早期或非手术期属于"郁"，多无显著典型颈部症状，由甲状腺超声而发现。外邪侵袭，内伤七情，饮食水土失宜等导致肝脾失调，气、痰、血瘀相互搏结。甲状腺癌中期属于"瘀"，发病日久，化为瘕积。此时患者可伴有颈部疼痛，声音嘶哑及全身症状，较郁的阶段临床症状明显。甲状腺癌后期或术后属于"虚"，瘀久成毒，耗伤正气，伤气伤血，可见肝肾阴虚，气血双亏证。

燕树勋认为甲状腺癌术后早中期多为实证，晚期则以虚证为主。通过临证经验将甲状腺癌术后细分为六个证型：肝火旺盛证、气郁痰阻证、气滞血瘀证、瘀毒阻滞证、气阴两虚证、阴阳两虚证。甲状腺癌术后辨证重在辨在气、在血，虚、实之主次。针对性地提出了"缓则治本，结则散之，虚则补之"的治疗原则，从气、痰、瘀、毒对甲状腺癌进行辨证论治，治疗核心在于解毒散瘀、理气化痰、活血、疏肝等。

（二）中医药治疗甲状腺癌的临床研究进展

王芷乔等运用德尔菲法对甲状腺癌的证候及各证候指标进行专家调研。调查内容包括甲状腺癌证候及证候指标的重要性和熟悉性判定、术前术后证候分类、证候判定标准等内容。最终将甲状腺癌的中医辨证分为以下六个证候：①痰瘀互结证：颈前结块坚硬，憋闷疼痛，痰多质黏，咽中梗塞，胸闷憋气，声音嘶哑，咳嗽气喘，面色晦暗，月经色暗有块，舌紫暗有瘀斑，苔腻，脉弦滑，多见于术前患者。②肝郁气滞证：颈前无明显结块，颈前胀痛憋闷，烦躁易怒，情志抑郁，胸闷不舒，胸胁胀满，脘痞腹胀，善太息，经行不畅，舌淡，苔薄白，脉弦或弦数，多见于甲状腺微小癌或术后患者。③瘀热伤阴证：颈前结块有或无，形倦体瘦，声音嘶哑，烦躁易怒，心悸不宁，口干咽燥，五心烦热，舌质暗红少苔，舌紫有瘀斑，脉细、沉涩或细涩，多见于转移、复发患者。④气血两虚证：颈前结块有或无，心悸不宁，气短懒言，声音嘶哑，神疲乏力，自汗盗汗，精神萎靡，五心烦热，口干咽燥，形体消瘦，头晕耳鸣，舌红少苔，脉细数或沉细无力，多见于术后患者。⑤气阴两虚证：颈前结块有或无，声音嘶哑，吞咽不利，形体消瘦，神疲乏力，心悸不宁，气短懒言，自汗盗汗，纳呆食少，头晕目眩，舌淡，苔白，脉细弱，多见于转移、复发患者。⑥脾肾阳虚证：颈前结块有或无，畏寒肢冷，腹胀，面浮肢肿，肠鸣泄泻，口淡不渴，神疲乏力，精神萎靡，舌质淡，苔薄白，脉沉迟无力，多见于术后甲减患者。

张俊林等以清热散瘀方辅助治疗甲状腺癌。选取 120 名痰结血瘀型甲状腺癌患者，随机分为对照组与观察组。对照组给予西医内科基础治疗，观察组在对照组基础上辅以清热散瘀方。方药组成：白芍、延胡索各 20g，黄柏、当归各 15g，黄连、茯苓、薏苡仁、败酱草、姜半夏、红花、浙贝母、陈皮、夏枯草、山慈菇各 10g，炙甘草 5g，每日 1 剂，水煎分 2 次口服。治疗 4 周后，观察两组治疗前后甲状腺功能、血象及肝肾功能指标的变化，对比两组临床疗效。观察组总有效率为 96.67%，对照组总有效率为 73.33%，观察组总有效率优于对照组（$P<0.05$）。观察组甲状腺球蛋白、甲状腺球蛋白抗体、肝肾功能指标均较治疗前改善，下降程度均比对照组明显（$P<0.05$）。观察组白细胞计数、血红蛋白水平均高于对照组（$P<0.05$）。说明清热散瘀方治疗痰结血瘀型甲状腺癌疗效显著，可改善患者的肝肾功能，促进造血功能恢复。

（三）中医药治疗甲状腺癌的实验研究进展

中医药在甲状腺癌的治疗中发挥着独特作用，近年来关于中药抗甲状腺癌作用的报道逐年增多，其作用机制主要为下调抗凋亡基因 Bcl-2、调节 Bcl-2/Bax 平衡、抑制 c-myc 基因表达、下调 Survivin 基因和蛋白表达、抑制 PI3K/AKT 信号通路、下调 PARP 的水平和抑制 MAPK 信号通路等。常见药物有夏枯草、山慈菇、黄药子等：夏枯草可调节人甲状腺髓样癌细胞中 Bcl-2 基因的表达，降低线粒体膜电位，抑制细胞增殖并诱导其凋亡。山慈菇、黄药子能促进甲状腺癌 SW579 细胞凋亡，起到治疗甲状腺癌的作用，其中山慈菇可降低甲状腺癌 SW579 细胞中 Bcl-2 基因的表达水平，黄药子能够有效抑制 Survivin mRNA 和蛋白表达，从而促进癌细胞凋亡。

中药单品在体外干预中被证实可引起氧化物质在体外积聚，减少抗氧化酶的产生，从而诱导甲状腺癌细胞凋亡等，从而发挥其治疗效果。如小白菊内酯、淫羊藿苷可增加甲状腺癌 B-CPAP 细胞内丙二醛水平，降低体内超氧化物歧化酶活性，葛根素、紫草素可诱导甲状腺癌 K1 细胞内活性氧产生，诱导癌细胞凋亡。丹酚酸 B 可升高甲状腺癌 TPC-1 细胞内活性氧水平，加剧癌细胞自噬、凋亡。

五、预防与调护

1. **定期体检** 做到定期体检。早发现、早诊断、早治疗是有效诊治甲状腺癌最重要的一步。
2. **注意起居** 注意保持合理健康的生活习惯，积极锻炼，增强免疫力。
3. **远离射线** 生活当中应该尽可能远离放射线比较强的环境。

综合本章节内容，中医治疗甲状腺肿、结节与肿瘤方面均有一定优势。甲状腺结节起病较隐匿，临床症状常不典型，往往无意中自己或他人发现颈前肿物或健康体检时发现而就诊，其发病机制尚未完全明确，可能与饮食、炎性反应、放射线接触史、遗传及自身免疫有关。虽然临床上大多数确诊的甲状腺结节均为良性，且恶变率较低，但因人们对健康要求日趋上升，越来越多良性结节的患者希望通过保守治疗来缩小结节，因此本病的治疗受到越来越多临床医师的关注。目前，西医治疗方法主要有口服 L-T$_4$、放射线 [131]I、介入、射频消融及手术切除等，临床上虽有一定疗效，但因其存在局限性，且副作用较多，越来越多的患者期望通过中药来缩小结节，临床也有很多中医专家对治疗甲状腺结节有着自己独特的见解，并且诸多临床实践证明中医治疗甲状腺结节存在一定效果，不仅能够改善患者症状、控制结节的增长，乃至结节逐渐减小，充分展示了中医治疗本病的优势所在。

甲状腺肿瘤可分为良性肿瘤和恶性肿瘤两大类，良性肿瘤以甲状腺腺瘤为主，生长缓慢，缺乏临床症状，现代医学治疗以甲状腺制剂口服或手术治疗为主；甲状腺癌分为乳头状癌、滤泡状癌、未分化癌及髓样癌等病理类型，临床以乳头状癌最为常见，治疗方法有手术治疗、放射治疗、化学治疗及内分泌治疗等，手术治疗是甲状腺癌的首选方案。然而甲状腺癌西医治疗手段均有不同程度的副作用，中医药对甲状腺癌术后的辅助治疗有明显优势，包括扶正祛邪，改善临床症状；减轻术后不良反应，减少并发症；抑制甲状腺球蛋白，预防甲状腺癌的复发及转移；软化甲状腺癌手术后颈部凸起瘢痕等多方面作用。

中医治疗除了传统的口服中药治疗外，还有许多特色疗法，如火针、贴敷、按摩、耳穴、穴位注射、甲状腺局部注射等，可有效改善临床症状，调理脏腑功能，促进机体内环境稳定。因此，中药内外合治及中西医结合的诊治方案对于甲状腺肿、结节与肿瘤的诊疗具有重要意义，值得我们进一步探索和突破。在中医药的现代研究方面，各医家在理论研究、实验研究、临床研究等方面都取得了长足的进展，但在发病机制、研究方法、疗效评价等方面仍存在一些局限和不足，还需要我们在继承前人经验的基础上进一步探索和创新。

（张涛静）

第一节　碘性甲状腺功能亢进症

碘性甲状腺功能亢进症又称碘甲亢，1921 年 Coindet 首先报道在地方性甲状腺肿地区，采用碘化物防治地方性甲状腺肿后，甲亢的发病率升高。此后世界各国均有报道，并称为碘甲亢（iodine-induced thyrotoxicosis）或 Job-Basedow。

一、流　行　病　学

澳大利亚 Connolly 报道有碘甲亢，他们发现实行食盐加碘以后，甲亢的发病率从 50/10 万上升至 130/10 万。碘甲亢的特点是多发生于碘缺乏地区补碘以后，或者服用含碘药物，使用碘造影剂、碘消毒剂以后。补碘后甲亢发病率增加，3～5 年后发病率下降到基线水平。目前，全世界约有 8 亿人口生活在缺碘地区，约有近 2 亿人患有与碘缺乏有关的甲状腺肿。经过近半个世纪的补碘防治，目前在一些发达地区已基本控制了碘缺乏病的流行，但同时出现了高碘摄入带来的一系列问题。因此，碘的需要量和供给量必须强调个体化，至少应该是人群化与地区化。

二、病　因　病　理

以碘化食盐形式摄入安全剂量的碘可引起甲亢，除 Graves 病发病率增加外，其他类型的甲亢，如高功能甲状腺结节、多发性毒性甲状腺肿等均呈增加趋势，碘化食盐还可使甲亢的病因学类型发生改变。毒性多结节性甲状腺肿的结节形成与功能亢进有关，也与碘有关，结节的形成主要与缺碘有关，而结节进展为自主功能性则与补给大量碘剂有关。碘甲亢的发病基础是由于结节中产生功能自主性甲状腺滤泡上皮细胞，当此类细胞呈优势生长并增生到一定数量后，可形成结节甚至发展为腺瘤，在碘供给充足条件下，即可引起甲亢。目前认为，慢性碘缺乏人群在增加碘摄入量后可诱发甲亢。长期缺碘引起甲状腺代偿性增生，甲状腺细胞增殖分裂后产生了一些小克隆，在 cAMP 级联反应的影响下，这些小克隆可产生足够多的自分泌因子，不受 TSH 调控地引起自身持续性增生而形成自主功能性甲状腺结节，结节越大者，补碘后摄入碘合成甲状腺激素越多，甲状腺不能有效抑制碘转运和有机化过程，容易发生甲亢。

三、临床表现及治疗

碘甲亢呈自限性，临床症状较轻，多为轻证，重证少见，老年人多见。症状以心血管和神经系统症状出现较早，且较明显，一般无突眼及胫前黏液性水肿。有的甲状腺肿大明显伴单个或多个结节；有的仅轻度肿大，质地较硬，无血管杂音，无自觉痛或触痛，TT_3、TT_4 均升高，TRAb 和 TSH

阴性，甲状腺摄 ^{131}I 率明显下降，24h 常低于 3%或为 0，SPECT 显影很浅，TRH 兴奋试验无反应，或反应低。本病的发生与补碘前该地区碘缺乏的程度有关，其发病机制可能与碘缺乏导致的甲状腺自主功能结节在接受增加的碘原料以后合成甲状腺激素的功能增强有关。

患有本病者，一般停用碘剂 1~3 个月，甲亢症状逐渐缓解，甲状腺缩小，如症状无缓解，可用抗甲状腺药物治疗，剂量同普通甲亢。如有自主性功能结节或甲状腺肿大明显，具有压迫症状者，可行手术治疗。

胺碘酮（amiodarone）含碘 37.2%，它引起的甲状腺毒症分为两个类型。Ⅰ型是碘导致甲状腺合成甲状腺激素增加；Ⅱ型是碘导致的甲状腺细胞的损伤，甲状腺毒症是由于甲状腺滤泡破坏，甲状腺激素漏出所致。两型的相同点在于均存在高甲状腺激素血症。区别点在于以下三点：①^{131}I 摄取率，Ⅰ型正常，Ⅱ型低下或被抑制；②血清 IL-6，Ⅰ型正常或者轻度增加，Ⅱ型显著增加；③彩色超声检查，Ⅰ型显示甲状腺血流正常或者增加，Ⅱ型无血流显示。

胺碘酮引起的碘甲亢是严重的，因为患者通常已有心脏疾病。甲巯咪唑与过氯酸钾合并治疗效果较好。对于Ⅱ型患者的甲状腺毒症期可给予泼尼松 40mg/d 治疗。

第二节　hCG 相关性甲状腺功能亢进症

1955 年首次报道了患葡萄胎的妇女发生甲状腺功能亢进症（简称甲亢）。从那时起，人绒毛膜促性腺激素（hCG）作为一种甲状腺刺激物的作用引起了广大学者的兴趣。hCG 是一种糖蛋白激素，与 TSH 有着结构的相似性。研究表明，hCG 的作用类似于一种微弱的甲状腺刺激物，为人 TSH 效力的 1/10 000。在生理学上，以此刺激效力，在正常妊娠期间的 hCG 浓度不足以引起临床上明显的甲亢发生。然而，在高 hCG 浓度时，如多胎妊娠、妊娠剧吐、子痫、滋养层肿瘤（葡萄胎和绒毛膜癌）、其他 hCG 分泌肿瘤或胎盘亢进症，可能发生明显临床甲亢。

一、妊娠期的短暂甲状腺毒症

在一些妊娠妇女中，TSH 的抑制与 FT$_4$、FT$_3$ 水平的升高存在关联，伴或不伴甲亢的临床表现。常常合并呕吐，这本质上就是妊娠期的短暂甲状腺毒症（GTT）或非自身免疫性甲亢。已报道 1%~3% 妊娠妇女发生 GTT，但是推测 GTT 发生率可能更高。因为这种情况持续时间较短及甲亢临床表现不典型，使 GTT 的诊断常常在妊娠期间被忽略。有报道仅仅 50%的 GTT 患者有甲亢症状，如心动过速、疲乏、体重减轻或无体重增加。GTT 也更易发生在有基础甲状腺病的妇女，如自身免疫性甲状腺炎或Graves 病、遗传性甲状腺激素抵抗及那些通常表现为更为严重的甲状腺毒症患者。GTT 的发生被认为与高浓度的 hCG（浓度通常高于 75 U/ml），以及延长的高 hCG 水平有关。其他诱发因素还包括延长半衰期的 hCG 变体，β-hCG 产生失调，高促甲状腺的活性的 hCG 亚型。GTT 的发生是短暂的，通常在第 20 周时随着 hCG 水平的下降而消退。因为它是自限性的，GTT 一般不需要治疗。部分患者的甲状腺毒症症状可能需要短期给予 β 受体阻滞剂，直到甲状腺功能恢复正常。大部分严重的 GTT 病例与妊娠剧吐相关，其中一些患者需要抗甲状腺药物治疗。GTT 倾向于在以后的妊娠期复发。

二、多 胎 妊 娠

正常妊娠期，hCG 浓度高峰和 hCG 高峰的持续时间都对甲状腺刺激的程度和 TSH 的抑制产生作用。正常单胎妊娠时，峰值 hCG 水平高于 75U/ml 的持续时间通常不超过 1 周。另外，多胎妊娠与较高浓度的 hCG 并持续较长时间有关。双胎妊娠时，有报道 hCG 水平持续升高达 6 周，可能是因为多胎妊娠时胎盘的容量更大所致。伴随着更高浓度的 hCG 和持续升高的 hCG 水平，有更多的妊娠妇女 TSH 水平抑制更明显。有研究报道显示，与单胎妊娠相比（21%），双胎妊娠时，60%的妊娠女性在妊娠前三个月 TSH 受到抑制，而且与单胎妊娠相比，TSH 在双胎妊娠的抑制程度更显著。FT₄ 在双胎妊娠中有 30%升高，相比之下，单胎妊娠只有 1%～3%增高。三胎妊娠时，TSH 可能在妊娠期间持续被抑制，甚至有时在产后也会出现抑制现象。

三、妊娠剧吐患者的短暂甲亢综合征

在妊娠剧吐患者中，30%～60%表现出不同程度的甲亢。甲亢通常是短暂的，一旦呕吐停止甲亢可自行消失。妊娠剧吐合并短暂甲亢（THHG）的发生率尚未清楚。报道的发生率可能低于实际发生率；一些病例可能被漏诊，因为甲亢症状可能被归因于剧吐所致。如果没有检测甲状腺功能，甲亢将无法做出诊断。另外，甲状腺过度活跃通常是短暂的，因此，当我们进行评估时，甲状腺检测结果和 hCG 水平可能已经正常化了。

甲亢和妊娠剧吐之间的联系与 hCG 对 TSH 受体的刺激效应有关。导致剧吐和甲亢的本质原因被认为部分是通过 hCG 本身所致，因为妊娠期间的 Graves 病甲状腺毒症通常与剧吐无关。有报道显示，呕吐最严重的患者中 hCG 浓度达到最高。过量 hCG 通过不同机制诱导甲亢和妊娠剧吐。TSH 受体水平直接刺激甲状腺激素分泌，从而引起甲亢。同时，hCG 与 hCG 受体结合，对黄体产生影响，刺激雌激素和黄体酮产生增加，导致相关呕吐。

THHG 通常采用支持治疗，因为这种情况常呈自限性，而且到妊娠第 18～22 周时随着 hCG 水平的下降，THHG 会消失。患者通常住院治疗妊娠剧吐。治疗甲亢通常只限于使用 β 受体阻滞剂以缓解甲状腺毒症。镇静药物可用于缓解症状。通常不需要给予抗甲状腺药物；然而，明显甲状腺毒症或持续性的或更为严重的甲亢，可能需要抗甲状腺药物治疗。患者开始用抗甲状腺药物时要密切监视，当甲亢随着 hCG 水平的下降而消退时应及时减少药物剂量。该病不是甲状腺切除的手术指征。

四、葡萄胎

自从 1955 年首次报道甲亢伴发葡萄胎以来，人们已了解甲亢频繁地并发这种病变。甲亢伴发葡萄胎的确切流行病学还不清楚，但已有报道在 20%～64%的葡萄胎中甲状腺功能是增高的。甲状腺检测显示 FT₄ 和 FT₃ 增加，TSH 浓度降低。与 Graves 病患者相比，患妊娠滋养层细胞肿瘤的甲状腺毒症患者的血清 T₄/T₃ 更高。TSH 对 TRH 刺激的应答反应降低。甲状腺放射性碘的摄取呈不同程度的增加。甲状腺自身抗体阴性。与 Graves 病相比，不同的是不发生眼部病变。甲状腺通常不肿大或轻微肿大，但很少肿大超过正常体积的 2 倍。与正常妊娠相比，患滋养层细胞肿瘤的女性 TBG 浓度增加较少，因为这些肿瘤分泌的雌激素比正常胎盘要少。区分葡萄胎相关的甲亢和 Graves 病很重要，因为它们的治疗是截然不同的。

患葡萄胎的女性可能出现不同程度的甲亢症状。一部分可能没有临床症状，仅表现为轻微的或中等程度的 FT₄ 和 FT₃ 水平增高；另一部分可能会出现与甲状腺激素水平明显升高相关的甲亢症状。已有报道，5%葡萄胎患者有甲亢的临床表现，包括心动过速、怕热、体重减轻、震颤、神经过敏、心悸。

滋养层细胞肿瘤相关的甲亢被认为是 TSH 受体上的 hCG 交叉反应导致的。葡萄胎妊娠患者血清 hCG 浓度可能不寻常地升高，常常超过 300U/ml，而且几乎总是高于 100U/ml。然而，一些高 hCG 浓度的葡萄胎妊娠患者并没有发生甲亢。因此，有学者认为存在一些其他因素可能在甲亢的发病中起决定作用。

葡萄胎应尽早手术，手术后预后良好。手术清除葡萄胎可治愈甲亢。清除葡萄胎后，hCG、T₄、T₃ 浓度下降，甲状腺刺激活性也下降。在清除葡萄胎之前根据症状的严重性来判断是否应用 β 受体阻滞剂控制甲亢。不推荐行甲状腺手术。外科清除葡萄胎后要进行随访和监视，包括监测 hCG 水平，监测剩余的葡萄胎组织是否发展成为绒毛膜癌。

五、绒 毛 膜 癌

绒毛膜癌是一种恶性生殖细胞肿瘤，hCG 水平通常大幅度升高，有时超过 1000U/ml。

已报道在诊断绒毛膜癌患者中可并发甲亢，尽管其确切的发病率还不清楚。由于原发疾病，患者常有体重减轻、心动过速和焦虑，因此甲亢可能被忽略。有研究显示，对 20 例病程 1 年的女性滋养层肿瘤患者进行研究，5 例（25%）出现相关的甲亢，3 例出现绒毛膜癌，2 例出现葡萄胎。从绒毛膜癌患者中分离出少于 3% 寡糖侧链的碱性 hCG 亚型，认为这种情况给这些患者提供了更高的促甲状腺潜能。

绒毛膜癌需要在本领域的专科中心进行化疗。通过治疗，生存率可达到 90%～95%。存在绒毛膜癌和相关甲亢的患者预后都比较差，因为肿瘤负荷较大，转移病变及非常高的 hCG 水平相关的甲亢。治愈绒毛膜癌即可治愈甲亢。β 肾上腺素能阻滞剂即可控制高甲状腺症状。抗甲状腺药物可能是需要的，但通常在出现明显的甲状腺毒症表现时才给予。不推荐甲状腺手术。

（李习平）

第三节　TSH 细胞垂体神经内分泌肿瘤

TSH 细胞垂体神经内分泌肿瘤（thyrotroph pituitary neuroendocrine tumor，TSH PitNET）是继发性甲亢的罕见病因，以不同程度的甲状腺毒症、血清甲状腺激素水平常升高、TSH 不被抑制、伴或不伴甲状腺肿为主要临床特点，部分肿瘤可并伴有其他垂体前叶激素的过度分泌。TSH PitNET 多以甲亢起病，易误诊为原发性甲亢。近 30% 的患者在确诊前已行抗甲状腺药物、甲状腺外科手术或碘放射治疗，引起肿瘤组织纤维化，甚至促进肿瘤增殖，影响患者预后。

一、流 行 病 学

TSH PitNET 为垂体神经内分泌肿瘤（pituitary neuroendocrine tumor，PitNET）发病率最低的一种类型，约占所有 PitNET 的不足 1%，肿瘤发病率不足百万分之一。

二、病 因 病 理

（一）病因

TSH PitNET 的病因尚未清楚，部分患者与长期甲减有关的慢性刺激反馈有关。也有在肿瘤易感性综合征中发生 TSH PitNET 的罕见病例，如 MEN I 型和由于种系细胞 AIP 突变引起的孤立性家族性垂体腺瘤等。

TSH PitNET 属于 PIT1 谱系的垂体瘤，与其他 PIT1 谱系肿瘤一样，肿瘤具有 DNA 低甲基化、转录因子表达和染色体不稳定性相关的表观遗传学特征，其转录组学特征与多激素 PIT1 谱系肿瘤类似。

（二）病理

多数 TSH PitNET 表现为大肿瘤（肿瘤最大径＞1cm），部分肿瘤有不同程度的纤维化和钙化。有报道称 74% 的肿瘤表现为硬的、质地均匀的肿瘤，82% 是大肿瘤。

TSH PitNET 可伴有纤维化，偶有沙砾样钙化。肿瘤细胞呈纺锤状或多边形，胞质嫌色性，细胞边界模糊。与甲减相关的患者偶尔在邻近的非肿瘤性腺垂体中出现促甲状腺素细胞增生。免疫组化可见 PIT1 弥漫性表达，TSH 广泛阳性。TSH 阳性肿瘤细胞的比例经常因患者而异，在同一肿瘤内的区域也不同。α 亚基和 GATA3 染色多变，伴有 SSTR2 表达。

三、临床表现

主要表现为甲亢的症状，部分肿瘤合并生长激素分泌过多，可导致肢端肥大症或巨人症，部分患者合并泌乳素过度分泌，可表现为闭经-溢乳综合征。大肿瘤压迫周围组织，可表现为头痛、视力减退、视野缺损和眼底改变等肿瘤压迫症状，部分患者表现为垂体功能低下的症状，包括肾上腺皮质功能和性腺功能减退等。

四、实验室及其他检查

主要临床特点为血清 FT_3 和（或）FT_4 升高，TSH 不被抑制。

（一）甲状腺功能

本病早期甲状腺功能可正常，根据甲状腺受刺激的程度，部分患者可有一过性甲亢，伴有甲状腺功能损伤时可出现亚临床甲减，血清 TSH 增高，TT_4、FT_4 正常；出现临床甲减时，TSH 增高，TT_4、FT_4 减低。甚至部分患者可出现甲亢与甲减交替的病程。

（二）功能试验

1. 生长抑素试验　垂体 TSH PitNET 细胞表面表达生长抑素受体，放射性核素标记的生长抑素类似物扫描可以用于肿瘤的定位和定性诊断。生长抑素试验如 TSH 被抑制，也可用于垂体 TSH PitNET 的辅助诊断。

2. 促甲状腺激素释放激素刺激试验和 T_3 抑制试验　分别表现为 TSH 不被兴奋和 TSH 不被抑制，有助于垂体 TSH PitNET 的辅助诊断。

（三）影像学检查

MRI 可以清楚地显示肿瘤的大小、形态、位置及肿瘤与周围结构的关系。但还有部分微小肿瘤的信号与周围正常垂体组织相似，两者难以区分，动态增强冠状面 T_1WI 成像有助于微小肿瘤的识别，但也还需要结合临床表现和内分泌检查进行诊断。

五、诊断标准

①血清 FT_3 和（或）FT_4 升高，TSH 升高或正常，伴或不伴甲亢症状；②影像学检查显示垂体占位；③垂体肿瘤免疫组化染色 TSH、Pit1、GATA3 和 α 亚基阳性。

六、鉴别诊断

TSH 细胞垂体神经内分泌肿瘤需与甲状腺激素抵抗综合征（thyroid hormone resistance syndrome，THRS），尤其是选择性垂体型甲状腺激素抵抗症（selective pituitary resistance to thyroid hormone，PRTH）相鉴别。PRTH 是由于垂体组织对甲状腺激素反应不敏感而引起的以 FT_3 和（或）FT_4 升高，伴 TSH 升高或正常为特征的一类罕见遗传疾病，主要表现为甲亢，两者鉴别较困难，需要综合多项检查指标进行判断。包括以下几个方面：①PRTH 患者垂体影像学检查正常，TSH PitNET 患者可发现垂体肿瘤；②生长抑素抑制试验 PRTH 患者 TSH 不被抑制，而 TSH PitNET 患者可被抑制；③TRH 兴奋试验 PRTH 患者 TSH 分泌明显增加，而 TSH PitNET 患者常无反应；④T_3 抑制试验 PRTH 患者 TSH 可被外源性 T_3 抑制，而 TSH PitNET 患者 TSH 不被抑制。

七、治　疗

（一）内科治疗

术前需将甲状腺激素水平控制在正常范围内，防止术中及术后出现甲状腺功能危象。TSH PitNET 表达生长抑素受体，生长抑素类似物如奥曲肽、兰瑞肽等，可以有效减少 TSH 和甲状腺激素分泌，控制甲状腺毒症症状，防止甲状腺危象的发生，手术前使用可以有效提高手术安全性。

有研究报道，生长抑素类似物能使约 95%的 TSH PitNET 患者甲状腺功能恢复正常，50%的患者肿瘤显著缩小。术后未获内分泌缓解的患者也首选生长抑素类似物治疗，治疗期间应注意监测相关不良反应的发生，包括胃肠反应、胆囊炎、胆结石和高血糖等。多巴胺受体激动剂包括溴隐亭和卡麦角林，仅对部分患者有效。抗甲状腺药物可使甲状腺激素水平下降甚至正常，但会导致 TSH 增高，故不建议单独长期使用。

（二）外科治疗

手术切除是 TSH PitNET 的首选治疗方法。经鼻蝶窦入路垂体肿瘤切除术最为常用，手术目的是全切肿瘤，恢复垂体内分泌功能，尤其是甲状腺轴的正常功能。经鼻手术创伤小，复发率低，并发症少，可使 80%的 TSH PitNET 患者甲状腺功能恢复正常。

（三）放射治疗

放射治疗适用于有手术或药物禁忌证或手术未治愈的 TSH PitNET 患者，包括普通放疗和放射外科治疗两大类。但均有导致垂体功能低下、视神经损伤等风险，通常作为手术和药物治疗的辅助治疗手段。

（李储忠）

第四节　中枢性甲状腺功能减退

中枢性甲状腺功能减退症（central hypothyroidism，CH）简称中枢性甲减，是下丘脑-垂体或其邻近部位病变导致垂体前叶 TSH 分泌受损所引起的甲减。其特点是垂体（继发性甲减）和（或）下丘脑（三发性甲减）解剖或功能紊乱，TSH 对健康甲状腺的刺激不足，导致甲状腺激素分泌缺陷，从而引发相应的临床症状。中枢性甲减病因可以是先天性遗传缺陷导致，也可以是获得性的，如影响下丘脑-垂体轴的肿瘤、颅脑创伤、脑血管意外或药物影响等。多数情况下，中枢性甲减与其他垂体激素分泌紊乱合并存在，临床表现往往被垂体激素分泌紊乱症状掩盖。

一、流 行 病 学

在一般人群中，中枢性甲减少见，全球患病率为 1/80 000～1/20 000，占甲减患者的 1/1000，在不同性别和年龄的人群中分布没有显著差异。儿童少见，日本和美国根据新生儿甲减筛查数据总结患病率为 1/120 000～1/20 000。但因为中枢性甲减临床症状隐蔽，患病率可能被低估。

二、病因与发病机制

中枢性甲减的发病机制尚不清楚，可能与 TSH 分泌减少和功能缺陷有关。

TSH 是一种由一个 α-亚基（TSHα）和一个 β-亚基（TSHβ）组成的异二聚体糖蛋白激素，经垂体分泌，受下丘脑 TRH 正向控制，受循环甲状腺激素（FT_3、FT_4）反馈机制负向调节。下丘脑分泌多巴胺和生长抑素也能对 TSH 进行负向调节。TRH 和 TSH 的合成和分泌还受糖皮质激素、雄激素和雌激素的调节。这些激素紊乱均可能导致中枢性甲减。

TSH 功能缺陷分为 TSH 储备减少（定量）和 TSH 分子生物活性降低（定性）两种方式，或两者兼而有之。在先天性中枢性甲减中，这种缺陷通常是定量的。而在获得性中枢性甲减中，这种缺陷往往定量和定性同时存在。TSH 分泌的定性缺陷解释了中枢性甲减患者循环中的甲状腺激素水平与 TSH 浓度之间缺乏相关性的原因。此外，TSH 的翻译后加工，特别是 TSH 糖基化，是调节 TSH 生物活性的基础。TRH 及其他神经内分泌或旁分泌因子，可以通过影响 TSH 的翻译后修饰，影响其生物活性。

（一）孤立性中枢性甲状腺功能减退症

TRH 敲除小鼠的动物实验证实 TRH 在甲状腺轴调节中的相关作用。目前，人类中尚未发现编码 TRH 的基因存在缺陷，但已经发现了编码 TRH 受体（TRHR）的基因突变导致的 TRH 作用缺陷。

编码 TSHβ 的 TSHB 基因突变是可遗传的中枢性甲减最常见的原因。这些突变包括错义、截断和内含子变异，导致 TSHβ 和 TSHα 二聚体异常，从而破坏 TSH 分子的结构完整性和生物活性。循环中 TSHα 水平升高是 TSHB 缺陷的重要特征。

2012 年，免疫球蛋白超家族成员 1（IGSF1）的功能丧失被确定为中枢性甲减的原因之一，大约一半的患者发现与巨睾症相关。IGSF1 编码质膜糖蛋白 IGSF1，在垂体和睾丸高表达，IGSF1 突变会破坏其正常的糖基化，并破坏向细胞表面的运输。中枢性甲减患者的垂体功能障碍显示，IGSF1 可能参与垂体旁分泌调节，但目前并不清楚其具体功能。

2016 年，有研究确定 TBL1X 的错义突变可以导致甲减。TBL1X 是 NCOR 和 SMRT 形成的复合物中必不可少的亚基，该复合物是参与 T_3 调节基因表达的主要甲状腺激素受体抑制因子。NCOR-SMRT 复合物在 T_3 减少的情况下激活负调控基因转录。因此，复合物的缺陷能够引起 TRH 和 TSHβ 转录下降，最终导致甲状腺激素合成减少和甲减。

（二）先天性中枢性甲减

垂体转录因子编码突变的患者由于垂体细胞分化不充分可导致中枢性甲减，这些患者同时存在垂体激素分泌不足。LHX3 和 LHX4 是参与垂体早期发育的转录因子。LHX3 突变的患者存在生长激素（growth hormone，GH）、TSH、促黄体生成素（luteinizing hormone，LH）和促卵泡激素（follicle-stimulating hormone，FSH）缺乏。对 LHX3 突变患者的脑成像研究显示，约 60% 的患者存在垂体发育不全，约 30% 的患者存在垂体增生。LHX4 突变可导致 LH 与 FSH 比值变化，以及 GH、TSH 和促肾上腺皮质激素（adrenocorticotrophic hormone，ACTH）缺乏、垂体前叶发育不全、蝶鞍发育不全、小脑改变和小脑扁桃体下疝畸形（Arnold-Chiari malformation）。

视隔发育不良综合征是以视神经发育不全、中线前脑缺损（如胼胝体发育不全、透明隔缺失）及垂体发育不全为特征的一种罕见综合征。有报道称，中枢性甲减患者和中隔视神经发育不良患者中，均会出现 HESX1、SOX3 和 OTX2 的突变，并存在 GH 缺乏。

PROP1 是一种垂体特异性配对样同源域转录因子，可促进分泌 GH、催乳素（prolactin，PRL）和 TSH 的垂体细胞的发育。PROP1 突变是合并垂体激素缺乏症最常见的病因，与 GH、TSH、LH、FSH、ACTH 和 PRL 缺乏症相关。

编码瘦素受体的 LEPR 隐性突变是导致儿童暴饮暴食和严重早发性肥胖的罕见原因。除了免疫功能改变、促性腺功能减退和 GH 分泌减少外，患者还可能表现为下丘脑起源的中枢性甲减。

（三）获得性中枢性甲减

获得性中枢性甲减的常见原因包括下丘脑-垂体及其邻近区域的肿瘤病变、鞍区和鞍上区肿瘤的手术或放疗等。除此之外，女性患者中较为常见的原因为希恩综合征。

引起中枢性甲减的最常见的肿瘤病变是垂体大腺瘤，约占超过50%的病例。垂体瘤切除术后垂体功能减退的风险和严重程度取决于肿瘤的大小、扩展范围及其累及的周围组织结构。

颅咽管瘤是典型的生长缓慢的鞍上区肿瘤，常累及下丘脑及垂体柄，视野缺损和垂体功能减退是其常见的临床表现。大多数儿童颅咽管瘤患者会出现GH缺乏及TSH缺乏，约40%的成人患者出现中枢性甲减，常合并GH缺乏、促性腺激素缺乏及ACTH缺乏表现。大多数颅咽管瘤患者手术后出现垂体功能减退，其中78%~95%的颅咽管瘤患者存在中枢性甲减。

放射线直接或间接照射下丘脑-垂体可引起垂体功能低下，发生中枢性甲减的风险与该区域接受照射的剂量有关。辐射诱发的中枢性甲减多发生在接受放疗的垂体肿瘤和颅咽管瘤患者中，还有10%~50%鼻咽癌和鼻窦肿瘤放疗患者及12%~65%接受任何部位放疗的脑肿瘤患者，也会发生中枢性甲减。立体定向伽马刀治疗或直线加速器放疗等患者，因精准照射肿瘤原因，垂体功能减退病例较普通放射治疗少见。

很多药物可诱发短暂的、可逆的中枢性甲减。高剂量神经递质，如生长抑素和多巴胺，可在短时间内阻断TSH分泌，之后通过甲状腺激素水平下降后激活的负反馈机制，迅速恢复TSH正常分泌。其他药物，如米托坦（治疗肾上腺癌）、干扰素-α（治疗慢性丙型肝炎）和奥卡西平（治疗癫痫）也可诱发中枢性甲减。治疗某些恶性肿瘤的维A酸X受体激动剂如贝沙罗汀，即使单剂量使用也会导致部分晚期癌症患者发生中枢性甲减。

部分脑外伤患者可出现垂体功能减退，15%~68%外伤性脑损伤患者出现垂体前叶功能障碍，其中中枢性甲减的患病率为5%~29%。蛛网膜下腔出血或脑梗死是常见的脑血管疾病，有<2%的患者存在中枢性甲减。

肉芽肿性疾病如结节病、肺结核、组织细胞增多症和血色素沉着症等，也可直接作用于垂体柄，诱发垂体功能低下和中枢性甲减。

垂体炎是一种以垂体淋巴细胞浸润为特征的疾病，根据组织病理学特征，可分为淋巴细胞性垂体炎、肉芽肿性垂体炎、黄瘤病性垂体炎、IgG4相关垂体炎及坏死性垂体炎。垂体功能减退是淋巴细胞性垂体炎最常见的特征，常表现为中枢性肾上腺皮质功能减退症、促性腺激素功能低下型性腺功能减退症和中枢性甲减。用于癌症治疗的抗CTLA4抗体治疗，如伊匹利姆单抗和特雷米单抗，可能导致10%的患者出现垂体炎。据报道，大多数伊匹单抗诱导的垂体瘤患者存在多发性垂体前叶激素缺陷，而中枢性甲减是最常见的表现形式，比例高达90%。

三、临 床 表 现

中枢性甲减患者的临床表现取决于病因、下丘脑-垂体损伤的严重程度、相关激素缺乏程度及患者发病时的年龄，以下从甲减症状、下丘脑-垂体损伤症状及原发病临床表现等方面进行阐述。

（一）甲减症状

甲减症状包括疲劳、抑郁、畏寒、声音嘶哑、皮肤干燥、便秘、心动过缓和反射减弱等，通常与原发性甲减症状相似，但一般较轻，且很少出现甲状腺肿。

（二）下丘脑-垂体损伤症状

临床症状复杂，可以伴随肾上腺皮质激素、生长激素、促性腺激素等多种激素分泌紊乱的表现，如水电解质紊乱、摄食异常、体温调节障碍、生殖功能下降、生长发育异常等，往往掩盖甲减的症状。

（三）原发病临床表现

获得性中枢性甲减患者存在垂体腺瘤、颅咽管瘤、鞍区肿瘤放疗等多种原发疾病，因原发病的位置及累及组织结构的不同而有相应的表现。垂体腺瘤患者常合并视力视野减退、头痛、泌乳、月经紊乱、多饮多尿等表现。颅咽管瘤患者常以头痛、多饮多尿、视力障碍、脑积水等为首发症状。席汉综合征多见于产后大出血患者，出现长期衰弱乏力、无乳汁分泌、闭经、性欲减退、生殖器萎缩、精神淡漠等表现。

四、辅 助 检 查

（一）实验室检查

中枢性甲减患者 FT_4 通常下降，但由于病因不同，多数患者 TSH 降低或正常，一些下丘脑病变导致的中枢性甲减患者 TSH 轻度升高。中枢性甲减患者往往存在 TSH 分泌昼夜节律的变化。

席汉综合征患者实验室检查可见甲状腺激素、皮质醇、生长激素、卵泡刺激素等多种激素水平降低。

针对基因突变导致先天性中枢性甲减，结合患者不同的临床表现，进行相应的基因检测以明确诊断，相关基因如 TSHB、TRHR、IGSF1、TBL1X、LHX3、LHX4、HESX1、SOX3、OTX2、PROP1、POU1F1、LEPR 等。对于先天性或家族性病例，以及儿童时期或任何年龄中枢性甲减发病且病情无法解释的病例，都应进行基因检测。

（二）TRH 兴奋试验

合成 TRH 500μg 静脉注射前、后测定 TSH。正常情况下，TSH 水平有 5～25mIU/L 快速上升，30min 达到峰值，120min 恢复正常。原发性甲减患者基础 TSH 较正常人升高，注射 TRH 后，出现 TSH 显著增高。继发于垂体病变的中枢性甲减患者，基础 TSH 水平低，注射 TRH 后，TSH 水平无变化。继发于下丘脑的中枢性甲减患者，基础 TSH 水平低，注射 TRH 后，垂体合成 TSH 增加，血 TSH 水平有所升高。

（三）影像学检查

存在中枢性甲减的家族史，或有颅脑外伤、蛛网膜下腔出血、既往脑肿瘤手术或放疗病史及存在头痛或视野缺损等症状的患者，应进行垂体 MRI 检查，排查下丘脑-垂体原发性病变。

五、诊　　断

诊断需符合以下几点：①有甲减的症状体征；②存在中枢性甲减的可能病因，如中枢性甲减的家族史，或生长发育迟缓，或伴有头痛或视野缺损的体征和症状，或伴随下丘脑或垂体疾病，或使用相关药物治疗等；③ FT_4 降低，TSH 降低、正常或升高都有中枢性甲减可能，都应筛查；④14 岁以下伴有中枢性甲减表现且合并其他垂体激素缺陷的患者，应考虑存在先天性甲减，必要时进行基因检测，筛查有无垂体转录因子突变。

六、鉴 别 诊 断

中枢性甲减主要与原发性甲减相鉴别。中枢性甲减患者基础 TSH 多数减低，原发性甲减患者往往升高。当中枢性甲减（主要是下丘脑原因所致）表现为 TSH 正常或者轻度升高时，需行 TRH 刺激试验进行鉴别。原发性甲减基础血清 TSH 水平显著高于正常人群，静脉注射 TRH 后 TSH 呈过度反应，出现显著增高。下丘脑原因所致中枢性甲减，TRH 刺激后的 TSH 分泌曲线呈现高峰延缓出现（注射后的 60～90min），并持续高分泌状态至 120min；垂体原因所致的中枢性甲减 TRH 刺激后 TSH 反应迟钝，呈现低平曲线。

七、治　　疗

中枢性甲减的治疗目的是恢复和维持甲状腺功能正常，绝大多数患者以内科治疗为主，少数垂体肿瘤或下丘脑肿瘤患者需采取外科治疗方式。

首先考虑使用 L-T$_4$ 替代治疗。L-T$_4$ 治疗应从 25μg/d[（1.3±0.3）μg/（kg·d）]的低剂量开始，然后每 2~3 周逐渐增加 25μg，直至达到完全替代剂量[（1.6±0.5）μg/（kg·d）]，这与原发性甲减的治疗相似。为改善神经发育，先天性中枢性甲减婴幼儿患者应尽早开始 L-T$_4$ 治疗，并使用充分替代剂量。对于病情较轻的先天性中枢性甲减患者，开始时使用较低剂量的 L-T$_4$ 治疗，并应避免过度治疗的风险。对于老年人或长期存在中枢性甲减的患者，因其容易伴随合并心脏病而易有不良反应的风险，L-T$_4$ 的治疗可以从较低的每日剂量开始，在接下来的几周或几个月内逐步增加剂量，达到 1.0~1.2 μg/（kg·d）。对于年龄超过 75 岁的病情较轻的老年患者，若 FT$_4$ 浓度在正常范围的下限内，可暂不予以治疗。

以下患者需提高 L-T$_4$ 的药物治疗剂量：婴幼儿的精神运动和认知发育迟缓；GH 替代疗法；雌激素替代疗法或口服避孕药；青春期；控制卵巢刺激；妊娠期；体重增加；引入影响 L-T$_4$ 吸收或甲状腺激素代谢的治疗等。并在给药后 4~6 周复查。

为了恢复正常甲状腺功能，治疗前检测患者 FT$_4$ 水平，服用 L-T$_4$ 后需要复查，同时测量 FT$_4$ 和 TSH，需保持 FT$_4$ 浓度接近正常上限，FT$_3$ 浓度保持在正常范围，FT$_3$ 水平的升高提示过度治疗。同时进行 GH 治疗或雌激素治疗的患者，需要增加 L-T$_4$ 剂量，并在 1~2 个月后重新评估甲状腺功能试验。同样，其他药物（钙盐、亚铁盐、胆胺、质子泵抑制剂）也会干扰 L-T$_4$ 的吸收，应与 L-T$_4$ 间隔一定时间服用。

必须注意的是，在开始 L-T$_4$ 治疗前，应排除合并中枢性肾上腺功能不全，避免因甲状腺功能的恢复导致中枢性肾上腺功能低下患者出现肾上腺危象。

针对中枢性甲减的治疗近些年已取得很大的发展，但仍有许多问题需要回答。对先天性和继发性中枢性甲减的病理生理机制的认识，有助于开发新的诊断工具，可以尽早做出诊断并尽早治疗，减少各类并发症的发生，提高患者的生活质量。

（于　锐）

第五节　甲状腺激素抵抗综合征

甲状腺激素抵抗综合征（thyroid hormone resistance syndrome，THRS）也称甲状腺激素不应症或甲状腺激素不敏感综合征（thyroid hormone insensitivity syndrome，THIS），是由于靶器官对甲状腺激素的反应性下降而产生的以血清 FT$_3$ 和（或）FT$_4$ 升高、TSH 水平正常或升高为特征的一组疾病。根据各组织对 TH 抵抗程度不同，可将 RTH 分为 3 种类型：全身性抵抗（GRTH）、选择性垂体抵抗（PRTH）和外周性抵抗（peripheral RTH，perRTH）。

一、流 行 病 学

1967 年 Refetoff 等报道了一对表亲婚配夫妇所生的 6 个小孩中有 2 人患有甲状腺激素抵抗综合征。我国近年也有基因突变的 RTH 家系或散发病例报道。然而迄今为止 RTH 确切发病率尚不清楚。有报道，大约每 40 000 个新生儿中有 1 例 RTH 患者，男女发病无明显区别。本病多见于白种人、黑种人和亚洲人种，不同民族也有不同的发病率。然而，非甲状腺激素受体突变的 RTH 患者，女性居多。基因突变和家族性发病占 75%～85%，散发病例占 15%～25%，真正后天获得性 RTH 极罕见。

二、病因与发病机制

早期的观点认为，大多数 RTH 是由于位于 3 号染色体的 TRβ（thyroid hormone receptor β，TRβ）基因突变所导致的常染色体显性遗传病。然而，近年来随着对甲状腺激素特异性细胞膜转运体-单羧酸盐转运体 8（monocarboxylate transporter 8，MCT8）及硒代半胱氨酸插入序列结合蛋白 2（selenocysteine insertion sequence binding protein 2，SECISBP2/SBP2）的认识，进一步拓展了 RTH 的发病机制。

（一）TRβ 基因突变的 RTH

甲状腺激素受体主要是指 T_3 受体，它是核受体超家族的成员，包括 TRα 和 TRβ 两种基因。除 TRα1 亚型外，其余 TRα 亚型均不能与 TR 结合；而 TRβ1 和 TRβ2 均能与 TR 相结合，且能够激活甲状腺激素应答元件（thyroid hormone response element，TRE）。1988 年 Usala 等发现 RTH 发病与 TRβ 基因突变有关。对 344 个 RTH 患者的家系进行研究，发现共有 124 个突变类型。常见的突变类型为错义突变，也有碱基缺失或插入引起的移码突变或无义突变。多数突变发生在 CG 热点区域或 Cs 的长延伸区（图 14-1）。

基因的突变导致了基因产物发生变化，引起受体结合配体能力受损。突变的 TRβ 使 TR 与 T_3 结合能力下降或不与 T_3 结合，且它还能够与正常受体竞争结合 TRE，或与维持正常功能的关键辅助因子结合形成二聚体而干扰 T_3 的作用，即所谓的"优势负性效应"（dominant negative effect，DNE），这些作用结果最终都能够影响 T_3 的正常功能。

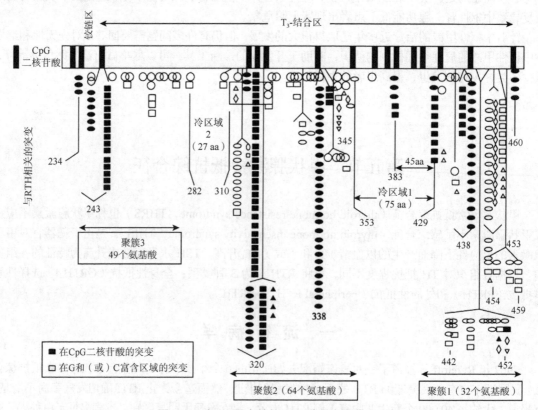

图 14-1　与 RTH 有关的 TRβ 分子突变位点

（二）非 TRβ 基因突变的 RTH

不含有 TRβ 基因突变的 RTH 的发病机制目前尚不清楚。自 Weiss 等首次报道第一个不存在 TRβ 基因突变的 RTH 病例以来，目前有学者对 175 个 RTH 家族研究发现，存在 27 个非甲状腺激素受体的 RTH 家族。

1. MCT8 基因突变与 RTH　甲状腺激素是一种脂溶性激素，其在大脑发育过程中具有重要作用。最近有研究表明，甲状腺激素必须通过集中跨膜蛋白才能够进出细胞膜，即甲状腺激素转运体的作用，其中主要在肝脏及脑组织表达的 MCT8 是一种重要的甲状腺激素转运体。MCT8 基因突变或缺失可引起 TH 代谢异常，导致一种特殊类型的 RTH，该病又称为 Allan-Herndon-Dudley 综合征（AHDS）。

2. SECISBP2/SBP2 与 RTH　甲状腺脱碘酶（ID）是一种含有稀有氨基酸（硒代半胱氨酸）的含硒酶，该酶具有 3 种类型，即 ID1、ID2 及 ID3。ID 的主要功能在于催化 T_4 脱碘，T_4 在 ID1、ID2 的作用下经外环 5'-脱碘而生成 T_3，而在 ID3 的作用下经内环 5'-脱碘而生成无生物活性的 rT_3。

硒代半胱氨酸在 ID 的形成过程中具有重要作用。正常情况下机体硒代半胱氨酸的合成需要几种因素共同作用：信使 RNA 的顺式元件表达（终止密码子 UGA 及 mRNA 3'端非编码区的一个特殊茎环结构-硒蛋白插入序列）及其转录活化，特殊的转运 RNA 及 SECISBP2。在脱碘酶的合成过程中，SBP2 首先识别并结合特殊的 tRNA，然后在 tRNA 的作用下与 SECIS 结合，结合后可将 tRNA 递呈到核糖体的 A 位，从而使终止密码子 UGA 翻译为硒代半胱氨酸。SBP2 发生基因突变时，硒代半胱氨酸合成受限会导致甲状腺脱碘酶生成异常，活性降低，进一步影响 T_4 向 T_3 的转化。因此，SBP2 基因突变患者甲状腺功能表现为血清 T_4 水平升高，T_3 正常或轻度降低，rT_3 升高，TSH 正常或轻度升高。

三、临 床 表 现

RTH 缺乏特征性临床表现，个体间差异大，TH 缺乏和过多的表现都有，但大部分患者甲状腺功能正常。RTH 常见症状和体征及其发生率如下（表 14-1）。

表 14-1　RTH 表现及发病率

临床表现	发生率（%）
甲状腺	甲状腺肿（66～95）
心脏	心动过速（33～75）
神经系统	情感障碍（60）
	运动过度行为（33～68）
	注意力缺乏/过度兴奋（40～60）
	学习能力差（30）
	精神发育迟缓，IQ<70（4～16）
	听力缺失（10～22）
生长发育	身体矮小（18～25）
	骨龄迟后（29～47）
	低体重指数（33）
反复耳喉感染	病毒性（55）

（一）甲状腺肿

甲状腺肿是 RTH 最明显的体征，RTH 虽然有 3 种不同类型，但所有类型 RTH 均可表现甲状腺肿。RTH 患者甲状腺肿的发生率为 66%～95%。大的甲状腺肿很罕见。严重的 RTH 新生儿甲状腺肿可能会引起气道压迫和呼吸困难，甚至出现继发性的食管狭窄。

（二）生长与发育

RTH 患者普遍出现生长发育迟缓，如骨骼发育不良或肌肉发育迟缓等，但身材矮小者少见。患儿常出现骨龄延迟和低体重指数。值得注意的是，身材矮小患者常伴智力低下（IQ＜70）。此表现多为 GRTH 型。

（三）心理状况

2/3 的 RTH 患者出现各种情感障碍。40%～60% RTH 患儿出现儿童注意缺陷/多动障碍（ADHD）。RTH 患者多合并 ADHD，但原发性 ADHD 患者极少合并 RTH。RTH 伴 ADHD 者的 IQ 值比单纯 ADHD 低。因此 RTH 合并 ADHD 患者常需要进入特殊学校学习，病情严重的患儿甚至要服用药物哌甲酯（methylphenidate）治疗。

（四）心脏

心动过速出现在 33%～75% 的 RTH 患者。与过度兴奋一起，为甲状腺毒症的常见表现。这是由于过多的甲状腺激素对心脏的影响而致。心肌细胞主要以 TRα 为主，而 TRβ 较少，RTH 患者 TRβ 基因突变对心脏影响较少，相对而言，更多 TH 作用于心脏 TRα 受体，引起心动过速，约 25%RTH 成年患者需要寻求药物治疗。

（五）听觉

少数 GRTH 患者可出现耳聋。目前，有报道一个 TRβ 基因缺失的家族中 3 例患者表现为神经性耳聋和色盲。此外，有研究发现 50% RTH 患者反复出现耳部感染，导致轻微的听觉障碍。

（六）骨质疏松症

骨骼是 TRα 依赖性的组织，RTH 患者中血清高 TH 作用于骨骼，使得骨转换率增高，因而患者骨质疏松症风险增高。

（七）其他临床表现

RTH 某些临床表现不能用 TH 过多或者缺乏来解析，主要表现为身体畸形和先天性疾病，如翼状肩胛骨、脊骨畸形、鸡胸、胸肌畸形、鸟状面、舟状头畸形、第四掌骨短、颅缝早闭、Besnier 痒疹、外胚层发育不良、先天性鱼鳞癣、靶心式黄斑萎缩。一些临床表现在 RTH 个体中有所报道：尿床、精神分裂症、再发性肺炎、风湿热、空蝶鞍、1 型或者 2 型糖尿病、偏头痛和眼球突出。

四、实验室及其他检查

1986 年用分子生物学方法克隆出核 T₃ 受体（TRs），此后有关 TRs 的研究迅速进展，并对发病机制做出进一步解释。本病与 TRs 缺陷有关，其缺陷表现形式有多样，并推测本病可能存在着两种 TRs，其中异常的受体可抑制核 T₃ 受体复合物与染色质 DNA 的合成。患者淋巴细胞结合甲状腺激素的 Ta 值正常，但结合容量下降，提示家族性生化缺陷可能是 TRs 蛋白的缺乏。有些患者不存在淋巴细胞或成纤维细胞。TRs 的异常，但不排除本病患者的其他靶腺组织，如垂体、肝、肾、心、皮肤等有 TRs 的缺陷。还有可能是缺陷不在受体水平，而是在受体后水平。目前研究已进入了基因水平，其发病机制与分子缺陷和突变本质有关，如全身性甲状腺激素不应症发病较多，此型患者的受体基因改变出现在 TRβ 上，尚未发现 TRα 基因异常，说明一条等位基因的点突变就可引起本病。目前认为本病多因 TRs 基因表达的多方面失调所致，它是发生在受体分子水平上，并且是一种典型的受体疾病。因此，实验室检查对本病的诊断相当重要，并要求有分子生物学实验室条件。

五、诊断标准

由于 RTH 发病率相对较低，且临床表现呈现多样性，故容易造成误诊或漏诊。若发现患者有下列表现中任何一项，均应考虑 RTH 可能，必要时需行进一步基因检查以明确诊断：①甲状腺肿大，无甲状腺功能异常表现，而血清 T_3、T_4 多次检测均升高；②甲状腺肿大，临床表现为甲减，血清 T_3、T_4 升高；③甲状腺肿大，临床表现为甲亢，但血清 T_3、T_4 和 TSH 水平均升高并能排除垂体肿瘤；④甲减患者使用较大剂量的甲状腺激素制剂仍不显效；⑤甲亢患者采用多种治疗方法而易复发，同时可排除垂体 TSH 肿瘤；⑥家族中有本病患者。

六、鉴 别 诊 断

（一）垂体 TSH 腺瘤

垂体 TSH 腺瘤与 RTH 合称为"不适当的 TSH 分泌"（IST），本病容易与 PRTH 混淆（图 14-2）。通过一系列检查可以鉴别：①垂体 TSH 腺瘤存在着单独分泌 TSHα 亚单位的细胞，因此患者血清 TSHα 亚单位升高，而 PRTH 患者 TSHα 亚单位无明显异常；②垂体 TSH 瘤患者的 TSH 既不能被 TRH 兴奋，也不能被 T_3 抑制，而 TRH 可以引起 RTH 患者 TSH 的释放，同时部分 PRTH 患者 TSH 水平能被 T_3 抑制，部分患者虽不被 T_3 抑制，但大剂量地塞米松抑制实验呈阳性；③垂体 TSH 腺瘤患者行头颅 CT、MRI 等检查可发现肿瘤，而 PRTH 患者无肿瘤表现；④RTH 患者甲状腺功能正常的状态下，出现血清性激素结合球蛋白升高，而 TSH 垂体腺瘤血清性激素结合球蛋白水平正常；⑤RTH 患者采用高 L-T_3 剂量可以抑制血清 TSH 的水平，而 TSH 垂体腺瘤中 TSH 水平不被抑制。

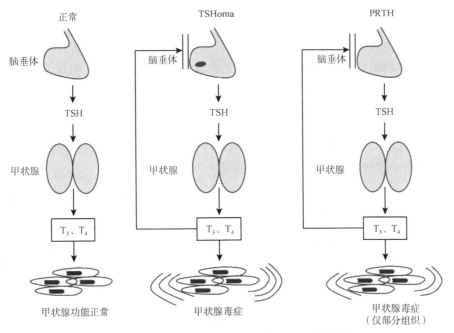

图 14-2 选择性垂体抵抗 RTH 与 TSH 垂体腺瘤

（二）异位 TSH 综合征

异位 TSH 综合征多见于肺癌、支气管癌、直肠癌等。本类患者临床上可有乏力、消瘦，但多无高代谢症候群的表现，甲状腺不肿大。甲状腺功能检查示血清 T_3、T_4 正常或增高，^{131}I 摄取率增高，TSH 水平正常或增高，不能够被 TRH 所兴奋；影像学检查可发现甲状腺以外的肿瘤。上述表现均可与 RTH 相鉴别。

（三）其他

RTH 还需要与碘甲亢、原发性甲减、甲状腺毒症等疾病相鉴别。

七、治　疗

目前对本病尚无根治性治疗方法，治疗目的是减轻症状。大多数 RTH 患者可增加内源性甲状腺激素分泌而代偿不敏感组织对甲状腺激素的抵抗来进行自身调节。当 RTH 患者升高的血清 TH 水平能适应外周组织对激素抵抗程度时，就不需要进行治疗。理论上，长期 TSH 水平升高有可能增加甲状腺瘤的发生风险。对于有症状的患者可以根据病情严重程度和不同 RTH 类型选择不同的治疗方法。

（一）甲减症状的治疗

perRTH 患者由于其周围组织对 TH 不敏感，而垂体对 TH 反应正常，故该类患者可出现甲减。有甲减表现的 RTH 患者，需应用甲状腺素治疗，剂量应个体化。应用甲状腺素治疗后可使血清 TSH 水平降低，甲减症状得以改善。若一个婴儿的父母或同胞为 RTH 患者，那么应尽早对其进行相关检查。通常会发现有家族史的婴儿表现为血清高 T_4 和不被抑制的 TSH。对这些婴儿的治疗存在争议，尤其是对无症状者，目前尚缺乏长期研究结果。一般情况下，患儿只有出现以下情况才给予 L-T_4 治疗：①TSH 显著增高；②家族中其他 RTH 成员出现明显的甲减表现；③患儿本身有甲减表现，如生长受限、智力下降等。对合并有 ADHD 的患儿，L-T_3 疗效相对较好。目前尚没有治疗指南针对于 RTH 胎儿。有研究发现，RTH 母亲怀有正常的胎儿，降低甲状腺激素水平有利于胎儿的生长发育。

以前对 RTH 缺乏认识，若患者出现甲状腺肿伴血清甲状腺激素水平升高，同时有 TSH 水平正常或升高时，临床医师往往着重于降低血清甲状腺激素水平，而没有警惕 RTH 存在。对因误诊而对患者进行破坏性治疗（如 ^{131}I 和甲状腺切除术）所引起的甲减，理想的治疗是给予超生理剂量的 TH。甲状腺激素以渐进剂量的方式滴定以使 TSH 水平降至正常。L-T_4 的剂量可能高达 500～1000μg/d，以引起外周组织产生需要的甲状腺激素效应。心动过速不是 T_4 治疗的禁忌证，合并有心动过速的患者可以加用 β 受体阻滞剂。另外，建议在每次调整药物剂量时监测其疗效指标，如基础代谢率、氮平衡和血清性激素结合蛋白、骨密度等。

（二）甲亢症状的治疗

对于有甲亢表现的 PRTH 患者的治疗是必要的。PRTH 主要表现为垂体对 TH 不敏感而周围组织敏感，甲状腺功能提示血清 TH 及 TSH 水平均升高。此类患者因垂体对 TH 不敏感，故 TSH 过度分泌是本病的关键所在，治疗上应设法使过高的 TSH 降低。抑制腺垂体分泌 TSH 的药物包括糖皮质激素、生长抑素和多巴胺类药物。糖皮质激素类药物虽可抑制 TSH 的分泌，但副作用较大，临床上很少使用。多巴胺类药物，如溴隐亭、培高利特等，可以有效减少 TSH 的分泌，但仅有短期疗效，且胃肠道效应明显。生长抑素类似物 SMS201-995 能有效降低 RTH 患者 TSH 水平，但疗效不如 TSH 垂体腺瘤患者。

三碘甲状腺乙酸（triiodothyroacetic acid，TRIAC）是目前世界上比较公认的治疗 PRTH 疗效较确切的药物。TRIAC 是一种甲状腺激素类似物，它的主要作用是通过抑制垂体合成及分泌 TSH 来达到减轻甲状腺肿，降低 TSH 水平。对 RTH 患者进行研究发现大部分 RTH 患者使用 TRIAC 后，基础及 TRH 激发的 TSH 水平下降，血清 FT_3 和 FT_4 下降，反映甲状腺激素效应的参数却无明显改变。TRAIC 能够抑制 TSH，但又不增加其对甲状腺外组织的作用是由于具备下面特性：与 T_3 相比，TRIAC 与正常 TRβ 的亲和力更高，而对 TRα1 的亲和力与 T_3 相似，且 TRIAC 代谢较快。除此之外，有研究报道 TRIAC 具有转化 TRβ 基因突变的作用，提示 TRIAC 可以克服上文中提及的 TRβ 基因突变的"优势负性效应"。有报道 2 例 RTH 患儿进行 TRIAC 干预后，生长发育及骨龄转为正常。然而，一些学者对 TRIAC 的作用产生怀疑，有报道一些进行 TRIAC 干预的 RTH 患者，停药后，血清甲状腺激素及 TSH 水平无明显改变。

若 RTH 患者出现持续的窦性心动过速，就要怀疑其存在甲亢可能，甲亢症状约发生在 50%RTH 患者。当症状明显或者出现活动受限时，β 受体阻滞剂能有效缓解症状。但是一些 β 受体阻滞剂，如普萘洛尔，因抑制外周血清 T_4 转化为 T_3，不适合于 RTH 患者。特异性 β 受体阻滞剂，如阿替洛尔，是 RTH 患者常用的控制心率药物，它能控制心率且不会抑制 T_4 转化为 T_3，此外，该药能有效控制其他甲亢症状，如四肢纤颤、怕热、出汗和易激动等，但是对重症患者效果不明显。

（三）甲状腺肿的治疗

所有类型 RTH 患者都可有甲状腺肿大，通常甲状腺呈中度肿大，偶尔为大的甲状腺肿。RTH 患者甲状腺肿容易复发，因此外科治疗不是有效的手段。抑制 TSH 水平是治疗 RTH 患者甲状腺肿的有效手段。具体治疗为每隔一天给予 RTH 患者大剂量 L-T_3，产生几小时血清高 T_3 水平，抑制 TSH 的分泌，因为作用持续时间短，不会引起甲状腺激素过多症状。

（四）其他治疗

右甲状腺素（dextrothyroxine，D-T_4）能有效降低血清胆固醇水平，但不产生额外的拟甲状腺激素作用。有学者曾尝试使用 D-T_4 降低 RTH 患者 TSH 水平，根据 RTH 疾病严重性，给予患者每日 2～8mg D-T_4，然而，治疗效果不显著。

第六节　非甲状腺性病态综合征

非甲状腺性病态综合征（non thyroid illness syndrome，NTIS）又称甲状腺功能正常的病态综合征，是指由于非甲状腺的全身性疾病、手术和禁食等引起的甲状腺功能指标的异常。包括低 T_3 综合征，低 T_4 综合征，低 T_3、低 T_4 综合征，低 T_3、高 T_4 综合征等。临床上以低 T_3 综合征最常见，低 T_3、高 T_4 综合征少见。其特征为血清 TT_3、FT_3 下降，T_3 增加，TT_4、FT_4 正常或下降，TSH 释放减少或正常。

一、流　行　病　学

据报道 NTIS 患病率为 2.5%～10.4%，而其中危重病患者则高达 44%，新生儿、老年人发病率较高。

二、病　　因

1. 年龄因素　新生儿，老年人发生率较高，国外有报道老年人可达 14%。往往存在厌食，营养不良，饥饿，蛋白质缺乏等。

2. 急慢性疾病、感染性疾病 发热，急性心肌梗死，慢性退行性疾病，慢性疾病如肝硬化，慢性肾脏疾病及肾功能不全，糖尿病及其他代谢性疾病，恶性肿瘤等；严重创伤，麻醉，外科手术后等。

3. 药物 如普萘洛尔、丙硫氧嘧啶、糖皮质激素、含碘造影剂等。

三、发病机制

NTIS 的发病机制尚未完全阐明，目前主要观点如下。

1. 机体的自我保护性适应 在甲状腺激素中血清 T_3 主要参与机体的分解代谢，低 T_3 状态可能是机体在危重疾病时的保护性适应机制。危重患者体内高应激条件下，儿茶酚胺、胰高血糖素、糖皮质激素等分泌增加抑制 T_4 向 T_3 转变，降低机体代谢来限制蛋白质的分解及对氧的消耗。

2. 甲状腺外组织完整性破坏 正常情况下，甲状腺外组织中存在甲状腺激素抑制物，它能抑制 T_3、T_4 与甲状腺结合蛋白结合，当组织完整性遭到破坏时，这种抑制物会漏入血液循环中使 T_3、T_4 下降。

3. 5′-脱碘酶活性受抑制，甲状腺激素外周代谢障碍 平时肝、肾、肌肉、垂体及白细胞等是 T_4 外周代谢的主要场所，这些组织的细胞微粒体和细胞质中含有脱碘酶，参与甲状腺激素的代谢。在全身性疾病的患者，组织中的 5′-脱碘酶活性受抑制和（或）浓度下降，T_4 外周转化出现异常，使 T_3 产生减少，而 5′-脱碘酶活性不受影响，rT_3 形成增加，并且降解缓慢。rT_3 积聚或 T_4/rT_3 下降，可进一步抑制 T_4 向 T_3 转化造成低 T_3 和高 rT_3 的改变。

4. 下丘脑-垂体-甲状腺轴功能的改变 目前大多数学者认为 NTIS 存在下丘脑-垂体-甲状腺轴功能的改变，垂体对 TRH 的反应能力明显受抑。血浆 TSH 浓度大多处于正常范围，主要是由于疾病状态下垂体对外周血 T_3、T_4 的反应能力下降所致。

5. 营养状态 甲状腺激素水平取决于甲状腺激素结合蛋白，包括 TBG、甲状腺转运蛋白和白蛋白的数量及亲和力，目前认为 TBG 是其中最主要的成分。危重病患者营养状态不良，白蛋白、TBG 下降及 T_3 清除加快等均引起 T_3、T_4 水平下降。研究证实 NTIS 与营养指数如体质量指数（BMI）、肱三头肌皮肤皱褶厚度、血清白蛋白、转铁蛋白等呈正相关。

6. T_3 受体的调节作用 NTIS 的一个重要特点是虽然血清 T_3、T_4 水平下降，但大多数 NTIS 患者并无甲减的表现。研究证实 NTIS 时组织中 T_3 受体表达水平升高是维持甲状腺功能正常的关键原因，并认为 T_3 主要是通过 T_3 核受体发挥其组织效应。

7. 细胞因子 细胞因子（如 TNF-α、IL-1、IL-6）通过多种途径作用于下丘脑-垂体-甲状腺轴，抑制其对 T_3 反馈的反应，减少 TRH 合成，抑制垂体对 TRH 的反应和 TSH 分泌，成为 NTIS 的主要发病机制之一。细胞因子亦能抑制肝脏 I 型脱碘酶的合成和活性，从而导致血 T_3 水平降低。

8. 药物 糖皮质激素、多巴胺、丙硫氧嘧啶、普萘洛尔、胺碘酮、碘造影剂等可抑制 5′-脱碘酶活性，使 T_4 转变为 T_3 的量明显下降，但 T_3 在组织内的代谢廓清率并无改变，这是药物引起低 T_3 的主要机制。某些物质如非糖化脂肪酸、肝素、阿司匹林、呋塞米、水杨酸等可抑制 T_4 与 TBG 的结合从而使 TT_4 减少。

9. 血硒浓度下降 NTIS 患者血浆硒浓度下降，认为与危重患者的分解代谢过度有关。

四、临床表现

NTIS 是机体对急性应激情况、慢性重症疾病所表现的适应性变化，一般无明显的临床症状，主要是原发病的临床表现。

感染性疾病可有发热，白细胞数升高，全身中毒症状；肾病综合征可有颜面水肿，大量蛋白尿，低蛋白血症等；慢性肾衰竭患者可有颜面水肿，高血压，贫血貌，BUN 及血肌酐升高；肝脏疾病患者有皮肤黏膜黄染，蜘蛛痣，肝掌，静脉曲张，肝脾肿大，肝功能异常；糖尿病患者可有多饮，多尿，多食，消瘦，疲乏，血糖及糖化血红蛋白升高；心肌梗死患者可有冠心病病史，心肌酶学改变，心电图改变；其他心、肺疾病有其自身的临床表现与体征；恶性肿瘤患者可有局部及转移症状，肿瘤标志物升高，影像学改变及组织病理学证据；传染性疾病如疟疾、伤寒、脑炎、脑膜炎等有特定的传染源及特征性的临床表现；药物导致者有服用药物史，比较常见的药物有糖皮质激素、多巴胺、普萘洛尔等；其他应激情况包括外伤史、手术史、中毒患者的毒物接触史等。

五、实验室及其他检查

甲状腺激素的变化与基础 NTIS 的严重程度和病期有关，而与疾病的种类无关。除原发病的相关检查外，NTIS 甲状腺功能检查的指标变化一般可分为以下三种情况。

（一）低 T_3 综合征

甲状腺功能检查可出现血清 TT_3、FT_3 降低，TT_4、FT_4 正常，TSH 正常，rT_3 升高，T_3 的下降程度与疾病的严重程度及预后有关。应注意重症患者的 T_4 也可以降低，患者的 TSH 及 T_4 正常，据此可与甲减鉴别。

（二）重症疾病可出现低 T_4 综合征

甲状腺功能检查可出现血清 TT_4、FT_4 降低，同时 TT_3、FT_3 也降低，TSH 正常或降低，rT_3 可升高，T_4 的下降程度与疾病的严重程度明显相关，并可作为疾病预测预后的指标之一。

（三）高 T_4 综合征

甲状腺功能检查可出现血清 TT_4 升高，FT_4 正常，TT_3 可能正常，FT_3 正常或降低，rT_3 升高。

（四）应用多巴胺及糖皮质激素等药物所导致的 NTIS

部分应用多巴胺及糖皮质激素等药物所导致的 NTIS 有可能出现血清 TSH 水平下降，其原因与药物抑制有关。

六、诊 断 标 准

NTIS 的诊断主要根据原发疾病的表现、程度、实验室检查及甲状腺激素变化的追踪观察来确定。诊断要点包括：①临床上有各种引起 NTIS 的基础疾病；②无明显的甲状腺病的存在；③有甲状腺激素和促甲状腺激素的特定变化。

若患者疑诊为 NTIS，如果 TSH 浓度高于 20mIU/L，则要偏重考虑诊断原发性甲减；而 TSH 浓度低于 0.03mIU/L，仅有中等程度增高的 T_3 和 T_4 时，则要偏重于甲亢的诊断。

若存在上述引起低 T_3 综合征的原发病因，血清中 TT_3 降低，FT_3 正常或降低，血清 rT_3 升高，血清 TSH 和 TT_4 正常，FT_4 增高或正常，FT_4 指数常增加，一般可诊断低 T_3 综合征。

若患者存在严重的消耗性疾病（如肝硬化、肾功能不全、烧伤、重症感染、长期饥饿、神经性厌食、重大手术后、恶性肿瘤等），血 TT_3、TT_4、FT_3 水平均降低，FT_4 正常或降低，血 TSH 正常或低值，rT_3 正常或升高，TBG 正常或低值，TRH 兴奋试验正常或反应迟钝，可诊断为低 T_3 或低 T_4 综合征。

有些患者在疾病的急性期，血清 TT_4 升高，FT_4 升高或正常，TT_3 可能正常，FT_3 正常低值或低于正常，血清 rT_3 升高应疑为高 T_4 综合征（在老年女性患者中较常见，大多有服用含碘药物病史）。

七、鉴别诊断

（一）低 T_3 综合征、低 T_4 综合征主要与原发性甲减和垂体性甲减相鉴别

原发性甲减的 TT_3、FT_3、rT_3 均降低，TSH 升高，TSH 对 TRH 刺激呈增强反应；垂体性甲减的 TT_3、FT_3、rT_3 均降低，TSH 也降低，TSH 对 TRH 刺激呈延迟反应或无反应。

（二）高 T_3、T_4 或高 T_4 综合征主要与甲亢相鉴别

高 T_3、T_4 或高 T_4 综合征主要与甲亢相鉴别，尤其是与 T_4 型甲亢相鉴别。多数甲亢患者，虽然血清 T_3 和 T_4 均增高，但血清 T_3 浓度的增高程度较血清 T_4 明显。提示甲亢时甲状腺释放较多 T_3 及末梢组织将 T_4 转化为 T_3 增加。T_4 型甲亢是指血清 T_4 有较明显增高，而血清 T_3 大致正常为特点的一种甲亢类型。T_4 型甲亢主要见于既往过多暴露于碘的老年人、老年病患者或老年患者。长期住院者多见，过度的碘摄入使腺体合成更多 T_4。若无过量碘摄入史，多提示外周组织 T_4 转化为 T_3 受抑制，而高 T_4 综合征时血清 rT_3 升高，TSH 正常可资鉴别。

八、治　疗

目前对于 NTIS 的治疗有两种不同的意见。

一些学者认为 NTIS 是机体在严重躯体疾病下的一种自我保护性反应，危重患者机体处于高代谢状态，NTIS 的发生使机体维持在最低的代谢水平，当原发病得到有效控制及治疗时，NTIS 自然可以得到纠正，除非患者存在原发性甲状腺病。故除原发病治疗及营养支持外，不需要外源性甲状腺激素替代治疗。此时若简单给予甲状腺激素治疗，提高血清甲状腺激素水平到正常范围并不能改善 NTIS 患者的预后，相反，人为地提高机体代谢率，促使机体负氮平衡，加重蛋白质消耗和增加心脏负荷，反而会使原发疾病恶化。

但近年来一些研究认为 NTIS 是危重疾病损伤的结果，即 NTIS 时细胞核 T_3 受体数目显著增加，以维持细胞正常功能，从而使血浆 T_3 水平降低，提示核 T_3 受体上调是机体在细胞水平的代谢机制，机体循环中 T_3 下降是机体相对不足的表现。NTIS 状态反映下丘脑-垂体-甲状腺轴对外周损害反应的减弱，并由此引起了自身稳态的失衡。因此需要应用外源性甲状腺激素的积极干预。如对伴 NTIS 的重症心力衰竭患者，在积极治疗原发病的同时，补充小剂量外源性 T_4 可显著提高肺的顺应性，增加心排血量，改善左心室射血分数，从而促进患者改善症状，提高近期疗效。另有在心脏移植或心力衰竭时短期静脉内注射小剂量 T_3（0.15～2.7μg/kg）或小剂量口服 T_3 治疗获得益处的报道，但对低 T_3、低 T_4 综合征而言，采用甲状腺激素（无论是外源性 T_3 或 T_4）补充疗法是否有益尚无肯定结论。

（李习平）

第十五章 甲状腺病与微量元素

矿物质在正常人饮食中仅占 5%，但对于人体的健康和正常功能必不可少。根据人体的营养需求量，这些矿物质通常分为宏量元素、微量元素和超微量元素。宏量元素是指成人需求量＞100mg/d 的矿物质，如钠、钾、氯、钙、镁和磷。微量元素通常是指成人需求量为 1～100mg/d 的矿物质，包括铜、氟、碘（有时也归为超微量元素）、锰和锌。超微量元素，通常是指成人需求量＜1mg/d 的矿物质，如铬、硒、砷、硼和钼。碘与甲状腺病之间的关系，本章不再赘述。硒、铁、锂等元素和甲状腺病关系亦很密切，为本章节讨论的重点。

一、甲状腺疾病与硒

硒（Se）是一种具有多种生物学功能的超微量元素。海产品、肾脏、肝脏和肉类都是硒的良好来源。饮用水中通常含有非常少量的硒。谷物和种子中的硒含量有差异，具体取决于土壤中的硒含量和硒的存在形式。硒的最佳膳食摄入量范围很窄，潜在毒性剂量与推荐膳食摄入量之间的差距较近。因此，补硒对于硒摄入量低的个体可能有益，但对硒摄入量正常或偏高的个体则可能有害。幼儿硒的每日推荐摄取量（RDA）为 20μg/d，成人为 55μg/d。

在动物和人类体内，硒主要以 2 种含硒氨基酸的形式存在：硒半胱氨酸和硒蛋氨酸。硒具有较高的生物利用度。硒蛋氨酸在小肠中通过蛋氨酸吸收途径而被主动吸收。无机硒（见于补充剂中）在十二指肠内被动吸收。硒的吸收似乎与个体的硒状态无关，并且可能不受调节。在体内，硒是硒蛋白的组成部分。硒蛋氨酸代替蛋氨酸被整合入蛋白质中，是硒的存储池。硒半胱氨酸是蛋白质中硒的活化形式。可以直接从膳食中被吸收，也能由硒蛋氨酸合成，或者通过直接替代与特定 tRNA 结合的丝氨酸上的氧残基而合成。硒半胱氨酸和硒蛋氨酸被分解代谢后释放出硒。硒主要经尿液排泄。

（一）硒与硒蛋白

硒通过形成硒蛋白从而发挥作用，前期研究发现的人体内硒蛋白多达 35 种以上，这其中主要的硒蛋白家族包括谷胱甘肽过氧化物酶系（GPxs）、硫氧还蛋白还原酶系（TRxs）和碘甲状腺素脱碘酶系（DIOs），它们与甲状腺关系密切，能够参与甲状腺激素代谢、调节甲状腺氧化还原平衡。

硒存在于多种组织器官中，其中在甲状腺中浓度最高。即使提供完全不含硒的食物，在甲状腺中仍保留接近正常浓度的硒，但在血浆、肝、肾中的硒浓度几乎测不到。在人体中即使存在硒不足的情况，甲状腺也有优先利用的优势。甲状腺激素合成过程中碘的活化、酪氨酸碘化和碘化酪氨酸偶联都是在 H_2O_2 存在的条件下，通过甲状腺过氧化物酶（TPO）合成。但甲状腺组织中 H_2O_2 的生成量远超过球蛋白碘化过程的需要，而 H_2O_2 是一个高度活性的细胞毒性代谢产物，且人类自胎儿起便开始出现碘浓集及甲状腺激素的合成，这意味着甲状腺滤泡腔内一直产生 H_2O_2。因此需要一个强大的抗氧化系统来抵御其及活性氧中间产物，使甲状腺细胞免于受损。而谷胱甘肽过氧化物酶是甲状腺内最主要的还原 H_2O_2 酶系，硒代半胱氨酸位于其催化中心，因此体内硒水平决定着该酶的活性。硒水平的不足可能会导致该酶活性降低，不能抵御过量 H_2O_2 对甲状腺的氧化损伤。硒蛋白不仅参与甲状腺激素的合成，同样可调节甲状腺激素的代谢。T_4 在脱碘酶的作用下，脱碘形成 T_3 和 rT_3。而体内三种脱碘酶 IDl、ID2、ID3 经证实均为含硒酶。T_4 转化为 T_3 可由 IDl 或 ID2 调节，IDl 和 ID3 可使 T_3 转化为 rT_3。此外，硒对免疫系统的调节及抗炎症作用对自身免疫性甲状腺疾病也有保护作用。

（二）硒与自身免疫性甲状腺疾病

在自身免疫性甲状腺炎患者中，补硒可能降低炎症活性。Gartner 等对自身免疫性甲状腺炎患者补充含硒制剂 3～12 个月后，抗体滴度降低，甲状腺超声结构得到改善。国外一项研究对 429 例甲亢患者进行随机双盲试验发现，在抗甲状腺药物的基础上联合硒制剂能延长甲亢患者的缓解期，并对眼病有一定的缓解作用。一项荟萃分析共纳入 10 个 RCT 研究发现，在甲亢相关眼病患者中补充硒制剂 3～6 个月能有效降低 TRAB 水平，改善甲状腺功能，同时对于自身免疫性甲状腺疾病能够显著降低 TPOAb 和 TGAb 水平。但是目前并没有研究证明补充硒后使自身免疫性甲状腺疾病的甲状腺功能恢复到正常，因此目前硒制剂只作为自身免疫性甲状腺疾病的一种辅助治疗。

（三）硒与甲状腺癌

有研究发现编码谷胱甘肽-S-转移酶（含硒）基因多态性可能是甲状腺癌发生的危险因素。在一项体外研究发现硒通过表达阻断 S 期及 G_2/S 期的周期复制来抑制癌细胞的生长。这些分子机制说明硒与甲状腺癌的发生可能有关。

（四）硒与甲状腺功能正常的病态综合征

甲状腺功能正常的病态综合征是指非甲状腺病原因引起的血中 T_3 降低的综合征，常常出现在严重疾病的重症患者中，在这类患者中发现硒水平明显低于正常人群组。而补充硒会使甲状腺功能正常的病态综合征患者的甲状腺激素水平更早恢复正常。

除了与甲状腺病相关外，严重的硒缺乏与骨骼肌功能障碍和心肌病、免疫功能受损等相关。但是过量硒摄入均可导致硒中毒。硒中毒的临床表现包括恶心、呕吐、腹泻、脱发、指/趾甲改变、精神状态改变、视力丧失和周围神经病变。

二、甲状腺病与锂

锂可增加甲状腺内的碘含量、抑制碘酪氨酸残基偶联形成碘化甲状腺原氨酸（T_4 和 T_3），并抑制 T_4 和 T_3 的释放。锂可导致甲状腺肿和甲减，并且研究发现其与甲状腺自身免疫及甲亢有关。

（一）锂与甲状腺肿

甲状腺肿是锂使用者中最常见的甲状腺异常，发生率为 40%～50%。锂治疗期间出现的甲状腺激素分泌抑制会导致血清 T_4 和 T_3 浓度下降，垂体的 TSH 分泌代偿性增加，在达到新稳态时，肿大的甲状腺分泌浓度正常的甲状腺激素。锂诱导的胰岛素样生长因子、酪氨酸激酶和（或）Wnt/β-连环蛋白信号传递功能改变也可导致甲状腺肿。受累患者的甲状腺肿大至正常大小的 2 倍左右，通常为弥漫性肿大，但也有结节性甲状腺肿的报道。甲状腺肿通常是在锂治疗的前 2 年内发生。

（二）锂与甲减

锂使用者也常见甲减。在一篇包含 11 项报告（1700 多例患者）的回顾性研究中，甲减的患病率为 6%～52%。另外，一篇纳入 8 项病例对照研究的荟萃分析显示，锂治疗组的甲减患者多于对照组。与甲状腺肿一样，甲减通常是在锂治疗的前 2 年内发生。45 岁以上女性的发生率更高，而且风险随着年龄增长而增加。

（三）锂与慢性自身免疫性甲状腺炎

许多锂治疗期间发生甲减的患者可能本身就有慢性自身免疫性甲状腺炎。与甲状腺功能保持正常的锂使用者相比，此类患者在开始锂治疗前的抗甲状腺抗体阳性率更高。但尚不清楚锂本身能否诱发甲状腺自身免疫。

三、甲状腺病与铁

膳食铁主要有 2 种存在形式。血红素铁存在于肉类、家禽和鱼类中，通常构成了组织铁总量的 40%。血红素铁吸收良好，相对不易受人体基础铁状态的影响。非血红素铁通常见于蔬菜、水果和铁强化食品。随着体内铁的减少，非血红素铁的吸收增加。非血红素铁可在整个小肠吸收，尤其是十二指肠。维生素 C 和某些氨基酸可促进其吸收，而钙、植酸和鞣酸盐可抑制其吸收。不同生命阶段铁的推荐摄入量不同。育龄期女性的需求量（18mg/d）高于成年男性（8mg/d），且在妊娠期该需求量会增加至 27mg/d。

铁在机体内主要以功能铁和储存铁的形式存在，具有运输氧和营养物质、提高免疫力等功能。功能铁主要为血红蛋白、肌红蛋白，低于 1%以其他化合物形式存在；储存铁主要以铁蛋白形式存在于肝、脾和骨髓中。缺铁最令人熟知的疾病是小细胞低色素性贫血。铁过载的典型疾病是遗传性血色病。研究发现，铁与甲状腺病也存在密切关系。

铁对于碘的有效利用和甲状腺激素的合成有重要作用。甲状腺过氧化物酶是一种与甲状腺滤泡细胞膜结合的铁依赖性酶，可通过两个步骤来催化甲状腺激素的合成，包括甲状腺素的碘化和碘素分子的耦合反应。而 TPO 的活性中心主要是铁，其辅基多以含铁（Ⅲ）-卟啉为主。TPO 只有在结合假体血红素基团后才能在甲状腺滤泡细胞顶膜与滤泡腔交界处活跃，以发挥正常生理功能。因此，甲状腺激素的合成需要足够的铁。缺铁可致使 TPO 活性降低，T_4 向 T_3 的转化率降低，导致其相应的生理功能发生障碍，故铁缺乏症主要通过降低血红素依赖性甲状腺过氧化物酶的活性来影响甲状腺激素的合成。

（一）铁与甲亢

有研究发现，甲亢患者血清铁水平明显高于非甲亢患者。甲亢患者血清铁水平升高，且与基础代谢率呈正相关，与 FT_3、FT_4 水平无相关性。但也有研究显示，甲亢组与非甲亢组之间血清铁水平差异无显著性。上述研究结论不一致的原因可能与患者病情严重程度、疾病类型、研究样本量及各地区间差异有关。

血清铁蛋白（SF）是一种以无机铁化合物为辅基的糖蛋白，主要分布于肝、脾、骨髓组织中。当机体某一系统出现疾病时，血清中 SF 可出现异常改变。王伟等按照症状及实验室指标将甲亢患者分为甲亢未缓解组和甲亢缓解组，甲亢未缓解组患者 SF 水平明显高于正常对照组，甲亢缓解组的 SF 水平与正常对照组差异无显著性，即甲状腺功能的改变对 SF 水平有明显的影响。李佑成等发现，甲亢患者的 SF 水平显著高于正常对照组。治疗后 SF 水平恢复正常，SF 水平随甲状腺功能改变而变化，而与血清铁无明显关系。

（二）铁与甲减

李佑成等观察到甲减患者的 SF 水平低于正常对照组，治疗后 SF 恢复正常。王伟等发现甲减未缓解组患者 SF 水平明显低于正常对照组，甲减缓解组的 SF 水平与正常对照组差异无显著性。Dabbaghmanesh 等观察到，与 SF 水平正常者相比，SF 缺乏患者（SF<15ng/ml）的 TSH 水平显著

升高、FT$_4$水平明显降低。

亚临床甲减患者的 SF 水平与血清 TSH 呈负相关，但血清铁与血清 TSH 无相关性。另有研究显示，亚临床甲减组与正常对照组之间 SF 水平无差别，亚临床甲减患者血清铁含量未降低，因此，该研究认为亚临床甲减不足以引起 SF 和血清铁的降低，也未对其他血清铁代谢指标如血清总铁结合力、血清铁饱和度、红细胞原卟啉和血红蛋白造成影响。

Eftekhari 研究显示，血清 SF 水平与血清 TT$_4$浓度呈显著正相关，与 TSH 呈显著负相关，与 T$_3$/T$_4$呈显著负相关，与 rT$_3$水平呈显著负相关。林来祥观察到，缺铁性贫血组大鼠的血红蛋白和血清铁水平较对照组降低，总铁结合力较对照组升高。缺铁性贫血组大鼠 TT$_3$、TT$_4$、FT$_3$ 和 FT$_4$均较对照组降低，说明缺铁性贫血可导致甲减。但是缺铁性贫血组和对照组大鼠甲状腺绝对质量和相对质量未见统计学差异。

因此，硒、锂、铁等元素与甲状腺病也存在一定相关性，但上述结论多基于流行病学数据，上述三种元素与甲状腺病的因果关系尚需要更多循证医学证据进行验证。

（蔡晓凌）

第十六章

甲状腺病的手术治疗进展和争议

一、甲亢的手术治疗

（一）术前碘剂的使用

传统上，甲亢手术术前应用碘剂，可减少甲状腺的血供，提高手术安全性。临床可按照外科学中的方法进行操作：复方碘化钾溶液（Lugol 液，含 8mg 碘/滴），每日 3 次口服；从 3 滴（0.05ml/滴）开始，以后逐天每次增加 1 滴，至每次 16 滴为止，然后维持此剂量，准备 2 周。结合 2016 年版美国甲状腺学会指南及国内情况，也可采用如下方式：Lugol 液每次 5～10 滴（或饱和碘化钾溶液每次 1～2 滴），每日 3 次口服，连服 10 天。

随着抗甲状腺药物（ATD）的临床应用，许多国家已经对碘剂不作常规推荐。碘剂在术前准备中的权重正在降低，手术前碘准备的主要目的已经从控制甲亢症状，减少甲状腺血流，逐渐演变成为更加注重功能的保护，如降低喉返神经损伤及甲状旁腺功能损伤发生率，减少术后血肿形成。最新的多项研究显示，Graves 病患者未进行碘准备的情况下行甲状腺全切除和近全切除术，喉返神经暂时性及永久性损伤的概率、甲状旁腺暂时性及永久性功能低下和甲状腺危象的发生率与文献报道相同。考虑这可能是由于手术技术的进步，超声刀及电刀等各种能量器械的使用，导致术中出血问题对手术的影响越来越小。有学者提出另一种不服用碘剂的准备方法：术前甲状腺功能降至正常并稳定，术前心率>90 次/分者加用普萘洛尔等药物使心率降至 90 次/分以下，不服用碘剂。术中常规使用氢化可的松一次 200mg。

（二）手术方式选择

目前，甲状腺切除范围存在争议。

常用的手术方式有双侧甲状腺次全切除术、一侧腺叶切除+对侧次全切除术、双侧甲状腺近全切除术、全甲状腺切除术。

是否保留部分腺体组织的手术方式各有优缺点：①难以确定保留组织大小的标准及保留组织量与术后正常甲状腺功能的关系；②切除全部甲状腺组织需以应用甲状腺素替代治疗为前提，但可以消除甲亢复发的可能性。

毒性多结节性甲状腺肿（TMNG）较 Graves 病更容易出现结节复发，所以对其推荐术式为全甲状腺切除术或双侧甲状腺近全切除术。毒性甲状腺腺瘤（TA）因病变局限，手术以切除肿瘤为主，尽可能避免术后甲减。

（三）术后管理及并发症处理

甲亢手术是一种高风险手术，术后并发症发生率较一般甲状腺手术高。

1. 甲状腺危象 是甲亢术后的严重并发症，多发生于术后 12～36h，起病急、发展快，以多系统受累为特点，病死率高达 8%～25%。甲状腺危象的发生与术前甲状腺功能未能纠正、基础代谢率高、手术应激反应、特殊状态下肾上腺皮质激素效能不足（重度甲亢时肾上腺皮质对 ACTH 刺激反应能力下降，意味着重度甲亢患者肾上腺皮质的应激能力降低）有关，充分的术前准备和轻柔的手术操作是预防的关键。一旦出现甲状腺危象前兆或发生甲状腺危象，应根据患者具体病情，立即采取综合治疗措施，控制危象的发生和进展。早期诊断和治疗甲状腺危象对降低病死率、改善患者预后有重要意义。

充分的术前准备和轻柔的手术操作是预防甲状腺危象的关键。一旦发生，需要综合治疗，包括 β 受体阻滞剂、ATD、碘剂、糖皮质激素、药物或物理性降温、补液、呼吸支持和重症监护治疗。

2. 低钙血症　甲状腺全切除术后暂时性低钙血症发生率为 6.9%～46.0%，相比于其他类型甲状腺病，甲亢患者行甲状腺全切除术后发生暂时性低钙血症的概率更高，这可能与甲亢性骨营养不良导致的骨饥饿增加，以及腺体的易脆性使得甲状旁腺受损的风险增加有关。对甲亢患者术前和术后应常规测定血钙、血清甲状旁腺激素（PTH）和维生素 D 水平。对术前即存在低钙或维生素 D 缺乏的患者，术前补充钙剂和（或）维生素 D 可以减少术后低钙血症的发生。术后早期预防性补钙及补充活性维生素 D 可有效降低患者手足麻木抽搐的发生率，并帮助甲状旁腺功能恢复。术后根据血钙及 PTH 水平，制定钙剂、活性或普通维生素 D 的补充方案。

3. 术后出血　由于甲状腺血供丰富及颈部血管较多，甲状腺术后出血并不少见，多发生在术后 48h 内。甲亢患者因其甲状腺及周边血供更加丰富，比其他甲状腺手术更容易发生术中和术后出血。要减少术中、术后出血，应当注意以下几点：①术中在正确的解剖层面精细操作，彻底止血；②熟练掌握各种能量器械的性能与适应证、术中较大血管处理，要合理使用能量器械；③对于较粗的血管，一定要反复确认，处理妥善；④术后应用药物预防患者出现恶心、呕吐、咳嗽等高危动作，避免颈部剧烈活动。

术后出血最常见于术后 24h 以内，因而术后第一个 24h 应当实施严密的监测。术后出血的危险一般不在出血本身，而在于血肿压迫气管，或者喉头水肿，造成呼吸困难甚至窒息。所以一旦发现可疑的术后出血，尽管患者一般情况尚可，也要积极密切观察。一旦确定为术后出血，除部分情况可以通过引流，压迫创面处理外，其余均需要立即拆除缝线，打开切口，清除血肿，解除对气管的压迫。无法行床旁止血者，应立即送往手术室，彻底查找出血点并结扎。如清除血肿后患者呼吸仍不能改善，应快速行气管插管或气管切开术，挽救患者生命。出血作为常见的术后并发症，一旦引流不畅会导致严重的危害。

二、甲状腺癌的开放手术治疗

不同病理类型的甲状腺癌，手术治疗原则不同。分化型甲状腺癌（DTC）的治疗以手术治疗为主，辅以术后内分泌治疗、放射性核素治疗，某些情况下需辅以放射治疗、靶向治疗、免疫治疗等。甲状腺髓样癌（MTC）以手术治疗为主，某些情况下需辅以放射治疗、靶向治疗。未分化癌的治疗，少数患者有手术机会，部分患者行放疗、化疗及靶向治疗、免疫治疗可能有一定效果，但总体来说预后很差、生存时间短。同时需要注意，肿瘤治疗的个体化很重要，每一个患者病情、诉求不同，临床诊治有一定灵活性。

（一）分化型甲状腺癌的手术治疗

1. 肿瘤 T 分级为 T_1、T_2 的病变　多局限于一侧腺叶，建议行患侧腺叶及峡部切除。对于部分有高危因素的患者，也可行全甲状腺切除。这些高危因素包括多灶癌、淋巴结转移、远处转移、家族史、幼年电离辐射接触史等。一些考虑术后有必要行核素治疗的病例，也可行全甲状腺切除。对于位于峡部的肿瘤，肿瘤较小者可行扩大峡部切除，肿瘤较大或伴有淋巴结转移者可考虑全甲状腺切除。

2. T_1 病变中有一部分属于低风险的微小乳头状癌　由于其进展相对比较缓慢，致死率比较低，除外科治疗外，也可考虑保守疗法，即采用主动监测、密切随访的措施。可以采取密切观察措施的低风险微小乳头状癌一般具有以下特征：①原发肿瘤为单个病灶；②原发灶最大直径<1cm；③原发灶的位置位于甲状腺腺体中央，而不是紧邻甲状腺被膜或气管；④经过检查评估尚无区域淋巴结转移表现。除了以上条件之外，还应综合考虑患者有无幼年时期大剂量电离辐射接触史、甲状腺癌家族病史、是否合并甲亢等具体因素。如果采取密切观察措施，一般要求每 3～6 个月重新评估一次。如果评估发现原发肿瘤有进展（如直径增大 2～3mm，新出现肿瘤病灶，或出现临床可疑的转移性区域淋巴结等），应考虑停止保守治疗措施，进行外科治疗。

3. T_3 病变肿瘤较大或已侵犯甲状腺被膜外肌肉　建议行全甲状腺切除。但对于一些较靠近甲状腺被膜的病灶，其本身可能不大，但是已经侵犯被膜外肌肉，可以行患侧腺叶及峡部切除，同时切除受侵犯肌肉。具体手术方案建议权衡手术获益和风险。

4. T_4 病变已经侵犯周围结构器官　一般建议全甲状腺切除。T_{4a} 病变在切除甲状腺的同时需要切除受累的部分结构器官，如部分喉（甚至全喉）、部分气管、下咽和部分食管等，并需要准备相应的修复方案。T_{4b} 病变一般认为属于不可手术切除，但需根据具体情况判断有无手术机会，必要时可以由血管外科、骨科、神经外科等多学科协作手术。但总体而言，T_{4b} 病变很难完全切净，预后不佳，手术风险较大，术后并发症较多。是否手术治疗需要仔细评估病情，重点考虑患者能否从手术中获益。有时，姑息性的减状治疗是必需的，如气管切开缓解呼吸困难等。

5. 中央区淋巴结（Ⅵ区）的处理　cN_{1a} 应清扫患侧中央区。如果为一侧病变的话，中央区清扫范围建议包括患侧气管食管沟及气管前。喉前区也是中央区清扫的一部分，但喉前淋巴结转移的病例不多见，可个体化处理。对于 cN_0 的患者，如有高危因素（如 T_3～T_4 病变、多灶癌、家族史、幼年电离辐射接触史等），可考虑行中央区清扫。对于 cN_0 的低危患者（不伴有高危因素），可个体化处理。中央区清扫的范围，下界为无名动脉上缘水平，上界为舌骨水平，外侧界为颈总动脉内侧缘，包括气管前。右侧气管食管沟需注意喉返神经所在水平深面的淋巴脂肪组织。中央区清扫需要注意保护喉返神经，同时尽可能保护甲状旁腺及其血供，如无法原位保留甲状旁腺则应辨别证实后行甲状旁腺自体移植。

6. 侧颈部淋巴结（Ⅰ～Ⅴ区）的处理　侧颈部淋巴结转移最多见于患侧Ⅲ、Ⅳ区，其次为Ⅱ、Ⅴ区，Ⅰ区较少见。侧颈部淋巴结清扫建议行治疗性清扫，即术前评估或术中冰冻证实为 N_{1b} 时行侧颈清扫。建议侧颈清扫的范围包括Ⅱ、Ⅲ、Ⅳ、ⅤB 区，最小范围是ⅡA、Ⅲ、Ⅳ区。Ⅰ区不需要常规清扫。咽旁淋巴结、上纵隔淋巴结等特殊部位淋巴结在影像学考虑有转移时建议同期手术切除。颈部分区示意图和各区的具体划分如下（图 16-1、表 16-1）。

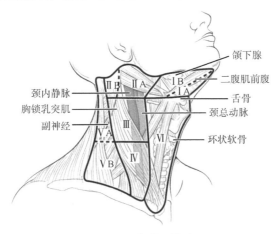

图 16-1　颈部淋巴结分区

表 16-1　颈部淋巴结分区解剖分界

分区			解剖分界	
	上界	下界	前界（内侧界）	后界（外侧界）
ⅠA	下颌骨联合	舌骨	对侧二腹肌前腹	同侧二腹肌前腹
ⅠB	下颌骨	二腹肌后腹	二腹肌前腹	茎突舌骨肌
ⅡA	颅底	舌骨水下缘平	茎突舌骨肌	副神经平面
ⅡB			副神经平面	胸锁乳突肌后缘
Ⅲ	舌骨下缘水平	环状软骨下缘水平	胸骨舌骨肌外缘	胸锁乳突肌后缘
Ⅳ	环状软骨下缘水平	锁骨		
ⅤA	胸锁乳突肌与斜方肌交会顶点	环状软骨下缘水平	胸锁乳突肌后缘	斜方肌前缘
ⅤB	环状软骨下缘水平	锁骨		
Ⅵ	舌骨	胸骨柄上缘	对侧颈总动脉	同侧颈总动脉
Ⅶ	胸骨柄上缘	无名动脉上缘	颈总动脉（左）	无名动脉

（二）甲状腺髓样癌的手术治疗

对于甲状腺髓样癌（MTC），建议行全甲状腺切除。如为腺叶切除后确诊的 MTC，建议补充甲状腺全切除。个别情况下，偶然发现的散发性微小病灶 MTC 行腺叶切除后，也可考虑密切观察。MTC 较易出现颈部淋巴结转移，大部分患者就诊时已伴有淋巴结转移，切除原发灶同时还需行颈部淋巴结清扫术（中央区或颈侧区），清扫范围除临床评估外，还需参考血清降钙素水平。MTC 的手术治疗宜比 DTC 手术略激进一些，追求彻底切除。

部分 MTC 属于遗传性髓样癌，可通过检测体细胞 RET 基因突变诊断。这部分患者宜行全甲状腺切除及颈淋巴结清扫。若为 MENⅡ患者，应注意评估全身情况。如合并嗜铬细胞瘤等，需要先处理后再考虑甲状腺手术。

（三）未分化癌的手术治疗

少数未分化癌患者就诊时肿瘤较小，可能有手术机会。多数未分化癌患者就诊时颈部肿物已较大，且病情进展迅速，无手术机会。肿瘤压迫气管引起呼吸困难时可考虑行气管切开术。

（四）甲状腺癌的围手术期处理

甲状腺癌术后除常规补液之外，为减轻神经水肿，可给予地塞米松、神经营养类药物辅助治疗。全甲状腺切除的患者术后注意复查甲状旁腺素、血钙，有低钙症状者注意补充钙剂，能进食后及时给予口服维生素 D 及钙制剂。一侧喉返神经损伤的患者在急性期常有进食、进水呛咳，对于一些高龄患者有必要时可予鼻饲，以减少吸入性肺炎的发生。必要时在床旁置气管切开器械包备用。双侧喉返神经损伤的患者一般术中即行气管切开，带气管套管，术后注意气管切开口的护理。颈部淋巴结清扫的患者，术后注意颈肩部的功能锻炼。术后应根据病理分期及危险分层制订辅助治疗方案，并告知患者。

三、腔镜甲状腺癌手术

腔镜技术应用于甲状腺手术已有 20 余年历史。随着腔镜技术在甲状腺手术中的应用逐渐增多，腔镜甲状腺手术适应证进一步扩大并在临床中逐渐推广，且不同入路的腔镜甲状腺手术先后被报道。

（一）腔镜手术与开放手术的区别

腔镜手术指通过从隐蔽小切口入路，使用特殊手术器械，包括高清可视探头、各种抓钳及能量器械，达到切除甲状腺病灶及清扫局部淋巴结的目的。腔镜手术最大的优点就是可以达到颈部完全不留可见瘢痕。避免了开放手术需要在患者颈部遗留 5～8cm 无法遮蔽的可见瘢痕。经合理的手术治疗，患者术后可获得长期存活，治疗效果和颈部入路开放手术相似，10 年病死率<1%。尤其对微小乳头状癌（PTMC），好发于年轻女性，应用腔镜手术，在治愈肿瘤的同时，能尽量满足患者的美容要求和生活质量。有学者认为 PTMC 是腔镜甲状腺手术的最佳适应证。

（二）腔镜下组织的辨识及保护

腔镜手术借助高清可视镜头，可以将术野放大数倍，全方位、无死角、近距离地展示在显示器上，因而可以清晰观察到气管、甲状旁腺、喉返神经、颈部血管等组织。另外术中神经监护仪的使用可以明显减少喉返神经和喉上神经的误损伤。

（三）甲状腺腔镜手术的根治性问题

有些患者担心甲状腺癌通过腔镜手术无法切除干净。其实手术切除范围是由肿瘤本身决定的，包括原发灶切除和淋巴结清扫范围。具体可以参考各病种专家共识并形成指南或规范。而开放手术或腔镜手术只是进入术腔的入路不同，对手术切除范围要求应该是一样的。即使在腔镜辅助下手术，只要肿瘤切除干净，清扫范围彻底，同样可以获得和开放手术相近的治疗效果。

（四）甲状腺腔镜手术的适应证

甲状腺腔镜手术的适应证是有美容需求的患者，并且符合以下条件：①良性肿瘤最大径<4cm，囊性为主的良性肿瘤可以适当放宽指征；②需要手术的甲亢患者，甲状腺肿大应不超过Ⅱ度，单侧腺体重量评估<60g；③分化型甲状腺癌直径<2cm，且未侵犯邻近器官；④对于高水平中心，适应证可以适当放宽。可以尝试进行淋巴结清扫。

（五）甲状腺腔镜手术的禁忌证

甲状腺腔镜手术的禁忌证主要包括：①有其他全身重大合并症的患者。②无颈部美容需求。③有过颈部放射治疗史，消融治疗史或者颈部已有瘢痕。④肌肉发达的男性或过于肥胖，或合并胸部（包括锁骨）畸形。⑤术前考虑甲状腺未分化癌或者髓样癌。⑥存在以下淋巴结特征之一者：颈部Ⅰ、Ⅴ区有淋巴结转移；胸锁关节水平以下有淋巴结转移；锁骨下发现淋巴结转移；上纵隔有淋巴结转移；转移淋巴结发生融合固定、淋巴结直径>2cm；转移淋巴结存在囊性变、坏死。⑦经术前评估考虑肿瘤浸润食管、气管、喉；侵及颈动静脉或喉返神经，或发生全身其他部位远处转移。⑧甲状腺癌合并桥本甲状腺炎或其他自身免疫性甲状腺炎，手术难度明显增加。

（六）腔镜甲状腺手术目前常用的入路

腔镜甲状腺手术有多种入路，常见的有经胸前入路、经口腔前庭入路、经腋窝入路、经耳后入路。各种不同的入路有各自的优缺点和适应证。

1. 胸前入路　包括胸乳入路与全乳晕入路，全乳晕入路是最常用的入路。切口隐蔽，在两侧乳晕的边缘做几个长 5～10mm 的小切口，避免了胸部正中切口术后瘢痕增生的问题，同时利用乳晕的自然"黑色"来掩盖手术瘢痕，美容效果极佳。乳晕入路可以完成双侧腺叶切除，操作方向符合传统习惯，手术时间较短，另外在辅助切口的配合下可以完成侧颈清扫。但如果乳房发育过小、哺乳期或者锁骨过高引起Ⅵ区显露不足、胸廓畸形等情况，建议采用其他入路。

2. 腋窝入路　腋窝入路不需要充气，可以完成单侧腺叶和侧颈Ⅲ～Ⅳ区清扫，是目前国内研究较多的手术方式。由于不需要二氧化碳气体，因此也适用于基层医院。但需要探查或者切除对侧腺叶操作较为困难，有时可能需要双侧腋下切口。

3. 口腔前庭入路 是一个纯自然腔隙入路，理论上具备最佳的美学效果。可以采用充气、免充气或者混合建腔法，可以切除甲状腺双叶，尤其适用于Ⅵ区淋巴结有转移患者。但当肿瘤位于甲状腺上极或者较大时，手术操作较为困难。对下颌较短；口腔内有感染性疾病，下颌畸形，下颌整形手术史者一般不适用。当然该入路将Ⅰ类切口手术转为Ⅱ类切口手术，理论上增加了术后感染的可能。需要注意术中无菌操作和术后抗感染治疗。

4. 耳后入路 是在耳后发际线内做长约 10cm 切口，通常可以作为颈上份的侧颈部淋巴结清扫入路，也可用于单侧腺叶的切除，但对于Ⅳ区清扫较为困难。

（七）机器人手术系统辅助甲状腺手术

机器人手术系统可提供三维、高清、放大 10～15 倍的手术视野，具有 7 个自由度的 EndoWrist 手术操作臂，并能滤除人手的颤动，是目前最先进的内镜手术器械微控制系统。由于甲状腺、甲状旁腺手术操作空间狭小，喉返神经及甲状旁腺的解剖和保护需要精细操作，达芬奇机器人手术系统已经成为其最佳的辅助设备。

机器人手术系统一般需要传统腔镜手术基础，一般建议熟练掌握腔镜手术的外科医师经过培训后进行手术操作。

机器人外科手术系统作为一项新技术应用于甲状腺手术，其在国内正蓬勃发展，虽然与已普遍开展的开放性手术或传统腔镜手术相比仍存在不足之处，如相对昂贵的手术费用、额外的手术系统维护经费、初学者操作时缺乏触觉反馈、术前规划和准备时间长、镜头不能弯曲、术中操作存在一定视野盲区，同时超声刀尚不能实现 EndoWrist 功能，尚不能应用于所有手术患者，导致临床普遍开展受到限制。但作为目前最先进的内镜手术器械微控制系统，机器人也拥有美容效果佳、术者学习曲线短、容易获取真实感的三维立体图像及 7 个自由度灵巧操作、远程操控等众多无可比拟的优势。机器人手术系统在甲状腺外科中的应用是实验外科技术与临床外科在这一领域高度结合的新成果，也是转化医学的具体应用，为患者的个体化治疗提供了新的选择。相信随着机器人外科手术系统的普及、手术器械的不断改进、术者经验的积累和"视觉思维"的形成，机器人手术系统在甲状腺外科应用的指征将更加宽泛、手术流程更趋合理规范，在甲状腺手术中的地位将不断提升。

（李德志）

第十七章

甲状腺病的介入治疗进展和争议

　　甲状腺结节是临床最常见的甲状腺病之一。近几十年来，甲状腺结节发病率呈快速上升趋势，其原因包括结节本身发病率的提高，也包括高频超声的广泛应用提高了微小结节的检出率等因素。甲状腺结节中大部分为良性病变，甲状腺癌的发病率约为 3%。多数甲状腺结节需要定期复查，对于恶性结节和较大的良性结节需要临床干预。甲状腺结节的传统有效治疗手段是手术切除。由于甲状腺体积很小，其内发生结节时很难进行局部切除，良性结节一般采用侧叶切除，恶性结节一般采用全切的方式。由于甲状腺是人体最大的内分泌腺体，分泌的甲状腺素对机体代谢必不可少，手术切除对甲状腺功能的损伤会引起生活质量的下降。不仅如此，手术的创伤、瘢痕、系列并发症等问题都应引起临床医生的关注与思考。

　　甲状腺结节的介入治疗是肿瘤微创时代发展的必然结果，主要方式就是在超声引导下经皮进行甲状腺结节的化学消融治疗和热消融治疗，在极少数情况下还包括放射性粒子植入治疗等。近 10 余年来，甲状腺结节热消融治疗逐渐成为临床热点，并在快速发展中越来越显示其优势。甲状腺热消融治疗包括了微波消融、射频消融、激光消融和聚焦超声治疗，其中微波消融和射频消融占主导地位。研究表明，甲状腺结节热消融治疗具有微创、安全、有效、保留甲状腺功能等优点。

　　热消融的基本原理是通过加热破坏病变组织细胞，使细胞内蛋白质发生凝固性坏死，从而灭活结节。2006 年韩国 Kim 等最早应用射频消融治疗甲状腺良性结节。长期随访结果表明，消融治疗能够有效灭活良性结节，并发症发生率低，而且能够重复治疗，特别是针对甲状腺部分切除术后良性结节复发的患者，使用热消融技术可以有效保留甲状腺功能。目前欧洲的甲状腺病治疗指南、韩国的甲状腺病治疗指南、意大利的甲状腺结节射频消融治疗共识均将热消融治疗列为甲状腺良性结节的常规治疗手段。2010 年以来，微波消融作为一种新的消融方式快速发展。与射频消融相比，微波消融热沉降小、温升迅速、肿瘤坏死彻底，而且不受体内金属影响。2012 年微波消融首次应用于甲状腺良性结节的热消融治疗，长期随访结果表明射频消融和微波消融对甲状腺良性结节具有相似的疗效。

　　热消融对甲状腺恶性结节的治疗最先应用在复发性甲状腺癌和甲状腺癌淋巴结转移。长期随访结果表明，射频消融甲状腺复发癌的结节消失率超过 90%。随着热消融技术的持续发展，近年来，热消融技术已经逐渐应用于初治的分化型甲状腺癌。2014 年，国内最早使用微波消融治疗低危原发性甲状腺微小乳头状癌，长期随访结果，病灶体积缩小率达 91%，并且无局部复发、远处转移及严重并发症出现。近 3 年来，甲状腺乳头状癌热消融的应用逐步扩展，国内外已有多篇研究证实了 T_{1b} 期、T_2 期、峡部、靠近被膜、多灶性甲状腺乳头状癌热消融的疗效，其中部分研究为多中心大样本研究。2019 年，中国医师协会超声医师分会推出了《甲状腺微小乳头状癌热消融诊疗指征专家共识》，进一步规范了甲状腺乳头状癌热消融治疗的适应证，并明确了甲状腺癌热消融治疗在甲状腺恶性肿瘤领域的应用地位。

　　基于以上背景，本章重点介绍以微波/射频为代表的甲状腺结节热消融相关知识。

一、介入治疗的方法

　　甲状腺结节介入治疗的方法一言以蔽之就是在超声引导下通过将消融针经皮插入结节内进行

热消融从而达到灭活结节的目的。为了保证手术的安全和有效，需要系列关键技术保驾护航。具体包括以下几方面。

（一）消融设备和器具简介

甲状腺结节热消融治疗所需设备和器具不复杂，主要包括高频超声作为术中影像引导，监视和疗效评估；热消融设备包括微波和射频设备；治疗器具主要包括 PTC 针、注射器、无菌探头套和无菌耦合剂等。另外，手术室还应配备心电监护、设备带、抢救车、除颤仪等生命监护和急救设备。

（二）超声诊断、术中引导和疗效评估

高频超声是甲状腺结节介入治疗的主要设备之一，其作用包括以下几方面。

1. 术前超声诊断　高频超声检查以其具有的高分辨率成为最有价值的甲状腺结节诊断方法。通过二维超声、CDFI、弹性成像和超声造影等不同方式，可以显示甲状腺结节的不同影像学特征，一定程度能够反映出结节的病理学特点，通过对甲状腺结节进行分级，可以达到对结节性质进行初步判断。

2. 术中引导和监视　通过超声引导下 FNA 进行细胞学检查和基因检测可获得甲状腺结节的病理学诊断，为临床决策提供有效依据。在甲状腺结节热消融治疗过程中，超声是术中引导和监视的重要手段，是决定手术安全有效的关键因素，其作用和特点包括以下几方面。

（1）超声实时引导可以达到最精准的穿刺，一般情况下 5mm 的甲状腺结节就可以在超声实时引导下进行精准穿刺。

（2）针道规划，穿刺前通过多切面扫查可以选择最优穿刺路径，通过 CDFI 显示拟选针道内是否有明显血流信号，可以提醒术者穿刺危险性或指引穿刺过程中避开危险结构或区域。

（3）穿刺治疗过程中及时发现出血等并发症，显示出血部位并指引有效治疗，由于高频超声在术后实时监视，可以及时发现针道区域或消融区的出血，主要表现为局部出现新的血凝块样高回声，并挤压周围正常结构，在此情况下，CDFI 可显示出血部位，并通过局部按压、静脉或局部注射止血药或引导热消融等方式达到止血目的，防止出血大血肿。

（4）消融过程中，无论是多点消融还是移动消融技术，都需要高频超声实时引导，指引穿刺到最佳部位，防止穿刺不到位、超出靶目标或穿刺偏斜导致的安全性和疗效问题。因此高频超声的合理充分利用是保证甲状腺结节热消融安全和有效的关键技术之一。

3. 疗效评估　是治疗关键技术，主要包括以下几点。

（1）术中消融范围评估，无论多点消融还是移动消融，术中需要实时显示消融范围和未消融区域，指导消融进程。一般而言，在微波/射频针状电极发射段周围显示的气体样高回声可以大致代表消融范围，但是临床经验表明，一般情况下高回声范围可能会略大于消融区，因此有效治疗需要通过多点消融或移动消融使高回声区相互重叠，最后覆盖整个肿瘤才可以达到有效治疗。

（2）消融后二维超声评估疗效，有效治疗是指消融灶完全覆盖肿瘤，在二维超声的判断标准有以下几方面，一是消融区回声改变，如腺瘤术前一般为偏高回声，消融后可表现为不均质低回声；而一般术前低回声结节，消融后可能变为不均匀偏高回声；二是 CDFI 显示消融区内无血流信号；三是消融后短时间内消融灶边缘可能会出现连续或断续状线状高回声，其内为消融灶区域。通过上述方法可以判断消融范围和疗效，但并不是理想评价方法。

（3）超声造影是评价疗效的最好方法，通过超声造影可以清晰显示消融灶范围，表现为造影持续无增强（图 17-1），代表已经完全灭活其内的肿瘤细胞和微循环等。一般情况下，通过超声造影获得的消融灶范围最客观，可以避免二维超声疗效判断带有的主观性，是科学研究时通常采用的方法。

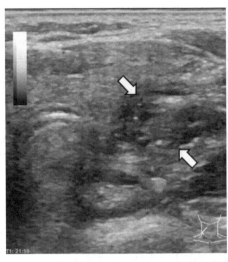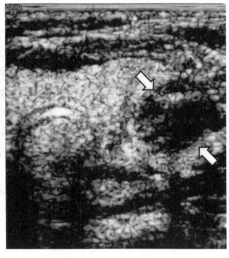

图 17-1　消融术后超声造影

术后二维超声（左）显示结节消融后呈不均质回声（箭头），超声造影（右）显示结节持续无增强，呈"黑洞"征（箭头）

（4）在随访过程中，高频超声还可以用于监测消融灶缩小程度，是否存在肿瘤的局部复发、新发病灶或转移性淋巴结等，从而为评价热消融治疗的远期疗效提供依据。

（三）液体隔离技术

液体隔离技术是保证甲状腺结节热消融治疗安全性和有效性的关键技术之一，掌握好液体隔离技术是进行热消融操作的重要前提。

1. 液体隔离技术的必要性　甲状腺周围紧邻诸多重要结构，包括气管、食管、神经和大血管等，消融过程中损伤到任何结构都可能引起严重并发症；甲状腺周围包绕着不同筋膜，其内包含小的神经、血管、淋巴管等，消融过程中应尽可能保护避免引起术后不适；甲状腺体积很小，其内结节多紧邻被膜，消融灶有时需要包括甚至超过被膜。要达到有效治疗同时避免出现并发症就需要进行有效的液体隔离，将热量局限在拟定的消融区内，阻止其向周围扩散。实际上，液体隔离技术类似于手术切除前的分离技术。

2. 液体隔离的解剖学基础　甲状腺周围存在不同的筋膜和筋膜间隙，上述结构提供了有效液体隔离的解剖基础。一般而言，甲状腺周围的筋膜和间隙包括：①甲状腺前间隙（颈前间隙），液体隔离后可将甲状腺与前方肌层和前外侧颈动脉鞘分离；②气管前间隙，注射隔离液后可将甲状腺峡部向前与气管分离，将侧叶向外侧推移与气管及气管食管沟分离；③咽后间隙，将甲状腺侧叶向前推移使之与后方的颈长肌分离。当然，具体分离部位应根据结节具体部位而定，一般应将结节对应的被膜所在间隙充分分离（图 17-2）。

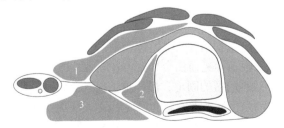

图 17-2　注射隔离液后的甲状腺周围间隙

1：甲状腺前间隙；2：气管前间隙；3：咽后间隙

3. 液体隔离技术的常见方法　微波消融一般采用生理盐水作为隔离液，射频消融则应采用无菌蒸馏水作为隔离液。少数术者采用 0.5%利多卡因和生理盐水混合液作为隔离液,以达到液体隔离和麻醉的双重作用。在临床实践中,上述方法有时会发生喉返神经被麻醉导致术中难以辨别是否为热损伤的窘境,影响术者的信心与临床决策。多数术者采用单纯隔离液,有效分离后在甲状腺被膜外注射少量利多卡因,既达到麻醉作用又避免麻醉喉返神经。隔离液注射方法包括一次性注射和术中持续注射,一次性注射一般利用注射器一次性将隔离液注入甲状腺周围间隙,隔离距离至少达到5mm,之后进行消融,此方法的缺点是随着消融时间的延长,液体的吸收和向其他部位流动,有效分离距离会缩小;持续注射是指将带有延长管的穿刺针经皮穿刺进入拟定间隙内进行分离,在消融过程中采用持续或断续注射的方法有效维持分离距离,并保持液体的流动,以达到最好的热沉降隔离效果。

4. 有效液体隔离的标准 有效液体隔离评判标准就是将消融热量限定于目标区域,阻止其外传损伤周围结构,避免发生并发症或术后明显不适。就具体指标而言可分为两方面,一是有效液体分离距离应不小于 5mm,且应贯穿整个手术进程;二是在消融过程中通过持续注射隔离液以达到维持有效隔离距离和保证液体处于流动状态,因为流动的液体热沉降效果更佳。

5. 液体隔离的具体作用 液体隔离技术在热消融治疗中广泛应用,不仅在甲状腺结节热消融中应用,在甲状旁腺、乳腺、肝脏、肾脏、子宫肌瘤等脏器肿瘤消融中都得到很好的应用,一言以蔽之,液体隔离技术是保证热消融治疗安全和有效的重要保障。

从技术方法而言,液体隔离技术就是将目标病灶所在脏器与周围其他结构分开,类似于外科切除前的剥离,但液体分离有诸多特点和优势,一是采用的隔离液理化性质与机体内环境类似,注射后不激发机体免疫反应,术后不会导致粘连,对可能发生的再次手术和分离不造成影响;二是隔离液在消融后被机体快速吸收,不会导致持续肿胀;三是隔离液在注射后沿着筋膜间隙弥散和流动,在一点注射可以将整个筋膜间隙有效分离,且不会造成筋膜结构的机械损伤;四是通过术中持续缓慢注射的方法可以达到液体的缓慢流动状态,达到更好的热沉降作用,对于紧邻消融灶,超声难以显示且对热刺激敏感的神经保护至关重要。上述特点表明了超声引导液体隔离的诸多优势。当然,对于切除术后明显粘连背景下再生病灶的热消融和液体隔离难度会明显增大,需要更多的手术技巧以达到成功分离。

液体隔离技术对保证手术安全性至关重要。热消融产生的高热在灭活肿瘤的同时有可能对周围重要结构造成一过性或永久损伤,对周围重要结构造成损伤会导致严重并发症,对周围筋膜的损伤导致术后不适影响生活质量,并可能导致局部粘连,影响可能发生的再次手术。因此有效液体隔离可以将热量聚集于消融灶周围,限定于脏器被膜下,保证手术安全性。

液体隔离技术也是理想疗效的重要保障。就甲状腺结节热消融而言,当恶性结节紧贴、侵犯或超出被膜情况下,消融灶应完全覆盖并超出被膜。在此情况下只有完全有效分离才可以在保证安全的情况下达到上述治疗目的。当结节靠近 Z-T 叶或气管食管沟时,说明消融灶会紧邻喉返神经。在此情况下唯有有效分离后才能做到充分有效治疗,并避免严重并发症的发生。

（四）喉返神经功能术中检测技术

相对于甲状腺周围诸多重要结构而言,喉返神经是紧贴甲状腺侧叶,细小而不能被超声清晰显示,且对热刺激敏感的结构。喉返神经损伤会导致声音嘶哑,严重者失音,严重影响患者的生活质量。双侧喉返神经损伤会导致声门裂的固定,最严重情况下会导致患者窒息等严重后果。

术中喉返神经的有效监测是保证手术安全的重要手段。以往喉返神经功能评估主要是通过喉镜,但术中喉镜检查难以实现。通过患者发音来判断喉返神经功能是否正常是甲状腺结节热消融治疗起始阶段术者不得已而采用的原始简单方法。对于一侧喉返神经轻度损伤,患者发音轻度异常很难觉察,因此该方法缺乏客观性和敏感性。对于甲状腺双侧结节热消融治疗,在一侧消融完毕后没有及时发现喉返神经功能的轻度损伤而进行对侧消融,就有可能发生双侧神经同时损伤的严重后果。

术中通过超声观察假声带运动状态进而判断喉返神经功能有效解决了上述问题,该方法具有简便易行、客观性好、敏感性高等优点,研究显示该方法诊断效价等同于喉镜检查。具体而言,该方法具有以下优势,一是假声带所在部位就在甲状腺侧叶后方,术中超声检查简便易行,无须重新消毒或其他复杂操作;二是绝大多数患者的假声带都可以在超声扫描下清晰显示;三是相对于喉镜只能观察声带表面及运动特点,超声能够显示假声带的外形、肌层厚度、肌张力、运动特点等(图 17-3),通过回放可缓慢显示假声带在发"yi"音时的运动协调性;四是假声带运动受喉返神经支配,通过观察假声带静止和运动等诸多影像学特点可客观反映喉返神经的功能状态,为临床决策提供依据;五是超声检查和功能评估具有实时性。上述优势完美解决了术中喉返神经功能监测和评估的问题。对于患甲状腺双侧叶结节的患者,在做完一侧结节后即刻有效评估喉返神经功能状态,功能状态正常的患者可继续行对侧结节的热消融治疗,功能损伤的患者则停止手术,直到功能恢复后才可以行对侧结节的安全、有效治疗。

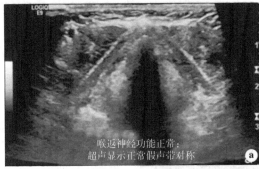
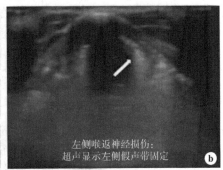
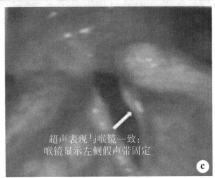

图 17-3 超声评估假声带

a. 喉返神经功能正常的假声带超声表现;b. 喉返神经损伤后的假声带超声表现;c. 喉返神经损伤后的声带喉镜表现

(五)消融方法与策略

消融方法分多种,与结节大小、质地和部位相关,不同方法的选择以保证治疗的安全和有效为最高标准,当然经济因素也是一个参考指标。消融方法一般而言分为化学消融和热消融,极少数情况下采用放射性粒子植入治疗。化学消融主要应用于较大的囊性结节或囊性为主的囊实性结节。通过注入高浓度乙醇或含有乙醇的药物,可以达到化学消融囊肿壁的目的,但对于囊实性结节的实性部分无能为力。热消融适宜于实性结节,因此,对于囊实性结节的实性部分和实性结节应采用热消融治疗。

甲状腺结节热消融治疗主要包括微波、射频和激光。相对于激光的柔软光纤,微波天线和射频电极的硬质材料更适合于消融较大结节时所需的多点消融或移动消融。因此,微波和射频是当下甲状腺结节热消融的主要方法。就技术原理而言,微波电磁脉冲具有频率高、波长短、穿透力差、热效率高等特点;射频具有频率低、波长常、穿透力好、热效率相对较慢等特点。具体应用应根据结节的大小、部位、比邻关系等因素综合判断选择。对于甲状腺癌手术切除后再次发生淋巴结转移,可行再次手术或消融治疗。对于极少数患者,通过反复治疗仍然发生淋巴结转移且与周围重要结构发生明显粘连难以分离的情况下，可采用放射性粒子植入治疗。临床实践表明，该方法虽属于姑息治疗，但可有效灭活转移性淋巴结，是难治性病例的临床有效选项之一。

对于单个结节消融而言，对于较小、质地较硬的乳头状癌，多采用多点消融，具体方法是在超声引导下将消融针经皮精准插入结节内，行低功率短时间消融，之后再在超声引导下将消融针插入其他点以相同的功率和作用时间进行消融，最后多个消融区相互叠加，覆盖整个目标结节即刻终止消融。对于较大的质地较软的结节可行移动消融，即通过超声引导下消融针在结节内缓慢持续移动，使消融范围覆盖整个病灶达到完全消融的目的。当然，对于少数微小结节，也可以采用类似于肝脏肿瘤的固定消融模式。

对于良性结节，一般采用适形消融，即消融灶完全覆盖结节；对于恶性病变，由于在病理上可能存在微小浸润灶，一般采用扩大消融的策略，基于乳头状癌惰性生长的生物学特点和甲状腺体积较小的特点，一般采用扩大至少2mm的策略，临床研究结果表明，上述策略可以避免肿瘤局部复发的发生。

对于多发病灶，应尽可能一次性完全消融，对于双侧分布的多发病灶，一般先消融较大结节，保证一侧消融后喉返神经即使由于损伤被迫终止消融也能完成主要病灶的灭活。当然对于巨大甲状腺结节，可以采用分次消融的方法，即开始消融以安全为前提，尽可能消融安全部位的大部分病灶，当病灶缩小后再行二次消融，从而达到既完全灭活肿瘤，又保证患者安全的目的。

（六）麻醉与围手术期照护

超声引导下甲状腺结节微创治疗所有损伤仅仅局限于针道的穿刺伤和消融区热损伤。多数情况下局麻就可，少数情况下可通过颈丛麻醉。当然，局麻的范围不能仅局限于穿刺点，在消融区对应甲状腺被膜外也应该注射局麻药，以减少消融过程热刺激导致的疼痛。值得注意的是，当结节靠近甲状腺内侧被膜邻近喉返神经时，局麻药的注射应紧贴被膜，避免麻醉周围的喉返神经造成术中喉返神经热损伤的假象。

围手术期的医疗照护是保证手术安全的关键点之一，主要包括以下三方面。

1. 术前照护

（1）对患者一般情况的了解，增加对患者整体状态的把握，对存在合并症的患者在必要时应进行必要处置，如高血压、糖尿病、冠心病、甲亢等。

（2）术前宣教，使患者熟知手术大体过程和术中可能出现的不适及注意事项，减少术中不必要的紧张。

2. 术中照护

（1）准备手术相关器械、耗材、药品，进行手术的辅助工作，如患者体位准备、消毒铺巾、静脉通道建立、生命体征监测等。

（2）配合术者操作，如器械传递、隔离液的注射、生命体征监测和必要处置、患者精神紧张时的安抚等。

3. 术后照护

（1）术后短时间内密切观察以防并发症。

（2）术后注意事项告知等。

（七）消融过程

1. 患者去枕平卧于手术床　头微后仰，对于肥胖患者也可以垫平枕，以不引起其不适为标准。建立静脉通道，鼻导管吸氧。

2. 超声扫查甲状腺　再次确认靶目标结节，并进行必要的术前核对。超声图像记录靶目标结节的静态和动态图像，包括结节大小、位置、形态、内部回声特征、CDFI、超声造影特征等。

3. 常规消毒、铺巾　一般采用洞巾，充分暴露手术操作区域，同时不应遮蔽其面部，以免引起其窘迫、焦躁等。术中必要时可进行简单交流。

4. 超声引导下局麻药注射　隔离液注射以达到有效隔离的目的，可采用一次性注射隔离液，也可以通过穿刺针术中持续注射隔离液。超声引导下将消融针经皮插入结节内进行消融。根据结节不同特点行多点消融或移动消融。功率和消融时间应根据术者习惯和不同消融设备特点确定，以有效消融和安全为标准。消融过程中超声实时观察消融范围，周围是否有出血、隔离液宽度变化等，必要时进行适当调整或处置。良性结节适形消融，恶性结节扩大消融。当消融灶完全覆盖病灶后消融终止。

5. 术后即刻应进行疗效评估　可采用常规超声评估，最好使用超声造影。消融灶表现为造影持续无增强，完全覆盖靶目标病灶（图 17-4）。

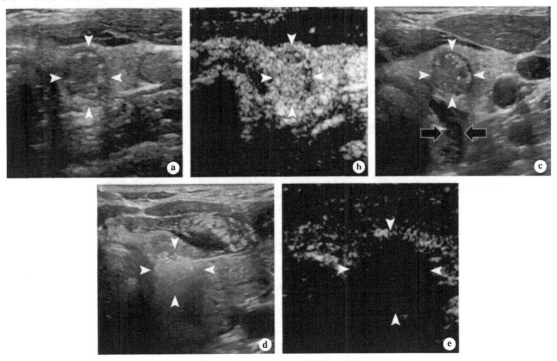

图 17-4　甲状腺乳头状癌消融过程

a. 二维超声显示甲状腺右叶低回声结节，边界不清，形态不规则，内可见点状强回声（白箭头）；b. 超声造影显示甲状腺结节呈高增强（白箭头）；c. 液体隔离技术将结节与气管分离（黑箭头）；d. 开始消融，消融热场逐渐覆盖整个结节并扩展至结节外约 2mm；

e. 术后超声造影显示原结节所在区域超声造影无增强，代表完全消融

6. 术中应关注患者血压、血氧、心率等生命指标　术中疼痛紧张等可导致血压轻度增高，无须特殊处理，当血压明显增高时应暂停消融并进行必要处置。

7. 术后伤口敷料包扎　并局部按压以减少出血风险。对于较大结节术后可能引起明显肿胀患者，可使用地塞米松 1～2 次以减轻水肿。术后局部按压不少于 30min，密切观察 2h 即可安返。术后应住院观察至少 24h。

二、适　应　证

由于甲状腺结节热消融治疗属于快速发展的新技术，不同国家和地区适应证并不相同。在国内，不同学会发表的甲状腺结节热消融适应证也不尽相同，以 2018 年中国医师协会等发布的相关专家共识为例归纳如下。

（一）甲状腺良性结节

甲状腺良性结节热消融需同时满足 1～3 条并满足第 4 条之一者。

（1）超声提示良性，细针穿刺活检细胞学病理 FNA-Bethesda 报告系统报告为Ⅱ类，或术前组织学活检病理证实为良性结节。

（2）患者无儿童期放射治疗史。

（3）患者充分知情情况下要求微创介入治疗，或拒绝外科手术及临床观察。

（4）同时需满足以下条件之一：①自主功能性结节引起甲亢症状的；②患者存在与结节明显相关的自觉症状（如异物感、颈部不适或疼痛等），或影响美观，要求治疗的；③手术后残余复发结节，或结节体积明显增大。

（二）甲状腺乳头状癌

甲状腺乳头状癌热消融治疗适应证：需同时满足以下 9 条。

（1）非病理学高危亚型。

（2）肿瘤直径≤5mm（对肿瘤四周均未接近包膜者可放宽至直径≤1cm），且结节距离内侧后包膜＞2mm。

（3）无甲状腺被膜受侵且无周围组织侵犯。

（4）癌灶不位于峡部。

（5）无多灶性甲状腺癌。

（6）甲状腺癌家族史。

（7）无青少年或童年时期颈部放射暴露史。

（8）无淋巴结或远处转移证据。

（9）患者经医护人员充分告知后，仍拒绝外科手术，也拒绝密切随访的。

值得注意的是，甲状腺良性结节热消融治疗越来越得到国际同行的认可，并成为多个指南的推荐治疗方法。对于乳头状癌热消融治疗，由于现有文献数量和质量的限制，不同地区尚缺乏统一认识。当前对单发甲状腺微小乳头状癌（T_{1a} 期），在没有被膜侵犯和转移情况下，多个指南推荐可以进行热消融治疗。现有临床研究已经涉及多发病灶，T_{1b} 和 T_2 期病灶，并证实了其安全性和有效性。相信随着医学科学的发展和越来越多循证医学证据支持，上述适应证范围会不断扩展。

三、并 发 症

甲状腺结节热消融治疗虽然具有微创、安全、有效等诸多优势，但也有可能发生不同并发症，给患者造成创伤。损伤部位不同，导致的并发症也不同，究其原因，主要是技术细节掌握和熟练应用的问题。因此，对并发症进行总结分析有利于引起重视并采取规避方法。

（一）神经损伤

甲状腺周围重要神经包括甲状腺侧叶内侧的喉返神经和喉上神经，颈动脉鞘内的迷走神经和后方交感神经。由于神经纤维纤细，在常规超声下难以清晰显示，在注射隔离液后更难显示，再加上神经对热刺激敏感，所以神经损伤是甲状腺结节热消融治疗的常见并发症。相对于迷走神经和交感神经，喉返神经和喉上神经紧贴甲状腺侧叶，消融过程中更容易损伤，发生率相对较高。研究报道，热消融治疗后喉返神经损伤率在甲状腺良性结节为 0～1.6%，低风险乳头状癌为 1.4%～1.9%。喉返神经损伤后根据损伤程度不同可导致声音嘶哑和失音等症状，喉上神经损伤可导致饮水呛咳。绝大多数损伤可在数个月内自行恢复，说明一般为轻度损伤，永久性损伤报道极少。由于喉返或喉上神经损伤会导致发音异常或饮水呛咳，严重影响患者生活质量，所以在消融过程中应尽可能避免。

喉返/喉上神经损伤的直接原因就是热损伤，具体发生原因包括多方面。

（1）喉返神经一般走行于气管食管沟内，在矢状面又有从后向前走行的特点，在甲状腺悬韧带附着部位位置靠前，有时甚至会走行于 Z-T 叶（甲状腺叶后外侧缘的结节状突起部分，是胚胎早期后腮体和甲状腺中部融合而形成）与甲状腺侧叶之间的间隙内。当结节靠近上述结构时，往往难以有效隔离而造成神经损伤，尤其是紧贴被膜的恶性结节需要扩大消融时。研究报道，当恶性结节靠近气管食管沟或悬韧带时，喉返神经损伤发生率明显高于其他部位的结节（图 17-5）。

（2）液体隔离不充分时，消融过程中热量外溢没有达到很好的降温隔离作用，容易导致紧贴甲状腺被膜的神经损伤。

（3）消融过程中如果没有很好控制消融功率与时间，容易导致热量过多向外传导，增加了神经损伤的可能。

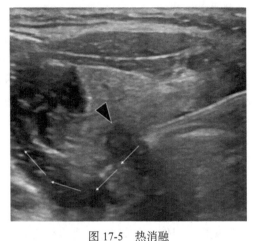

图 17-5　热消融

靠近甲状腺悬韧带的甲状腺结节（黑箭头）热消融，液体隔离技术难以形成宽大的液体隔离带（白箭头）

防止喉返神经热损伤的关键在于掌握和运用好相关技术细节，具体包括：①术者于术前应对结节消融的危险性有客观评估，当结节紧邻气管食管沟或悬韧带时尤其应该提高警惕；②充分液体隔离是防止热损伤的有效方法，当结节靠近危险部位时，不仅要保证充分分离距离，而且术中采用持续注射以达到有效分离和保持隔离液处于流动状态，以最大程度防止热损伤；③消融针尖可以达到结节边缘，但不应穿过结节，尤其是不应穿透甲状腺被膜，否则穿透的间隙是热量外溢的最佳通道，容易导致周围结构热损伤；④掌握好消融策略是保证安全和有效的重要条件。根据我们的经验，对于较小的恶性结节多点消融是适宜的，微波消融功率在 30W 即可，每点消融时间 10～15s；射频消融可以采用 40W 的功率，消融时间根据阻抗变化而定。应注意，过高的功率和消融时间可增加热量产生的效率和外溢速度，容易导致热损伤。

（二）出血

甲状腺结节周围无论是甲状腺实质还是周围的软组织内都有丰富的血管床，以及供血血管，注射隔离液和热消融治疗时的穿刺不可避免会造成血管损伤，当较粗大血管损伤会导致大量出血发生血肿，导致并发症。一般而言，静脉损伤出血量较少，压迫就可止血，但动脉损伤可导致快速大量出血，需要采用适当方法进行止血。出血本身并不可怕，但处理不及时产生巨大血肿会压迫周围结构，严重者可能导致窒息和死亡。因此，出血的及时发现和有效处置尤为关键。

不同部位出血可有不同的超声影像学特点。一般甲状腺实质内出血会沿着小叶间隙弥散使甲状腺侧叶快速增大肿胀，实质内出现网格状低回声；甲状腺周围筋膜间隙出血可迅速在间隙内形成范围不等的血肿，超声表现为在低回声隔离液内出现范围不等或逐渐增大的偏高回声区（图 17-6），周围结构受压移位；周围肌层内出血会导致相应肌层快速肿胀，其内可见高回声血肿或血液沿着肌间隙弥散。总而言之，对于有经验的术者而言，可在术中及时发现出血并迅速判断是否应进行处置，避免巨大血肿形成干扰手术进程。

术前避免血压过高，预防性使用止血药是防止形成血肿的有效方法。进针前超声仔细扫查拟定针道是否有较粗大血管也是避免损伤血管造成出血的有效方法。尽管如此，术中对

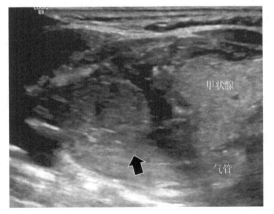

图 17-6　甲状腺结节消融术中出血、血肿形成（黑箭头）

出血做出及时准确判断还是必要的技能。缓慢出血可以不必处理，给予观察就可，或者给予止血药；当出血速度较快，血肿快速增大时，必须给予有效处理。热消融是止血的快速有效方法。当 CDFI 清晰显示出血点时，可在超声引导下将消融针插入出血点，功率 30W，一般数秒内即可达到有效止血的目的。当然，消融后仍然可通过 CDFI 评判是否有效止血，必要时可追加消融。如果在消融结束后发现手术区域有少量出血，也可采用局部按压的方式止血。应注意的是，按压部位不应仅仅局限于进针点，而是应覆盖整个术区，尤其在难以明显出血部位的情况下，通过增加术区内整体压力达到止血目的。

（三）食管损伤

食管损伤偶有发生，实际上只要进行有效液体隔离，将甲状腺侧叶与气管食管沟充分分离，就可以有效避免食管损伤。但应注意的是，食管憩室往往表现为甲状腺实质内类圆形结节，如果将其误诊为甲状腺结节进行消融，就可以导致憩室壁损伤和严重并发症。因此，对气管憩室的明确诊断是避免食管损伤的重要因素。食管憩室虽然可以表现为类圆形结节影，但有经验的医生能注意到病变周围是类圆形肌层样低回声，内为环状黏膜样偏高回声，中心为黏液样高回声，仔细观察还可发现黏液有移动现象。当然，在怀疑到食管憩室的情况下可采用其他有效方法进行鉴别，如嘱患者饮水，或做吞咽动作，可以发现憩室内容物有所变化，或者蠕动速度增加，该征象都是甲状腺结节所不具备的。最后，在气管旁注射隔离液时，理论上与食管相连的憩室不可能与气管食管沟充分分离。如果术前进行穿刺活检，病理往往不能显示甲状腺结节细胞，而是食管上皮细胞成分，可以成为阻止误诊误治的最后一道屏障。

一旦将食管憩室误判为甲状腺结节进行消融时，很容易导致术后的严重感染，对于上述感染引流往往难以达到目的，必要时需要外科干预。

（四）感染

甲状腺结节消融后感染偶有发生，其原因主要在于术中无菌操作的失误。防范方法就是重视术中无菌操作流程。

感染一旦发生，由于消融灶内坏死组织可充当细菌培养基，短期内难以控制。对应方法包括抗生素的应用，脓肿形成后的抽吸或引流等，多数情况下感染最后可以得到治愈，极少数炎症难以控制情况下可能需要外科干预。

（五）消融灶破裂

消融灶破裂在临床上偶有发生，直接原因是外力作用下导致消融灶破裂，坏死物质外溢，引起范围不同的无菌性炎性反应。具体原因包括：①颈部甲状腺前方和外侧均为软组织，没有骨性组织保护，外力作用可直接达到甲状腺侧叶和结节；②甲状腺周围区域狭小，外力作用下没有足够的移动躲避空间，造成直接承受外力；③结节消融前和消融后都为较硬的类圆形，外力作用下容易导致其破裂。根据我们的临床观察，造成破裂的原因包括家人玩闹时的无意加压、医生检查时的外力加压和相机背带的长时间加压等。

消融灶破裂的影像学诊断不难，一般表现为消融灶边缘局部不完整，连续性中断，可见内容物外溢在周围形成范围不等的低回声炎性反应区征象，穿刺活检后可表现为坏死组织及炎性细胞浸润等。结节破裂后可引起程度不同的颈部不适或局部轻微疼痛，少数患者会出现轻微发热，白细胞可有轻度升高。一般情况下不会导致高热和白细胞明显升高，否则应注意与细菌感染鉴别。

一旦诊断消融灶破裂，可通过以下方式进行处理，一是详细询问外伤史，确定外伤史即可明确病因；二是避免遭受同样的暴力，因为反复加压会造成消融灶内容物的反复外溢和炎性范围扩大，增加炎性包绕的难度，反复发生可能造成炎性范围难以局限不得不手术清创；三是可预防性使用抗生素，避免无菌炎症变为化脓性感染。多数情况下通过上述应对，可促使炎症范围局限和快速吸收，避免造成被动局面。

（六）疼痛不适

少数患者术后诉治疗侧颈部或头面部偶有不适，分析其原因可能为消融过程中热损伤到甲状腺周围筋膜组织，以及其内分布的细小神经等，造成神经坏死或脱髓鞘性病变，敏感性增加造成术后不适，或局部免疫微环境改变对神经末梢的刺激。避免上述情况的发生主要是术中保证充分的液体隔离，避免热量外溢刺激损伤甲状腺周围的筋膜组织，保证患者术后生活质量等。

四、甲状腺结节微创治疗的优缺点

（一）优点

甲状腺结节热消融治疗得益于医学影像设备和消融设备的快速发展与成熟，是 21 世纪精准医学的最佳体现，是全身实质脏器包括肝脏、肺脏、肾脏、子宫等多部位肿瘤热消融治疗技术发展的必然结果。经过近 20 年的发展，甲状腺结节热消融治疗已经成为较成熟的技术广泛应用于临床。总体而言，甲状腺结节热消融治疗具有微创、安全、有效、保留甲状腺功能等诸多优点。

1. 微创　不同于传统手术切除造成的明显创伤，甲状腺结节热消融治疗引起极小的损伤，主要表现为：①不同于传统手术前的钝性剥离，消融前液体隔离技术是通过注射理化性质同于机体的生理盐水或无菌蒸馏水，沿着甲状腺周围筋膜间隙自然分离，不造成机械或化学损伤，不引起术后广泛粘连；②不同于传统手术的层层切开暴露甲状腺，消融治疗所有通道损伤就是细针的穿刺伤，对甲状腺实质和周围软组织的血管、神经、淋巴结构等不造成严重损伤；③得益于精准穿刺和控制热场，以及有效隔离技术，热消融区域只局限于结节内，不损伤甲状腺实质和周围重要结构，对甲状腺功能没有影响，无须终身服药。

2. 安全　甲状腺结节热消融治疗全程在高频超声引导和监视下进行，高频超声的高分辨率可清晰显示微小影像学特征，成为术前精确诊断、术中精准引导和有效监视的重要保障。高频超声引导下消融针穿刺误差为毫米级，精准穿刺保证了有效液体隔离和消融热场的精准布控，保证了靶目标的精准灭活和周围结构的全面保护。术中实时监控有利于精确显示消融区域和待消融区域、周围隔离效果及可能出现的并发症等。消融设备的成熟是保证安全性的另一重要因素，甲状腺专用消融针迎合甲状腺结节较小等特点，采用细针杆、短发生端等特点，可以将热量局限于小范围内，保证局部高热量对结节的最大程度灭活和周围热量外溢的最小化。液体隔离技术是保证热消融安全性的最重要因素，有效液体隔离可以达到增加消融靶目标与周围重要结构间距的作用，以液体阻隔热量外溢，从而保证热量只局限于目标结节内。研究报道，甲状腺结节热消融治疗不同并发症发生率等于或低于手术切除组，且程度较轻。例如，喉返神经损伤率等于或略低于手术组，但永久性损伤明显低于手术组。另外，热消融治疗后没有持续甲状旁腺功能减退症的报道，但该并发症在手术切除病例中并不少见。

3. 有效　得益于高频超声精准引导和实时监控，以及热消融设备的恒定热场范围，甲状腺结节热消融治疗可以获得很好的疗效。

疗效评判一般分为短期疗效评判和长期疗效评判。

短期疗效评判利用术后常规超声或超声造影，完全消融表现为消融灶范围完全覆盖靶目标结节，如发现消融不完全即刻追加消融。相关文献报道技术成功率和有效率均高于95%。

长期疗效评判根据结节性质有所不同，良性结节主要观察结节缩小率和是否有局部复发。文献报道，良性结节热消融术后明显缩小，一般 12 个月结节体积缩小率为 60%～80%。

4. 保留甲状腺功能　甲状腺结节热消融治疗对甲状腺实质几乎没有影响。多数研究结果显示，甲状腺结节消融前后甲状腺功能比较没有统计学差异。临床实践表明，绝大多数患者消融前后甲状腺功能无明显变化，极少数患者由于热刺激可以产生一过性甲状腺功能轻度亢进，表现为亚临床甲穴，无须处理会自行恢复正常。相对于切除手术，保留甲状腺功能使患者术后无须终身服药，对保护患者生活质量具有重要意义。

（二）缺点

甲状腺结节热消融治疗存在一些不足之处，最主要表现在难以获取肿瘤标本，难以进行病理亚型分析，不能根据不同亚型对患者进行术后个体化干预。另外，虽然术前超声可以诊断典型颈部淋巴结转移，但是对于淋巴结内微小转移灶却无能为力，对于术前超声没有发现淋巴结转移的患者只能术后被动定期复查。

五、相 关 争 议

甲状腺结节热消融治疗发展历史比较短，很多方面没有形成被广泛认可的成熟理论体系、技术体系和临床治疗规范。对甲状腺结节热消融存在一定争议是客观事实，也是必然的。总体而言，绝大部分争议是由于对该技术的不了解导致的，对技术的全方位理解，拥有一定的临床经验和对临床科研进展的掌握有利于对相关争议有一个客观判断。主要相关争议包括以下几方面。

（一）消融治疗难以保证将肿瘤完全灭活

影像引导下肿瘤微创治疗在多个实质脏器中已得到广泛应用，并获得确切疗效，如肝癌、肺癌、肾癌等。甲状腺结节热消融治疗是在高频超声引导下进行的，高频超声可以清晰显示结节边界，并能够精准引导，通过多点消融和移动消融可以完全灭活病灶，术后常规超声和超声造影可精准判断是否为完全消融，必要时可以追加消融。截至目前尚未见文献报道甲状腺乳头状癌消融后有局部肿瘤残留导致的局部复发病例。

（二）消融治疗无法清除微小转移性淋巴结

甲状腺结节热消融的一个重要前提就是必须由高频超声显示靶目标病灶，否则无法消融。较小的淋巴结或淋巴结内存在的微小转移灶超声难以显示，难以对上述病灶进行有效治疗。但值得注意的是，微小转移灶是否能发展为典型转移性淋巴结是由局部肿瘤细胞数量、细胞活性和机体免疫力多方面因素相互作用的结果，也就是说微小转移灶不一定都能发展为转移性淋巴结，部分微小转移灶完全有可能被机体免疫系统清除。另外，对于微小转移灶，即使手术切除也难以全部清除，这就是切除术后仍然有部分患者出现转移性淋巴结的原因。临床研究结果显示，对于术前影像学没有发现转移性淋巴结的甲状腺微小乳头状癌患者，手术切除和热消融治疗在术后淋巴结转移率方面相当。

（三）甲状腺结节消融术导致严重粘连，为二次手术带来困难和风险

现有文献尚未见甲状腺结节热消融治疗是否可导致严重粘连的报道，故上述推测没有文献支持。少数需二次消融的甲状腺乳头状癌患者临床实践表明，第一次消融治疗并不会导致严重粘连而影响二次消融手术。甲状腺结节热消融治疗需要以充分液体隔离为前提，使用的液体为与机体内环境类似的生理盐水或无菌蒸馏水，不会导致炎性反应；而充分的液体隔离将热量阻隔在甲状腺实质内，不会对周围软组织造成热损伤。上述技术原理保证了甲状腺结节热消融治疗不会导致严重粘连。

（四）部分甲状腺乳头状癌为多灶型，微小病灶超声难以显示，可能会导致术后复发

部分甲状腺乳头状癌的确为多灶型，对于超声能够显示的多个病灶，可以一次性完全灭活，对于超声难以显示的微小病灶则难以进行有效治疗。当然，如果将甲状腺组织完全切除就不可能有新

发病灶的可能。但是，甲状腺为人体重要的内分泌器官，为了避免潜在的微小病灶生长而将甲状腺全部切除在逻辑上似有不妥。临床研究表明，甲状腺乳头状癌热消融治疗后新生病灶发生率为1%～2.9%，且在复查过程中一旦超声发现，即可进行二次消融。截至目前尚未见由于新发病灶反复发生而必须进行甲状腺全切的报道。

（五）甲状腺良性结节无须消融治疗

良性结节是否需要治疗是一个需要辩证对待的问题，大多数小的良性结节定期观察就可，但对于有恶变倾向的、生长速度快的、较大的良性结节已经对周围结构造成明显压迫的还是应该积极应对。就甲状腺良性结节而言，由于甲状腺侧叶仅有 4cm×2cm×1cm，在其内如果存在一个直径达2cm的良性结节是否应该积极治疗？从结节对周围甲状腺实质的压迫及缓慢生长的特点而言，积极有效处理是必要的。由于超声引导下甲状腺结节热消融治疗仅仅灭活结节，对周围甲状腺实质没有影响，且消融后结节体积会逐渐吸收变小而解除对周围甲状腺实质的压迫，所以对于形成压迫的甲状腺良性结节应该进行热消融治疗。

（于明安）

第十八章 放射性碘难治性分化型甲状腺癌的综合诊疗研究进展

一、放射性碘难治性分化型甲状腺癌的定义

《2015 ATA 成人甲状腺结节与分化型甲状腺癌指南》中提出了放射性碘难治性分化型甲状腺癌（RAIR-DTC）的定义。RAIR-DTC 通常的定义是指在无外源性碘负荷干扰的情况下，TSH 刺激状态（＞30mIU/L）时，病灶失去摄碘功能，从而导致 ^{131}I 的治疗难以获得理想的结果。RAIR-DTC 一般分为以下 4 种情况：①在进行 ^{131}I 治疗的过程中，对病灶来说，其摄碘能力完全丧失；②病灶在 ^{131}I 治疗中起初具有较强的摄碘能力，但随着时间推移，治疗后期病灶逐渐失去摄碘能力；③病灶中部分摄碘的同时仍有部分病灶不摄碘；④虽然病灶具有较强的摄碘能力，但是大剂量 ^{131}I 治疗后仍然出现病情的进展。除此之外，有些共识一致建议将无法通过手术切除的 DTC 也归于此类。RAIR-DTC 的界定需结合核医学、影像医学、肿瘤学、内分泌学等多学科进行综合判断。

有学者认为，上述定义主要是依据病灶有无摄碘能力及在进行 ^{131}I 治疗之后其病灶有无进展，但未就以上 4 种情况可能存在的病理学特征及潜在的分子机制进行讨论及分类，所以，对于上述 4 种情况，仍然存在较大争议。转移灶在清甲成功后的首次 ^{131}I 治疗后全身显像中即表现为不摄碘，致其无法从后续的 ^{131}I 治疗中获益。对于其他影像学检查提示转移而诊断性 ^{131}I 全身显像证实不摄碘（需除外患者准备不充分及技术因素影响等）的患者，即使在后续的 ^{131}I 治疗后全身显像中出现摄碘，也可能因肿瘤吸收剂量未能达到控制病灶所需而难以从 ^{131}I 治疗中充分获益，故此种情况也可考虑为 RAIR-DTC。

二、RAIR-DTC 的相关发病机制

（一）基因突变

BRAF 基因的突变会激活细胞中 MEK-ERK 信号通路，该信号通路的持续活化会使甲状腺细胞发生去分化，从而导致肿瘤的发生。大量文献报道，发生了 BRAF^{V600E} 突变的患者，其 DTC 细胞中 NIS 基因及蛋白的表达下降，从而导致细胞摄碘障碍，对 ^{131}I 治疗不敏感，继而成为预后不良的 RAIR-DTC。相关数据表示，BRAF 基因突变所导致的 PTC，在甲状腺切除术后，淋巴结复发转移仍然占据较高的比例。不但如此，对 ^{131}I 也不敏感，表明此基因突变与 PTC 的侵袭性、远处转移等有较紧密联系。有课题组研究发现，对于 BRAF 突变型的 DM-DTC 患者，其转移灶较之其他类型，则更容易出现碘抵抗，不摄碘率高达 84.2%，远高于 BRAF 野生型 DM-DTC 患者病灶的 5.6%。

作为端粒酶的催化亚单位之一的端粒酶反转录酶（telomerase reverse transcriptase，TERT），其启动子的突变可以作为衡量 DTC 肿瘤侵袭性的指标之一。当前研究进展，相关文献及数据报道表示 TERT 启动子突变与 DTC 的侵袭、复发及死亡风险呈正相关。不但如此，BRAF 与 TERT 启动子一旦发生联合突变，则其比任一单独突变类型的患者的预后更差，存在着更高的复发及死亡率的

风险。有研究表明，对 66 例远处转移的甲状腺癌患者进行随访，TERA 启动子突变在 DM-DTC 中的突变率为 22.73%，而这些 TERT 启动子突变的患者，在相关随访即将到达终点的时间点时，均出现了碘难治的情况，提示 TERT 启动子突变可能与发生远处转移患者的不摄碘特征有关，不过目前可能存在的机制尚不明确。

（二）血管生成

血管内皮生长因子受体（VEGFR）位于 RAS/RAF/MEK/ERK 信号通路的上游，在肿瘤细胞的增殖和肿瘤的转移过程中扮演了重要角色。当 VEGF 与 VEGFR 相结合，可以导致上游 RAF 和 RAS 对 MEK 的异常激活，MAPK 通路被持续表达，进而下游的目的蛋白被活化，促进血管新生的同时，也促进肿瘤生长。有研究表明，VEGFR 的表达与 TC 的淋巴结转移、远处转移情况呈正相关，VEGFR 表达越高，其淋巴结转移、远处转移的阳性率越高。

（三）基因重排

RET/PTC 通过染色体的易位和倒位重排后，RET 原癌基因被称为 RET/PTC 癌基因，RET/PTC 重排是 PTC 特异性分子标志之一，在 PTC 患者中，10%～30% 可检测出 RET/PTC 基因重排，这个比例在儿童之中可能更高，为 45%～60%。RET 原癌基因重排后，激活了下游的 MAPK 和 PI3K 信号通路，使正常甲状腺细胞发生癌变。

三、RAIR-DTC 的诊断

目前对 RAIR-DTC 尚无统一的诊断标准，患者病史、Tg 等血清学变化、^{131}I-WBS 所见的病灶摄碘特征及其变化、影像学进展等是判断 RAIR-DTC 的重要依据。

（一）血清学诊断

Tg 是甲状腺滤泡细胞合成并分泌的一种球蛋白，具有组织特异性。在甲状腺全切除前，血清中 Tg 水平对诊断甲状腺癌意义不大；在甲状腺全切除术后，若血清 Tg 水平升高，则提示 DTC 复发和（或）转移，有较高的临床诊断意义。然而血清 Tg 水平受残余甲状腺腺体量、TSH 及 Tg 抗体水平的影响，因此动态监测 Tg 的变化对疾病的判断才有意义。在辅助判断 ^{131}I 治疗效果的同时，对预测 RAIR-DTC 的发生也有一定价值。有研究发现，对于远处转移性 DTC 患者，如两次 ^{131}I 治疗前刺激性 Tg 下降不明显，则预示着可能进展为 RAIR-DTC。

（二）^{131}I 全身显像

^{131}I 全身显像（^{131}I-WBS）是 ^{131}I 治疗前诊断 RAIR-DTC 最具特异性的检查方法，在进行 ^{131}I 治疗前运用小剂量的诊断性 ^{131}I-WBS 可以用来判定残留甲状腺组织及局部或远处转移灶有无摄碘功能，以便制订更为合适的后续治疗，避免患者进行不必要的 ^{131}I 治疗。若在进行 ^{131}I 治疗前，^{131}I-WBS 显示阴性，则应考虑到 RAIR-DTC 的可能。但是由于可能存在抑顿效应，在 ^{131}I 治疗前是否应进行 ^{131}I-WBS 尚存在较大争议。

（三）影像学诊断

诊断影像（颈部超声、CT、MRI 检查等）或功能影像检查（^{18}F-FDG PET/CT、^{99m}Tc-MIBI 亲肿瘤显像、整联蛋白受体显像及生长抑素受体显像等），均有助于进一步明确 RAIR-DTC 病灶的部位、大小、数量、侵犯程度等，为制订适宜的治疗策略提供依据。

在运用 ^{131}I 治疗 DTC 的过程中，需要通过影像学方法动态监测转移灶的大小、数量、形态及有无中心坏死区等的变化。若在进行 ^{131}I 治疗期间，转移灶出现进展，则提示 RAIR-DTC 可能。一方面由于肿瘤细胞的代谢相对旺盛，^{18}F-2-氟-2-脱氧-D-葡萄糖（^{18}F-FDG）可用于反映肿瘤的糖代谢情况；另一方面是由于 DTC 细胞脱分化后，对 ^{18}F-FDG 亲和力增高，因为 ^{18}F-FDG-PET 扫描是一种分子成像的手段，可以测量不同病灶的标准化摄取值（standard uptake value，SUV），可以对肿瘤的糖代谢情况进行定量分析，从而可以在分子水平上对每个病灶进行相关的测量和评估，因此可用于 RAIR-DTC 的诊断。DTC 细胞脱分化后对碘元素的亲和力降低，而对 ^{18}F-FDG 的亲和力增高，对 RAIR-DTC 的诊断具有较高的敏感性和特异性，对于 DTC 患者，^{131}I-WBS 全身显像阴性，而 ^{18}F-FDG-PET 扫描阳性的病灶，应高度怀疑 RAIR-DTC。

有研究表明，在阿帕替尼治疗 RAIR-DTC 之后，PET 可用于评估其治疗反应。若与患者的 PR 率和无进展生存期存在相关，则对病灶的早期预测和治疗反应的评估，可以使用 PET/CT 来完成。有相关学者应用能够反映肿瘤新生血管的显像剂（^{99m}Tc-RGD）在 RAIR-DTC 上显像成功，这种情况下发生病灶对示踪剂的摄取，与肿瘤的生长呈正相关，则提示 ^{99m}Tc-RGD 也可用于 RAIR-DTC 的诊断。

四、RAIR-DTC 的治疗

确定为 RAIR-DTC 的患者，建议采用学科协作诊疗模式（multidisciplinary team，MDT）会诊，权衡利弊后可选择局部手术、外照射治疗、化疗、分子靶向治疗及 TSH 抑制治疗下随诊观察等，部分患者还可通过适当的干预措施提高或恢复病灶摄取 ^{131}I 能力。

对于判断为 RAIR-DTC 的患者，尤其病灶不摄碘或虽摄碘但病情仍进展的患者，可考虑终止 ^{131}I 治疗。在对 RAIR-DTC 患者的随诊管理中，要定期进行综合临床评估，根据患者病情制订适宜的个体化后续处置方案。RAIR-DTC 进展的自然病程各异，可从几个月到几年不等。对于病情进展迅速的患者，可考虑分子靶向治疗。

（一）TSH 抑制治疗下随诊监测

对于部分疾病稳定或进展缓慢、无法手术切除、低肿瘤负荷的 RAIR-DTC 患者，可采取 TSH 抑制治疗下随诊监测的策略。对 RAIR-DTC 患者，考虑到疾病高危风险，应达到 TSH 低于 0.1mU/L 的目标。TSH 抑制治疗下应对患者进行定期随诊监测。监测内容包括患者症状及体征的变化；每间隔 3~6 个月的血清 Tg、TGAb 测定及颈部超声检查；每年至少进行一次的 CT 或 MRI 等影像学检查，并基于检查结果对病灶的变化进行评估；必要时可行 ^{18}F-FDG PET/CT 定量评估肿瘤的葡萄糖代谢变化。

TSH 抑制治疗下随诊监测中，如发现疾病进展，则应及时调整治疗策略。单发、伴有局部临床症状、侵犯周围重要脏器及组织结构的 RAIR-DTC 病灶，可采取局部治疗。局部治疗的策略包括手术切除、外照射、消融治疗等，有手术指征者应优先选择手术治疗。对 RAIR-DTC 患者，如病情进展迅速，可考虑全身治疗靶向药物治疗、化疗等。

（二）局部治疗

对于 RAIR-DTC 的患者如果存在局部治疗指征，如出现压迫呼吸道、消化道等症状或伴有单发的转移灶时，应优先考虑选择局部治疗，治疗包括手术切除、体外放疗、射频消融术、冷冻消融术和化疗药物栓塞等方式。

局部治疗的适应证包括：①复发、转移灶侵犯呼吸道、消化道或压迫中枢神经；②单发的远处转移灶；③伴有局部疼痛等明显临床症状等。

有手术指征者，应优先选择手术治疗，同时可根据患者个体化病情单一或联合应用上述治疗方法。在采取相应局部治疗的同时，应维持 TSH 抑制治疗。对 RAIR-DTC 患者采取局部治疗后，应定期随访以评估疗效。

（三）全身治疗

传统的内科治疗主要是化疗，而靶向治疗、免疫治疗为近年来新出现的全身治疗。对 DTC，化疗疗效差，靶向治疗有一定疗效。全身治疗的适应证主要为：①RAIR-DTC 患者病情进展迅速；②临床症状明显，甚至危及患者生命（但预期生存时间大于 3 个月）；③无法采取适宜的局部治疗方案等。

全身治疗的策略主要包括抑制肿瘤生长和（或）抗血管生成的靶向药物治疗、诱导分化治疗、化疗等，其中靶向药物在进展期 RAIR-DTC 的治疗中正得到越来越广泛的应用。在采取全身治疗的同时应维持 TSH 抑制治疗。

1. 分子靶向治疗　随着甲状腺癌分子生物学的研究在不断发展，信号通路中越来越多的激酶（靶点）被发现，近年来有大量靶向治疗药物相继被研发出来，针对的靶标也各不相同。靶向治疗已成为晚期 RAIR-DTC 患者的主要治疗方法。常见的靶向药物主要有以下几种类型。

（1）抗血管生成酪氨酸激酶抑制剂：代表药物有索拉非尼、仑伐替尼、凡德他尼、阿帕替尼、阿西替尼等。

（2）选择性 MAPK 激酶抑制剂：代表药物有司美替尼、维罗非尼、达拉非尼等。

（3）mTOR 抑制剂：代表药物有依维莫司、坦罗莫司等。

2. 化学治疗　化学疗法主要用于 ^{131}I、手术等不能控制的、侵袭症状明显的终末期患者。大多数 RAIR-DTC 患者对化疗并不敏感，传统化疗药物的疗效不够理想。但是以多柔比星为主的化疗方案是可以尝试的，目前临床常单用多柔比星或多柔比星联合顺铂的方案进行试验性化疗。多柔比星联合大剂量 α-干扰素的方案会增加毒性从而导致严重的心血管事件等不良反应，且并不增加抗肿瘤的疗效。

3. 免疫治疗　继手术、放化疗和分子靶向药物之后，近年来迅速发展起来肿瘤免疫治疗已越来越广泛地进入肿瘤治疗的临床实践。免疫治疗通过调动患者自身免疫系统的应答，增强肿瘤微环境中免疫细胞识别和杀伤肿瘤细胞的能力，已成为治疗晚期肿瘤的重要手段。近年来，越来越多的晚期肿瘤患者在接受肿瘤免疫治疗后取得超预期的疗效。但在 RAIR-DTC 中，有关免疫治疗的研究数据还不多，其应用价值尚不明确。有研究发现，单独使用免疫检查点抑制剂对 RAIR-DTC 的治疗效果并不理想，但多数学者认为将免疫治疗与其他疗法如靶向药物或 ^{131}I 治疗联合应用，是值得进一步探索的治疗 RAIR-DTC 的新策略。

五、总结与展望

目前甲状腺癌的发病率逐渐上升，碘难治性分化型甲状腺癌在临床上也越来越多见。RAIRDTC 患者的生存期普遍较短，平均生存期仅为 3～5 年，因此早期识别出 RAIR-DTC 并进行治疗就显得更为重要。分子机制中的碘难治性分化型甲状腺癌的高风险基因的检测、影像学及血清学的检查、肿瘤分期等的联合应用有可能帮助我们尽早识别 RAIR-DTC，但目前针对 RAIR-DTC 的治疗方法仍然十分有限，针对基因突变及信号传导通路的靶向治疗药物及多学科治疗为甲状腺癌患者带来了福音，但患者对靶向药物的耐药性及靶向药物的毒副反应，仍要求我们能在早期识别并诊断出 RAIR-DTC 并进行合理治疗的同时开发出新型靶向药物。

（周新建）

第十九章

桥本甲状腺炎的症状学与生活质量研究进展

桥本甲状腺炎,又称慢性淋巴细胞性甲状腺炎,是常见的甲状腺自身免疫病之一,也是碘充足地区引起甲状腺肿、甲减的常见原因之一。目前,对于本病病因、发病机制虽提出多种可能假说,但仍处于研究阶段。而对于本病的防治,中医、西医虽有一定共识,但也在不同方面各所侧重,西医治疗更注重甲状腺功能的调节,当出现甲状腺毒症、甲减或相关并发症时是本病的治疗指征,但当甲状腺功能正常,且无相关并发症发生时,西医则以定期随访观察为主。而中医治疗除关注甲状腺功能外,还关注患者全身症状和生活质量的变化。因此,识别桥本甲状腺炎的相关症状、体征,并关注患者因症状的发生或改善所导致的生活质量变化,也是中西医结合治疗桥本甲状腺炎的重要切入点之一。

一、症 状 学

桥本甲状腺炎90%以上发生于女性,起病隐匿,发展缓慢,病程较长,临床表现多样,无特异性,不少患者是在体检或偶然检查时发现。此外,由于本病早期表现易被忽视,患者首次就医时往往病程已持续数年,并因甲状腺自身抗体对甲状腺组织的破坏,出现了甲状腺毒症或甲减的相关症状。因此准确识别桥本甲状腺炎的相关症状,将提高早期诊治本病的能力,从而减轻对甲状腺组织的破坏,延缓甚至阻止疾病的发展。

(一)甲状腺肿

甲状腺肿可能是桥本甲状腺炎最特征性的表现,自1912年日本医生Hakaru Hashimoto首次报道本病到今天,绝大多数患者均表现出甲状腺肿或甲状腺结节。但甲状腺肿或甲状腺结节的出现往往迟于甲状腺自身抗体阳性的出现,当出现甲状腺肿时,病程平均已达2~4年。桥本甲状腺炎的甲状腺肿多为双侧对称性、弥漫性肿大,峡部及锥状叶常同时增大,也可单侧性肿大。甲状腺往往随病程发展而逐渐增大,但很少压迫颈部出现明显呼吸和吞咽困难。触诊时,甲状腺质地坚韧,表面可光滑或细砂粒状,也可呈大小不等的结节状改变,一般与周围组织无粘连,在吞咽运动时可上下移动。甲状腺肿作为甲状腺病最常见的症状之一,在国外一项对634例55岁以上患者甲状腺肿的病因学调查显示,有25例患者患有桥本甲状腺炎,占全部患者的3.9%。但考虑到桥本甲状腺炎的高发年龄在30~50岁,实际上在导致甲状腺肿的全部病因中,桥本甲状腺炎应该占有更大比例。此外,因为甲状腺肿的位置不同、程度不同,通过观察或触诊查体未必能够准确评估,往往需要借助影像学检查进行诊断。有研究表明,彩色多普勒超声联合超声弹性成像相较于单纯彩色多普勒超声检查能够提供更多信息,提高诊断准确率。因此,当患者以甲状腺肿或甲状腺结节就诊时,应考虑到桥本甲状腺炎的可能,除甲状腺功能外,甲状腺自身抗体及影像学检查也不应忽视。

(二)甲状腺萎缩

在桥本甲状腺炎的临床表现中,甲状腺萎缩并不常见,但既往的确报告过一些桥本甲状腺炎患者出现甲状腺萎缩的情况。日本的一篇病例报道，报告了一位有辐射暴露史的 75 岁男性患者被诊断为桥本甲状腺炎伴轻度甲减，同时出现了一侧甲状腺萎缩的病例，但未进一步分析阐述其可能原因。近些年，有研究称桥本甲状腺炎患者的甲状腺体积在病程中大小不一，可能反映了甲状腺生物学功能的变化，亚临床甲减患者的甲状腺体积增加明显，而甲减明显的患者甲状腺体积往往缩小。此外，桥本甲状腺炎病理分型的一种 IgG4 相关性桥本甲状腺炎，不仅表现出更加严重的淋巴浆细胞浸润、致密纤维化和明显的滤泡细胞变性，同时可能也会表现出甲状腺萎缩。即便相关文献越来越多，但关于桥本甲状腺炎甲状腺萎缩的机制仍然不尚清楚，然而当实际临床中出现此种表现时，也应该及时考虑到桥本甲状腺炎的可能。

（三）咽部症状

在关于桥本甲状腺炎临床症状的各种文献中均会提到咽部症状，原发症状包括咽部异物感、刺痛感、压迫感、干涩感等。但在实际临床中，对于早期甲状腺功能正常的桥本甲状腺炎患者来说，出现上述症状并不常见，很多患者往往没有咽部不适的感觉。因为考虑到患者对甲状腺病的认识程度不同，患者出现咽部症状时往往首先就诊于耳鼻喉科门诊。在一份 Kobe Teishin 医院的调查中显示，4 年间共有 6348 名患者就诊于该院耳鼻喉科，其中 114 名患者发现有甲状腺相关问题，占 1.8%，其中桥本甲状腺炎的患病率为 53.5%，但就诊的甲状腺患者中 86.8% 没有主观症状。从这份调查中我们可以知道，一方面对于甲状腺功能正常的桥本甲状腺炎患者来说或许咽部不适症状不甚常见，另一方面以咽部原因就诊的桥本甲状腺炎患者来说，桥本甲状腺炎或许是更常见的疾病。即便如此，国内的一些学者研究表明，考虑到桥本甲状腺炎症状的多样性与缺乏特异性，咽部相关症状仍在其症状学中占据一定地位。

（四）压迫症状

有资料显示有 10%～20% 桥本甲状腺炎患者存在局部压迫感。就桥本甲状腺炎本身来说，当甲状腺肿达到一定程度时就可能会对周围组织，如气管、食管、喉返神经等产生压迫，从而表现出呼吸困难、吞咽困难、声音嘶哑等症状。这也是手术干预桥本甲状腺炎的重要指征之一。国外某家医院的一项临床研究，对接受甲状腺切除术的 1791 名患者进行了统计，311 名患者被诊断为桥本甲状腺炎，其中有 133 名患者共表现出 170 种明显的术前症状，而有 107 项症状与压迫相关，占全部症状的 63%，并且在接受手术治疗后，100 项与压迫相关的症状得到了改善。从中我们可以看出，桥本甲状腺炎的确可以出现压迫相关症状，并且这种压迫症状也是其常见的表现之一。此外，越来越多的文献证实了桥本甲状腺炎是甲状腺乳头状癌的危险因素。换句话说，桥本甲状腺炎伴发甲状腺癌的情况越来越常见。对于典型的桥本甲状腺炎伴发甲状腺肿瘤，当体积达到一定程度时也会表现出相应的压迫症状，但与单纯桥本甲状腺炎导致的甲状腺肿不同，伴有肿瘤的患者更多表现为孤立性结节、质地较硬，同时常伴有颈部淋巴结肿大。从组织学来看，结节部分可能为甲状腺瘤或甲状腺癌，而周围部分为桥本甲状腺炎。值得注意的是，桥本甲状腺炎伴发甲状腺癌并非仅见于成人，也有文献报道了儿童青少年桥本甲状腺炎合并甲状腺癌的病例。如 Penta L 等报道了一例 15 岁女性患者桥本甲状腺炎伴甲状腺乳头状癌颈部淋巴结转移的病例。因此，当临床发现甲状腺肿大伴颈部淋巴结肿大且有压迫症状时应考虑合并肿瘤的可能，进行 FNAC 或切除活检。

（五）颈部疼痛

桥本甲状腺炎存在一种罕见的特殊类型称为疼痛性桥本甲状腺炎，也常被称为桥本甲状腺炎急性加重。同样主要见于女性，但它常以颈部疼痛和发热为主要临床表现。其症状类似于亚急性甲状腺炎，实验室检查可见 ESR 和 CRP 水平升高，容易造成临床误诊，因此，甲状腺自身抗体的检查具有鉴别意义。疼痛性桥本甲状腺炎的疼痛症状表现为单叶或整个甲状腺的隐匿性、进行性疼痛或急性无法忍受的疼痛,疼痛最初可能从甲状腺的一叶开始,几天或几个月内可能会引起另一叶的疼痛。同时约有 10%的桥本甲状腺炎患者会出现甲状腺萎缩,表明甲状腺功能衰竭的终末期。此外,疼痛性桥本甲状腺炎也是造成甲状腺萎缩的原因之一。口服皮质类固醇或非甾体抗炎药可能能够缓解疼痛,但起效后的停药可能会导致疼痛症状的复发。手术治疗可能能够缓解症状,但同样存在复发可能。在国外的一例病例报告中,报道了通过这种非典型症状诊断桥本甲状腺炎的困难性与治疗的特殊性。此外,对于伴有甲状腺癌的桥本甲状腺炎的部分患者来说,也会出现颈部疼痛的症状,在临床诊疗中应注意仔细甄别。

(六)眼部症状

对于桥本甲状腺炎患者来说,眼部表现也是其常见的症状之一。国外有流行病学显示,约 6% 的桥本甲状腺炎患者会出现临床症状明显的甲状腺相关眼眶病(TAO)。患者以浸润性突眼为主,常被称为突眼型桥本甲状腺炎。有研究称突眼型桥本甲状腺炎与 Graves 眼病发病机制相似,都是因为自身免疫反应,引起的眼眶脂肪和肌肉的炎症及扩张。事实上,突眼型桥本甲状腺炎并非是一种轻微的眼部症状,它的病变过程涉及广泛的眼部周围组织,这些组织的病变将导致眼球突出、眼周软组织水肿和眼球活动障碍。根据已有的病例报告,总结突眼型桥本甲状腺炎眼部症状包括疼痛、刺激、过度流泪、复视和视力下降,同时这些症状也将对生活质量产生强烈的负面影响。此外,严重的眼组织周围病变可能会导致视神经受压,出现视力障碍,甚至失明。突眼型桥本甲状腺炎通常影响双眼,而只有10%~14%的患者出现单侧眼眶病,但其严重程度并非由其单侧或双侧病变所决定。因此,当诊断为突眼型桥本甲状腺炎时,应立即采取手段干预,并积极随访。

(七)消化系统症状

有些资料表明甲状腺病患者会出现一些非特异性的消化系统症状,如腹痛、腹胀、腹泻、恶心、呕吐等。随着近些年对肠-甲状腺轴研究的深入,发现桥本甲状腺炎可能与一些消化系统免疫性疾病的发生有关,如乳糜泻,从而表现出腹痛、腹胀、排便异常等消化系统症状。在国外的一项对 80 例年龄在 6~17.9 岁的甲状腺自身抗体阳性患者的回顾性研究发现乳糜泻的患病率为 1.25%(1/80),与健康儿科人群相比,诊断为桥本甲状腺炎的患者中乳糜泻的患病率更高。虽然关于两种疾病之间的关联和机制还尚不清楚,但可以肯定的是,不论是自身免疫性甲状腺炎本身,还是桥本甲状腺炎伴乳糜泻都会表现出一些消化系统症状,虽然不具有特异性,但也应在临床诊疗中加以关注。

(八)神经系统症状

桥本甲状腺炎存在着一种罕见而严重的以神经系统症状为表现的情况,称为与自身免疫性甲状腺炎(SREAT)相关的类固醇反应性脑病,常称为桥本脑病。桥本脑病的首次报道来自英国的 Brain 勋爵,他在 1966 年报道了一名患有桥本甲状腺炎的 49 岁男子,以反复出现的认知功能障碍、意识障碍、幻觉和中风样表现为主要症状,并在给予皮质类固醇后症状消退。自第一次报告以来至今,已有文献报道类似病例 300 多例,其中儿童 30 多例。大多数桥本脑病患者甲状腺自身抗体滴度升高,但甲状腺功能正常。常见神经系统症状是意识障碍、行为改变和行为混乱,其次是认知功能障碍、不自主运动、癫痫发作和共济失调,同时也有关于死亡和癫痫持续的报道。脑电图异常和脑SPECT(单光子发射计算机断层成像术)上脑血流量减少是常见现象。相比之下,除了弥漫性皮质下病变和边缘病变外,脑部 MRI 异常很少见。桥本脑病患者存在不同的临床表型,包括急性脑病、慢性精神病形式和其他特殊临床表现,如边缘脑炎、进行性小脑共济失调和克雅氏病(CJD)形式等。桥本脑病的小脑共济失调形式在临床上与脊髓小脑变性(SCD)相似,其特征是无眼球震颤、无或轻度小脑萎缩,以及脑电图(EEG)上的脑波活动减少。同时,有病例报道了桥本脑病患者在接受皮质类固醇治疗过程中症状仍反复出现,且在 2 年后症状加重的情况下出现,足以看出桥本脑病的诊治复杂性与影响长久性。在临床中，当桥本甲状腺炎患者出现神经系统症状时应考虑到这一罕见的情况出现。

（九）精神、心理症状

有研究表明包括桥本甲状腺炎在内的许多甲状腺病都存在精神、心理症状，对于桥本甲状腺炎来说最常见的表现为情感障碍、焦虑和抑郁。在这项研究中发现桥本甲状腺炎患者和一般甲状腺病患者可能在很大程度上受到难以识别和描述的情绪影响，从而专注于外界事件，而不是内在感受，并在相关量表（贝克抑郁量表 BDI-Ⅱ、汉密尔顿焦虑量表 HAM-A、健康调查简表 SF-36）的平均分数中显示出抑郁、严重焦虑和较低的心理健康调节生活质量（HRQoL）。此外，研究还表明焦虑症状可能与桥本甲状腺炎患者甲状腺自身抗体状态之间呈正相关，较高的甲状腺自身抗体滴度可能会导致更严重的焦虑症状出现。因此，除了关注桥本甲状腺炎患者实验室指标的同时，也应关注其精神、心理健康，必要时给予心理疏导及治疗。

（十）疲劳与肌肉不适

疲劳可能是甲状腺功能正常的桥本甲状腺炎患者最常见的症状，也是为数不多的全身症状表现。在一项对 24 名甲状腺功能正常的桥本甲状腺炎患者与 25 名健康对照者评估身体易疲劳性的临床试验中发现，甲状腺功能正常的桥本甲状腺炎患者表现出更加明显的身体易疲劳性。与此同时，桥本甲状腺炎患者的疼痛和疲劳感知增加似乎导致了这些患者出现非特异性的肌肉不适，并猜测甲状腺自身免疫在隐藏的神经肌肉受累中可能具有致病作用。而在另一项研究中表明，桥本甲状腺炎的确存在肌肉局灶性的改变，包括肌肉中度至重度萎缩、坏死、卫星细胞活化、自噬体、毛细血管改变及巨噬细胞和肥大细胞浸润等，并提出这一过程可能与自身免疫的过程相互影响，与甲状腺的功能状态无关。关于疲劳及桥本甲状腺炎其他全身性表现还有待进一步总结研究。

（十一）其他系统受累表现

桥本甲状腺炎作为自身免疫病的一种，可伴随多种其他免疫相关性疾病的出现，表现为多发性自身免疫病，如桥本甲状腺炎伴白癜风、艾迪生病、糖尿病、恶性贫血、斑秃、特发性甲状旁腺功能低下、重症肌无力、系统性红斑狼疮等疾病，也被称为"自身免疫性多腺体衰竭综合征"或"多肉芽肿衰竭综合征"。在临床症状方面则表现为多种自身免疫病症状共同存在。关于桥本甲状腺炎并发其他自身免疫病的发生机制也提出了多种假说，如活性氧（ROS）等。但具体病因、机制、临床表现及治疗仍有待进一步研究。

二、生活质量

有研究资料显示，桥本甲状腺炎患者往往因为上述症状的存在，会对生活质量产生影响。Adnan Menderes 大学门诊部曾做过一项研究，他们对 84 名 18 岁以上的甲状腺功能正常的桥本甲状腺炎患者进行了健康相关的生活质量问卷（SF-36）调查，首先发现较高的甲状腺抗体水平与生活质量评分呈负相关，即具有较高 TPOAb 和 TGAb 水平患者的生活质量评分明显较低，这一结论与 Marion Patti 等研究抗甲状腺抗体与甲状腺功能正常的儿童和成人生活质量下降之间存在联系的结论相似。其次发现具有较高 TPOAb 和 TGAb 滴度的患者的生活质量评分更低（$P<0.001$）。此外，TPOAb 和 TGAb 阴性组的所有维度得分均显著高于抗体阳性组，表明其生活质量优于抗体阳性组。研究认为，除了甲减外，高抗体水平是导致桥本甲状腺炎相关症状发展的促成因素之一，并导致了生活质量的降低。在 Müssig K 等的一项研究中，对 64 名甲状腺功能正常的桥本甲状腺炎患者通过症状检查表-90-修订版（SCL-90-R）来探索甲状腺过氧化物酶抗体、症状和生活质量三者之间的可能关系，

它们首先发现相较于甲状腺过氧化物酶抗体阴性患者，抗体阳性患者的身体和心理健康更差；其次TPOAb 滴度高于正常参考值的患者在症状问卷上报告的症状数量明显更多，包括慢性疲劳、头发干燥、吞咽困难、慢性易怒和慢性神经紧张等。此外，TPOAb 阳性的 HT 患者的 SCL-90-R 测试结果虽在正常范围内，但与 TPOAb 阴性人群相比，它们的心理社会痛苦负荷更高，可能表明其更易引发精神疾病，这一结论与之前提到的关于桥本甲状腺炎患者可能具有述情障碍、情绪困扰和生活质量感知能力下降的研究结论相似，同时越来越多的证据也支持这一观点。最后，他们认为较高的TPOAb 水平独立于甲状腺功能，能够导致较差的身体和心理健康状况，并且提出 TPOAb 水平具有对未来心理社会表现一定的预测价值。此外，在治疗方面有学者提出甲状腺手术可能能够改善桥本甲状腺炎女性患者的生活质量，但这一结论仍有待进一步研究。

综上所述，无论甲状腺功能正常与否，桥本甲状腺炎这种疾病本身可伴随不同程度的甲状腺局部症状和不同系统的全身症状，对生活质量产生明显或潜在的影响。这就提示我们在科学研究中，要重视桥本甲状腺炎症状学和对生活质量影响层面的深入探究和剖析；在临床诊疗中，一方面通过掌握该病的症状特点，做到疾病的早期发现和早期治疗，同时也把症状和生活质量的改善程度作为该病治疗的疗效评价的重要指标之一。

（祁 烁）

第二十章　甲状腺病的中医学术源流及研究进展

一、瘿病名称源流及考释

甲状腺，属于中医学"靥"范畴。中医典籍《本草纲目》中"猪靥"条目记述："靥音掩，俗名咽舌是矣。又名猪气子。王玺曰：在猪喉系下，肉团一枚，大如枣，微扁色红。"此"喉系下"，正为现代医学定义中甲状腺的解剖位置。后续关于治疗此类疾病的"药材"临床应用的记述，则进一步确证了"靥与甲状腺"的对应关系。《本草纲目》记载："治项下瘿气，瓦焙研末，每夜酒服一钱。"《圣济总录》中记述猪靥散治气瘤瘿曰："獭猪靥二七枚（炙），半夏（汤洗去滑）二十二枚，人参一两。上三味，捣罗为散，每服温酒调一钱匕，临卧吃。"《医林集要》中谈及开结散治瘿气："猪靥（焙）四十九枚，沉香二钱，真朱砂（罐煅）四十九粒，橘红四钱。共为末，临卧冷酒徐徐服二钱。"《本草纲目》"牦牛条"下曰："喉靥，主治项下瘿气。"结合社会生产力及医学的发展历史分析，古代因"碘"的缺乏，容易导致患者出现碘缺乏性的甲状腺肿大，服用猪靥进行治疗，从现代医学角度来看即服用猪的甲状腺组织，其可起到有效补充甲状腺激素从而减轻甲状腺肿大的临床治疗效果。尤其注意的是，古籍中记述此类药物的制备方法皆以"散"为主，即直接研碎末后服用，可有效保持甲状腺激素活性。综上所述，"靥"即指现代医学概念中的甲状腺。

甲状腺病，属于中医学"瘿"范畴。"瘿"病之名，由来已久。早在战国时期的《庄子·德充符》中就已有关于"瘿"的病名记载。而传统医学典籍中对于"瘿病"一名的最早记载见于隋代巢元方所著的《诸病源候论》中第三十一卷"瘿瘤等病诸候"。中医学的病名多为自古流传而来，且其命名规则皆秉承汉字造字的"音、形、意"原则，同时结合临床的病证表现。"瘿病"等名亦有其成词之理。汉代许慎《说文解字·七篇下·疒部》中说："瘿，颈瘤也。从疒，婴声。"梁代顾野王《玉篇·卷十一·疒部》云："瘿，于郢切，颈肿也。"上述两部辞书，以最为简明扼要的语言表达了此病的基本外在特征——颈部肿大。清代学者段玉裁认为："颈瘤则如囊者也，颈肿则谓暂时肿胀之疾，故异其辞。"其言诚是，然不必苛责前人。时至今日，人们对此病的认知已经从宏观解剖、病理水平，深入到了微观分子、激素水平。即便如此，甲状腺病仍然是危害人类健康的常见病、多发病，女性患者多于男性。本类疾病在现代医学中多归属于内分泌科疾病的范畴，而传统中医学则将其归属中医外科学之范畴。

（一）瘿病之含义

狭义之瘿病是指人体多因郁怒忧思过度，气郁痰凝血瘀，结于颈前下部之肿大或肿块的一类疾病。《说文解字》曰："瘿，颈瘤也。"《吕氏春秋·尽数篇》载："轻水所，多秃与瘿人。"高诱注："瘿，咽疾。"均指出瘿病位于颈咽喉部。而《释名》"瘿，婴也，在颈婴喉也"之婴，谓婴之病状，即如贝壳编成之圈，佩于颈也。由此可知，瘿是颈前肿块性疾病。汪悦主编的《中医内科学》中论述瘿病："瘿病是由于情志内伤，饮食及水土失宜，以致气滞、痰凝、血瘀壅结颈前所引起的，以颈前喉结两旁结块肿大为主要临床特征的一类疾病。"西医学认为甲状腺是脊椎动物非常重要的腺体，属于内分泌器官，位于哺乳动物颈部甲状软骨下方，气管两旁。人类的甲状腺形似蝴蝶，犹如盾甲，故名。从先代医家的典籍中不难发现，"瘿"之一字，所述之意为疾病，故其字外覆"疒"部；所见之证乃"形似樱桃"，故其字内含"婴"形；所生特点是"多在项部""皮宽不急""似影似囊"，故其字音发"影"声。一字既成，不仅符合汉字造字习惯，而且切合临床实际。西医学中以甲状腺发生肿大为其主要临床表现的疾病包括单纯性甲状腺肿、甲亢、甲减、甲状腺炎、甲状腺结节、甲状腺腺瘤及甲状腺癌等。

广义之瘿病是指以人体不同表层部位异常突起为主要表现的一类疾病。既包括颈部淋巴肿大、甲状腺肿大、软组织结节等在表皮下形成块状的一类病症，也包括人体其他表层部异常突起的结节肿块的一类疾病。即西医学理论中人体组织部位受病原刺激后，局部细胞增生，形成的各种赘生物。如筋瘿、血瘿不仅指甲状腺的颈前瘿块、青筋显露、结如蚯蚓者；或甲状腺的颈部瘿块，皮色呈紫红，其表面有交叉显露之赤脉红丝可见，肿块逐渐长者。还包含颈部结块肿大的淋巴结肿大如淋巴结炎、淋巴结核。颈部又如马刀侠瘿，又作侠瘿，又名瘰串。最早见于《灵枢·痈疽》："其痈坚而不溃者，为马刀侠瘿。"《灵枢·经脉》在论述足少阳胆经循行及其病证时指出："缺盆中肿痛，腋下肿，马刀侠瘿。"东汉张仲景《金匮要略·血痹虚劳病脉证并治第六》"若肠鸣、马刀侠瘿者，皆为劳得之"。《中国医学大辞典》解释"侠瘿，腋下或胁下所生之疮也"。后世医家大多认为，马刀侠瘿就是常说的发于颈腋部之淋巴结核。其部位不一生于腋下，类似马刀形的称为马刀，生于颈部的称为侠瘿。

（二）瘿病分类及病名规范化

"瘿病"范围很广，但主要是以颈前逐渐形成瘿肿或结而成块为典型表现的基础病。由于历史原因，中医瘿病病名存在着某些混乱现象，大多数瘿病名称的定义、内容及中西医病名关系不甚一致，给后学者带来困难，以至于影响到中医临床教学及科研实际工作。瘿病的记载，可追溯到公元前3世纪，战国时期的《庄子·德充符》即有"瘿"的病名，《吕氏春秋》中记载，所谓"轻水所，多秃与瘿人"，观察到了瘿病发生与地理环境的关系。隋代巢元方《诸病源候论》也指出"诸山水黑土中，出泉流者，不可久居，常食令人作瘿病，动气增患""瘿者由忧恚气结所生"。认为水土因素与饮食失调有关，情志因素也可影响"瘿病"病情进展。

1. 瘿病古代分类 根据瘿病的病因及临床表现的不同，瘿病的初始分类始见于南北朝陈延之《小品方》，该书提出了"息气结瘿"与"饮沙水存瘿"两种，随后古今医家又有不同分类瘿瘤鉴别及不同瘿病类别的证候区别、治疗方药。《小品方·瘿瘤恶核恶肉恶脉气痛热疮等候第二十七》原书记载："瘿病者，始作与核相似，其瘿病喜当颈下，当中央不偏两边也。乃不急槌然，则是瘿也。中国人息气结瘿者，但垂无核也。长安及襄阳蛮人，其饮沙水存瘿，有核瘰瘰耳，无根浮动在皮中，其地妇人患之。肾气实，沙石性合于肾，则令肾实，故病瘿也。北方妇人饮沙水者，产乳甚于难，非针不出，是以比家有不救者，良由此也。"

隋代巢元方在《诸病源候论》中将瘿病分为血瘿、息肉瘿及气瘿三种。唐代孙思邈《备急千金要方》提出"石瘿""气瘿""劳瘿""土瘿""忧瘿"五瘿的名称；宋代赵佶《圣济总录·瘿瘤门》将"土瘿"称为"泥瘿"，并说："石与泥则因山水饮食而得之，忧劳气则本于七情。"宋代医家陈无择根据疾病局部证候的不同进一步明确提出五种不同瘿病，如《三因极一病证方论·瘿瘤证治》所言："坚硬不可移者，名曰石瘿。皮色不变，即名。筋脉露结者，名筋瘿。赤脉交络者，名血瘿。随忧愁消长者，名气瘿。"瘿病分类名称，无论是从病因的角度分为石瘿、泥瘿、忧瘿、气瘿、劳瘿，还是依据局部表现不同分为石瘿、肉瘿、筋瘿、血瘿、气瘿等，均只表现了瘿病某一方面的特征。

清代吴谦《医宗金鉴·卷七十二》不仅详述了瘿病的病因，认为该病"多外因六邪，荣卫气血凝郁。内因七情，忧恚怒气，湿痰瘀滞，山岚水气而成"，提出"诸证形状各异，皆五脏湿热邪火浊瘀各有所感而成，总非正气之所化也"。并且详细记载了对于不同证型瘿病的分证治法，提出"夫肝统筋，怒气动肝，则火盛血燥，致生筋瘿、筋瘤，宜清肝解郁，养血舒筋，清肝芦荟丸主之。心主血，暴戾太甚，则火旺逼血沸腾，复被外邪所搏，致生血瘿、血瘤，宜养血、凉血、抑火、滋阴、安敛心神调和血脉，苓连二母丸主之。脾主肌肉，郁结伤脾，肌肉浇薄，土气不行，逆于肉里，致生肉瘿、肉瘤，宜理脾宽中、疏通戊土、开郁行痰、调理饮食，加味归脾丸主之。肺主气，劳伤元气，腠理不密外寒搏之，致生气瘿、气瘤，宜清肺气、调经脉、理劳伤、和荣卫通气散坚丸主之。肾主骨，盗欲伤肾，肾火郁遏，骨无荣养，致生石瘿、骨瘤。石瘿，海藻玉壶汤主之，骨瘤尤宜补肾散坚、行瘀利窍，调元肾气丸主之。"强调如果通过外科手段治疗，可能会出血过多，导致生命危险，提出"瘿瘤诸证，用药缓缓消磨，自然缩小；若久而脓血崩溃，渗漏不已者，皆为逆证，不可轻用刀针决破，以致出血不止，立见危殆"。

古代医家不仅重视瘿病的分类证治，还重视瘿与瘤的鉴别。在隋唐以后对于瘿病的认识逐渐变得丰富起来。对瘿病的鉴别及病因病机，提出了新的不同认识，如《三因极一病证方论》提及："瘿多着于肩项瘤则随气凝结。"朱震亨《丹溪心法》云："结核或在项、在颈、在臂、在身，如肿毒者，多是湿痰流注，作核不散"。明代李梴《医学入门·外科脑颈门》一书中也言道："旧分五瘿六瘤，惟薛立斋止言五瘿。盖瘿、瘤本共一种，皆痰气结成，惟形有大小，及生颈项、遍身之殊耳。"结合现代的临床实际也表明了瘿和瘤虽然有一部分重叠的地方，但并不能将各种甲状腺肿大都归入甲状腺肿瘤。

2. 瘿病现代分类　总结古代著作中关于瘿病分类的记载，瘿有石瘿、肉瘿、筋瘿、血瘿、气瘿、泥瘿、土瘿、劳瘿、忧瘿等多种，还有少量关于"瘿气""瘿瘤""瘿肿""影袋"等记载，这种分类与命名反映了当时以缺碘性甲状腺病为主要表现的疾病特点，具有一定的时代局限性。结合现代医学对有关甲状腺病的病因、病机认识，可分为以下类型。

（1）瘿囊：是由于水土因素、饮食失宜、情志失调所致的以颈前肿块块形较大，弥漫对称，其状如囊，甚或下坠至胸，触之光滑柔软为特征的疾病。该病名不仅指明了该病的发病部位，同时体现出了该病的特征性临床症状。相当于西医学单纯性甲状腺肿，是以缺碘、致甲状腺肿物质及甲状腺激素合成酶缺陷等所致的甲状腺肿大。明代李梴《医学入门·脑颈门·瘿瘤》称"瘿病"为"瘿囊"，认为发病与情志失调有关。清代沈金鳌《杂病源流犀烛·颈项病源流》也指出"西北方依山聚涧之民，食溪谷之水，受冷毒之气，其间妇女，往往生结囊如瘿"，指出水土因素与饮食失调是发病的主因，盖因饮食失调伤脾，影响气血运行，痰湿阻滞气血，可成瘿病，主要指地方性甲状腺肿。"瘿囊"在中医学文献中，又称"影袋""影囊"，并与"土瘿""气瘿"等密切相关。其中地方性甲状腺肿主要见于离海较远、海拔较高的山区，古称"土瘿"，即与水土相关的瘿肿；散发性甲状腺肿多发生在青春期、妊娠期、哺乳期和绝经期，常有不良情绪刺激为诱因者，又称"气瘿"，即与肝气郁结有关的瘿肿。

（2）瘿气：是由于体质因素及情志失调、饮食偏嗜所致气郁、血瘀、痰结于颈前而成瘿肿，继而气郁化火，或未成瘿肿，而为肝胃郁热、伤阴耗气、阴虚火旺、气阴两虚导致的以烦躁易怒、心悸、汗出、突眼，或大便次数增多等为典型表现的病证，相当于甲亢。该病名见于宋代《太平圣惠方》，指出"夫瘿气咽喉肿塞者，由人忧患之气在于胸膈，不能消散，搏于肺脾故也"，与所谓"气瘿"意同。

（3）瘿痈：是内有郁火，外感风热，邪毒结于颈前所致的以颈前瘿肿红肿热痛，甚至可化脓破溃为特征的病证。特征性症状是颈前瘿肿红肿热痛，为内有郁火、外感风热，邪毒结聚于颈前所致。具有中医外科学"痈"的一般特点，所以命名曰"瘿痈"。相当于现代医学的急性甲状腺炎、化脓性甲状腺炎。古人对此语焉未详，正式作为病名提出见于《中医病证诊断疗效标准》，所谓"瘿痈是内有郁火，外感风热邪毒，结于瘿囊而成，证见喉结两旁结块肿硬疼痛。相当于急性化脓性甲状腺炎"。

（4）瘿痛：是体质因素加以外感时毒、情志因素等所致，是风热时邪、温热邪毒留恋，气血痰瘀聚于颈前喉结部位导致的以颈前瘿肿剧烈疼痛为特征，日久可出现"瘿气"或虚损症状的病证。特征性症状是颈前瘿肿伴有疼痛。相当于现代医学的亚急性甲状腺炎，也称肉芽肿性甲状腺炎或巨细胞性甲状腺炎。赵进喜主编的《内分泌代谢病中西医诊治》指出"亚甲炎为感受风热、温热毒邪或其他毒邪，入里化热，加之情志不畅，气郁化火，蕴结于颈前而成，临床表现多为起病急骤，早期先有畏寒、发热、头痛、全身不适，而后出现颈前肿痛，继而发生甲状腺功能亢进或减退，因其以颈前疼痛为特殊表现，故而病名诊断以'痛瘿'或'瘿痛'比较合适"。其早期属于"温毒"继发的"瘿病"，可称之为"温毒·瘿病"，而后表现为"瘿气"的心悸、汗出等典型症状，可称之为"瘿痛·心悸""瘿痛·汗证"。若表现为阴损及阳、阴阳俱虚证候者，则可称之为"瘿痛·虚劳"。

（5）瘿瘤：又称"肉瘿"，是气郁痰结血瘀所致的以一侧或双侧颈前结块，状如核桃，可大可小，可软可硬，甚至有核累累为特征的病证，相当于现代医学的甲状腺腺瘤、结节性甲状腺肿等。隋代巢元方《诸病源候论》所谓"有核累累"，就是指"瘿瘤"的表现。宋代严用和《济生方》则指出"夫瘿瘤者，多由喜怒不节，忧思过度而成斯疾焉，大抵人之气血，循环一身，常欲无留滞之患，调摄失宜，气凝血滞，为瘿为瘤"，强调情志郁结，气滞血瘀是"瘿瘤"发生的基础。但在中医学文献中，"瘿瘤"又称为"肉瘤"，如宋代陈无择在其所著《三因极一病证方论》一书当中将"瘿病"分为五种，其中"皮色之不变者，即名肉瘿"。中华人民共和国中医药行业标准《中医病证诊断疗效标准》中也称甲状腺瘤为"肉瘿"。一般认为其发病多与情志有关，由于忧思郁怒，肝郁不达，脾失健运，以致气滞痰凝而成。

（6）石瘿：是气郁痰结血瘀日久成毒所致的以一侧或双侧颈前结块坚硬如石，触之凹凸不平，坚硬有根，可随吞咽动作而上下为特征的疾病。发病机制多为正虚的基础上，气郁痰结血瘀聚结颈前，日久蕴结成毒所致，故称"石瘿"。相当于现代医学的甲状腺癌等恶性肿瘤。宋代陈无择《三因极一病证方论》云："坚硬不可移者，名曰石瘿。"与《黄帝内经》所谓"失荣"等有一定关系。"失荣"包括多种恶性肿瘤日久所导致的气血阴阳虚损的病证，当然也包括"石瘿"晚期虚损证候在内。

（7）瘿病·虚劳：是指颈前瘿肿基础上心肾阳虚、命火不足所致的倦怠乏力、畏寒肢冷、纳呆、大便不畅、脉迟、颜面肢体肿胀甚至发生昏迷为典型表现的病证。基本相当于现代医学多种原因所致的甲减。由本病引起昏迷者又称为黏液性水肿昏迷。根据中医学诊断重视主症往往以主症名病的特点，临床上也常常有人根据其具体症状，诊断为"水肿""昏迷"等。至于其幼年发病者，严重影响大脑和身体的生长发育，可有不同程度的智力低下和身材矮小，西医称之为呆小病或克汀病。

据现代内分泌学专著的疾病分类，甲状腺病应包括甲状腺功能异常的疾病、炎症性甲状腺病、甲状腺肿瘤、基因突变性遗传性甲状腺病等四类。但每一大类具体到某些疾病时变得更加复杂。且甲状腺病并发症多，疾病之间常可合并存在，导致疾病分类异常复杂。因此，古代的甲状腺病中医分类难以适应当前甲状腺复杂分类的要求。我们应在学习继承前人经验基础上，结合现代临床实际，参考西医学甲状腺相关症状及疾病名称，依据中医病名原则，规范各类甲状腺病的病名。

（三）我国古代甲状腺肿流行状况

瘿病在中国有着悠久的流行历史，约在 2500 年前人们就已发现山区是瘿病主要流行地区，尤其多见于女性人群，此类瘿病大多为地方性甲状腺肿，是甲状腺病的主要病种之一。现通过清代以前的不同朝代的诗文、地方志及有关医药论著的梳理分析，古代地方性甲状腺肿的流行地区主要有秦巴山区、豫西山区、中条山区、太行山区、三峡地区、鄂西北山区、岷山山区、迭山山区、六盘山区、沂蒙山区等，这些是中国古代地方性甲状腺肿流行最严重的地区。瘿是一种发生于颈部的慢性疾患，在我国多发生于远离海洋的山区或高原如西部地区，大部分有明显的地域性，与缺碘密切相关，用富含碘的药物治疗效果较好，这类瘿病相当于现代医学所称的地方性甲状腺肿，由于近几十年来普及了食盐加碘，该病已明显减少。

秦巴山区地方性甲状腺肿流行在历史上堪称"中国之最"，《山海经·中山经》载鲁山县西苦山

（即伏牛山区）上生长着一种"服之不瘿"的草，这大概是地方性甲状腺肿流行的最早记载。直到明清时期，大巴山区瘿病仍广泛流行，如明代刘元卿《南歧之见》中言："其地之民无一人无瘿者。"三峡地区包括宜昌至巴东的长江沿岸地区，历史上为瘿病高发区，流行十分严重，如范成大以其亲眼所见，说从恭州（今重庆）到秭归"山水皆有瘴，而水气尤毒，人喜生瘿，妇人尤多"，在其所写的《昭君台》诗中有"三峡女子，十人九瘿""人人有瘿如壶瓠"。两晋南北朝时期，鄂西北山区为荆州辖地，史载多瘿，如元代武当山"诸宫观庵，岩居者为瘿所厄"。熊耳山区的广大地区亦是瘿病流行区，如王沂《一百五日行》诗曰："一百五日春昼迟，伊滨人家烟火微。相逢十九瘿累累，见惯何曾羞掩衣。"王沂写此诗时在嵩州（今嵩县、伊阳县境）任职，诗中反映出熊耳山区瘿病的流行情况。晋代张华《博物志·五方人民》言："山居之民多瘿疾。"我国古代地方性甲状腺肿分布范围十分广泛，呈现出"山地多于丘陵，丘陵多于平原，内陆多于沿海"的分布特点，主要由于外环境缺碘、交通十分闭塞、经济十分落后、居民饮食习惯等。

二、瘿病学术理论源流梳理与总结

瘿病是指在外感六淫病邪或兼水土失宜，内受饮食、情志所伤，或先天禀赋不足等因素影响下，气血升降失和，诱发形成痰凝、气滞、血瘀等病理因素，加之正气抗邪不足致使邪毒壅结于颈前，由此引发的以颈前喉结两旁结块肿大为主要临床表现的一类疾病，因其病在颈绕喉而生，其形状如缨络故得名。中医古籍所言之瘿气、瘿囊、瘿瘤、影袋等皆属瘿病范畴，其与现代医学认识之甲减、甲亢、亚急性甲状腺炎、结节性甲状腺肿、甲状腺癌等疾病相类。中医对"瘿病"的病因病机认知历史悠久，在干预瘿病演进、转化及维持机体内环境稳态方面具有显著优势，本章节系统梳理了先秦、两汉、隋唐、宋金元、明清及现代医家对瘿病的代表性认识，总结了瘿病古今认识的演变规律，以期为探寻瘿病学术发展源流、脉络奠定基础。

（一）萌芽启蒙阶段：先秦时期有关瘿病的论述

象形文字是中国文字的雏形，作为具有传世意义的甲骨文是象形文字中的重要代表，甲骨文的出现填补了中国文字早期空白的局面。据现代学者考究，早在甲骨文中就出现对"瘿"本字的记载，李实《甲骨文字丛考》一书就明确提出了"释瘿"，其认为以往研究甲骨文的《类纂》《文编》等书籍，均未收录"瘿"字，此观点的提出极大地提前了瘿病出现的年代，表明最早在夏商时期，甲骨文中就已经出现了对"瘿"字的记载。而"瘿"作为单独的一种疾病出现，最早可追溯至公元前7世纪的《山海经·西山经》，其言："又西三百五十里，曰天帝之山……有草焉，其状如共葵，共其臭如蘼芜，名曰杜蘅，可以走马，食之已瘿。"《山海经·西山经》又云："西南三百八十里，曰皋涂之山，蔷水出焉，西流注于诸资之水；涂水出焉，南流注入集获之水。其阳多丹粟，其阴多银、黄金，其上多桂木。有白石焉，其名曰礜，可以毒鼠。有草焉，其状如稾茇，其叶如葵赤背，名曰无条，可以毒鼠。有兽焉，其状如鹿而白尾，马脚人手而四角，名曰覆如。有鸟焉，其状如鸱而人足，名曰数斯，食之已瘿。"《山海经》全书记载疾病38种，其虽并非一部医学著作，但早时巫医不分家，书中的诸多思想都与中医学息息相关，如上文所示，以"瘿"病为代表，其列举了诸多鸟兽植物，尤其是其中对食用后"不瘿""已瘿"的记载表明那时候的人们已经认识到瘿病可以治疗与预防。

战国时期的《庄子》一书亦有对"瘿"病名的记载。到公元前2世纪，人们不仅认识到"瘿"这类疾病，还发现了致瘿的一些关键因素，如《吕氏春秋·季春纪》中言："轻水者，多秃与瘿病。"证明了当时的人们不仅发现了瘿病的存在，同时基于生活实践也发现其发病与地理环境（如水质等因素）联系密切。《管子·地员第五十八》中谈到"其种櫩葛，蚀茎黄秀恚目"，即"恚目谓谷实怒开也"。这种描述也是与人生气瞪起眼睛比类而来的，类似于当今甲状腺相关眼病的目睛突出等疾病症状。以上诸多文献的相关描述，记载了先秦时期人们基于古代哲学的思考想象、类比自然界万物变化，探寻到的有关瘿病的趣闻轶事，彰显出了上古时代人们朴素的唯物主义认识。总而言之，先秦时期甲骨文、诸子百家对瘿病的相关载述，反映了当时的文化、医学技术水平，其对瘿病的研究也仅仅处于萌芽阶段，具体对临床的使用价值还有待挖掘与进一步研究。

（二）思维奠基阶段：秦汉时期有关瘿病的论述

发展至《黄帝内经》时期，作为开创中医学哲学与理论体系的指导性著作，《黄帝内经》一书中虽无对瘿病的直接论述，但其整体观、恒动观、辨证观的思维理念，都较好地指导了中医对瘿病的辨治。《黄帝内经》一书认为阴阳、脏腑、形神都是具有整体性的，《素问·生气通天论》中的"阴之所生，本在五味；阴之五宫，伤在五味"成为瘿病患者重要的饮食指导与指南，又如罹患瘿病（如桥本甲状腺炎）患者，应避免摄入过量碘元素，包括减少此类药食，因其性味多属甘、咸，咸味入肾，过食咸，肾伤则不制水，反侮脾土；甘味入脾，过食甘而脾土壅滞，枢机不达，加重水湿壅盛，浊气壅滞颈前发为瘿病。《素问·至真要大论》中的"诸躁狂越，皆属于火"指导了现在对于甲亢的证治，《素问·四气调神大论》中的："是故圣人不治已病治未病，不治已乱治未乱，此之谓也。夫病已成而后药之，乱已成而后治之，譬犹渴而穿井，斗而铸锥，不亦晚乎？"指导了瘿病的日常预防。

从《黄帝内经》藏象的角度而言，瘿病的发病与肝关系最为密切。肝主疏泄，性喜条达。长期的情志不畅，或情绪骤变，则易导致肝气的郁结，肝郁则诱发气滞等病理改变，气滞则津液不运，又会凝结成痰饮等病理产物，不良产物的蓄积过度凝塞于颈前而成本病。亦有暴怒伤肝者，肝气疏泄无权或气郁日久化火，炼液成痰；日久痰与火结壅结于颈前，气血运行不畅，血脉瘀阻而成气郁、痰凝、血瘀之患。诚如《灵枢·百病始生》言："肠胃之络伤则血溢于肠外，肠外有寒汁沫，与血相搏，则并合凝聚不得散，而积成矣。"《医学入门·脑颈部》言："原因忧恚所生，故又曰瘿气，今之所谓瘿囊者是也。"《诸病源候论·瘿候》言："瘿者，由忧恚气结所生。"可以发现，气是瘿病发生的重要因素，基于《黄帝内经》相关理论，我们可以发现气与肺脏的关联最为密切，肺居胸中，主气，司呼吸，朝百脉，主治节，参与人体血液生成及循环。肺脏既是机体与自然界气体交换的主要场所，也是宣发肃降人体之气回环的重要区域。若外邪袭肺，肺脉不利，宣降失司，则肺脏调节全身气、血、津液及脏腑功能失衡，尤以气机不利多见。《素问·疏五过论》谈到："离绝菀结，忧恐喜怒，五脏空虚，血气离守。"其表明精神情志因素的异常改变，可损伤内脏气血，使得脏腑功能失调，气血功能紊乱，阴阳失常，导致疾病的发生。

至而《伤寒杂病论》一书，其强调对疾病要开展辨证论治。医圣张仲景首次提出"辨病脉证并治"。《伤寒杂病论》为我们临床诊治瘿病提供了主病辨证、主症辨证、分阶段辨证、兼夹病症辨证的思考方向，极大地拓宽了传统中医的辨证视野。此外《伤寒杂病论》还以络病理论为指导在《黄帝内经》基础上提出六淫、痰凝、血瘀、络虚的病机之变；参照虫蚁飞者升、走者降取象比类提出以虫类药治疗络病顽证的药物之变；依照祛瘀生新、通补并用等思考组方通络药与养阴药的配伍之变；考量络病痼疾当以缓攻之法易汤为丸力求缓图的剂型之变。这些新思想的提出都为瘿病治疗实践提供了较好的指导意义。《金匮要略》专论妇人三篇是妇人疾病专篇成书的内容，奠定了中医妇科分科发展的基础。中医的经络学说认为人体的冲脉为血之海，其储藏的血量主要依靠肝脏的疏泄功能来进行调节。从瘿病的角度来看，如果甲状腺素减少或甲减时，则会出现妇女同志情绪上的明显改变，也可能会造成血崩、月经不调等症状出现，少数甚至会有闭经的可能。妇人杂病篇中从肝进行论治的方剂有数首，如小柴胡汤、温经汤、胶艾汤、当归芍药散、抵当汤，涉及温肝、养肝、活血等治则，其体现了中医学从肝论治甲亢合并月经病的学术思想内涵。

（三）成果积累阶段：隋唐时期有关瘿病的论述

隋唐时期是我国医学史发展承前启后的重要过渡时期。在隋唐时期，除前后涌现了如巢元方、孙思邈、王焘等著名医学大家外，也先后诞生了如《诸病源候论》《千金方》《外台秘要》等重要的医学综合性著作，这些著作不仅整理传承了许多秦汉医学的发展成就，也及时总结了当时医学发展的最新进展和认识，强调以多种技术方法联合应用的治疗特点，顾护脾肾先后天之本的养生理念，以及发展新药创新经方和时方的创新精神，这些都为瘿病证治提供了很好的参考，也为后世瘿病学说的传承创新发展奠定了重要的基础。在隋唐时期，中医学家首次认识到瘿病是数种疾病的总称，提出了瘿病的不同分类方法，具体有二瘿分类法、三瘿分类法、五瘿分类法。如在《小品方》中，依据内因、外因等病因的不同，将瘿病分为息气结而成瘿和饮沙水而成瘿；《诸病源候论》则依据不同瘿病的表现特点（如形态、结构等），将瘿病分为血瘿、石瘿、息肉瘿；《备急千金要方》则认识更加深入全面，综合考虑瘿病分类方法，将瘿病分为气瘿、土瘿、劳瘿、忧瘿、石瘿等。

隋唐时期不仅对瘿病进行了详细的分类，在瘿病治疗用药方面也更加全面，并依照治疗方药的不同提出了不同的药用剂型、服药方法、饮食禁忌。在药用剂型方面创制了散剂、酒剂、丸剂、口含剂、外敷剂等多个不同剂型治疗瘿病。如《备急千金要方·解毒杂治瘿瘤》"治下筛，酒服方寸匕""以三年醋一升，溲面末，曝干，往反醋尽，合捣为散，酒服方寸匕""以三年米醋渍小麦面，曝干，各捣为散合和，服一方寸匕，日四、五服""药含极乃咽之""醋渍含咽""上六味，为末，蜜丸如小弹子大，含一丸咽津""上十二味，治下筛，以羊髓脂为丸如梧子，日服三丸""若疮湿即敷，若疮干猪脂和敷""哎咀，以猪脂三升半，煎白芷黄去滓，稍以敷之，日三"等记述。在服药禁忌方面，主要强调了瘿病饮食"禁姜、五辛、猪、鱼、生菜、大吹、大读诵、大叫语"。

足阳明胃经"下人迎，循喉咙，入缺盆"、足厥阴肝经贯穿上下，肝络遍布胸胁，"循喉咙之后"，两条经脉皆与甲状腺相交。经络与瘿病的联系十分密切。在针石治疗层面，隋唐时期的《备急千金要方》《千金翼方》是基于经络学说衍生而出的瘿病针灸治疗的重要著作，如唐代孙思邈所撰的《备急千金要方·解毒杂治瘿瘤》言："瘿上气短气，灸肺俞百壮。瘿上气胸满，灸云门五十壮。瘿恶气，灸天府五十壮。"《千金翼方》亦言："又灸胸堂百壮。瘿劳气，灸冲阳，随年壮。瘿，灸天瞿三百壮，横三间寸灸之。瘿气面肿，灸通天五十壮。瘿，灸中封随年壮，在两足趺上曲尺宛宛中。诸瘿，灸肩髃左右相对宛宛处，男左十八壮，右十七壮；女右十八壮，左十七壮，或再三，取瘥止。又，风池百壮，挟项两边。又，两耳后发际一百壮。又，灸头冲（一作颈冲）。头冲在伸两手直向前令臂著头对鼻所注处，灸之各随年壮。"总结来看，隋唐时期对瘿病的分类、饮食禁忌、针灸治疗等撰述较为完备，虽然其中的部分内容在如今来看并不具备科学性，但其对瘿病学术体系的构建具有重要意义。

（四）方药充实阶段：宋金元时期有关瘿病的论述

宋金元时期是我国历史朝代中经济社会发展较为快速的时期，随着当时诊疗经验的积累与医疗设施的完善，出现了一大批瘿病治疗的学术思维。如北宋的《太平圣惠方》，其成书于宋淳化三年，是我国历史上第一部由国家牵头组织编写的方书，亦是宋代第一部官修的大型方书。书中对病证、病机、方剂和药物论述全面，该书所收方剂皆来自各代名家名方。《太平圣惠方·治瘿初结诸方》记载了 29 个治疗瘿病的方剂，还提出了瘿病"宜早疗之，便当消散也"的理论。书中指出瘿病的早期证候是"咽喉中壅闷"，这与现代瘿病的早期症状也大致相同，其认为瘿病的发生是"脾肺壅滞，胸膈痞塞，不得宣通，邪搏于咽颈，故令渐渐结聚成瘿"。其认识从理、法、方、药的不同维度，较为系统与全面地反映出当时中医学界对瘿病的认知水平，具有实用性也兼具临床价值。

宋金元时期，对于瘿病病案的记载也颇为翔实，这为后人从医案中体悟瘿病的治疗方法提供了巨大的便利，同时一些特殊的验案，也证实了中医中药在瘿病治疗中的独特作用。如《普济本事方》中记载了不少瘿病的病案，如"宋，王钦若状貌短小，项有附疣，时人目为瘿相"。南宋张杲《医说·卷九》记载："华亭有一老僧，昔行脚河南管下，寺僧童仆，无一不病瘿。时有洛僧共寮，每食取携行苦脯同餐，经数月，僧项赘尽消。若未尝病，寺徒仆叹诃，乃知海崖咸物，能除是疾。"

此两则瘿病病案一案记载了所患瘿病者之象，一案则记载了食"海崖咸物"可消瘿。后而金代张从正在《儒门事亲》中谈到，可以用海藻、海带、昆布等海生植物投入水中，时时服之以消瘿，这表明早在金代人们已经认识到用咸味中药改善饮用水水质来防治疾病的方法，但受时代背景的限制，人们还没有广泛地意识到瘿病的形成与碘元素的关系，但能认识到咸味可软坚散结已是难能可贵，对后世亦有较高的瘿病证治指导价值。

（五）学术繁荣阶段：明清时期有关瘿病的论述

明清时期是我国历史进程中最为关键的阶段，无论是医书传承、中医治疗方式的发展还是中医学术体系的创新，明清时期都极为关键。在这一历史时期，诞生了一大批对后世极具指导意义的中医学著作，如陈实功的《外科正宗》、祁坤的《外科大成》、王肯堂的《证治准绳》、张璐的《张氏医通》、沈金鳌的《沈氏尊生书》、张景岳的《景岳全书》，以及政府组织撰写的《医宗金鉴》《普济方》等。其中很多都汇集了瘿病相关理论，尤以外科专著论述为著，属于对病因、病机、辨证、治则、治法、预后康养补充与完善的时期，也是瘿病学术发展的成熟阶段。

陈实功著《外科正宗》，是一部代表明以前外科学成就的重要文献。详细地论述了外科疾病的病因病机、证候、辨证、预后等，并附有医案加以论证，且善用外科手术和腐蚀药，该书被后世人称为"列证最详，论治最精"。陈实功的学术思想为后人所重视，并加以继承和发展而形成了中医外科的一大学派——正宗派。他对瘿病的论述精要，选方切于实用。认为瘿之发病乃五脏瘀血、浊气、痰滞而成，并将瘿病分为初起之实证与病久之虚证，其设立的治疗瘿病实证的方剂海藻玉壶汤至今仍在广为使用。在论述瘿病的病因病机时有这样的描述"夫人生瘿瘤之症，非阴阳正气结肿，乃五脏瘀血、浊气、痰滞所成"。描述其症状曰："瘿者，阳也，色红而高突，或小而下垂。"又引薛立斋的论述将瘿病分为五瘿：筋瘿、血瘿、肉瘿、气瘿、石瘿。云："筋骨呈露曰筋瘿，赤脉交结曰血瘿，皮色不变曰肉瘿，随忧喜消长曰气瘿，坚硬不可移曰石瘿，此瘿之五名也。"在治疗方面，将瘿病分为初期之实证与病久之虚证，指出："初起无表里之症相兼，但结成形者，宜行散气血；已成无痛无痒，或软或硬色白者，痰聚也，宜行痰顺气；已成色红坚硬，渐大，微痒微痛者，宜补肾气，活血散坚。"并按此拟定了海藻玉壶汤、活血消瘿汤、十全流气饮等有效方剂。在论述海藻玉壶汤时云"治瘿瘤初起，或肿或硬，或赤或不赤，但未破者"。论述活血消瘿汤时云"治瘿瘤已成，日久渐大，无痛无痒，气血虚弱者"。论述十全流气饮时云"治忧郁伤肝，思虑伤脾，致脾气不行，逆于肉里，乃生气瘿、肉瘤，皮色不变，日久渐大者"。

明代徐春甫在《古今医统大全·瘿瘤候》一书中谈到瘿瘤分类，其言："五瘿六瘤其状各异。五瘿者，一曰肉瘿，其肉色不变，软硬中和；二曰筋瘿，其筋脉露呈；三曰血瘿，其赤脉交接，如缠红丝；四曰气瘿，忧愁肿甚，喜乐渐消，随气消长；五曰石瘿，其中坚硬如石，不能转移是也。"其详言了根据瘿瘤形态及核心病理机制的不同而衍生出的五种分类方式，同时也据此提出瘿瘤证治以"治瘿瘤以削坚开郁行气"为大法。清代吴谦《医宗金鉴·外科心法要诀·发无定处上·瘿瘤》则强调："夫肝统筋……（筋瘿）宜清肝解郁，养血舒筋，清肝芦荟丸主之。心主血……（血瘿）宜养血、凉血、抑火、滋阴、安敛心神、调和血脉，芩连二母丸主之。脾主肌肉……（肉瘿）宜理脾宽中，疏通戊土、开郁行痰、调理饮食，加味归脾丸主之。肺主气……（气瘿）宜清肺气、调经脉、理劳伤、和荣卫，通气散坚丸主之。肾主骨，恣欲伤肾，肾火郁遏，骨无荣养，致生石瘿骨瘤。（石瘿）宜海藻玉壶汤主之。"更为详尽地论述了五瘿具体的证治大法，为临床辨证施治提供了基本的诊疗思路。如筋瘿以肝为着眼点，重在清肝；血瘿以心为着眼点，重在围绕血脉核心病机，调和血脉；肉瘿以脾为着眼点，重在理脾；气瘿以肺为着眼点，重在调肺；石瘿以肾为着眼点，重在养肾。由此来看清代对瘿病的分类方法仍然以藏象理论为指导，围绕五脏为中心，探讨各脏腑与瘿病的分类关系。

明清时期对于瘿病的诊疗，临床用药特点是创制了多首瘿病防治方药并丰富了瘿病的外治疗法。在剂型方面，内服药剂型多以散、丹、丸为主；外用药剂型以膏、酒、洗剂为主。在用药方面，明清时期针对瘿病的中医治疗不仅局限于应用化痰消瘿的药物，治疗方法更加多样化，用药也更为精准有效，如在内服活血化瘀方药中增加了对通窍药的使用，整体遵活血化瘀、养血舒筋、培元补肾等三大配方原则。创制多首治疗瘿病的方剂，如海藻玉壶汤、活血消瘿汤、十全流气饮等，至今临床仍为习用。李梃《医学入门·脑颈部》中言："瘿瘤或软或硬，无痛无痒，体实者，海藻散坚丸、海带丸；痰火盛者，舐掌散、神效开结散。此皆化痰行气破坚之剂，久虚者不可妄服。虚者：筋瘤、肾气丸，或八物汤加山栀、木瓜（炒黑）、龙胆草，肝火盛者，间以芦荟丸暂服。"《外科证治全书·瘿瘤》中言："大者为瘿，小者为瘤。瘿证蒂小而下垂，瘤证顶小而根大。瘿多生于肩项两颐，瘤则随处可生。瘤证易治，瘿证鲜有瘥者。瘿证内用开结散、内府神效方，外用蛛丝缠法，或甘草缩法，缓缓消磨亦能缩愈。切勿轻用刀、针，致血出不止，立见危殆。"在瘿病的临床诊疗方面，历代医学家基本都不主张使用外科手术的治疗方法。如清代吴谦《医宗金鉴·外科心法要诀·瘿瘤》中强调："瘿瘤诸证，用药缓缓消磨，自然缩小，若久而脓血崩溃，渗漏不已者，皆为逆证，不可轻用刀针决破，以致出血不止，立见危殆。"

　　明清医家多认为瘿病的基本病机是痰凝气滞血瘀壅结于颈前，治疗多采用疏理肝气、化痰散结、活血化瘀、清热泻火、益气养阴的治疗大法，并据瘿病证候的不同进行遣方与用药。结合前文所述著作，可以发现明清时期对瘿病的临床表现、分证分型、治则治法、防治方法都做了深入的阐述，可以说明清时期有关瘿病著作对后世具有重要的启新意义。但在一些具体药物的运用方面，许多都为古人经验之谈，其治疗方法及方药仍需进一步研究与探讨。

（六）体系构建阶段：现代时期有关瘿病的论述

　　中医药学是一门实践医学，其产生来源于临床医师对诊疗过程的归纳演绎、逻辑推理、悟性判断，而其蓬勃发展更得益于中医思维方法的创新性与独特性。中医思维方法广义上是指以中医理论为框架体系，融入中医医师临床诊治疾病思维过程及思维活动的方式、方法。在现代瘿病学术思维体系构建新的历史时期，国内众多学者基于中医原创思维寻求对瘿病本质的认识，探寻瘿病病变的逻辑规律与内在机制，百家争鸣的学术氛围拓展了瘿病研究的视野，同时也指导着临床对瘿病的辨治。在瘿病学术专著方面，1986年伍锐敏的《甲状腺疾病的中医治疗》是甲状腺病中医领域第一本专著，由人民卫生出版社出版。随后许芝银主编的《甲状腺疾病中医治疗》、陈如泉主编的《甲状腺疾病中西医诊断与治疗》、刘艳骄等主编的《甲状腺疾病中西医结合治疗学》、黄祥武的《甲亢 甲减》、李赛美等编写的《甲状腺机能亢进症中西医诊疗与调养》、高天舒的《实用中西医甲状腺病学》、丁治国的《膈本相应论》等中医、中西医结合专著不断问世，推动了甲状腺病的中医、中西医结合诊疗及学术水平的发展与提高。临床方面开展了老中医诊治经验整理、各种不同甲状腺病临床病例总结、各种古今专病专方及药物的临床观察报道，《中药新药甲状腺功能亢进症（毒性弥漫性甲状腺肿）的临床研究指导原则》《中药新药亚急性甲状腺炎的临床研究指导原则》《瘿病眼病、瘿痛的中医诊疗方案及临床路径》等各种文献报道与会议交流，推动了学术发展及临床水平提高。

　　国医大师周仲瑛教授认为，瘿病的发生每多与情志不调、饮食水土、体质因素有关，其病理因素以郁为核心，同时相兼痰、瘀等病理产物，病位主要在肝、肾，与心、脾密切相关。在辨证论治方面，周老强调病证结合是治疗的核心着眼点，常根据瘿肿性质和伴随症状的不同，运用四诊合参的辨病、辨证方法，区分证候病机。具体而论，瘿肿触之柔软，自觉发胀，胸胁窜痛者，多属气郁痰阻；罹患瘿病而致颈部肿大，伴烦躁易怒、多汗、眼突、肢体颤抖者，多属肝火旺盛；触之较硬或有结节，舌质偏紫暗，脉涩者，多属痰结瘀；触诊质软，同时伴有心悸难安、眼干、目眩表现者，多属心肝阴虚。临床常用治疗基本药组成为夏枯草、海藻、桑寄生、香附、赤芍、胆南星、僵蚕、沙参、麦冬、女贞子、山慈菇、枸杞子、玄参、柴胡等。国医大师段富津教授认为，瘿病的发生与七情内伤关系最为密切，同时还与性别、年龄等因素有关。段老结合瘿病患者颈前喉结两旁肿大，伴有情志方面的急躁易怒，症状方面的胁肋处隐痛，舌脉方面的舌质红，苔薄白，脉弦滑等一系列表现，提出气机郁结是瘿病的发病核心，基本病理变化是痰凝、气滞、血瘀，常见证型有肝郁气滞证、气滞痰浊证、气滞血瘀证、肝郁脾虚证、气滞痰凝血瘀证、气阴两虚证。段老在临床辨证施治时，常提出注重调节情志，宣畅郁结之气机，以达到行气解郁、消痰软坚、活血散结的治疗目的。国医大师徐经世教授认为，瘿病的临床诊疗应首辨病位，次辨虚实。从辨病位的角度，瘿病之所甲状腺为肝经循行之所系，病理改变多责之于肝，临床治疗多从肝着眼，同时结合中医基础理论之母病及子、木土相克之五行理论，兼养脾心。从辨虚实的角度，徐老强调应结合病程新久辨识，偏于实证者，则分气滞、痰凝、肝火和血瘀之不同；偏于虚证者，则当辨阴虚、心阴和脾虚之别。具体总结出行气化痰消瘿法、理气活血化痰法、清肝泻火散结法和滋阴养肝宁心法治疗瘿病。

三、瘿病治则立法源流梳理与总结

（一）瘿病治则用药

对于瘿病的治疗原则，历代医家几乎皆有共识，基本上都不主张外科治疗，多建议内科用药，以"破结消散""滋养血气"等治则为法。《三国志·魏书》引《魏略》云"贾逵发愤生瘿，后所病稍大，自启愿欲令医割之"，而曹操劝之曰"吾闻十人割瘿九人死"。这一历史典故间接记录下了当时以手术治疗瘿病的外科学方法。元代危亦林《世医得效方》主张在治疗上应采取"破结散，治五瘿"，同时也认为要注意"五瘿皆不可妄决破，破则脓血崩溃，多致夭枉"。元代朱震亨《丹溪心法》倡导"瘿气先须断厚味"。明代薛己《外科发挥》提出"颈肿，硬而色不变，肌肉日削，筋挛急痛。此七情所伤，气血所损之证也，当先滋养血气"。清代沈金鳌《杂病源流犀烛》云"谓皆不可决破，破则脓血崩溃，多致夭枉"，而且还提到"如破，宜桃花散、止血药"的补救方法。清代吴谦在《医宗金鉴》阐述"五瘿皆不可破，破则脓血崩溃，多致伤生"，强调如果通过外科手段治疗，可能会出血过多，导致生命危险，"瘿瘤诸证，用药缓缓消磨，自然缩小；若久而脓血崩溃，渗漏不已者，皆为逆证，不可轻用刀针决破，以致出血不止，立见危殆"。

软坚散结类药物是古代医家治疗瘿病的主要药物，以海藻、昆布、黄药子为代表，《神农本草经》提出海藻"主瘿瘤气"，《本草经疏》中，记载昆布"瘿坚如石者，非此不除"。《本草纲目》明确指出黄药子有"凉血降火，消瘿解毒"的功效，并记载在用黄药子酒治疗瘿病时"常把镜自照，觉消便停饮""以线逐日度之，乃知其效也"的疗效。古之医家认为瘿病大多为痰作祟，治疗不离化痰散结法，常用海藻、昆布、紫菜等，如海藻丸、昆布丸、海藻玉壶丹等，《备急千金要方》《千金翼方》《外台秘要》中用海藻、昆布的方剂就有 27 个之多。现代医学证明，上述富碘中药仍为治疗碘缺乏病甲状腺结节肿大最有效的软坚散结中药。金元四大家之一朱震亨在治瘿选药上秉承先贤，以海藻等软坚散结为主，配合黄连等清热下气之品。清代汪昂《本草备要》提及三味治瘿之药的功效，各有区别，其中"海藻，泻热、软坚痰、消瘿瘤；海带，下水消瘿，功同海藻；昆布，功同海藻而少滑，性雄。治水肿瘿瘤"。清代沈金鳌《杂病源流犀烛》疗瘿疾用药多主张以"海马、海带、海藻、海红、海螵蛸、昆布等"为主。由此可见，历代医家治瘿用药多宗"咸寒软坚"之意，用海物居多。但亦有不主张用海物者，如清代王维德《外科证治全生集》"海藻、昆布性寒。世称治瘰疬瘿瘤圣药却谬，当禁用"。而《儒门事亲》有云"可食猪靥、羊靥亦可消矣"，提出食用猪和羊的甲状腺腺体也有治疗的效果。明代李梴《医学入门》言"夏枯草味苦辛寒，主寒热鼠瘰、瘰疬、头疮，散瘿结气"，可作为瘿病的治疗用药。同时期的医家江瓘认为治疗瘿病可根据其发病的水土原因，用金属改善水质，从而达到治疗的目的，为瘿病的治疗用药开辟了新的思路。张锡纯在《医学衷中参西录》中主张用活血化瘀之药治疗，认为"三棱、莪术为化瘀血之要药。治瘀血积久过坚硬者，其能消坚开瘀，虽坚如铁石亦能徐徐消除，性非猛烈而建功其速"。

根据散结软坚的药物治疗作用的不同可大致分为以下几类：一类是散结软坚的药物，主要包括黄药子、海藻、牡蛎、昆布、瓦楞子、鳖甲、海浮石等。其中海藻、昆布、海带这三种药物均属于咸寒之品，归于胃、肝、肾经，都具有软坚散结、清热消痰及利水消肿的功效。二类是软坚化痰的药物，比如天南星、白芥子、山慈菇、贝母等，均具有软坚化痰的功效，可以用来治疗甲状腺的炎症、肿大的结节和腺瘤及甲状腺的癌症等疾病。三类是散结活血的药物，此类药物均具有化瘀活血之功而起到消散结块的作用；四类是活血化瘀作用较强并且同时具有活血散结消瘿作用的药物，如皂角刺、毛冬青、三棱、穿山甲、莪术、水红花子等。五类是散结清热类的药物，这些药物具有清热解毒的作用，如甲状腺的部位热毒瘀滞轻重程度不同，病症有差异，所选的药物也不相同，经常用的药物如元明粉、蒲公英、夏枯草、连翘、玄参、紫背天葵等。六类是散结行气的药物，如荔枝核、橘核和青皮等，此类药物具有通过解郁行气而使甲状腺瘀滞的肿块得以消除，不但具有行气解郁的作用，还有散结消肿的功效。

（二）瘿病临证立法

1. 内治法　综观历代治疗"瘿病"的具体方法，最有特色的当属《儒门事亲》所用的方法："令以咸吐之，三涌、三汗、三下，瘿已半消。次服化瘿之药，遂大消去。夫病在上者，皆宜吐之，亦自有消息之法耳"。张子和认为治疗瘿病，除了消散之外，还应根据其病位所在，用吐、汗、下的攻逐之法。但此类峻治之法，后世和现今医家鲜有所为。清代吴谦《医宗金鉴》详细记载了对于不同证型的瘿病的分证治法，提出"夫肝统筋，怒气动肝，则火盛血燥，致生筋瘿，宜清肝解郁，养血舒筋。心主血，暴戾太甚，则火旺逼血沸腾，复被外邪所搏，致生血瘿，宜养血、凉血、抑火、滋阴、安敛心神、调和血脉。脾主肌肉，郁结伤脾，肌肉浇薄，土气不行，逆于肉里，致生肉瘿，宜理脾宽中、疏通戊土、开郁行痰、调理饮食。肺主气，劳伤元气，腠里不密，外寒搏之，致生气瘿，宜清肺气、调经脉、理劳伤、和荣卫。肾主骨，恣欲伤肾，肾火郁遏，骨无荣养，致生石瘿，尤宜补肾散坚、行瘀利窍"。清代林珮琴在其《类证治裁》中曰"筋瘿者宜消瘿散结，血瘿者宜养血化瘿。肉瘿者宜补气化瘿。气瘿者宜理气消瘿。石瘿者宜软坚散结"。此类缓消补养之法，为后世继承，沿用至今。

（1）清热化痰，软坚散结：早在《神农本草经》中就有记载"海藻主瘿瘤气"。《本草经疏》中云："昆布瘿坚如石者，非此不除。"《外科正宗》记载海藻玉壶汤一方，云："夫人生瘿瘤之证，非阴阳正气结肿，乃五脏淤血、浊气、痰滞而成……痰聚也，行痰顺气。"方中以海藻、昆布、海带为君药，在化痰软坚散结的基础上配伍行气活血清热诸药，共奏散结消瘿之功。基于"百病皆由痰作祟"的理论，古代医家在治疗上也大多使用化痰软坚散结的药物，常用的药物也不外乎海藻、昆布、海蛤、黄药子、牡蛎等。除此之外，对于动物类含有甲状腺素的药物，如羊靥、猪靥、鹿靥等也得到众多医家的共识，丰富了在治疗瘿病的临床实践中单一使用海藻、昆布这样大量含碘的药物。南北朝的《僧深集方》中所记载的"五瘿丸"即是关于此类药物治疗瘿病最早的记载。

（2）疏肝解郁，理气消瘿：根据气机郁滞这一病机理论，历代医家多崇疏肝理气消瘿的理论大法来治疗瘿病。《外台秘要》有云："疗瘿细气方、深师苏子膏疗气瘿方。"同书还记载了"疗冷气咽喉噎塞兼瘿气昆布丸"。此外，四海舒郁丸中运用青木香、陈皮解郁疏肝理气，茯苓渗湿利水、健脾和胃，加之昆布、海藻、海带、海螵蛸、海蛤粉化痰软坚，消瘿散结。此方顺应了疏肝解郁、理气消瘿的理论，在临床治疗中也大多以此方打底，在此基础之上加减运用，效果甚佳。历代医家也常使用柴胡、陈皮、槟榔、青皮、香附、木香等疏肝理气药来治疗肝气郁滞不通而导致的气滞痰凝证的瘿病。此法遵循了"顺气为先"的理论，体现了疏肝气、健脾运之法。

（3）滋阴益气，宁心柔肝：《证类本草》亦言"玄参，一名逐马，味苦，散瘤瘿瘰疬"；《外科正宗》用芩连二母丸治瘿病；《典术》有"服食天门冬治瘿除百病"。这正说明了治疗瘿病历代医家也大多使用滋阴的药物，也有许多文献统计使用麦冬、白芍、玄参这三种药在治疗由于瘿病痰气郁结日久化火，火热津液耗伤而导致的阴虚火旺证中使用频率最高。《校注妇人良方》中的天王补心丹作为肝阴亏虚证治疗瘿病的典型方剂之一，其组方用药特点也值得现代临床研究与学习。方中以玄参、沙参、生地黄、麦冬、天冬养阴清热；茯苓、人参补气宁心；当归、枸杞子补血养肝；酸枣仁、丹参、柏子仁、五味子、远志养心安神；川楝子疏肝理气，共奏滋阴清热、宁心安神之功。全方配伍严谨，用药灵活，滋阴补血以治其本，养心安神以治其标，兼顾心肾，效果显著。

（4）活血祛瘀，化痰消瘿：张锡纯在《医学衷中参西录》中认为用活血祛瘀药物治疗瘿病效果极佳，其中三棱、莪术为化瘀血之要药，且性近平和。对于治疗久病体虚所致气血运行不畅而积久过坚者，能消坚开瘀，且不至损伤正气。正如医家所说"虽坚如铁石亦能徐徐消除，性非猛烈而建功甚速"。《外科正宗·瘿瘤论·卷三》中记载："用活血散瘀汤治疗瘿瘤。"方中运用活血、养血、散瘀的药物，包括白芍、当归、川芎、红花等正体现此理。在历代古籍文献中治疗瘿病用药类别及频次的研究中发现，众多活血化瘀类药物中酒大黄使用频率最高。相比生大黄而言，酒大黄经酒炙法炒干之后泻下之力减弱，反而增强了其活血化瘀的功效，从而治疗瘀血阻滞所致瘿病的效果更甚。

（5）清肝泻火，解毒散结：《外科正宗》中记载了用清肝芦荟丸治疗恼怒伤肝，气郁化火型瘿病。以川芎、当归、白芍为君药养血活血柔肝，配伍青皮、黄连等理气清热泻火的药物，起到了良好的治疗效果，后世医家广为应用。《外科正宗·卷二》所云的栀子清肝汤作为此法治疗瘿病的典型方剂之一，方中重用夏枯草清肝之火热，散瘀之热结，配伍连翘、栀子、黄连等解毒清热的药物，加之养阴柔肝理气的药物，共奏清热泻火、解毒散结之功，体现了明代陈实功对于瘿病独到的治疗见解，丰富和发展了瘿病的治疗理论。

历代医家在运用此法治疗瘿病的同时，特别注重辨别火邪所源的部位而酌情用药，如上中下三焦用药不同，上焦多使用黄芩、石膏、知母等以清肺胃实火；中焦则多使用黄连、犀角（现以水牛角代替）等以折泄心胃之火；用黄柏来治疗下焦火盛。在泻火的同时使用利小便的药物，使得火邪从小便而解。其中软坚散结法及其方药是诊治甲状腺病的主要大法，辨证治疗、选方用药，药物选用与灵活配伍是其独到特点。气滞者，应配伍疏肝理气，消肿散结；血瘀者，当化瘀活血散结；痰凝者，当化痰软坚散结；湿阻者，祛湿化浊散结；阴虚者，当滋阴降火，软坚散结；阳虚者，当温阳散结消瘿。

2. 外治法

（1）针灸：晋代皇甫谧在《针灸甲乙经》中首先提出了关于"瘿病"的针灸治疗方案，同时提出应根据具体临床表现不同而采取不同的治疗方案"瘿，天窗，天容，天府及臑会主之。瘤瘿，气舍主之"。另有《备急千金要方》《千金翼方》集针灸治瘿之大成，列举条目众多，孙思邈《备急千金要方》卷二十四解毒杂治方瘿瘤第七记载："瘿上气短气，灸肺俞百壮。瘿上气胸满，灸云门五十壮。瘿恶气，灸天府五十壮。"经查阅大量文献发现臑会穴一般配伍天窗、扶突治疗甲状腺肿大，起到散结通络的作用。在查阅关于针灸治疗瘿病的文献时，经过总结发现古代的针灸医家对于瘿病的治疗更加注重近部取穴，大多取颈项部和上肢部的腧穴，而腧穴间的配伍以局部配穴为主。使用频率较高且效果显著的穴位主要有天突、肩髃、气舍、天府、臑会。

（2）艾灸：早在春秋战国时期就有灸法的记载，《庄子》中云："越人熏之以艾。"《孟子》中云："七年之病求三年之艾。"由此可见灸法历史源远，经历代医家的研究认为灸法不仅有温通经脉、行气活血、祛寒逐湿等功效，其特点还在于它对功能亢进起到抑制作用，对于衰退的功能又能起到兴奋的作用，使得人体趋于生理平衡状态，因此对于甲状腺病尤为适宜。《备急千金要方》言："诸瘿，灸肩髃左右相对宛宛处，男左十八壮，右十七壮；女右十八壮，左十七壮，或再三，取瘥止。又，风池百壮，挟两边。又，两耳后发际一百壮。又，灸头冲……各随年壮。"孙思邈在《备急千金要方》解毒杂治方瘿瘤第七中云："瘿上气短气，灸肺俞百壮。瘿上气胸满，灸云门五十壮。瘿恶气，灸天府五十壮。"《千金翼方》云："又灸胸堂百壮。瘿劳气，灸冲阳，随年壮。瘿气面肿，灸通天五十壮。瘿，灸天瞿三百壮，横三间寸灸之。瘿，又灸中封，随年壮，在两足趺上曲尺宛宛中。诸瘿，灸肩髃左右相对宛宛处，男左十八壮，右十七壮；女右十八壮，左十七壮，或再三，取瘥止。又，风池百壮，挟项两边。又，两耳后发际一百壮。又，灸头冲，头冲在伸两手直向前令臂著头对鼻所注处，灸之各随年壮。凡肉瘤勿治，治则杀人，慎之。"

（3）外敷：早在《黄帝内经》中就有关于中药散剂外敷的记载，张仲景《伤寒论》、晋代葛洪《肘后备急方》及明代李时珍《本草纲目》中均有详细的记载。中医经典中曾记载："若其病既有定所，在于皮肤筋骨之间……用膏贴之，闭塞其气。"古文献中有用夏枯草和土豆和泥外敷来治疗瘿病的记载，当取夏枯草清热解毒、散结消肿之功，对于甲状腺肿大的患者尤为适宜。

3. 其他治法

（1）饮食疗法：《备急千金要方》云"凡遇山水坞中出泉者，不可久居，当食作瘿病"。基于中药学的理论知识，食物同药物一样也具有四性五味，我们可以根据瘿病的病性选择相应的食物来辅助治疗。对于甲亢的患者要慎食含碘的食物，譬如海带和紫菜及一些含碘丰富的海产品。对于肾阴不足的甲亢患者可以多吃一些甲鱼来滋阴补肾，再添加麦冬、玉竹、阿胶煲汤更助其疗效；对于阳亢燥热的患者可以用金银花、菊花、枸杞子泡水，平时饮用，起到清热降火的作用。

（2）精神疗法：《黄帝内经》中云"喜怒不节则伤脏"。《养性延命录》中记载："喜怒无常，过之为害。"情志内伤作为瘿病发生的重要病因之一体现了人的精神活动与脏腑气血的密切关系。进一步认证了中医所说的"气生百病"，说明了精神因素的刺激能够导致瘿病的发生和发展，因此注重精神疗法在瘿病的治疗中起到了关键的作用。保持良好的心态，避免不良情绪刺激，对机体也能起到良好的调节和放松作用。自古以来，中医学对于情志致病就非常重视，而近年来中医学中的心理保健思想也正在逐渐引起人们的重视，掌握情志病的特性及其多变的临床特性可以为临床拓宽诊疗思路。

四、近现代病证结合理念指导下瘿病辨治枢要

瘿病的中医辨证分型因辨证角度的多样性，现代尚不统一，总体来看，近现代医家亦多依据患者病因与主要病证确立证型。

（一）甲亢

施今墨辨治甲亢常从情志郁结入手，辨证为情志抑郁以致气血瘀滞，结而为瘿瘤，擅长以海藻、昆布等含碘中药为主，病症结合，佐以兼证，化痰散结，平肝养心，活血化瘀。邓铁涛认为甲亢多是由于先天禀赋不足，后天失调，内伤饮食，或兼情志刺激，或误治及后天失养导致，多因人体气血阴阳失调，脏腑功能失衡导致。根据临床表现，本病多属虚实夹杂，本虚标实。其中，本虚多为阴虚，久而气阴两虚，出现消瘦、乏力等症状。而标实则为痰凝气结，郁久化火而出现精神紧张，烦躁易怒等症状。治疗以益气养阴，化痰散结为主，予生脉散合消瘰丸加减。国医大师张琪认为甲亢病因病机为阴虚阳亢，由于气滞痰凝、虚风内动、肝脾血虚、肝火亢盛、心肝阴虚、心气不足、阴竭阳脱而导致惊悸眠差、多汗、疲乏、怕热、颈前瘿肿等诸多症状，对甲亢辨证论治需要育阴潜阳、益气养阴、补益心气、疏肝理气、养肝消瘿，综合辨证。临证常用消补兼施之法，软坚消积散结常选用海藻、夏枯草、昆布、三棱、莪术、生牡蛎之类，健脾补中多选用白术、茯苓、山药等，益气补肾可用太子参、何首乌等，消与补合用则消坚之力可增强，而不伤正气，补得消药相伍，则补而不壅。国医大师路志正认为甲亢早期病机多属肝郁胃热，治宜理气解郁，清肝泻火，常用逍遥散、丹栀逍遥散加减。病至中期则气阴耗伤，常用生脉散加减。日久可致肾气不足、后天亏乏，脾失健运、真阴耗伤，虚火妄动，可选用参苓白术散、归脾丸、六味地黄丸、真武汤、附子汤等。国医大师颜德馨认为，甲亢为不耐七情之扰，病情因情志而起，常由大怒而病。对于甲亢的治疗，他一般从肝经痰火论治较多。守"脾统四脏"之旨，以健运中土为法。程益春结合临床，以新久、虚

实为纲，以病变脏腑为目，将甲亢分为初期、中期和后期，并概括出其初期多实、中期虚实并见、后期为虚中夹实的病程发展特点，临床证治分为肝气郁结、肝脾郁结、肝火旺盛、肝胃火盛、心肝火旺、痰凝血瘀、阴虚火旺、气阴两虚八种证型。初期治疗强调疏肝解郁，清泄肝胃之火，兼以化痰活血；中期以行气化痰、活血散结为法，兼以益气养阴；后期益气养阴为主，兼以活血化痰。陈如泉等认为，甲亢在疾病分型方面多分为肝肾阴虚证、痰火内扰证、心肝火旺证和脾虚湿重证四种类型。方朝晖认为，甲亢以心失所养、情志失调，肝郁、脾虚为其根本病因，故治疗多从心、肝、脾三脏论治。综上所述，现代医家对于甲亢的临床辨证分型虽各有专属，但总体不离气滞、痰浊、血瘀、阴虚。

（二）甲减

甲减患者临床表现各异，往往以水肿、腰痛、阳痿、月经不调、腹泻等为主症就诊。国医大师张琪认为甲减临床辨证多为脾肾阳衰，治疗一般以补肾为主。祝谌予认为，甲减从临床症状辨证，应属阳气虚衰之证。而阳气虚衰到一定程度，阳损及阴，造成阴阳俱虚。从甲减的成因到临床表现，具有阳气虚衰到阴阳俱虚的特征。根据其多年临床治疗此症的经验，主张分三型：阳气虚型、阴阳俱虚型、血瘀型。冯建华认为甲减多属于中医学"虚劳""水肿"等范畴。其主要病机是脾肾阳虚，病因多由先天禀赋不足，后天失养，或者积劳内伤，久病失调引起的脾气、肾气不足，继之脾肾阳虚所导致。病机特点虚实夹杂，早期多见心脾两虚，阳虚征象不明显，实邪（水湿、痰浊、血瘀）罕见；随着病程的迁延，水津代谢随着脾虚的加重而明显直至脾肾阳虚。由于肾阳是人体诸阳之本、生命之源，五脏阳气皆取之于肾阳，才能发挥正常功能活动，所以肾阳虚是甲减病机之根本。将其分为脾肾阳虚型、阳虚湿盛型、水邪凌心型、阳虚痰瘀型和阴阳两虚型五种证型。冷、阳痿、不孕；气化乏力，肾精亏虚，髓海不充，则见头昏耳鸣、腰膝酸软等症。林兰认为，甲减的主要病机是肾阳不足，但肝的疏泄不畅在本病早期则起到了推波助澜的作用。因肝失疏泄，气的升发不足，气机的疏通和畅达受阻，则水液运行不畅而出现手足肿胀；又气机不畅则津液敷布不能达表而见少汗，精微不能至皮毛肌肤则出现皮肤干燥粗糙、毛发稀疏干枯；且气机不畅则肠道运行无力而出现便秘，又可致津液阻滞局部而出现唇厚、舌胖等症。将该病分为五个证型：肾阳不足证、脾肾阳虚证、心肾阳虚证、阴阳两虚证、阳气衰竭证。陈如泉等将甲减分为脾胃气虚证、脾阳虚证、脾肾阳虚证、阳虚水泛证、痰湿血瘀证和肝郁气滞证六种证型。方朝晖认为甲减的临床表现繁杂，主要表现为元气亏损、气血不足、脏腑受损的症状，故多主张该病应归属于"虚劳"范畴。并将甲减分为七型：肾阳虚、脾肾阳虚、心肾阳虚、阴阳两虚、阳虚湿盛、气血亏虚、水邪凌心及痰瘀互结。综上可知，甲减多被辨为阳气虚衰之证，治疗以助阳为基本治法。

（三）甲状腺炎

1. 亚急性甲状腺炎 方和谦认为亚急性甲状腺炎属于中医学"瘿瘤"范畴，本病的形成多与情志和体质有关。其基本病理为热郁上焦，痰凝气结，以热郁、气结、痰凝三者合而为患。指出此病虽然属于中医学"瘿瘤"范畴，但在临床实践中并没有用常规的软坚散结的方法去治疗，而是把此病当作疮疡来治疗。治疗以清热解毒，散结通络为主，处方以仙方活命饮加减。全国名老中医袁占盈教授认为，本病病机多为情志久郁不舒，加之素体气虚，卫表不固，风热邪毒乘虚入侵，热毒蕴结，气血壅滞，久则生成肝郁热蕴、痰气瘀结、瘿络瘀滞等证，故热、毒、瘀乃其病机之关键。临床可分为三型：风热蕴结型，予银翘散加减；肝郁化火型，予丹栀逍遥散加减；痰气瘀阻型，予六君子汤加减。蔡炳勤认为亚急性甲状腺炎的治疗应以六经及经络辨证为基础，甲状腺为任、督二脉所系，亦为少阳、阳明经所络，表现有颈部经络行走方向的疼痛及甲状腺的肿大、疼痛。治疗以清热解表化痰为法。少阳经受邪重则往来寒热、口苦咽干，需和解少阳，方选小柴胡汤；阳明经受邪重，或兼太阳经受邪，起病出现项背疼痛、高热、不恶寒者，方用柴葛解肌汤。许芝银临床辨治亚急性甲状腺炎分为四型，外感风热证治宜疏风清热，和营消肿，方选银翘散加减；肝郁蕴热证治宜疏肝清热，消肿止痛，方选丹栀逍遥散加减；气阴两虚证治宜益气养阴，活血消肿，方选生脉散合四物汤加减；阳虚痰凝证治宜温阳化痰，消肿止痛，方选阳和汤加减。可见，对于亚急性甲状腺炎的辨治不外乎外感风热、内伤郁热及正气亏虚三端。

2. 桥本甲状腺炎　又称慢性淋巴细胞性甲状腺炎，为自身免疫性甲状腺疾病，临床多为甲亢、甲减交替出现的表现。张琪辨治本病强调脏腑辨证，重视调补肝肾。将桥本甲状腺炎归为中医学"瘿病"范畴，认为此病多与情志内伤、体质因素、饮食水土失宜、劳累过度等因素有关。林兰将本病分为两型：肝郁脾虚型及脾肾阳虚型，前者方用参苓白术散合四逆散加减，后者治以八味肾气丸合二仙汤加减。许芝银则认为当分前期痰气交阻型、中期痰瘀互结型、后期脾肾阳虚型三型，重视情志致病，提倡身体、心理俱医。程益春治疗桥本甲状腺炎主张西医辨病与中医辨证相结合治疗，既重诊病，又须审证。辨证为阴虚火旺、痰凝血瘀、脾肾阳虚三大基本证型。依据病程早、中、后三期，结合患者的临床表现灵活辨证施治。早期重视疏肝行气，清热解毒；中期着重健脾疏肝、化痰消瘿；后期当温补脾肾、软坚散结。许芝银认为本病多因情志内伤或正气不足，加之外邪入侵等诱发，初、中期多由情志内伤，肝气郁结，导致气滞痰凝壅结于颈前，日久引起血脉瘀阻，气滞、痰凝、血瘀三者合而为患；疾病后期，病程迁延，耗伤正气，脾肾亏虚，出现虚寒见证。部分病例可见痰气郁结化火，火热伤阴，最终导致阴虚火旺的病理变化。将本病分为痰气交阻型、痰瘀互结型和脾肾阳虚型三大证型。陈如泉将本病临床辨证为气郁痰阻证、痰结血瘀证、气阴两虚证、脾肾阳虚证四个证型。综上所述，中医学对桥本甲状腺炎分型的认识不尽相同，从不同的临床角度分为多种证型进行辨治。

（四）甲状腺结节与甲状腺癌

林兰认为甲状腺结节的病因主要是情志内伤及水土因素。其主要病理是气、痰、瘀壅结颈前所致。将甲状腺结节分为气滞痰凝证，治以解郁化痰，软坚散结，选用四海舒郁丸加减；痰结血瘀证，治以理气化痰，活血消瘿，选用海藻玉壶汤加减。程益春认为，甲状腺结节的病因病机不仅与饮食水土失宜、情志不舒、脾失健运、痰瘀互结等有密切的联系，脾胃失于健运，肝气郁结，脾肾不足进而形成气滞、血瘀、痰浊等病理产物，结于颈前形成结节。瘿病位于颈前喉结两侧，是任脉和肝肾两经所系，其病因病机均与肝气郁结、脾湿、肾阴失养、气血瘀滞、冲任失调、痰浊壅阻有关，故与肝、脾、肾三脏有密切的关系。强调甲状腺结节的治疗在不同的发展阶段需要辨证论治，采取同病异治的治疗法则，才可以取得满意的疗效。指出本病属于本虚标实、虚实夹杂之证，治本的同时要结合消肿散结，对于同一病的不同证要采取不同的治法，化痰散结常采用浙贝母、海藻、昆布等药物，解毒散结常采用连翘、山栀子、白花蛇舌草、夏枯草等药物，活血散结常采用莪术、川芎、红花、皂刺等药物，养阴散结用鳖甲、玄参等药物。将本病分为气滞痰凝型、气血瘀结型、痰瘀互结型三种类型。唐汉钧治疗甲状腺病多年，认为甲状腺良性结节的治疗应以疏肝理气、化痰软坚为基础。但在具体的治疗过程中又需辨证辨病相结合。唐汉钧将甲状腺结节的论治分为五个类型：①对于甲状腺腺瘤、甲状腺囊肿、结节性甲状腺肿等无明显自觉症状者辨证为气滞痰凝；②对于单纯性甲状腺肿、青春期甲状腺肿、更年期伴月经不调的甲状腺肿块者辨证属肝郁气滞、冲任不调；③对于甲状腺肿、甲状腺腺瘤伴甲亢症状者辨证为气滞痰凝、阴虚内热；④对于急性甲状腺炎，局部肿痛明显，发病急骤者辨证属于火热内蕴、痰凝气滞；⑤对于甲状腺肿块如甲状腺腺瘤、甲状腺囊肿、结节性甲状腺肿等质较硬，久治不愈者辨证属血瘀气滞痰凝。各医家虽辨证为不同的证型，但均认为气滞、痰凝、血瘀为甲状腺结节发病之关键。

甲状腺癌是颈部常见的恶性肿瘤之一，属于中医学"瘿病""石瘿"等范畴。现诸多医家认为情志内伤、饮食失宜是导致甲状腺癌的两大主要病因，气滞、痰凝、血瘀壅结颈前是其基本病机。本病初期多为气机郁滞，津凝痰聚，痰气搏结颈前，日久则可引起血脉瘀阻，进而气、痰、瘀、毒合而为患。甲状腺癌早期以邪实为主，治宜疏肝理气，健脾化痰，消瘿散结；中晚期以正虚为主，治宜健脾益气，养阴生血，扶正祛邪。陈玉琨喜用消瘰丸为基础方进行加减，认为血凝气滞、痰结日久，往往容易郁而化热，因此再加生地黄、夏枯草、白花蛇舌草、半枝莲、天花粉、徐长卿等清解生津之品。若化疗或放疗后伤津耗气，郁热表现明显，如口干、咽干、舌质暗红等，基本方与五味消毒饮合用以加强清热解毒效果；咽喉痛明显者，加山豆根、牛蒡子、咸竹蜂。在治疗肿瘤时根据患者体质情况酌情选取抗癌中药，如白花蛇舌草、半枝莲、山慈菇、薏苡仁、重楼、守宫等，始终贯穿攻邪的特点，或以攻邪为主，或以攻邪为辅。手术后，或放化疗后正气虚弱，则以扶正为主。朴炳奎辨治甲状腺癌从机体正气亏虚、虚邪留滞，导致脏腑功能失调、邪毒内生的病因出发，认为肝气郁滞，日久化火伤阴，津液敷布不畅，痰气凝结，气滞、血瘀、痰凝壅结于颈前为其核心病机。治疗上提出辨病论治和分期论治相结合，倡导益气健脾补肾的"扶正培本"治则贯穿治疗始终，兼以理气活血散结攻邪之法，注重调和胃气。陈培丰认为肝郁气滞为"石瘿"的主要病机，多因愤郁、恼怒、忧思等情志内伤，肝气失于条达，气机郁滞；或饮食、水土失宜，损伤脾胃，脾胃之气升降失和，津液不得正常输布，痰湿内生。气滞津停则为痰，气机郁滞则血行不畅，进而瘀血形成，最终气滞、痰浊、瘀血相互搏结于颈前，日久蕴毒而发为"石瘿"，故肝郁气滞在"石瘿"的病因病机中尤为重要，以"虚者补之，结者散之"为原则，从气论治，辨清虚实，实者疏通，调理气机；虚者益气，鼓动气机。以"理气散结，祛邪扶正"为基本治则，将调畅气机之法贯穿甲状腺癌治疗的整个过程。陈如泉认为，石瘿多由气滞、痰浊、瘀毒瘤结颈前而成，但病久常因郁久化火，灼伤阴津，病程日久，耗伤阴血，气血双亏，则由实转虚，以气虚阴虚的病变多见。且癌毒伤正为病变之源，癌毒走注为传变之因，癌毒有耗气伤阴的病理趋向。肿瘤局部炎症、感染、毒素释放在机体也多可表现为热毒的征象，容易耗气伤阴。甲状腺癌患者手术治疗后，可导致气、血、津液的大量耗伤，造成全身虚弱的状态。临证时益气养阴扶正法贯穿始终，且认为气阴两虚为甲状腺癌术后病理状态，癌毒残留是复发的根源。若自汗加浮小麦、防风、牡蛎，盗汗加糯稻根、知母、黄柏；若睡眠差，用莲子、五味子、茯神补肾宁心安神，或者首乌藤、酸枣仁养血安神；若口干较甚者用天花粉、芦根生津止渴；若大便秘结用火麻仁、柏子仁润肠通便；手术瘢痕较疼痛者用延胡索、川楝子、白芍；残留甲状腺肿大者，用浙贝母、瓜蒌皮、陈皮化痰散肿；情绪低落者，用郁金、香附疏肝解郁。黄挺从临床实践中发现甲状腺癌术后，癌毒虽去，正气已伤，气血津液大伤，证多属虚实夹杂，在机体气阴两虚、气血不足甚或阴阳虚衰的基础上夹有气滞、痰凝、瘀毒内结。左甲状腺素钠片治疗甲状腺癌术后会出现两种情况：一是太过，表现为甲亢证候；二为不及，表现为甲减证候，兼有癌瘤存在，久病多虚多瘀，虚实夹杂。故治疗上总体为益气养阴，清热散结，视病情变化而有所偏重。致病因素中应重视情志因素的影响，大多数甲状腺癌术后患者都有失眠症状，故多予柏子养心丸、酸枣仁汤、朱砂安神丸等安神定志之品，以保证睡眠质量，促进机体修复。甲状腺癌术后左甲状腺素钠片服用太过易出现阴虚火旺证，主要责之于心、肝、肾，以上各脏腑虽有偏重，但也相互影响，总的治则为"壮水之主，以制阳光"。临证之际亦可佐资参考。

（庞　博）

动物模型是指各种医学科学研究中建立的具有人类疾病模拟表现的动物。长久以来人们发现，以人本身作为实验对象来推动医学的发展是困难的，临床所积累的经验不仅在时间和空间上存在着局限性，许多实验在方法学和伦理上还受到种种限制。而动物模型则能克服这些不足点，其在生物医学研究中具有独特作用。利用动物疾病模型来研究人类疾病，可以进行一些不便于在患者身上进行实验的各种人类疾病的研究。同时还可克服人类疾病发生发展缓慢、潜伏期长、发病原因多样、经常伴有各种其他疾病等缺陷。研究者可以用单一的病因，在短时间内复制出典型的动物疾病模型。总之，动物模型对于研究人类各种疾病的发生、发展规律和防治疾病疗效的机制等是极为重要的手段和工具。特别是啮齿目动物，因其经济性、抵抗力强、基因组与人类基因组高度同源，已经成为人类疾病模型的重要实验动物。通过多种方法建立各类甲状腺病的动物模型，为甲状腺病的发生、发展规律和防治提供重要的研究手段和工具。

小鼠的甲状腺重量约为体重的 0.017%，雄性大鼠的甲状腺重量约为体重的 0.015%，雌性大鼠的甲状腺重量约为体重的 0.023%。常用 ELISA 法检测啮齿类动物的甲状腺功能及甲状腺相关抗体水平，其检测结果受试剂盒和操作的影响，所以，在动物模型制作过程中须设立对照组，根据与对照组的比较来判断相关指标升高或降低。本文介绍甲状腺病经典模型的建立和相关鉴定方法。

一、单纯性甲状腺肿模型

单纯性甲状腺肿又称非毒性甲状腺肿，是甲状腺上皮细胞代偿性增生形成的甲状腺肿大。常用单纯性甲状腺肿动物模型有甲巯咪唑诱发单纯性甲状腺肿模型、丙硫氧嘧啶诱发单纯性甲状腺肿模型和缺碘性甲状腺肿模型。甲巯咪唑诱发单纯性甲状腺肿模型和丙硫氧嘧啶诱发单纯性甲状腺肿模型成功率高，几乎 100%出现甲状腺肿大，但往往会并发甲减。缺碘性甲状腺肿模型可以模拟缺碘人群在补碘以前的甲状腺状态，可以为研究补碘对基础性碘缺乏导致的影响提供可靠的动物模型基础。随着碘过剩引起的甲状腺肿逐渐得到研究者重视，高碘性甲状腺肿模型也被成功复制。

（一）甲巯咪唑诱发单纯性甲状腺肿模型

1. 原理 甲巯咪唑能够阻止甲状腺内酪氨酸氧化，抑制 T_4 的合成。由于体内 T_4 含量减少，反馈性刺激腺垂体分泌大量 TSH，并引起甲状腺肿大。此法成功率高，几乎 100%出现甲状腺肿大，但易并发甲减。

2. 实验动物 Wistar 雌性大鼠，4 周龄，体重 80～100g。

3. 方法

（1）实验动物喂大鼠标准颗粒饲料。

（2）对照组继续正常饮食。实验组饮用含 0.5mg/100ml 甲巯咪唑的水溶液，连续喂食 90 天。

4. 结果 甲状腺重量、甲状腺重量/体重均明显增加。甲状腺滤泡弥漫性增生，多为胚胎性小滤泡。滤泡上皮细胞多为低柱状，可见乳头状增生突入滤泡腔内，滤泡腔内缺乏胶质，部分滤泡无滤泡腔。

（二）丙硫氧嘧啶诱发单纯性甲状腺肿模型

1. 原理 丙硫氧嘧啶通过抑制甲状腺内过氧化物酶系统，阻止甲状腺内酪氨酸氧化，抑制 T_4 的合成，继而反馈性刺激腺垂体分泌大量 TSH，并引起甲状腺肿大。

2. 实验动物 Wistar 雌性大鼠，4～6 周龄，体重 100～200g。

3. 方法

（1）实验动物喂大鼠标准颗粒饲料。

（2）对照组继续正常饮食。实验组将丙硫氧嘧啶用生理盐水溶解，每日腹腔注射 1mg/100g，连续给药 4 周。

4. 结果 参见"甲巯咪唑诱发单纯性甲状腺肿模型"。

（三）缺碘性甲状腺肿模型

1. 原理 碘是甲状腺合成 T_4 的重要原料。碘缺乏时，甲状腺合成 T_4 不足，反馈引起腺垂体分泌 TSH 增多，并刺激甲状腺肿大。

2. 实验动物 Wistar 雌性大鼠，4 周龄，体重 80～100g。

3. 方法 对照组正常饮食。

实验组饲以含玉米粉 46%、大米粉 40%、黄豆粉 10%、碳酸钙 0.5%、氯化钠 0.5% 及少量维生素 B 粉的食物。此外每周 2 次饲以去离子水培养的麦芽或稻芽。其中粮食是购自严重地方性甲状腺肿病区，磨粉后 120℃烘烤 24h。氯化钠采用分析纯品，经 750℃烘烤 12h 后使用。自由饮用电阻值 2000kΩ 以上的去离子水。低碘动物应单独饲养并严格避免含碘药物污染饲养室器皿及空气。沿海地区饲养室的空气应考虑除碘处理。实验 3 天后尿碘含量显著减少，并随着实验时间的延长而不断下降。说明低碘饮食 3 天后大鼠即处于碘饥饿状态。

4. 结果 T_4 值在缺碘 35 天以后明显降低并持续维持低水平。缺碘后甲状腺 ^{131}I 吸收率显著增加且峰值提前。

缺碘 17 天时，甲状腺虽未见肿大，但充血显著，呈暗红色外观。缺碘 35 天全部甲状腺都显著肿大，且充血明显。随着缺碘时间的延长，肿大加剧，到了 127 天虽然甲状腺肿大，重量达到正常大鼠的 3 倍，但局部充血却减轻了。

缺碘早期甲状腺细胞增生活跃，腺组织滤泡增多，腺上皮呈高柱状，并增生形成乳头突入滤泡腔中，滤泡腔内胶质变稀薄，PAS 反应减弱。间质充血。过氧化酶联苯胺染色显示过氧化酶活性明显增强。缺碘 127 天后滤泡上皮高度降低，含有乳头的滤泡数量减少，滤泡直径增大，胶质含量增加，过氧化酶活性降低等显示甲状腺病理变化由增生性逐步向胶性甲状腺肿转化。

（四）高碘性甲状腺肿模型

1. 原理 高碘性甲状腺肿逐渐被研究者重视。有关高碘危害性的动物实验也逐渐增多。高碘性甲状腺肿模型也日趋成熟。当摄入高碘时，碘抑制了过氧化物酶的活性，使 T_3、T_4 合成减少，反馈性 TSH 分泌增高，促进了甲状腺肿的发生。高碘亦有诱导自身免疫性甲状腺炎的作用。

2. 实验动物 KM 雌性小鼠，3 周龄，体重 10～12g。

3. 方法

（1）实验动物喂小鼠标准颗粒饲料。

（2）对照组继续正常饮食。实验组饮用高碘水，含碘量为 1000μg/L，喂养 150 天。

4. 结果 小鼠血清 T_4 增高，T_3、TSH 变化不显著。甲状腺体积增大，外观呈浅白色，质地韧，但无明显结节。光镜下甲状腺滤泡腔直径扩大，腔内充满浓厚、深染的胶质，部分滤泡腔融合。上皮细胞扁平，呈单层分布，细胞核脓染。间质成分明显稀少，毛细血管减少。电镜下上皮细胞扁平，粗面内质网扩张，线粒体肿胀，嵴模糊不清，溶酶体数量减少。

二、甲亢模型

甲亢指多种病因导致甲状腺激素分泌过多，引起以神经、循环、消化等系统兴奋性增高和代谢亢进为主要表现的一种临床综合征。复制甲亢模型的方法主要有甲状腺激素诱发和免疫诱发两种。免疫诱发型甲亢模型主要指 Graves 病（GD）模型，是针对甲亢病因的模型复制方法。GD 是一种器官特异性自身免疫病，构建 GD 模型的基本方法是利用特殊的细菌、病毒或细胞免疫小鼠，诱导小鼠产生促甲状腺激素受体（TSHR）的自身抗体并最终导致甲亢的发生。但是，免疫诱发型甲亢模型的免疫方案尚缺乏统一标准，过程烦琐，实验周期长，甲亢的持续状态和稳定性亦需进一步探索。

（一）甲状腺激素诱发型甲亢模型

1. 原理　外源性甲状腺刺激造成高甲状腺素状态动物模型，简单快速，成模率高。此模型是模拟临床病症的造模方法，主要用于对甲亢并发症、药物对甲亢治疗作用的实验研究，不能作为病理机制研究的模型。外源性甲状腺素诱发的模型不具有持续性，建模成功后需持续给药以维持高甲状腺激素状态，否则随着药物的代谢会自行缓解。

2. 实验动物　SD 雌性大鼠，6 周龄，体重（200±20）g。

3. 方法

（1）实验动物喂大鼠标准颗粒饲料。

（2）对照组继续正常饮食。实验组给予左甲状腺素钠灌胃，50μg/100g，或给予左甲状腺素钠溶于生理盐水后腹腔注射，50μg/100g，连续给药 21 天。

4. 结果　给药 14 天左右开始，大鼠出现烦躁不安、活动频繁、饮水量多、排泄物增多、毛发无光泽。停止给药 1 周后大鼠外观行为基本恢复正常。

血清 T_3、T_4、FT_3、FT_4 均增高，TSH 降低。停止给药 1 周后各项指标恢复正常。

光镜下大鼠模型甲状腺与正常甲状腺基本一致，滤泡大小均匀，间质无水肿，上皮细胞无增生。

（二）重组腺病毒诱发型甲亢模型

1. 原理　腺病毒载体具有宿主范围广、装载容量大、可在宿主细胞内大量增殖等优点，被作为载体广泛应用。人 TSHR 是具有 7 个跨膜结构的 G 蛋白偶联受体，包括以二硫键相连的 A、B 两个亚单位。A 亚单位为外部结构域，参与配体结合；B 亚单位包括膜内段和胞内段，参与甲状腺激素的合成与分泌。甲状腺刺激抗体在诱发 GD 过程中优先识别 TSHR-A 亚单位。选用过表达 TSHR-A 亚单位的腺病毒（Ad-TSHR289），诱发针对 TSHR-A 亚单位的免疫应答，继而引发 GD。

2. 实验动物　BALB/c 雌性小鼠，6 周龄，体重 18～20g。

3. 方法

（1）实验动物喂大鼠标准颗粒饲料。

（2）参照病毒制备方法，采用含人 TSHR-A 亚单位全长 cDNA 的质粒 pSV2neoECE-TSHR289-6H-dhrf，构建腺病毒表达载体（Ad-TSHR289）。

（3）对照组继续正常饮食。实验组分别于第 1、4 周小鼠胫前肌注射含 $2×10^9$Pfu 优化 Ad-TSHR289 腺病毒的 PBS 溶液。

4. 结果　造模后第 7 周，小鼠 T_4、TRAb 均明显升高。造模后第 18 周，小鼠 T_4、TRAb 仍保持明显升高状态。

光镜下小鼠甲状腺滤泡上皮肥大，细胞呈高柱状，排列紧密，增生的细胞向滤泡腔内形成乳头状凸起，滤泡腔不光滑，腔内胶质明显减少，甲状腺组织内红细胞浸润明显，无淋巴细胞浸润。随时间推移，甲状腺滤泡上皮细胞增生程度逐渐加重，滤泡腔逐渐变小。

（三）小肠结肠炎耶尔森氏菌诱发型甲亢模型

1. 原理 小肠结肠炎耶尔森氏菌是一种革兰氏阴性球杆菌。研究表明，小肠结肠炎耶尔森氏菌与甲状腺上皮细胞存在抗原同源性，宿主针对小肠结肠炎耶尔森氏菌产生的免疫应答产物能与宿主甲状腺细胞的 TSHR 发生交叉反应，产生的免疫球蛋白导致甲亢。该模型相关病理结果与代谢组学数据符合甲亢的临床病理表现。虽不如甲状腺激素诱发型甲亢模型相关指标改变明显，但此模型持续性较好。在用于评价药物疗效时可采用成模后再给药的模式，更符合临床上用药治疗的规律。此模型也可作为疾病机制研究的模型。

2. 实验动物 SD 雌性大鼠，6 周龄，体重（200±20）g。

3. 方法

（1）实验动物喂大鼠标准颗粒饲料。

（2）对照组继续正常饮食。实验组尾静脉注射 5×10^8 个/ml 的小肠结肠炎耶尔森氏菌悬液，注射时间为第 0、5、10、15、20 天，给菌量分别为 0.1、0.2、0.3、0.4、0.5ml。

4. 结果 给药 5 天左右开始，大鼠出现烦躁不安、活动频繁、饮水量多、排泄物增多、毛发无光泽。造模成功 25 天后症状无缓解。

血清 T_3、T_4、FT_3、FT_4 均增高，TSH 降低。造模成功 25 天后仍无法恢复正常。

光镜下大鼠模型甲状腺滤泡破坏，组织有血管侵犯，上皮细胞脱落、增生，间质有大量结缔组织增生，少量炎细胞存在。造模成功 25 天后无明显改变。

三、甲减模型

甲减是多种原因引起的甲状腺激素合成、分泌或生物效应不足所致的一组内分泌疾病。功能低下始于胎儿或新生儿者称为呆小病，起病于成年者为成年性甲减。复制甲减模型的办法较多，如切除动物甲状腺、破坏甲状腺和用抗甲状腺药物都可以造成实验动物甲状腺功能低下，或使动物的大脑和生长发育严重障碍。其中，甲巯咪唑和丙硫氧嘧啶能够抑制甲状腺素合成，既可以诱导甲状腺肿，也同时引发甲减。高氯酸钠能够与碘竞争甲状腺上皮的钠碘同向转运体，也是一种常用的引发甲减的药物。

（一）高氯酸钠诱发型甲减模型

1. 原理 碘是甲状腺合成甲状腺素的重要原料。大鼠饮用含高氯酸钠的饮水后，由于高氯酸钠与碘竞争结合甲状腺上皮细胞的钠碘同向转运体，使甲状腺摄碘功能障碍，影响了甲状腺素的生物合成，诱发甲减。药物诱导甲减模型较为简便，成功率高，但用时较长。主要用于研究甲减状态对机体的影响。

2. 实验动物 SD 雌性大鼠，5 周龄，体重 150～200g。

3. 方法

（1）实验动物喂大鼠标准颗粒饲料。

（2）对照组继续正常饮食。实验组给予含 8g/L 高氯酸钠的饮用水。连续 3 个月。

4. 结果 大鼠生长发育严重障碍，体重明显减轻，呆滞，行动迟缓，反应迟钝，对拍击声无反应。血清 T_3、T_4 含量明显降低，血清 TSH 升高。

甲状腺充血、肿大，甲状腺组织含碘量明显降低。

（二）^{131}I 诱发型甲减模型

1. 原理 ^{131}I 能被甲状腺特异性摄取，其发出的 β 射线对甲状腺组织产生电离辐射，造成甲状腺组织损伤，导致甲状腺激素合成不足及甲减。但 ^{131}I 诱导甲减模型的建立对设备要求较高，造模难度大，且有放射性污染，使用较少。主要用于研究 ^{131}I 对甲状腺组织的影响，是研究 ^{131}I 治疗甲亢及甲状腺癌的实验基础。

2. 实验动物 SD 雌性大鼠，5 周龄，体重 100～125g。

3. 方法

（1）实验动物喂大鼠标准颗粒饲料。

（2）对照组继续正常饮食。实验组给予低碘饮食 14 天，第 15 天腹腔注射 300μCi 的 ^{131}I，第 17 天检测各项指标。

4. 结果 大鼠血清 T_3、T_4 含量明显降低，血清 TSH 升高。甲状腺体积明显萎缩，外观呈白色，质地较硬。光镜下可见甲状腺滤泡明显减少、变形、萎缩，大小差异明显且不规则，滤泡少胶质，间质纤维组织明显增生，但未见明显炎症细胞浸润。电镜可见滤泡上皮细胞核膜皱缩凹陷，染色质疏松，电子密度增高，细胞质中细胞器减少，仅见少量溶酶体。

（三）呆小病模型

1. 原理 给予孕鼠小剂量 ^{131}I，能聚集到甲状腺。放射线破坏甲状腺，继而造成胎鼠发生先天性甲减，此剂量不影响大鼠的妊娠周期。

2. 实验动物 成年 Wista 大鼠，体重 300g 左右。

3. 方法 雌雄配对合笼，次日取雌性大鼠阴道分泌物镜检，以显微镜下看到精子为怀孕第 1 天。然后将雌鼠单笼饲养。第 5、10 和 16 天腹腔注射 150μCi 的 ^{131}I。可观察妊娠及产后不同时期甲状腺破坏对孕鼠和仔鼠的影响。可与正常孕鼠和仔鼠进行比较。

4. 结果 孕鼠甲状腺素水平显著下降，TSH 明显上升。仔鼠生长缓慢，体重明显低于正常，血清 T_4 下降，大脑和甲状腺重量减轻，海马部分脑损伤，甲状腺血管壁变薄，滤泡细胞坏死，引起强烈炎症反应及增生。间质细胞萎缩。

四、桥本甲状腺炎模型

桥本甲状腺炎是一种自身免疫性甲状腺炎，特征性表现为血清中出现针对甲状腺的自身抗体，主要以甲状腺的炎症破坏为主。构建本病模型的方法主要是模拟疾病的发病机制，主要包括单纯性碘剂诱导、单纯性免疫佐剂诱导、免疫佐剂结合碘剂诱导等。NOD 小鼠表达 H-2^k 基因，是桥本甲状腺炎的易感基因，故多选用 NOD 小鼠复制桥本甲状腺炎模型。

（一）单纯性碘剂诱导型桥本甲状腺炎模型

1. 原理 碘的摄入与桥本甲状腺炎的发病有较大的相关性，是本病的促发因素之一。高碘饮食会导致小鼠甲状腺免疫球蛋白分子的免疫原性增加，引发甲状腺炎。本模型属于自发性自身免疫性甲状腺炎模型，成功率高、实验操作较为简单，广泛应用于研究自身免疫性甲状腺炎的动物实验中。

2. 实验动物 NOD 雌性小鼠，4 周龄，体重 10～12g。

3. 方法

（1）实验动物喂小鼠标准颗粒饲料。

（2）对照组继续正常饮食。实验组饮用 0.05%NaI 溶液，喂养 8 周，水壶避光，避免碘剂见光分解。

4. 结果 饮用高碘水 8 周后，小鼠的甲状腺炎发生率接近 100%。改用正常饮水后，炎症在接下来的 3～4 个月内呈慢性状态。甲状腺中可见 T 淋巴细胞、B 淋巴细胞及单核细胞浸润。血清 TGAb 和 TPOAb 水平升高。

（二）单纯性免疫佐剂诱导型桥本甲状腺炎模型

1. 原理 甲状腺球蛋白（Tg）是一种小鼠和人类共同具有的甲状腺自身抗原。Tg 水平与桥本甲状腺炎的症状呈正相关。弗氏佐剂是一种油乳佐剂，可促进多种抗原产生高效价的抗体，使抗体连续刺激的时间相对延长。通过异源性 Tg 结合弗氏佐剂，可以模拟自身免疫性甲状腺炎的发病。并且这种炎症只出现在甲状腺组织，在肝、肾、脾中不产生炎性反应。

2. 实验动物 NOD 小鼠雌性，8 周龄，体重 22～25g。

3. 方法

（1）实验动物喂小鼠标准颗粒饲料。

（2）对照组继续正常饮食。实验组第 1 天，将猪 Tg 与弗氏完全佐剂以 1∶1 体积充分乳化，以 3μg/g 计算用量，多点皮下注射；在第 3、7、14 天再用猪 Tg 与弗氏不完全佐剂以 1∶1 体积充分乳化，以 3μg/g 计算用量，多点皮下注射；第 15 天，尾静脉注射刀豆蛋白 A（ConA）60μg 以充分激活淋巴细胞。48h 后可进行相关指标检测。

4. 结果 小鼠甲状腺在接下来的 3 个月内呈慢性炎症状态。甲状腺组织中显示出不同程度的甲状腺炎，伴随弥漫性淋巴细胞浸润和甲状腺滤泡破坏。血清 TGAb 和 TPOAb 水平升高。

（三）免疫佐剂结合碘剂诱导型桥本甲状腺炎模型

有碘剂+免疫佐剂同步法和碘剂+免疫佐剂贯序法。高碘和异源性 Tg 对自身抗体水平的升高具有协同作用。目前多采用碘剂+免疫佐剂贯序法，先应用碘剂 8 周后再加以免疫佐剂。免疫佐剂结合碘剂诱导桥本甲状腺炎模型成模率高，成模率稳定，可重复性高。

五、甲状腺癌模型

小鼠与人类在生理学、生物学和病理学特征方面十分相似，是肿瘤研究的理想动物模型。小鼠甲状腺癌模型包括诱发性肿瘤模型、基因工程肿瘤模型和移植性肿瘤模型。丙硫氧嘧啶、无碘饮食和放射线均可诱发小鼠甲状腺癌，但诱发性模型成瘤率低，难以观察肿瘤的动态发生、发展，缺乏客观测量肿瘤发生、发展、退缩的指标，限制了其应用。基因工程小鼠成瘤率高，有助于对甲状腺癌发病机制、侵袭、转移过程的理解，可深入了解甲状腺癌的信号通路改变、鉴定潜在的治疗靶点及评估药物，但制备基因工程小鼠所需时间长，费用昂贵。移植性小鼠模型是将肿瘤移植到小鼠身上使其生长发育，是建立肿瘤模型的另一种重要方法，常用的细胞株有 BC-PAP、TPC-1 等，模型复制简单，生物特性稳定，实验的重复性好，实验周期短，实验花费低，但存在宿主免疫排斥、生长缓慢、不能传代等缺点。

（一）原位移植型甲状腺癌模型

1. 原理 裸鼠由于先天无胸腺，属于免疫缺陷小鼠。人类的肿瘤能够移植到裸鼠体内而不受到移植排斥，有较高的移植成功率。移植的肿瘤来源包括手术切除的人类甲状腺癌组织、人甲状腺癌细胞株等。主要有皮下移植、腹腔移植和原位移植。皮下移植便于观察肿瘤的生长情况，并能评估治疗效果。原位移植能够真实地反映肿瘤的生长、转移和侵袭情况，但小鼠甲状腺组织细小，操作较为困难，但模型成功率更高。

2. 实验动物 成年裸鼠

3. 方法 裸鼠麻醉后，做颈部正中切口，将下颌下腺牵拉至两旁，使整个颈部空间充分暴露。继续将颈前肌群牵拉至两旁，可以看见气管旁在半透明包膜下的甲状腺。用25μl注射器和30号皮下针头，将癌细胞直接注入甲状腺。注射量5μl，注射细胞数（1~5）×10⁵个。最后，将下颌下腺复位，逐层缝合关闭。

4. 结果 原位移植成功率高，即使较少数量的癌细胞，也能成功建模。可以观察肿瘤对邻近器官的浸润，以及向颈部淋巴结、肺的转移，能更好地模拟人体环节。但原位移植操作复杂，不便于观察。原位移植3~4周后往往因呼吸道梗阻而死亡。

（二）异位移植型甲状腺癌模型

1. 原理 异位移植常用的方式是将癌细胞移植到皮下。与原位移植相比，皮下接种操作简单，肿瘤表浅，便于观察，肿瘤生长速度较快，浸润和转移发生少。

2. 实验动物 成年裸鼠。

3. 方法 皮下移植：注射位置可为腋窝、腰部、后腿、背部。缓慢注射，注射量5μl，注射细胞数（1~5）×10⁵个。可在多个部位同时注射或分别注射。

4. 结果 皮下移植操作简单，肿瘤表浅，便于观察，肿瘤生长速度较快，肿瘤体积较大，浸润和转移发生少。

（李媛媛）

主要参考书目

陈如泉，左新河. 2016. 甲状腺病中医学术源流与研究[M]. 北京：人民卫生出版社.

丁治国. 2021. 靥本相应论：甲状腺疾病中医诊疗新思路[M]. 北京：清华大学出版社.

方朝晖. 2016. 中西医结合治疗甲状腺相关疾病[M]. 北京：科学出版社.

葛均波，徐永健，王辰. 2018. 内科学[M]. 第9版. 北京：人民卫生出版社.

纪小龙，吉米. 2011. 甲状腺病理诊断[M]. 北京：人民军医出版社.

金山. 2021. 甲状腺疾病进阶[M]. 沈阳：辽宁科学技术出版社.

李乃卿. 2005. 中西医结合外科学[M]. 北京：中国中医药出版社.

李曰庆，何清湖. 2012. 中医外科学[M]. 第3版. 北京：中国中医药出版社.

刘艳娇，魏军平，杨洪军. 2012. 中西医结合治疗学[M]. 北京：科学技术文献出版社.

田兴松，刘奇，周文红，等. 2019. 实用甲状腺外科学[M]. 北京：科学出版社.

万学红，卢雪峰. 2018. 诊断学[M]. 第9版. 北京：人民卫生出版社.

王强修，陈海燕. 2015. 甲状腺疾病诊断治疗学[M]. 第3版. 上海：第二军医大学出版社.

王庭槐. 2018. 生理学[M]. 第9版. 北京：人民卫生出版社.

温伟波，范源，王砚. 2019. 甲状腺常见疾病中西医诊治精要[M]. 北京：科学出版社.

吴艺捷. 2018. 甲状腺疾病临床处理[M]. 上海：上海科学技术出版社.

向光大. 2013. 临床甲状腺病学[M]. 北京：人民卫生出版社.

薛世航，张同成，陆振一. 2019. 甲状腺疾病的诊断与治疗[M]. 北京：化学工业出版社.

岳林先. 2017. 实用浅表器官和软组织超声诊断学[M]. 第2版. 北京：人民卫生出版社.

张伯礼，吴勉华. 2017. 中医内科学[M]. 第4版. 北京：中国中医药出版社.

周庚寅，觉道健一. 2005. 甲状腺病理与临床[M]. 北京：人民卫生出版社.

Syedz Ali，Edmund S Cibas. 2017. The Bethesda System for Reporting Thyroid Cytopathology[M]. Second Edition. Berlin：Springer.

中英文名词对照

A

癌胚抗原（carcinoembryonic antigen，CEA）

胺碘酮（amiodarone）

B

白蛋白（serum albumin，ALB）

白介素-2（interleukin-2，IL-2）

标准化摄取值（standard uptake value，SUV）

表观弥散系数（apparent diffusion coeffecient，ADC）

丙硫氧嘧啶（propylthiouracil，PTU）

C

彩色多普勒血流成像（color Doppler flow imaging，CDFI）

产后甲状腺炎（postpartum thyroiditis，PPT）

磁共振成像（magnetic resonance imaging，MRI）

刺激甲状腺免疫球蛋白（thyroid stimulating immune-globulin，TSI）

粗针穿刺活检术（core needle biopsy，CNB）

促黄体生成素（luteinizing hormone，LH）

促甲状腺激素（thyroid stimulating hormone，TSH）

促甲状腺激素刺激阻断性抗体（thyroid stimulation blocking antibody，TSBAb）

促甲状腺激素受体（TSH receptor，TSHR）

促甲状腺激素受体刺激性抗体（thyroid stimulating hormone receptor-stimulating antibody，TSAb）

促甲状腺激素受体抗体（TSH receptor antibody，TRAb）

促甲状腺激素抑制疗法（thyroid hormone suppression therapy，THST）

促甲状腺素释放激素（thyrotropin-releasing hormone，TRH）

促卵泡激素（follicle-stimulating hormone，FSH）

促肾上腺激素（dreno-cortico-tropic-hormone，ACTH）

促肾上腺皮质激素（drenocorticotrophic hormone，ACTH）

D

达卡巴嗪（dacarbazine）

单纯性甲状腺肿（simple goiter）

地方性甲状腺肿（endemic goiter）

低分化型甲状腺癌（poorly differentiated thyroid carcer，PDTC）

碘甲亢（iodine-induced thyrotoxicosis）

碘缺乏病（iodine deficiency disorders，IDD）

电感耦合等离子质谱法（inductively coupled plasma mass spectrometer，ICP-MS）

毒性甲状腺腺瘤（toxic thyroid adenoma）

毒性弥漫性甲状腺肿（toxic diffuse goiter）

端粒酶反转录酶（telomerase reverse transcriptase，TERT）

多发性内分泌腺瘤（multiple endocrine neoplasia，MEN）

F

凡德他尼（vandetanib）

放射免疫分析法（radioimmunoassay，RIA）

非毒性甲状腺肿（nontoxic goiter）

非甲状腺性病态综合征（nonthyroid illness syndrome，NTIS）

分化型甲状腺癌（differentiated thyroid cancer，DTC）

副甲状腺（accessory thyroid gland）

G

高碘性甲状腺肿（iodine-excess goiter）

H

化学发光免疫分析法（chemiluminescence immunoassay，CLIA）

J

基础代谢率（basal metabolic rate，BMR）

基因表达分类器（gene expression classifier，GEC）

急性化脓性甲状腺炎（acute suppurative thyroiditis, AST）

甲硫氧嘧啶（methylthiouracil, MTU）

甲状旁腺激素（parathyroid hormone, PTH）

甲状舌管囊肿（thyroglossal cyst）

甲状腺（thyroid gland）

甲状腺癌（thyroid carcinoma, TC）

甲状腺功能减退性昏迷（Hypothyroid Coma, HC）

甲状腺功能减退症（hypothyroidism）

甲状腺功能亢进症（hyperthyroidism）

甲状腺功能障碍性视神经病变（dysthyroid optic neuropathy, DON）

甲状腺功能正常的病态综合征（euthyroid sick syndrome, ESS）

甲状腺过氧化物酶（thyroid peroxidase, TPO）

甲状腺过氧化物酶自身抗体（thyroid peroxidase auto antibody, TPOAb）

甲状腺激素（thyroid hormone, TH）

甲状腺激素不敏感综合征（thyroid hormone insensitivity syndrome, THIS）

甲状腺激素抵抗综合征（Thyroid hormone resistance syndrome, THRS）

甲状腺激素应答元件（thyroid hormone response element, TRE）

甲状腺结节（thyroid nodule）

甲状腺球蛋白（thyroglobulin, Tg）

甲状腺球蛋白抗体（thyroglobulin antibody, TGAb）

甲状腺乳头状癌（papillary thyroid carcinoma, PTC）

甲状腺摄 ^{131}I 率（thyroid iodine uptake）

甲状腺生长免疫球蛋白（thyroid growth immunoglobulin, TgI）

甲状腺素（3, 5, 3', 5'-tetraiodo thyronine, T4）

甲状腺素结合前白蛋白（thyroxine-binding prealbumin, TBPA）

甲状腺素结合球蛋白（thyroxine-binding globulin, TBG）

甲状腺素转运蛋白（transthyretin, TTR）

甲状腺髓样癌（medullary thyroid carcinoma, MTC）

甲状腺危象（thyroid crisis）

甲状腺未分化癌（anaplastic thyroid carcinoma, ATC）

甲状腺腺癌（thyroid carcinoma）

甲状腺腺瘤（thyroid adenoma）

甲状腺相关眼病（thyroid associated ophthal mopathy, TAO）

甲状腺肿（goiter）

降钙素（calcitonin, CT）

K

卡博替尼（cabozantinib）

空腹血糖（fasting plasma glucose, FPG）

L

酪氨酸激酶抑制剂（tyrosine kinase inhibitors, TKIs）

临床甲减（overt hypothyroidism）

滤泡旁细胞（parafollicular cell）

M

美国癌症联合委员会（American Joint Committee on Cancer, AJCC）

美国甲状腺学会（American Thyroid Association, ATA）

弥散加权成像（diffusion weighted imaging, DWI）

迷走甲状腺（aberrant thyroid gland）

免疫放射分析法（immunoradiometric assay, IRMA）

莫替沙尼（motesanib）

N

钠碘同向转运体（Wa/I symporter, NIS）

P

普遍食盐碘化（universal salt iodization, USI）

Q

桥本甲状腺炎（Hashimoto thyroiditis, HT）

青春期甲状腺（goiter in Puberty）

全身性甲状腺激素抵抗（generalized resistance to thyroid hormones, GRTH）

R

人类白细胞抗原（human leukocyte antigen, HLA）

妊娠期甲状腺肿（goiter in pregnancy）

S

三碘甲腺原氨酸（3, 5, 3'-triiodothyronine, T3）

三发性甲减（tertiary hypothyroidism）

生长激素（growth hormone, GH）

嗜酸性细胞腺瘤（oxyphil cell adenoma）

收缩压（systolic blood pressur，SBP）

舒尼替尼（Sunitinib）

索拉非尼（Sorafenib）

T

糖皮质激素诱导的肿瘤坏死因子受体（glucocorticoid-induced tumor necrosis factor receptor，GITR）

糖原染色（periodic acid-Schiff stain，PAS）

体重指数（body mass index，BMI）

透明变梁状腺瘤（hyalinizing trabecular adenoma）

脱碘酶（iodothyronine deiodinase，DIO）

脱氧葡萄糖（fluorodeoxyglucose，FDG）

W

外放射治疗（external bean radiotherapy，EBRT）

无痛性甲状腺炎（Painless Thyroiditis）

五肽胃泌素（pehtagastrin，Pg）

X

硒代半胱氨酸插入序列结合蛋白 2（selenocy steine insertion sequence binding protein 2，SECISBP2/SBP2）

细胞凋亡（apoptosis）

细针穿刺抽吸术（fine needle aspiration，FNA）

细针吸取细胞学检查（fine-needle aspiration cytology，FNAC）

下丘脑-垂体-甲状腺（hypothalamus-pituitary-thyroid axis，HPT）

下丘脑室旁核（paraventricular nucleus of hypothalamus，PVN）

先天性甲状腺功能减退症（congenital hypothyroidism，CH）

腺脂肪瘤（adenolipoma）

选择性垂体型甲状腺激素抵抗症（selective pituitary resistance to thyroid hormone，PRTH）

选择性外周组织对甲状腺激素抵抗（selective peripheral resistance to thyroid hormones，perRTH）

血管内皮生长因子（vascular endothelial growth factor，VEGF）

血清类胰岛素生长因子-1（insulin-like growth factors-1，IGF-1）

血清转化生长因子 β1（transforming growth factor beta1，TGF-β1）

Y

亚急性甲状腺炎（subacute thyroiditis，SAT）

亚临床甲减（subclinical hypothyroidism，SCH）

亚临床甲状腺功能亢进症（subclinical hyperthyroidism）

眼眶放射治疗（orbital radiotherapy，ORT）

胰岛素抵抗（insulin resistance，IR）

抑制性促甲状腺激素结合免疫球蛋白（thyrotrophin binding inhibiting immunoglobulin，TBII）

游离甲状腺素（free T$_4$，FT4）

游离三碘甲腺原氨酸（free T$_3$，FT3）

右旋甲状腺素（dextrothyroxine，D-T4）

Z

中国临床肿瘤学会（Chinese Society of Clinical Oncology，CSCO）

中枢性甲状腺功能减退症（central hypothy roidism，CH）

转化生长因子-β（transforming growth facter-β，TGF-β）

自身免疫性甲状腺疾病（autoimmune thyroid disease，AITD）

其他

^{131}I 全身显像（whole body scan，WBS）

^{18}F-脱氧葡萄糖（^{18}F-fluorodeoxyglucose，^{18}F-FDG）

C 细胞增生（C-cell hyperplasia，CCH）

Fas 介导的细胞凋亡（Fas-mediated apoptosis）

IgG4 相关性系统性疾病（immunoglobulin G4-related disease，IgG4-RD）

Riedel 甲状腺炎（Riedel thyroiditis，RT）

TSH 细胞垂体神经内分泌肿瘤（thyrotroph pituitary neuroendocrine tumor，TSH PitNET）